"十三五"高等职业教育医药院校规划教材/多媒体融合创新教材

供临床医学类、护理学类（含助产）、医学技术类、药学等专业使用

病理学基础

BINGLIXUE JICHU

主编◎程相朝　赵建龙

郑州大学出版社

图书在版编目(CIP)数据

病理学基础/程相朝,赵建龙主编. —郑州:郑州大学出版社,2018.4
ISBN 978-7-5645-5098-1

Ⅰ.①病… Ⅱ.①程…②赵… Ⅲ.①病理学 Ⅳ.①R36

中国版本图书馆 CIP 数据核字（2018）第 008399 号

郑州大学出版社出版发行
郑州市大学路 40 号　　邮政编码:450052
出版人:张功员　　发行电话:0371-66966070
全国新华书店经销
河南文华印务有限公司印制
开本:850 mm×1 168 mm　1/16
印张:20.25
字数:492 千字
版次:2018 年 4 月第 1 版　　印次:2018 年 4 月第 1 次印刷

书号:ISBN 978-7-5645-5098-1　　定价:59.00 元

作者名单

主　编　程相朝　赵建龙

副主编　王玉霞　魏　严　任亚丽　杨少龙

编　委　（按姓氏笔画排序）

王　静　南阳医学高等专科学校

王玉霞　洛阳职业技术学院

王军利　洛阳职业技术学院

任亚丽　济源职业技术学院

刘小莉　河南科技大学

杨少龙　郑州铁路职业技术学院

李岳美　平顶山学院医学院

张小玲　漯河医学高等专科学校

张希栓　洛阳职业技术学院

赵建龙　河南科技大学

徐　凯　黄河科技学院

程相朝　洛阳职业技术学院

廖成水　河南科技大学

魏　严　南阳医学高等专科学校

"十三五"高等职业教育医药院校规划教材/多媒体融合创新教材

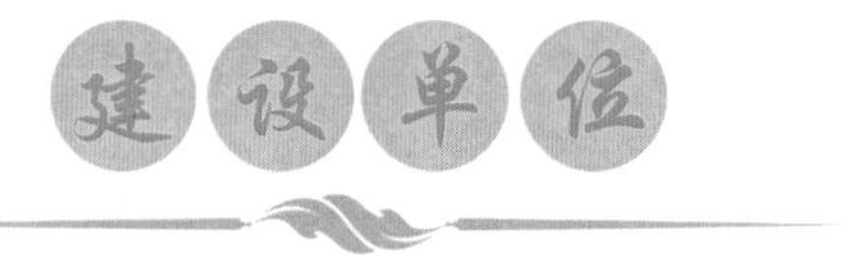

（以单位名称首字拼音排序）

安徽医学高等专科学校
安徽中医药高等专科学校
安阳职业技术学院
宝鸡职业技术学院
达州职业技术学院
广东嘉应学院
汉中职业技术学院
河南护理职业学院
河南医学高等专科学校
鹤壁职业技术学院
湖北职业技术学院
湖南环境生物职业技术学院
湖南医药学院
黄河科技学院
黄淮学院
吉林医药学院
济源职业技术学院
金华职业技术学院
开封大学
乐山职业技术学院
临汾职业技术学院
洛阳职业技术学院
漯河医学高等专科学校
南阳医学高等专科学校
平顶山学院
濮阳医学高等专科学校
三门峡职业技术学院
山东医学高等专科学校
山西老区职业技术学院
商丘医学高等专科学校
邵阳学院
渭南职业技术学院
襄阳职业技术学院
新乡学院
新乡医学院三全学院
信阳职业技术学院
邢台医学高等专科学校
许昌学院
雅安职业技术学院
永州职业技术学院
运城护理职业学院
郑州工业应用技术学院
郑州澍青医学高等专科学校
郑州铁路职业技术学院
周口职业技术学院

前言

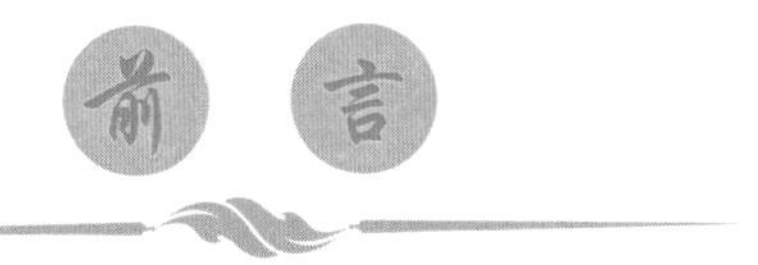

根据卫生教育事业改革发展的现状，结合医药卫生高等职业教育临床医学、护理（含助产）、药学、医学影像技术、口腔医学技术、检验技术等专业的教学需要，我们组织全国优秀病理学专家编写了本教材。

本教材共分为绪论、上篇和下篇（18章）：上篇为总论部分，阐述疾病共同的发生发展规律，包括疾病的基本形态、功能和代谢的变化（1～11章）；下篇为各论部分，阐述各系统的常见病、多发病的特殊发生发展规律（12～18章）。全书构建形成了一个完整的病理解剖学和病理生理学相互交融的学科体系，每章均设置了学习目标、小结、“问题分析与能力提升”的病案讨论和同步练习等栏目，以满足不同的学习需求；同时注重吸收病理学新知识、新进展，丰富教学内容，拓展学生的知识面。

本教材具有如下几个特点。①两个简化：即简化发病机制中的繁杂叙述和尚不确定的理论叙述；简化病理变化中的形态学描述，突出够用。②三个基本：即基本知识、基本理论和基本技能，以“用于课堂，面向学生”为导向，以应用为目的，以必须和够用为适度，紧扣职业资格考试，恰当取舍编写内容。③四个原则：即培养目标原则、紧密联系临床原则、继承与创新相统一原则、整体优化原则，按照为基层培养技能应用型人才的目标要求，以大纲规定的教学内容为重点；以就业为导向，以岗位为标准，努力做到贴近临床，发挥“桥梁”作用；继承相关教材的优点，并在培养学生职业能力和职业思维方面有创新，增加了学习目标、小结、“问题分析与能力提升”的病案讨论和同步练习等部分，突出了导学和助学功能；将病理解剖学和病理生理学内容进行了逻辑关系上的整合，进一步优化章节和顺序结构，更有利于将器官、系统的形态、功能和代谢有机结合，体现基本的病理过程；层次分明、图文并茂、内容丰富、通俗易懂。

本教材医学名词以全国科学技术名词审定委员会公布的名词为准；药物名称以《中华人民共和国药典》的现行版和《中国药品通用名称》为准。在编写过程中，参考、借鉴了一些同行的研究成果和文献资料。在此，对各位病理学、病理生理学前辈表示崇高的敬意和衷心的感谢！

尽管参加本教材编写工作的作者具有丰富的教学、临床病理诊断和多次编写教材的经验，但是，由于时间紧迫，编写水平和经验有限，难免会出现遗漏和不足，敬请各位专家、读者，随时提出宝贵意见和建议，以便于教材的修改和完善。

编者

2018年2月

目 录

笔记栏

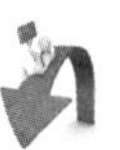

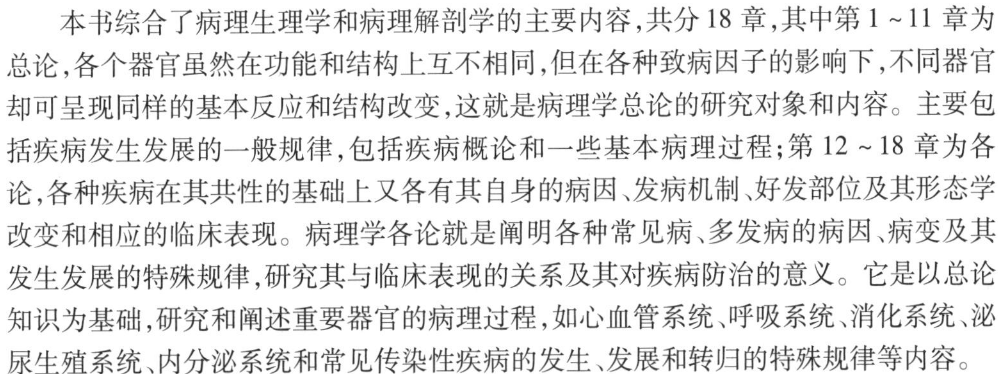

绪 论

一、病理学基础的内容和任务

病理学基础

病理学(pathology)基础包括病理生理学和病理解剖学,是研究疾病的病因、发病机制、形态结构、功能和代谢等方面的改变,揭示疾病的发生发展规律,探讨患病机体组织器官的代谢、功能和形态变化与临床变化的联系,从而阐明疾病本质的医学基础学科。

本书综合了病理生理学和病理解剖学的主要内容,共分18章,其中第1~11章为总论,各个器官虽然在功能和结构上互不相同,但在各种致病因子的影响下,不同器官却可呈现同样的基本反应和结构改变,这就是病理学总论的研究对象和内容。主要包括疾病发生发展的一般规律,包括疾病概论和一些基本病理过程;第12~18章为各论,各种疾病在其共性的基础上又各有其自身的病因、发病机制、好发部位及其形态学改变和相应的临床表现。病理学各论就是阐明各种常见病、多发病的病因、病变及其发生发展的特殊规律,研究其与临床表现的关系及其对疾病防治的意义。它是以总论知识为基础,研究和阐述重要器官的病理过程,如心血管系统、呼吸系统、消化系统、泌尿生殖系统、内分泌系统和常见传染性疾病的发生、发展和转归的特殊规律等内容。

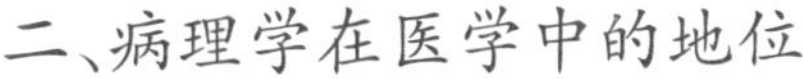

二、病理学在医学中的地位

病理学是一门医学基础学科,学生入校后,首先要学习的是解剖学、组织胚胎学、生理学、生物化学、生物学、免疫学、微生物学、寄生虫学等基础医学学科,然后学习病理学,随后转入临床课程学习,包括内、外、妇、儿等各科的学习。

病理学的创立和发展与其他医学基础科学和自然科学分不开,如解剖学、组织胚胎学、生理学和生物化学等,都是认识患病机体形态、功能和代谢变化的基础;微生物学和寄生虫学又是认识病因所不可缺少的。学好病理学对学习临床医学具有承前启后的作用,是连接基础医学和临床医学之间的桥梁,在各基础学科间起横向联系作用,在基础医学和临床医学间起纵向沟通作用。同时,病理学还是学习临床医学的重要基础,为临床正确认识疾病提供理论依据。此外,病理学在临床上也具有重要的地位,在临床疾病的诊断过程中,病理诊断更具有直观性和客观性。其中活体组织检查是迄今诊断疾病最可靠的方法;细胞学检查在早期发现肿瘤等方面具有重要意义;尸体解剖

笔记栏

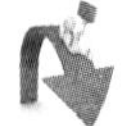

能对死因做出最权威的诊断，同时也能提高临床诊断和医疗水平。因而病理学又是一门实践性很强的具有临床性质的学科，称之为诊断病理学（diagnostic pathology）或外科病理学（surgical pathology）。

三、病理学的主要研究方法

（一）肉眼与临床观察

肉眼观察主要通过肉眼、各种衡量器具对所检标本的大小、形状、色泽、重量、表面及切面、病灶特性及硬度等进行细致的观察及检测的方法。有经验的病理及临床医师往往能够借助大体观察初步确定诊断和病变性质。

为了解患病机体中的功能代谢变化必须对患者做周密细致的临床观察，有时甚至要在患者长期的随访中探讨疾病动态发展的规律，为此应在不损害患者健康的前提下，采用B型超声，心电图和磁共振、内镜及CT等无创伤性的仪器检查，或者收集患者血、尿、脑脊液及活检组织等进行一系列必要的临床检查，以及对某些药物及治疗方法进行疗效研究等综合临床研究措施来探讨相关疾病的病理学规律。

为探索疾病发生的原因和条件，疾病发生、发展和转归的规律，有时需要在群体中进行一定的流行病学调查，从而为疾病的预防、控制和治疗提供依据，因此传染和非传染的群体流行病学研究和分子流行病学研究都已成为疾病研究中的重要方法和手段。

（二）尸体剖检

尸检是病理学的基本研究方法之一。通过对死者的遗体进行病理解剖，用肉眼和镜下观察组织器官的大体形态改变和组织学改变，查明死亡原因。它不仅可以帮助临床验证诊断和治疗的准确性，总结经验，提高医疗质量，而且具有重要的司法价值。

（三）活体组织与脱落细胞学检查

用手术、钳取和穿刺针吸等方法从患者身上取下病变组织，进行肉眼和镜下观察，以确定诊断，称为活体组织检查，简称活检。活检是临床上最常用的一种病理形态学诊断方法，对疾病的及时确诊和疗效判定起重要作用，尤其对良性和恶性肿瘤的鉴别及某些疑难病例的确诊具有重要的意义。

通过各种方法和途径采集人体病变组织的脱落细胞，制成细胞涂片，观察细胞的形态，做出细胞学诊断。主要用于肿瘤的诊断，尤其广泛用于防癌普查。

（四）动物实验

动物实验是指在实验动物身上复制某些人类疾病的模型，有针对性的研究疾病的病因、发病机制及治疗效果，动态观察其形态、功能和代谢的改变及疾病的整个发展过程和临床表现，验证治疗效果等。动物实验可以弥补人体观察的不足和局限性，提供丰富的研究资料，不仅可以帮助认识疾病的全貌，而且可以人工控制条件，多次重复，反复验证研究的结果。

（五）组织细胞学和组织化学检查

组织细胞学观察是将肉眼确定的病变组织取材后以福尔马林固定和石蜡包埋制成切片，或将脱落细胞制成涂片，经不同方法染色后用光学显微镜观察。通过分析和综合病变特点，可做出疾病的病理诊断。组织切片最常用苏木精-伊红染色（H-E染

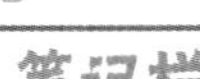

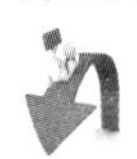

色)。如仍不能诊断或需进一步的研究,则可辅以组织化学或免疫组织化学等特殊染色方法。组织化学是利用某些能与细胞或细胞外基质中的特殊成分相亲和的化学染料进行染色,显示出不同颜色的方法来鉴定组织中的某些特殊物质(如蛋白质、酶类、核酸、糖类及脂类等)。免疫组织化学是运用抗原抗体特异性结合的原理建立起来的一种组织化学技术。

(六)电子显微镜观察

电子显微镜观察包括透射电镜和扫描电镜两种,前者能观察细胞内部的超微结构和大分子形态,后者能观察组织和细胞表面的超微结构。电镜技术的应用可以在超微结构水平上将形态结构与功能、代谢变化有机地结合起来,大大加深了对疾病和病变的认识。

(七)分子生物学实验

分子生物学实验是从整体、细胞水平走向分子水平最常采用的一门关键技术。很多人类疾病都与基因改变有关,采用分子生物学技术识别与克隆疾病相关基因,检测基因结构及其表达、调控异常等将成为21世纪医学研究的主题。涉及的分子生物学技术主要有:DNA提取、DNA测序、原位杂交、PCR、Southern blot、Northern blot、Wester blot等。

四、学习病理学的指导思想及方法

病理学的学习必须坚持辩证唯物主义的世界观和方法论,用矛盾对立统一观点分清患病机体在器官水平、组织水平、细胞水平和分子水平上存在的损伤和抗损伤矛盾双方相互转化及其转化条件;以内因和外因的辩证统一观点为指导认识疾病的发生。

(一)用动态的观点认识和分析问题

任何疾病在发生、发展过程的不同阶段,其病理变化、临床表现各不相同。我们所观察的大部分标本、组织切片、患者症状,只是疾病在某一时期的暂时病变和表现,对于疾病的整个发生、发展过程来说是局部的,并非是疾病的全貌。因此在认识疾病时,必须观察疾病发生、发展的全过程,而不能用片面、静止的观点去认识疾病。

(二)正确认识局部和整体的关系

人体是个有机的整体,全身各个系统和器官是相互联系,密切相关的,通过神经体液的调节,以维持正常的生命活动。所以局部病变常常影响全身,而全身的疾病也可引起局部病变。在认识和治疗疾病时,既要注意局部又要重视整体。

(三)正确认识结构形态、功能和代谢之间的关系

每个疾病的病变器官往往存在着不同程度的形态、功能和代谢变化,有的以形态变化为主,有的以功能或代谢变化为主,但三者之间是互相联系、互相影响和互为因果的,代谢改变常常是形态和功能改变的基础,形态改变必然影响功能和代谢的改变。在学习中要将它们联系起来加以理解,才能全面认识病变本质。

(四)正确认识疾病的病理和临床联系

在学习病理学时,应由病理变化推导出临床表现,再由临床表现联系到病理变化。将病理变化与临床护理紧密结合在一起。

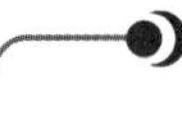
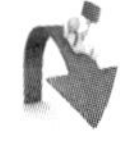

（五）正确认识社会和心理因素在疾病发生中的作用

人既具有自然性又有其社会性，在健康和疾病问题上，不仅受到自然因素的影响，而且还受到社会和心理因素的影响。因此，必须从生物的、心理的及社会的水平来综合分析和认识人的健康与疾病。学习病理学同样要求以新医学观为指导，即从分子、细胞、组织、器官、系统、机体、心理、家庭、社会和生物等层次上深入认识疾病发生发展和转归的规律、重视心理和社会因素在疾病发生发展中的作用。

（程相朝）

笔记栏

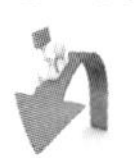

第一章 疾病概论

学习目标

1. 掌握健康和疾病的概念，死亡和脑死亡的概念及脑死亡的诊断标准。
2. 熟悉疾病发生的病因和发生发展的规律。
3. 了解疾病的经过。

随着社会的进步和医学事业的发展，人类疾病的模式已由单纯的生物医学模式转变为生物-心理-社会医学模式，人们认识到健康不仅是身体上没有疾病和虚弱现象，而且具有良好的心理和精神状态及对社会具有的良好的适应能力。因此，把生物因素、心理因素、社会因素结合起来探讨健康与疾病的概念，研究疾病发生和发展的规律，有利于阐明疾病的本质。

第一节 健康与疾病的概念

健康(health)与疾病(disease)是一组对应的概念，至今尚无完整的定义，两者之间缺乏明确的判断标准，健康与疾病在个体的生命过程中，可以相互转化而无绝对明显的概念。

(一)健康

世界卫生组织(world health organization，WHO)提出健康不仅是没有疾病和痛苦，而且是躯体上、精神上和社会适应上处于完好的状态。机体内部结构、功能与代谢的高度协调所形成的稳定的内环境是维持健康状态的基石。同时健康状态良好者表现为精神饱满，往往乐观与周围的社会环境和自然环境保持高度协调。心理上的健康和身体上的健康是可以相互影响的。

健康的标准并不是固定的，在不同的人群，不同的个体，或者个人不同的人生阶段，其健康的标准可以不尽相同。

(二)疾病

疾病本质的概括随人类对疾病认识水平的不断提高及疾病本身的发展而变化。

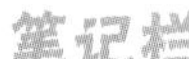
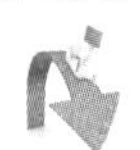

根据目前的认识,疾病是病因与机体相互作用而产生的一个损伤与抗损伤的矛盾过程。在此过程中内环境可能发生波动,甚至紊乱,表现为疾病过程中各种复杂的功能、代谢和形态结构的病理性变化,这些变化可使机体各器官和系统之间及机体与内环境之间的协调关系发生障碍从而引起各种临床症状、体征和社会行为的异常。简而言之,疾病是机体在内外环境中一定致病因素的作用下,因稳态破坏而发生的内环境的紊乱和生命活动障碍。以病毒性感冒为例,当机体抵抗力减弱的时候病毒会乘虚而入,与机体的免疫系统进行斗争,体内出现免疫加强等抗损伤措施,临床上表现为咽喉痛、喉黏膜充血、流涕、咳嗽、发热等症状。

并不是所有的疾病都会有临床症状、体征和社会行为的异常。例如癌症早期,动脉粥样硬化的早期并无异常,不会对正常的工作和生活带来影响,只有在仔细检查后才有可能会发现。

(三)亚健康

健康、疾病、亚健康有明显分界吗?

亚健康又称为第三种状态,是身体和心理处于健康和疾病之间的低质量状态和体验。国内流行病学调查显示,处于健康状态的人仅占5%,疾病状态的约占20%,约有75%的人处于亚健康状态。由于不同人群在免疫力、适应能力、社会文化层次等方面的差异,亚健康主要表现为身体上的不适感如虚弱、疲劳、情绪低落、失眠健忘、紧张不安、注意力不集中等症状。亚健康人群普遍存在"六高一低",即高负荷(心理和体力)、高血压、高血脂、高血糖、高体重、免疫功能低下,但临床检查时,并没有器质性病变。导致亚健康的原因主要有工作和学习负荷过重导致人身心疲惫、环境污染导致人体体能下降、作息不规律、睡眠不足、某些遗传因素和复杂的人际关系等。

亚健康状态是不断发展和变化的,具有双向性,亚健康的人群可以通过加强体育锻炼,自我保健,调整心理平衡,保持乐观的心态,克服不良的生活习惯,保证一定质量的睡眠等多方面进行综合防治。

(四)其他与健康和疾病相关的概念

1. 症状和体征　症状指患者主观上的异常感觉,如头痛、恶心、畏寒、不适等。体征是疾病的客观表现,能用临床检查的方法查出,如肝脾大、心脏杂音、肺部啰音、神经反射异常等。值得注意的是,某些疾病的早期,可以没有症状和体征,如果进行相应的实验室检查或特殊检查,可能发现异常,有助于做出早期诊断。

2. 病理过程　指存在于不同疾病中共性的功能、代谢和形态结构的异常变化。如炎症、休克、心力衰竭等都是病理过程。相同的病理过程可以发生在某些不同的疾病中;相反,一种疾病可出现几种不同的病理过程。例如炎症这一基本病理过程可以发生在小叶性肺炎、结核病、风湿病等不同疾病中;但小叶性肺炎也可出现炎症、发热、心力衰竭等几种不同的病理过程。

3. 病理状态　指相对稳定的或局部形态变化发展极慢的病理过程或病理过程的后果,如损伤后形成的瘢痕。有些病理状态的稳定是相对的,在一定条件下可转变为病理过程。如代偿的心瓣膜狭窄或关闭不全(病理状态),当心脏负荷过度增加时可转为心力衰竭(病理过程)。

4. 衰老　又称老化,是机体正常功能随年龄增长而逐渐减退的不可逆过程。老年机体往往出现物质储备减少、神经内分泌失衡、代谢过程中产生自由基、免疫功能退化

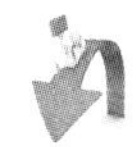

等现象。衰老不是疾病,但是衰老机体更容易患病。

第二节 疾病病因学

病因学是研究疾病的发生原因、条件及其作用的科学。

一、疾病发生的原因

导致疾病发生的原因简称病因,又可称为致病因素。任何疾病都是由一定的致病因素引起的。病因的种类很多,一般可分为外界致病因素、机体的内部因素、自然环境和社会因素三个方面。

疾病是由特定病因引起的吗?

(一)外界致病因素

外界致病因素即外因,是指外环境中的各种致病因素。它对于疾病的发生和发展、病变性质和特点有着重要的影响。主要有以下几类:

1. 生物因素 生物因素是一类比较常见的因素,主要包括病原微生物(如细菌、病毒、真菌、立克次体、衣原体、支原体、螺旋体等)及寄生虫(如原虫和蠕虫等)。临床上通常将生物因素引起的疾病称为传染性或感染性疾病。这类因子对机体的致病作用主要与病原体致病力的强弱,侵入宿主的数量、侵袭力、毒力,还与宿主的免疫力强弱有关。此类病因侵入机体后常常构成一个传染过程。往往呈现出明显的特异性、有一定的潜伏期和特定的侵入途径;发病具有一定的持续性和传染性;机体抵抗力在疾病发生发展中起重要作用。

2. 物理因素 物理因素通常包括机械暴力、温度、电流、电离辐射、噪声、气压等。

机械暴力主要引起机体解剖结构完整性的破坏和损伤,如骨折、血管破裂、神经纤维断裂等,引起疼痛、出血及炎症;环境温度过高可引起热射病,局部温度过低引起冻伤,过高可引起烧伤。电离辐射可引起急性放射病,也可通过损伤染色体或改变基因引起先天畸形或遗传性疾病。气压降低可引起缺氧性病理改变,大气压骤然降低会引起高原病,相反大气压骤然升高可引起潜水员病。

大多数物理性致病因素只引起疾病的发生,在疾病的发展过程中它们本身不再起作用,且对机体各器官组织来说,没有明显的选择性,无潜伏期。

3. 化学因素 化学因素(强酸、强碱、无极毒物、生物毒物、化学毒物、内源性物质等)达到一定剂量或者浓度时就具有毒性,可使机体中毒或者死亡。化学性致病因素只要在体内蓄积到一定的浓度和足够的作用时间,就会对组织器官带来损伤或中毒甚至死亡。如职业性铅中毒、地方性氟中毒等;某些化学物质对机体的作用有一定的器官或组织的选择性,如一氧化碳与血红蛋白结合,氰化物中断生物氧化过程而致病等;同时化学性因素的致病作用取决于进入体内毒物的毒性,毒物的剂量,机体对毒物的代谢速度和排泄毒物的能力。如果机体的解毒能力下降、排泄功能障碍,进入机体的毒物排泄速度较慢,也会对机体造成严重的损伤。

4. 营养性因素 营养不足或营养过多均能成为疾病发生的原因和条件。例如:热量摄入过多,转化成脂肪沉积体内,形成肥胖症;进食过多脂肪性食物可导致高脂血

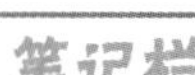

笔记栏

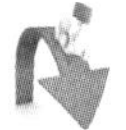

症，血糖水平过低可引起低血糖昏迷，维生素D摄入过多可引起中毒，反之，维生素D摄入不足可引起婴幼儿发生佝偻病，维生素C缺乏可引起坏血症，缺碘可引起地方性甲状腺病和克汀病。

（二）机体的内部因素

机体的内部因素即内因，包括免疫性因素、神经内分泌因素、遗传性因素、先天性因素、心理因素和年龄性别因素等。其中有些内因可直接引起疾病；一些内因如机体的防御功能降低和对致病因素的易感性增强等可作为条件而促进疾病的发生。

1. 遗传因素　遗传因素的直接致病作用主要通过遗传物质基因改变和染色体畸变引起的。遗传性疾病通常具有垂直传递的特性，遗传性疾病包括基因病和染色体病两类。基因病又叫分子病，通常由基因突变、缺失或基因表达调控机制障碍引起的。染色体畸形主要表现为染色体总数或结构的改变。

2. 先天性因素　指损害胚胎发育的因素。胎儿在宫内发育的一定阶段对某些损伤因子的作用极为敏感。如碘缺乏、射线、营养失调、食品污染、微生物感染等因素可作用于胎儿引起某种畸形或缺陷。如兔唇、先天性心脏病与孕期患风疹有关。

3. 免疫因素　在某些机体中，免疫系统对一些抗原刺激发生异常强烈的反应，从而导致组织、细胞的损伤和生理功能的障碍。这些异常的免疫反应称为变态反应或者超敏反应。如青霉素引起的过敏反应，甚至会出现过敏性休克；如花粉和某些食物（虾、牛乳、蛋类等）会引起荨麻疹和支气管哮喘等变态反应性疾病。

自身免疫病是指机体免疫系统对自身抗原产生的自身抗体或自身致敏淋巴细胞并造成自身组织损伤的疾病。如全身性系统性红斑狼疮病、类风湿关节炎、溃疡性结肠炎、自身免疫性血小板减少性紫癜等。

免疫缺陷病是指人体的免疫系统缺陷或免疫反应障碍致使机体的免疫功能低下或缺乏，临床表现为反复感染或严重感染性疾病，免疫缺陷病易发生恶性肿瘤和严重感染。

4. 神经内分泌因素　神经和内分泌系统的功能状态对疾病的发生也有着一定的影响，例如十二指肠溃疡病的发生与迷走神经过度兴奋有关；乳腺癌的发生与卵巢激素分泌紊乱、雌激素水平长期偏高有关。

5. 精神、心理和社会因素　长期的忧虑、悲伤、沮丧等不良情绪和强烈的精神创伤等在某些疾病的发生发展中可能起重要的作用。长期的心理冲突或精神压力可能使某些人发生神经功能症。在遗传因素的共同作用下，精神因素如长期的精神过度紧张可使某些人发生消化性溃疡、高血压病、甲状腺功能亢进等应激性疾病。人不仅是生物学的生物，而且是社会学的生物，因此社会因素与疾病的发生也有密切关系。

（三）自然环境和社会因素

1. 自然环境　包括季节、气候、气温及地理环境等因素，既可影响外界致病因素，又可影响人体的功能状态和抵抗力，从而影响疾病的发生。例如，夏秋季节，由于气候炎热，有利于肠内致病菌的生长繁殖，容易发生细菌性痢疾、伤寒等消化系统传染病；而冬春季节，由于气候寒冷，上呼吸道黏膜抵抗力降低，容易发生流行性感冒、流行性脑脊髓膜炎等传染病。病区土壤、饮水及粮食中缺硒与大骨节病发生有一定关系。

2. 社会因素　包括社会环境和生活、劳动、卫生条件等，对人类健康和疾病的发生

笔记栏

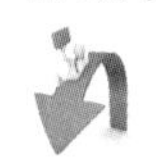

发展有着重要影响。

综上所述,引起疾病的病因是多种多样的。世界卫生组织认为,影响健康的四大基本因素是:父母遗传占15%,环境因素占17%(社会环境占10%,自然环境占7%),医疗条件占8%,个人行为和生活方式占60%。目前认为心血管疾病、肥胖、糖尿病、肺病和多种癌症等慢性非传染性疾病大多属于生活方式病,因此健康的行为生活方式对预防慢性非传染性疾病起着重要的作用和意义。

二、疾病发生的条件

任何疾病都是有原因的,但仅仅有原因的存在不一定发生疾病,疾病的发生常常需要一定的条件,条件是指在疾病的原因作用于机体的前提下,影响疾病发生发展的因素。有些条件使机体抵抗力降低或易感性、敏感性增高,从而使机体在相应原因的作用下易发病,有些条件使相应的原因以更多的机会、更大的强度作用于机体而引起疾病。条件本身并不能直接引起疾病,但是可以影响病因对机体的作用,从而左右疾病的发生、发展,表现为促进或阻碍疾病的发生。例如,结核杆菌是引起结核病的原因,是必不可少的因素;而营养不良、过度疲劳等,常可作为条件而促进结核病的发生和发展。相反,充足的营养、良好的休息等能增强机体对病原微生物的抵抗力,此时如果有结核杆菌侵入人体,也可不发生结核病。

疾病发生的条件是诱因吗?是疾病发生的必须条件吗?

诱因是指疾病的条件中,能促进疾病发生、发展的因素。如妊娠、发热等可以诱发心力衰竭;大量高蛋白饮食、消化道出血等可使肝硬化患者诱发肝性脑病。

疾病发生发展中,病因和条件是相对的,是针对某个具体的疾病而言的,在不同的疾病,条件所起的作用不完全一样,例如弹击伤、电击伤及高温烧伤的发生,似乎不需要条件的存在便可发生。有时,同一因素对某一疾病来说是原因,而对另一种疾病则可能为条件。例如营养不足是营养不良症的原因,而营养不足使机体抵抗力降低,又是某些疾病(如结核病)发生的重要条件之一,因此,正确认识和区别疾病的原因和条件在疾病发生发展中的作用,对于预防和治疗疾病具有重要意义。

第三节　疾病发生发展的一般规律

各种疾病虽然病因不同,但疾病的发生、发展过程仍存在一些普遍的、共同的基本规律。这些规律主要体现在以下几个方面:

1. 疾病过程中的损伤与抗损伤反应　对各种损伤做出抗损伤反应是生物机体的重要特征,也是生物维持生存和保护自己的有效途径。原始的单细胞生物就具有这种功能,如阿米巴原虫遇到刺激时会伸出伪足。在疾病的发生、发展过程中,损伤与抗损伤反应始终贯穿于疾病过程。致病因素对机体可造成损伤,而抗损伤反应则是机体针对损伤反应产生的防御和代偿机制。损伤和抗损伤相互斗争和转化是推动疾病发生、发展的根本动力,两者力量的对比决定着病程发展的方向和转归。例如烧伤早期,小动脉、微动脉的痉挛有助于动脉血压的维持,但收缩时间过久,就会加重组织器官的缺血、缺氧,甚至造成组织、细胞的坏死和器官功能障碍。

在不同的疾病中损伤和抗损伤的斗争是不尽相同的,这就构成了各种疾病的不同

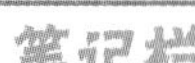
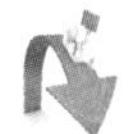

特征。在临床疾病的防治过程中，应尽量支持和加强抗损伤反应而减轻和消除损伤反应，损伤反应和抗损伤反应可以相互转化，如一旦抗损伤反应转化为损伤反应时，则应全力消除或减轻它，以使病情稳定或好转。

2. 疾病过程中的因果转化　疾病的因果转化规律是指原始病因（因）作用于机体后，引起某些变化（结果），而这些变化的结果又可以作为疾病过程中新的原因，引起另外一些变化，如此因果交替和转化，形成一个链式发展过程，促使疾病得以不断发展。疾病过程中的因果交替规律的发展，常形成恶性循环，从而使疾病不断恶化，直到死亡。但如果经过恰当的治疗在疾病康复过程中也可形成良性循环，从而促进机体的康复。如外伤失血性休克导致组织血液灌流进行性下降的过程就是典型的病例。在不同的疾病中及在疾病的不同阶段，因果交替的内容是不同的。因此如果能尽早的采取措施，在疾病发展的某一环节上中断因果转化和恶性循环就可使疾病朝有利康复的方向发展。

3. 局部和整体的辨证关系　疾病往往同时或先后存在局部症状和全身反应。局部病变可以通过神经和体液的途径影响整体，而整体的功能状态也可以通过这些途径影响局部病变的发展和转归。例如疖（毛囊炎）是由化脓性细菌引起的，该病以局部充血水肿等炎性反应为主，该局部病变则通过神经-体液途径引起寒战、发热、白细胞增多等症状。疖肿有时候又是糖尿病的局部表现，如单靠局部治疗效果不佳，只有当糖尿病得到有效的治疗之后，疖肿才会得到控制。肺结核会引起咳嗽、咯血等症状，同时伴随发热、消瘦、乏力等全身症状。在疾病的过程中，局部与整体相互影响，相互制约，因此要具体分析疾病过程中究竟是全身反应占主导地位还是局部病变占主导地位，并对主导环节采取积极措施，有利于疾病的康复，对于临床工作具有一定的指导意义。医务工作者应认清局部和整体的关系，抓住主要矛盾和次要矛盾，不能“头痛医头、脚痛医脚”，而应该达到“治标又治本”的目的。

4. 自稳态调节功能紊乱　机体在不断变化的内、外环境因素作用下，通过神经和体液的调节作用，使各器官系统的功能和代谢维持在正常范围内，保持着内环境状态的相对稳定，称为自稳调节下的自稳态。疾病时由于致病因素对机体的损害作用，使自稳调节的某一方面发生紊乱，引起相应的功能和代谢的障碍，进而通过连锁反应使自稳调节的其他方面也相继发生紊乱，从而引起更为严重的生命活动障碍。例如，某些病因所致的胰岛素绝对或相对不足及靶细胞对胰岛素敏感性降低，可引起糖尿病的发生，出现糖代谢紊乱、血糖升高，而糖代谢紊乱的进一步发展，又可导致脂肪代谢紊乱和蛋白质代谢紊乱及水、电解质代谢紊乱，进一步引起动脉粥样硬化症等。

第四节　疾病的经过和结局

（一）疾病的经过

疾病发生发展是一个连续不断的过程，通常将疾病的经过分为潜伏期、前驱期、临床症状明显期和转归期共四期。

1. 潜伏期　致病因素从侵入机体到出现临床症状之间的阶段称为潜伏期。不同的疾病其潜伏期也不同，传染病的潜伏期从几天到几年不等。潜伏期是机体自身的防

笔记栏

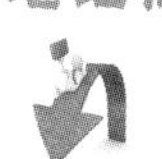

御或代偿功能与致病因素斗争的时期。掌握不同疾病的潜伏期,有助于疾病的临床诊断、传染病早期隔离及疾病的防治。

2. 前驱期　通常把疾病出现最初症状到发现典型症状前的时期称为前驱期。此期主要出现头痛、乏力、食欲缺乏、全身不适等。虽有临床表现,但程度较轻,且多数无特异性,易误诊,因此,及时发现前驱期,有利于疾病的早期诊断和治疗。

3. 临床症状明显期　通常把该疾病出现典型临床表现的时期称为临床症状明显期,此期的特殊症状和体征往往是疾病诊断的重要依据,对疾病的诊断具有重要意义。这一病情的持续时间随疾病性质,病情轻重和个体体质差异而不同。

4. 转归期　疾病的转归或结局是指疾病过程的终结阶段。疾病的转归一方面取决于损伤和抗损伤两种力量的对比,另一方面取决于疾病是否得到及时、合理、有效的治疗,疾病的转归有康复和死亡两种形式。

(二)疾病的结局

任何一种疾病都有一个发生发展过程,疾病的结局受是否接受正确而及时的治疗和护理的影响,疾病的结局无外乎康复和死亡两种形式。

1. 康复　分完全康复与不完全康复。

(1)完全康复　指疾病时机体出现的损伤性变化及其临床表现(包括各种症状和体征)完全消失。机体的形态结构得以修复,功能代谢得以恢复,机体的自稳调节恢复正常。因此,又称为痊愈。它是机体最常见的转归方式。

(2)不完全康复　是指疾病时的损伤性变化得到了基本控制,主要症状、体征和行为异常消失,但机体的形态结构和功能、代谢并未完全恢复正常,仍留有不同程度的后遗症,机体只有通过各种代偿机制才能维持内环境的稳定。如风湿性心内膜炎遗留二尖瓣狭窄或关闭不全,导致血流动力学改变,机体通过加快心率、增强心肌收缩力、促进核酸和蛋白质合成、心肌肥大等代偿作用,使心输出量维持正常,但在某种原因或诱因的作用下(如感染或体力负荷过重)仍可导致心力衰竭的发生。

2. 死亡　是指机体作为一个整体功能永久的停止和生命活动不可逆转的终结,是生命的规律。死亡可分为生理性死亡和病理性死亡两种。前者较为少见,它是由于机体各器官自然老化所致,又称老死或自然死亡。病理性死亡是由于各种严重疾病或损伤所造成的死亡。按照传统观点,死亡是一个过程,可分为濒死期、临床死亡期、生物学死亡期。死亡分期及标志如下:

死亡的标志是什么?

(1)濒死期　本期的重要特点是脑干以上神经中枢功能丢失或深度抑制,而脑干及其以下的功能犹存,但由于失去了上位中枢的控制而处于紊乱状态。主要表现为意识模糊或丧失,反应迟钝或减弱,呼吸和循环功能进行性下降,能量生成减少,酸性代谢产物增多。

(2)临床死亡期　本期主要特点是延脑处于深度抑制和功能丧失状态,表现为各种反射消失,呼吸和心跳停止,但是组织器官仍在进行微弱的代谢活动。如果能采取紧急抢救措施,有可能使之复苏或复活。

(3)生物学死亡期　本期是死亡的最后阶段。此时,机体各重要器官的新陈代谢相继停止,并发生了不可逆的功能和形态改变。但是,某些对缺氧耐受性较高的器官、组织如皮肤、毛发、结缔组织等,在一定的时间内维持较低水平的代谢过程,随着生物死亡期的发展,代谢完全停止,出现尸斑、尸僵和尸冷,最终腐烂、分解。

笔记栏

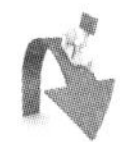

目前人们主要沿用心跳和呼吸停止,反射消失作为判定死亡的标志。随着医学的发展,人们对死亡概念又有了新的认识,近年提出死亡是机体作为一个整体的功能发生了永久性停止。实际上指包括大脑半球、间脑、脑干各部分在内的全脑功能发生了不可逆性的永久性停止,即所谓脑死亡,其判断标准主要包括:①自主呼吸停止;②不可逆深度昏迷;③瞳孔散大或固定、脑干神经反射消失(如瞳孔对光反射、角膜反射、咳嗽反射、吞咽反射消失);④脑血管循环完全停止(经脑血管造影或经颅脑多普勒超声诊断呈脑死亡图形);⑤脑电波及诱发电位消失等。前三项必须全部具备,后两项至少具备一项方能确认脑死亡。

脑死亡

脑死亡概念对器官移植具有重要的实践意义。同时脑死亡概念可以准确地判断死亡发生的时间,减轻无效抢救,对解决某些社会纠纷可能具有法律上的意义。

小　结

健康不仅是没有疾病或病痛,而是躯体上、精神上和社会适应上处于完好状态。亚健康是介于疾病和健康之间的状态。疾病是机体在内外环境中一定致病因素的作用下,因稳态破坏而发生的内环境的紊乱和生命活动障碍。疾病的发生有病因和条件,其发生发展的一般规律包括损伤与抗损伤、因果交替、局部和整体、自稳调节功能紊乱。疾病的转归有康复和死亡两种形式。康复可分为完全康复和不完全康复。死亡是机体作为一个整体的功能永久性停止,整体死亡的标志是脑死亡,指全脑功能的不可逆转的永久性停止。

(程相朝)

笔记栏

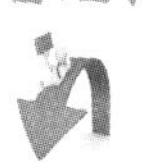

第二章 组织和细胞的适应、损伤与修复

学习目标

1. 掌握适应、萎缩、肥大、化生、变性、坏死、坏疽、机化、再生、肉芽组织等概念,细胞水肿、脂肪变性和玻璃样变性的病理变化,坏死的基本病变、类型和结局,肉芽组织的结构和功能,创伤愈合的类型和特点等。

2. 熟悉细胞组织损伤的原因、再生的类型和各种细胞的再生能力、瘢痕组织对机体的影响,骨折的愈合过程和影响创伤愈合的因素等。

3. 了解各种组织的再生过程和创伤的愈合过程等。

若机体受到生理刺激或轻微病理刺激时,细胞和组织可发生功能和形态上的适应,如萎缩、肥大、增生和化生等。如果病理性刺激的强度超过了细胞对刺激的适应性强度,则发生细胞损伤。短暂较轻的病理性刺激造成的损伤是可逆的,当病因去除后有可能恢复到原先的正常状态。常见的可逆性损伤有细胞水肿、脂肪变性和玻璃样变性等。而持续严重的病理性刺激,会造成不可逆的细胞损伤,导致细胞的死亡,表现为坏死和凋亡。适应、可逆性损伤、不可逆性损伤是细胞正常功能和结构的进行性损害状态,构成了疾病病理变化的基础(图 2-1)。

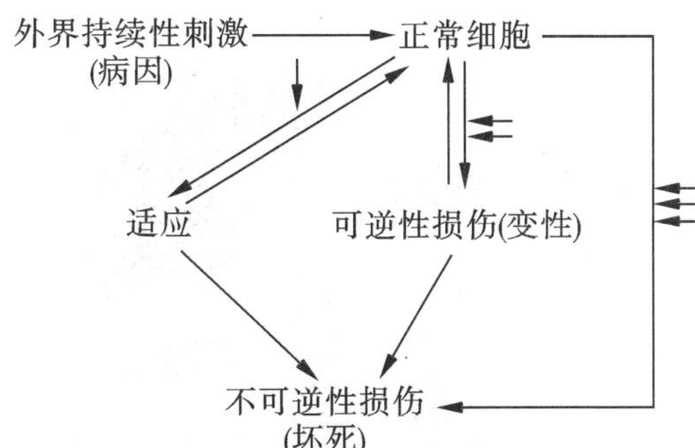

图 2-1 正常细胞、适应、可逆性损伤和不可逆性损伤之间的关系

笔记栏

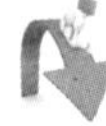

第一节　组织和细胞的适应

生物界有"适者生存"现象，人体也存在这种现象。

当环境改变时，机体的细胞、组织或器官通过自身的代谢、功能和结构的相应改变以避免环境改变所引起的损伤，这个过程称为适应（adaptation）。适应可表现为多种方式，在形态上表现为细胞大小、数量和类型的变化，即萎缩、肥大、增生和化生。

一、萎缩

发育正常的细胞、组织或器官的体积缩小称为萎缩（atrophy）。萎缩和发育不全及未发育不同。器官、组织实质细胞萎缩时，常继发其间质增生，有时使该器官、组织的体积比正常还大。

萎缩概念强调实质细胞体积缩小，如假性肥大亦属于萎缩。

萎缩一般是由于细胞功能活动降低、血液及营养物质供应不足及神经或内分泌刺激减弱等引起，分为生理性萎缩及病理性萎缩两大类。

人体的许多组织和器官在机体发育到一定阶段时开始逐渐萎缩，称为生理性萎缩。如出现在幼儿阶段动脉导管和脐带血管的萎缩，青春期后胸腺的萎缩及绝经后卵巢、子宫和乳腺的萎缩等，均属生理性萎缩。病理性萎缩按其发生的原因不同分为营养不良性萎缩、压迫性萎缩、失用性萎缩、去神经性萎缩及内分泌性萎缩。

1. 营养不良性萎缩　可因蛋白质摄入不足、消耗过多和血液供应不足等引起。可分为全身营养不良性萎缩和局部营养不良性萎缩。全身营养不良性萎缩见于长期饥饿、消化道梗阻、慢性消耗性疾病及恶性肿瘤等，由于蛋白质等营养物质摄入不足或消耗过多引起全身器官萎缩，萎缩常按一定顺序发生，首先出现脂肪萎缩，其次是肌肉萎缩，最后是心、脑、肝和肾等重要器官萎缩。局部营养不良性萎缩多因局部慢性缺血引起，如脑动脉粥样硬化引起的脑萎缩等。

2. 压迫性萎缩　器官或组织长期受压后，由于其代谢减慢而逐渐发生萎缩。如尿路梗阻时，尿液排泄受阻，蓄积在肾盂，引起肾积水，肾实质长期受压发生萎缩（图 2-2）。

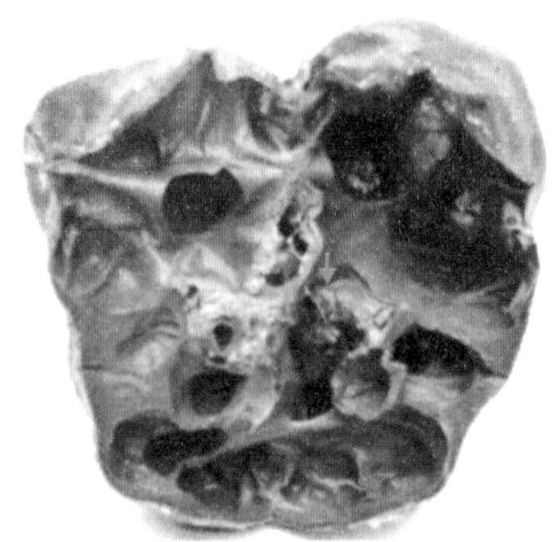

图 2-2　肾压迫性萎缩

肾盂积水，扩张，肾实质受压萎缩

笔记栏

3. 失用性萎缩　是组织器官长期处于工作负荷减少和功能代谢低下状态所致的萎缩。如肢体骨折石膏固定后，由于肢体长期不活动，局部血液供应减少、代谢降低，发生肌肉萎缩和骨质疏松。

4. 去神经性萎缩　骨骼肌的正常功能需要神经的营养和刺激。脊髓前角灰质炎患者，由于脊髓前角运动神经元受损，与之有关的肌肉失去了神经的调节和营养作用而发生萎缩。

5. 内分泌性萎缩　内分泌器官功能低下可引起相应靶器官的萎缩。如垂体前叶切除、腺垂体肿瘤或缺血引起垂体功能低下时，患者的甲状腺、肾上腺、性腺等器官因缺乏激素刺激而萎缩。

萎缩的器官体积变小，重量减轻，颜色变深或褐色。脑萎缩时，除体积缩小、重量减轻外，脑回变窄，脑沟变宽（图2-3）。镜下实质细胞体积缩小或数目减少，间质出现程度不等的纤维组织增生或脂肪组织增生，以维持原器官的正常外观。心肌细胞和肝细胞萎缩时，胞质内可见脂褐素沉着。萎缩细胞蛋白质合成减少，分解增加，功能大多下降。萎缩是可逆性病变，轻度病理性萎缩消除病因，萎缩的器官、组织和细胞可逐渐恢复原状；若病因不能消除，萎缩的细胞最终可以死亡。

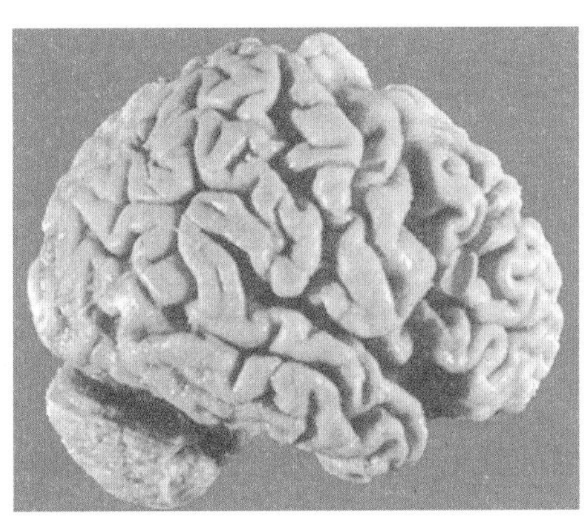

图2-3　脑萎缩

脑回变窄，脑沟变宽

二、肥大

细胞、组织或器官体积的增大称为肥大（hypertrophy）。肥大通常由细胞体积变大引起，肥大的基础主要是细胞器增多，但也可伴细胞数目的增多。肥大细胞的代谢和功能均增强。肥大可分为生理性肥大与病理性肥大两种。

病理性肥大

1. 生理性肥大　运动员的骨骼肌增粗肥大，是机体为了适应负荷增加或需求旺盛而做出的改变，属于代偿性肥大。妊娠期子宫的肥大，哺乳期乳腺的肥大，均是在内分泌激素（雌激素、孕激素）的作用下，使细胞体积增大，同时伴细胞数目增加，属于内分泌性肥大。

2. 病理性肥大　高血压时，由于长时间外周循环阻力增大，心脏负荷加重，左心室心肌发生肥大（图2-4）。一侧肾摘除后，另一侧肾通过肥大实现代偿。

肥大细胞体积增大，细胞核增大深染，细胞内蛋白合成活跃，细胞功能增强。一定

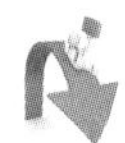

笔记栏

程度的肥大具有代偿意义，若超过了肥大器官的代偿限度则会出现失代偿，诱发器官功能衰竭。

细胞肥大

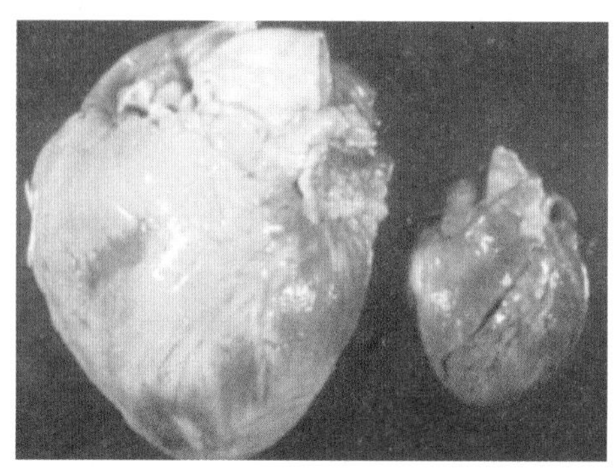

图2-4　高血压代偿性肥大的心脏（左）与正常心脏（右）

三、增生

注意肥大与增生的区别，一个为细胞体积增大，一个为细胞数量增多。

实质细胞数量增多而导致的组织、器官的体积增大称为增生（hyperplasia）。细胞增生是由于各种原因引起有丝分裂活动增强的结果，原因消除后增生可自行停止。虽然增生与肥大是两个不同的病理过程，但由于发生机制互有交叉，因此常合并发生。如雌激素导致的子宫增大，既有子宫平滑肌细胞增大，又有细胞数量的增加。但是不能分裂的细胞（如心肌）只能发生肥大，不会发生增生。增生可分为生理性增生与病理性增生两类。

1. 生理性增生

（1）代偿性增生　肝部分切除后，肝细胞增生以恢复正常肝的体积，为代偿性增生。

（2）内分泌性增生　如青春期女性乳腺小叶腺上皮、妊娠期子宫平滑肌细胞和月经周期中的子宫内膜腺体的增生。

2. 病理性增生

（1）再生性增生　组织损伤时，可通过损伤周围健康细胞的再生而修复，使之在功能和结构上基本恢复正常，如皮肤手术创口处的上皮和肉芽组织增生。

（2）代偿性增生　如部分肝切除后残存肝细胞的增生。

子宫、乳腺肥大增生相伴随存在，但对于非分裂细胞心肌、骨骼肌只有肥大无增生。

（3）内分泌性增生　内分泌异常可引起靶器官细胞增生，如雌激素过多引起子宫内膜过度增生（图2-5）及乳腺导管上皮增生，老年男性的前列腺增生症、缺碘时通过反馈机制引起的甲状腺滤泡上皮增生等，均属内分泌性增生。

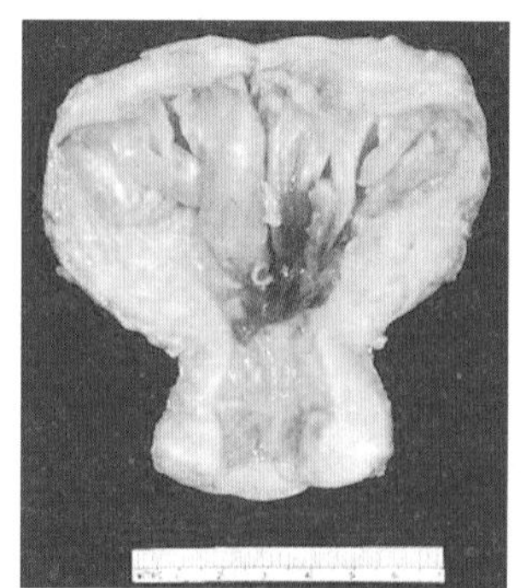

图2-5　子宫内膜增生

子宫内膜弥漫性增厚，呈息肉状突向宫腔

增生时细胞数量增多，细胞和细胞核形态正常或稍增大。大部分病理性的细胞增生，可在引发因素去除后停止增生。若细胞增生过度失去调控，则有可能演变为肿瘤性

笔记栏

增生。

四、化生

一种分化成熟的组织转化为另一种分化成熟组织的过程称为化生(metaplasia)。化生并非是由一种分化成熟的细胞直接转变为另一种成熟的细胞,而是由较幼稚的细胞(具有分裂能力的未分化间叶细胞和上皮的储备细胞)通过增生转变的结果。化生主要见于上皮组织,也可见于结缔组织,但化生只发生在同源组织之间,即一种上皮组织可转化为另一种上皮组织,一种结缔组织可转化为另一种结缔组织,但上皮组织不能转化为结缔组织。

化生概念是重点难点。

1. 上皮组织化生

(1)鳞状上皮化生　最为常见,如气管和支气管黏膜的纤毛柱状上皮,在长期吸烟者或慢性炎症损害时,可转化为鳞状上皮(图2-6)。慢性胆囊炎、胆石症时的胆囊黏膜上皮及慢性宫颈炎时的宫颈黏膜腺上皮亦可出现鳞状上皮化生。

(2)肠上皮化生　也较常见,如慢性萎缩性胃炎时,部分胃黏膜上皮化生为肠黏膜上皮(图2-7)。也可见于胃溃疡及胃黏膜糜烂后黏膜再生时。

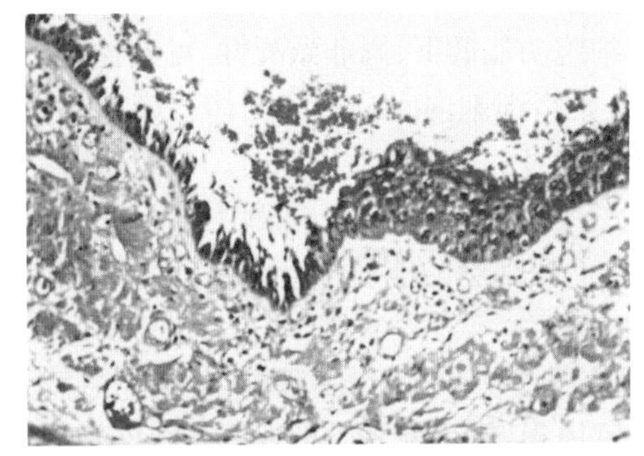

图2-6　慢性支气管炎

支气管黏膜上皮鳞状上皮化生

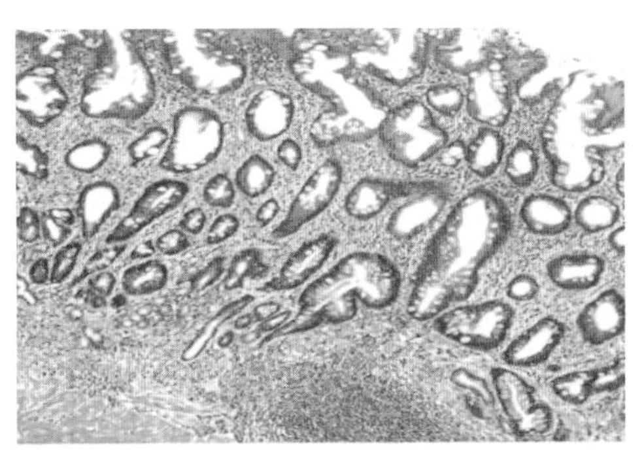

图2-7　慢性萎缩性胃炎

胃黏膜上皮化生为肠黏膜

2. 间叶组织化生　多半由纤维结缔组织化生为骨、软骨或脂肪组织。如骨化性肌炎时,由于外伤引起肢体近段皮下及肌肉内纤维组织增生,并发生骨化生。这是由于成纤维细胞转化为骨母细胞的结果。

细胞化生

化生的生物学意义有有利的一面,如呼吸道黏膜柱状上皮化生为鳞状上皮后,可增强局部抵御外界刺激的能力;但也有不利的一面,如鳞状上皮取代柱状上皮后减弱了黏膜的自净能力。此外,引起化生的因素持续作用,可能引起细胞恶变,如支气管鳞状上皮化生和胃黏膜肠上皮化生分别与肺鳞状细胞癌和胃腺癌的发生有一定关系。

第二节　组织和细胞的损伤

组织和细胞受到超过代偿能力的有害因子刺激后,细胞及间质的物质代谢、组织化学、形态结构出现的异常变化,称为损伤。损伤的类型和结局不仅取决于引起损伤

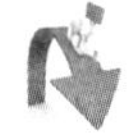
笔记栏

因素的种类、持续时间和强度，也取决于受损细胞的种类、所处状态、适应性和遗传性。有的引起可逆性损伤（变性），有的则引起严重的不可逆性损伤，导致细胞和组织的死亡。

一、损伤的原因

引起细胞和组织损伤的原因多种多样且比较复杂，其作用的强弱、持续的时间及损伤的原因决定着损伤的程度，损伤的原因包括缺氧、理化因素、免疫遗传因素和营养失调等。

二、损伤的形态学改变

机体正常形态与适应、损伤间的关系

细胞和组织发生损伤后，会产生一系列形态学变化和功能改变。根据损伤轻重程度不同，分为可逆性损伤和不可逆性损伤两大类。

（一）可逆性损伤

由于组织细胞代谢障碍，在细胞质内或细胞间质内出现异常物质或原有正常物质数量显著增多的一类形态改变，称为变性（degeneration）。变性有多种类型，常以显著增多或异常的沉积物来命名。变性通常伴有细胞功能低下，属非致死性、可逆性损伤。

1. 细胞水肿　细胞水肿（cellular swelling）是指细胞内水分增多而体积增大，好发于代谢旺盛、线粒体丰富的器官，如心、肝、肾等器官的实质细胞。

细胞水肿为最常见的变性。

（1）病因及发生机制　引起细胞水肿的主要原因是缺氧、感染和中毒。缺氧、感染或中毒等引起线粒体损伤，使ATP生成减少而致细胞的能量供应不足，细胞膜上的Na^+－K^+泵功能发生障碍，导致细胞内Na^+、水增多。

（2）病理变化　肉眼观，发生细胞水肿的脏器体积增大，包膜紧张，颜色苍白而无光泽，似沸水烫过一样。镜下，轻者水肿的细胞体积增大，胞质内出现许多红染的细小颗粒（电镜下为肿胀的线粒体）；细胞水肿进一步发展可使细胞体积明显增大，胞质疏松淡染，称胞质疏松化；重度的细胞水肿，使整个细胞膨大如气球，胞质透明，称气球样变（图2－8）。

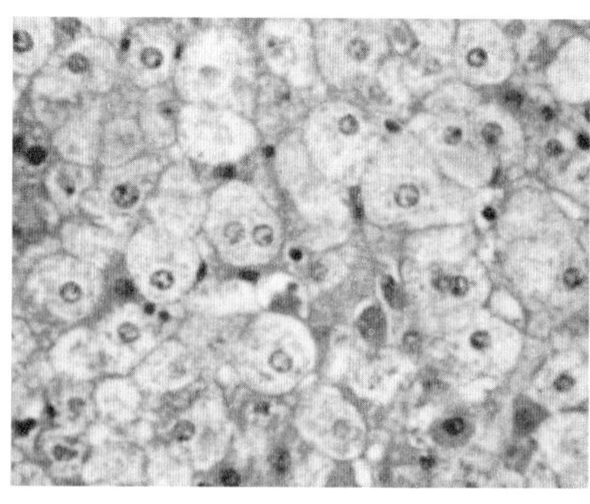

图2－8　肝细胞水肿

肝细胞明显肿胀，胞质疏松淡染，部分肝细胞气球样变

笔记栏

2. 脂肪变性　中性脂肪(三酰甘油)蓄积于非脂肪细胞的胞质中,称为脂肪变性(fatty degeneration)。常发生于心、肝、肾和骨骼肌等的实质细胞。

(1)病因及发生机制　引起脂肪变性的原因有感染、酗酒、中毒、缺氧、营养不良、糖尿病和肥胖等。肝细胞是脂肪代谢的重要场所,最常发生脂肪变性。

肝脂肪变性的机制包括:①脂蛋白的合成发生障碍,肝细胞不能将三酰甘油正常地合成脂蛋白,并运出肝细胞,造成脂肪在肝细胞内的堆积。②中性脂肪合成过多,肝细胞内合成脂肪过多,超过了肝将其氧化利用和合成脂蛋白运输出去的能力,造成脂肪在肝细胞中蓄积。③脂肪酸氧化障碍,肝细胞对脂肪的利用下降,造成肝细胞内脂肪量过多。

(2)病理变化　轻度脂肪变性,受累器官肉眼观可无明显改变。如果脂肪变性弥漫而严重时,肉眼观受累器官可明显肿大,色淡黄,边缘圆钝,切面触之有油腻感(图2-9)。镜下观,在H-E切片中,脂肪变性细胞的胞质内出现大小不等的、境界清楚的脂滴空泡,脂肪变性严重的细胞,胞质内空泡逐渐变大,并融合成一个大泡,将细胞核挤向一边,形态与脂肪细胞类似(图2-10)。在冰冻切片中,用苏丹Ⅲ染色可将脂滴染成橘红色,用锇酸可将脂滴染成黑色。

H-E切片中细胞胞质呈空泡化,如何区分为细胞水肿还是脂肪变性?

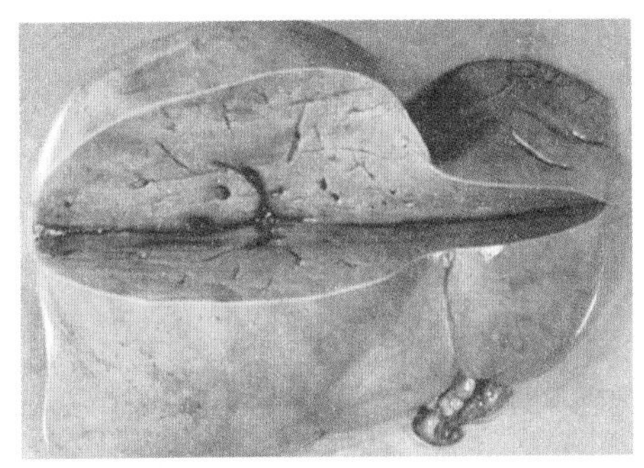

图2-9　脂肪肝(大体)

肝体积增大,颜色淡黄,边缘圆钝

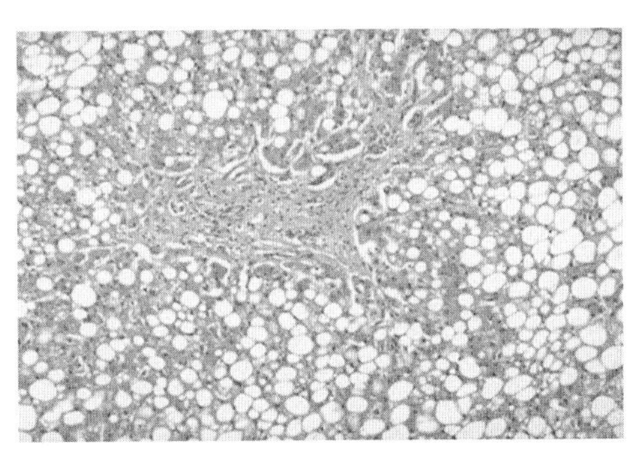

图2-10　脂肪肝(镜下)

细胞中出现大小不等的脂肪空泡,为脂滴

慢性肝淤血时,肝小叶中央区域缺氧较严重,脂肪变性首先发生在肝小叶中央区;磷中毒时,脂肪变性累及肝小叶周边区;严重的中毒和急性传染病常累及全部肝细胞。肝的脂肪变性是可复性的。病因消除后,病变的肝细胞可恢复正常。严重的肝脂肪变性,肝细胞可出现坏死、纤维组织增生,进而可发展成为肝硬化。

心肌脂肪变性多发生在左心室的心内膜下,常由严重贫血和中毒引起。肉眼可见心内膜下,尤其是乳头肌处出现大致横行的黄色条纹,与正常的红色心肌相间排列,状似虎皮的斑纹,故有“虎斑心”之称。镜下观,脂肪空泡较细小,常位于心肌细胞核附近,呈串珠状排列。严重的心肌脂肪变性,可使心肌收缩力减弱,甚至可导致心力衰竭。

3. 玻璃样变性　玻璃样变性(hyalinedegeneration)又称透明变性,系指在细胞内或间质中,出现均质、半透明的玻璃样物质,在H-E染色切片中呈均质性红染。

不同病变部位只是H-E染色形态相似,而病因、发病机制不同。

(1)结缔组织玻璃样变性　常见于增生的纤维结缔组织内,为胶原纤维老化的表现。肉眼观,灰白、半透明状,质地坚韧,缺乏弹性。镜下观,血管和纤维细胞明显减

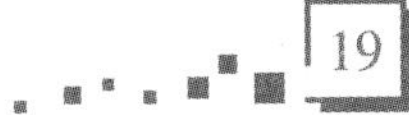

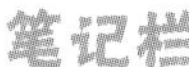

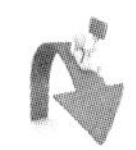

少,胶原纤维肿胀、增粗并互相融合为梁状、带状或片状结构,H-E 染色切片呈均质红染(图 2-11)。常发生在瘢痕组织、动脉粥样硬化的纤维斑块和纤维化的肾小球等。

(2)细动脉壁玻璃样变性　多发生于高血压病时的肾、脑、脾及视网膜的细动脉。因血管内膜受损血浆蛋白渗入内膜下,或内膜下的基底膜样物质增多,使细动脉管壁增厚、变硬,管腔狭窄甚至闭塞(图 2-12)。

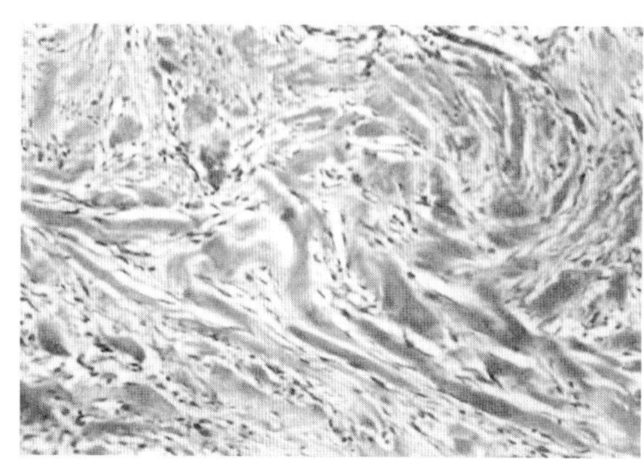

图 2-11　瘢痕组织中的胶原纤维玻璃样变性

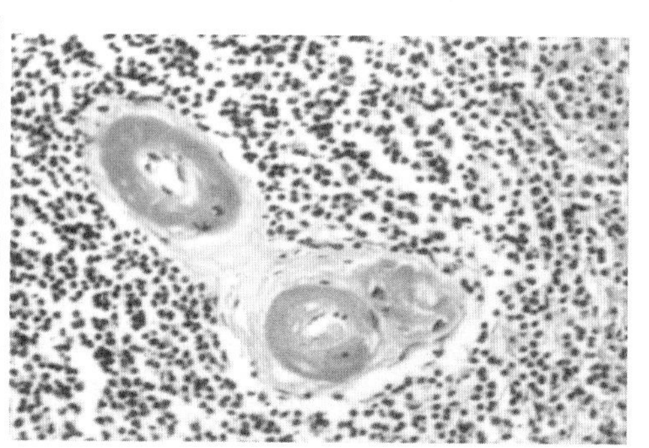

图 2-12　脾中央动脉玻璃样变性

高血压时,管壁出现均质红染的玻璃样物质

肾性水肿

(3)细胞内玻璃样变性　光镜下常表现为胞质内圆形、嗜伊红的小体或团块。如:肾小球肾炎或伴有明显蛋白尿的其他疾病时,肾近曲小管上皮细胞胞质内出现大小不等的圆形红染小滴,是血浆蛋白经肾小球滤出,被肾小管上皮细胞吞饮并在胞质内融合成玻璃样小滴;慢性炎症时,浆细胞胞质内出现红染的圆形的玻璃样物质,称为 Russell´s body,是免疫球蛋白在细胞内堆积的结果;病毒性肝炎和酒精性肝病时,肝细胞内出现的红染的玻璃样物质,称为 Mallory´s body,是细胞内角蛋白聚集的结果。

4. 病理性色素沉着　病理性色素沉着(pathologic pigmentation)是指各种有色物质(色素)在细胞内、外的蓄积,包括机体产生的内源性色素(如含铁血黄素、胆色素、黑色素、脂褐素)和进入机体的外源性色素(如炭末及文身的色素)。

(1)含铁血黄素　含铁血黄素(hemosiderin)是血红蛋白代谢的衍生物。正常情况下,含铁血黄素见于有红细胞破坏的肝、脾和骨髓的巨噬细胞内。病理性含铁血黄素沉着多见于陈旧性出血或慢性淤血。

(2)胆红素　胆红素(bilirubin)是正常胆汁的主要色素,由血红蛋白衍生而来,一般呈溶解状态。但在胆道梗阻及某些肝疾患时,肝细胞、毛细胆管及小胆管内可见许多胆红素淤积,呈棕黄色或黄绿色折光性小颗粒或团块,临床上可出现黄疸。

5. 病理性钙化　在骨和牙齿以外的其他组织内有固体钙盐沉积,称之为病理性钙化(pathologic calcification)。沉积的钙盐主要是磷酸钙,其次为碳酸钙。组织内有少量钙盐沉积时,肉眼难以辨认;多量时,则表现为石灰样坚硬颗粒或团块状外观。H-E 染色切片中,钙盐呈蓝色颗粒状。

病理性钙化可分为营养不良性钙化和转移性钙化两种类型。

(1)营养不良性钙化　营养不良性钙化是指变性、坏死的组织或异物的钙盐沉积,较常见。机体无全身性钙、磷代谢障碍,血钙正常。此型钙化常发生在结核坏死灶、脂肪坏死灶、动脉粥样硬化斑块、血栓、坏死的寄生虫体、虫卵及其他异物等。

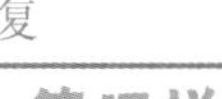

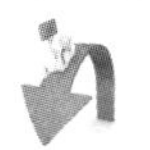

(2)转移性钙化　由于全身性的钙、磷代谢障碍,引起机体血钙或血磷升高,钙盐沉积部位在肾小管、肺泡和胃黏膜等处。此种钙化较少见,多见于甲状旁腺功能亢进、过多接受维生素 D 或骨肿瘤造成骨组织严重破坏时。

(二)不可逆损伤

各种损伤严重时,细胞发生不可逆性代谢、结构和功能障碍时,可导致细胞的死亡。细胞死亡(cell death)主要有两种类型:坏死和凋亡。

1.坏死　活体内局部组织、细胞的死亡称为坏死(necrosis)。坏死组织细胞的代谢停止,功能丧失。组织坏死后,不仅结构自溶、功能丧失,还可引发急性炎症反应,渗出的中性粒细胞释放的溶酶体酶可加速坏死的发生和溶解。

(1)坏死的形态学改变　由于坏死的形态学改变通常要在细胞死亡后数小时以上才出现,在坏死的早期阶段,不仅肉眼难以鉴别,甚至在电子显微镜下也不能确定该组织、细胞是否死亡。临床上将这种已失去生活能力的组织称为失活组织。一般来讲,失活组织具有以下特征:①失去原组织的光泽,颜色变苍白、混浊;②失去原组织的弹性,捏起或切断后组织回缩不良;③失去正常组织的血液供应,摸不到动脉搏动,针刺或清创切开时无新鲜血液流出;④失去正常组织的感觉和运动功能。这种组织虽已不能复活,但却是细菌生长繁殖的良好培养基,为防止感染,促进愈合,在治疗中常需将其及时清除。

光镜下要在细胞坏后 10 h 以上才能识别。细胞核的改变是细胞坏死的主要形态学标志。表现为(图 2-13):

坏死的光镜特点为重点内容。

1)核固缩(pyknosis)　即由于核脱水使染色质浓缩,染色变深,核体积缩小。

2)核碎裂(karyorrhexis)　核染色质崩解为小碎片分散在胞质内,核膜破裂。

3)核溶解(karyolysis)　细胞核失去对碱性染料的亲和力,因而染色变淡,甚至只能见到核的轮廓。最后,核轮廓也完全消失。

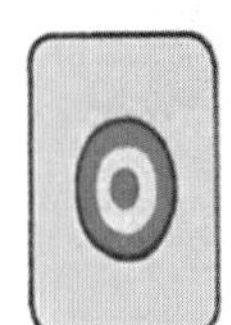
正常细胞

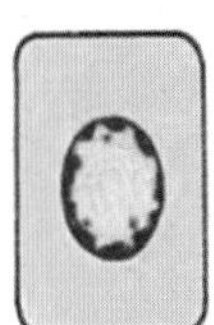
染色质边集

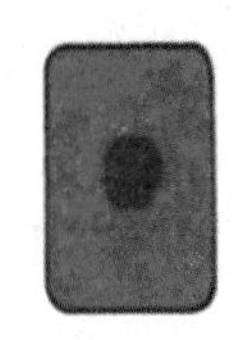
核固缩

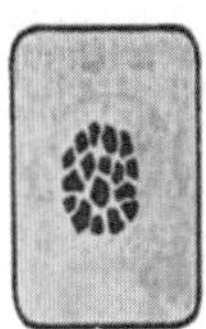
核碎裂

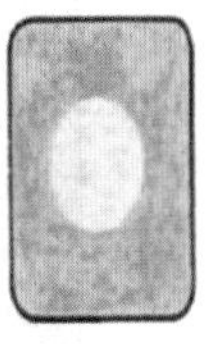
核溶解

图 2-13　坏死时细胞核的变化

由于胞质嗜碱性物质核蛋白体逐渐减少丧失、胞质变性蛋白质增多、糖原颗粒减少等原因,使坏死细胞胞浆呈嗜酸性。在各种溶解酶的作用下,间质的基质崩解,胶原纤维肿胀、崩解、断裂或液化。坏死的细胞和崩解的间质融合成一片模糊的颗粒状、无结构的红染物质。

(2)坏死的类型　酶的分解作用和蛋白质变性在不同坏死组织中的占比不同,坏死组织可表现出不同的形态学改变,通常分为凝固性坏死、液化性坏死和纤维蛋白样坏死三个基本类型和干酪样坏死、坏疽等一些特殊类型。

1)凝固性坏死　坏死组织内蛋白质变性凝固且溶酶体酶分解作用较弱时,坏死区呈灰白或黄白色,干燥、质地坚实的状态,称为凝固性坏死(coagulative necrosis)。凝

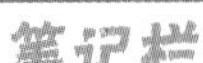

笔记栏

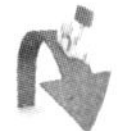

固性坏死常见于心、肾、脾等实质器官的缺血性坏死(图2-14)。肉眼观,坏死组织呈灰白或黄白色、质地比较坚实,坏死灶与周围健康组织常有一暗红色(出血)界线。镜下见坏死区域细胞结构消失,但组织轮廓和细胞外形仍保存一段时间(图2-15)。

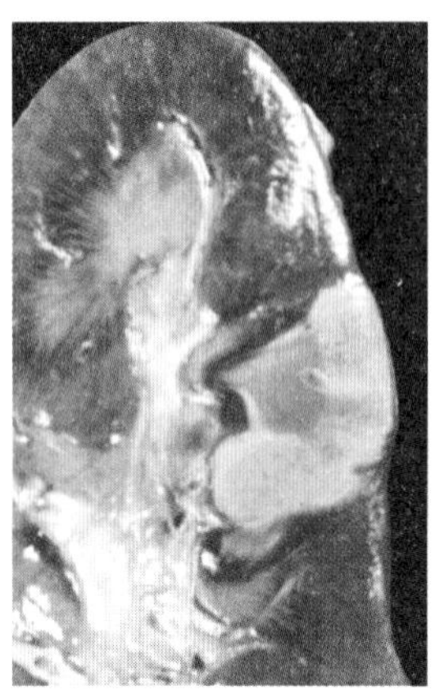

图2-14　肾凝固性坏死(大体)

肾梗死呈黄白色,与周围健康组织界线清楚

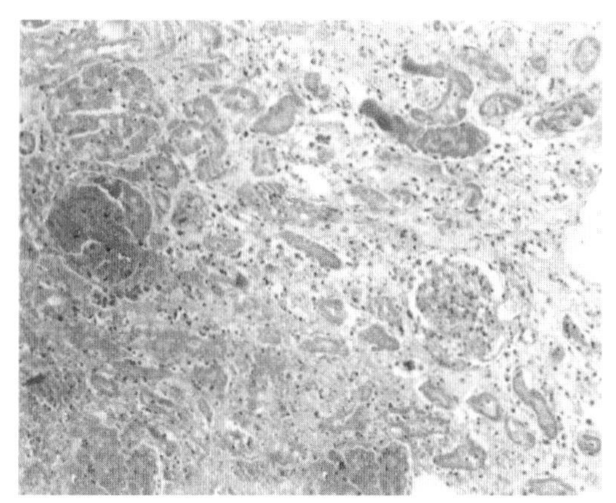

图2-15　肾凝固性坏死(镜下)

细胞微细结构消失,组织轮廓尚可辨认

2)液化性坏死　坏死组织因酶性消化分解而变成液态,称为液化性坏死(liquefaction necrosis)。主要发生在脂质含量高而蛋白含量少(如脑)和蛋白酶含量多(如胰腺)的组织。脑组织坏死属液化性坏死,又称脑软化(图2-16)。外伤引起的皮下脂肪坏死、急性胰腺炎的酶解性脂肪坏死、化脓性感染形成的脓肿等均属液化性坏死。

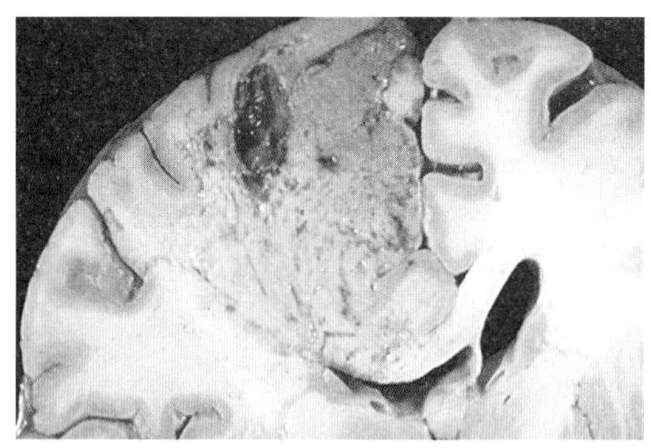

图2-16　脑液化性坏死

3)纤维蛋白样坏死(fibrinoid necrosis)　也称纤维素样坏死,是发生在结缔组织和小血管壁的一种坏死。镜下观病变部位的组织结构消失,为境界不清的颗粒状、小条或小块状无结构物质,呈强嗜酸性,似纤维蛋白,故称此为纤维蛋白样坏死。常见于急性风湿病、系统性红斑狼疮、肾小球肾炎等变态反应性疾病。

凝固性坏死与干酪样坏死的区别有哪些?

4)干酪样坏死(caseousnecrosis)　是由结核杆菌引起的一种特殊类型坏死。肉眼观,坏死组织呈灰白或微黄色(坏死组织内含有较多脂质),质松软,细腻状似干奶酪

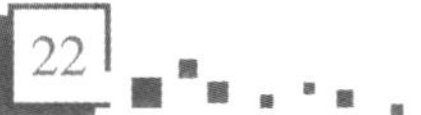

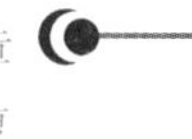

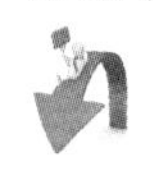

(图 2-17)。镜下不见原组织轮廓,呈现一片无定形的红染颗粒状物(图 2-18)。

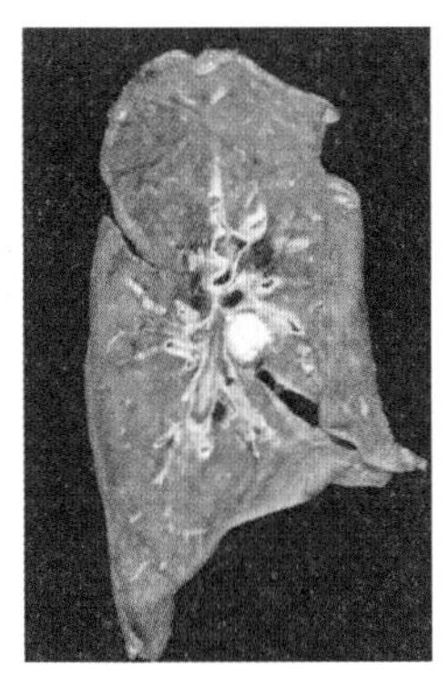

图 2-17 肺门淋巴结结核干酪样坏死(大体)

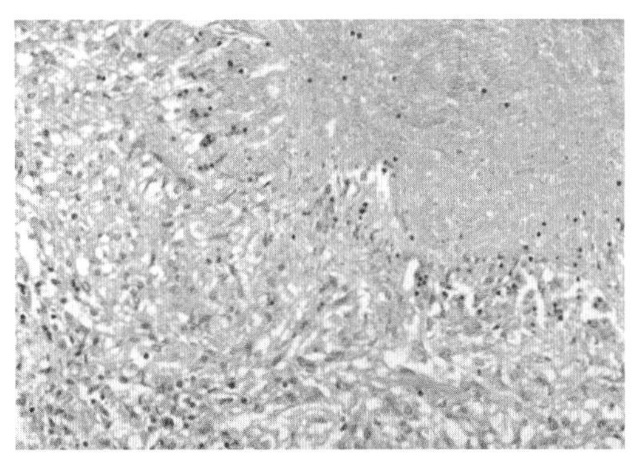

图 2-18 肺门淋巴结结核干酪样坏死(镜下)

坏死呈红染颗粒状,比较彻底,不见原有组织轮廓

5)坏疽 局部组织大块坏死后继发腐败菌的感染,称为坏疽(gangrene)。坏死组织经腐败菌分解产生硫化氢,后者与血红白中分解出来的铁相结合形成硫化铁,使坏死组织呈黑色。坏疽分为干性、湿性和气性三种类型(表 2-1)。前两种多继发于血液循环障碍引起的缺血性坏死。干性坏疽发生于四肢末端,多见于足。因动脉粥样硬化、血栓闭塞性脉管炎和冻伤等疾患使动脉阻塞,静脉回流仍通畅,再加上体表水分易于蒸发,故坏死组织的水分少,病变部位干燥皱缩,呈黑褐色,与周围健康组织之间有明显的分界线(图 2-19)。由于坏死组织比较干燥,因此腐败菌生长繁殖缓慢,全身中毒症状一般较轻。湿性坏疽多发生于与外界相通的内脏器官,如肠、子宫、肺、胆囊、阑尾等,也可见于动脉阻塞静脉回流受阻的四肢。坏死组织含水分较多,腐败菌感染严重,局部明显肿胀,呈暗绿色或污黑色,与周围正常组织界限不清。腐败菌分解蛋白质,产生吲哚、粪臭素等,造成恶臭。病变发展较快,可引起全身中毒症状,甚至可危及生命。气性坏疽为湿性坏疽的一种特殊类型,主要见于严重的深达肌肉的开放性创伤并合并产气荚膜梭菌等厌氧菌感染。细菌分解坏死组织时产生大量气体,使坏死组织内含大量气泡,按之有"捻发"音。气性坏疽病变发展迅速,中毒症状明显,后果严重,须紧急处理。

表 2-1 三种类型坏疽的区别

	干性坏疽	湿性坏疽	气性坏疽
好发部位	四肢末端	与外界相通的内脏	深达肌肉的开放性损伤
发生条件	动脉阻塞,静脉通畅	动脉阻塞,静脉回流受阻	厌氧菌感染
病变特点	干、黑、硬,与周围组织界限清楚	湿软肿胀,黑或污绿色,与周围组织界限不清	肿胀,棕黑色、蜂窝状,按压有捻发感
臭味	小	恶臭	奇臭
发展速度	缓慢	较快	迅速
中毒症状	轻	严重	严重

笔记栏

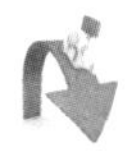

坏死的结局为重点内容。

(3)坏死的结局

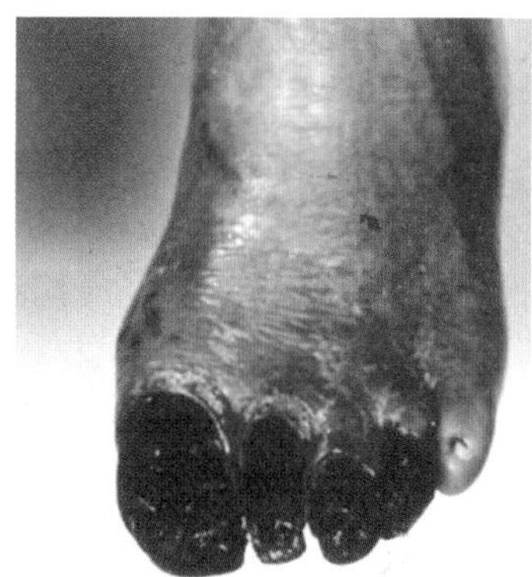

图 2-19 足干性坏疽

呈黑色,干燥皱缩,与周围组织分界清楚

1)溶解吸收 较小的坏死灶可由来自坏死组织本身和中性粒细胞释放的蛋白水解酶将坏死物质进一步分解液化,然后由淋巴管或血管吸收,不能吸收的碎片则由巨噬细胞吞噬消化,留下的组织缺损,则由细胞再生或肉芽组织予以修复。

2)分离排出 较大坏死灶不易完全吸收,其周围发生炎症反应,白细胞释放蛋白水解酶,加速坏死边缘坏死组织的溶解,坏死灶与健康组织分离。坏死灶如位于皮肤或黏膜,脱落后形成缺损。局限在表皮和黏膜层的浅表缺损,称为糜烂;深达皮下和黏膜下的缺损称为溃疡。肾、肺等内脏器官坏死组织液化后可经相应管道(输尿管、气管)排出,留下空腔,成为空洞。深部组织坏死后形成开口于皮肤或黏膜的盲性管道,称为窦道。体表与空腔器官之间或空腔器官与空腔器官之间两端开口的病理性通道称为瘘管。

窦道与瘘管有何区别?

3)机化 坏死组织如不能完全溶解吸收或分离排出,则由肉芽组织长入并逐渐将其取代,最后变成瘢痕组织。这种由新生肉芽组织取代坏死组织或其他异常物质(如血栓、异物等)的过程称为机化(organization)。

4)包裹、钙化 坏死组织范围较大,或坏死组织难以溶解吸收,或不能完全机化,则由周围新生肉芽组织加以包围,称为包裹。坏死组织可继发营养不良性钙化,大量钙盐沉积在坏死组织中,如结核病的干酪样坏死继发钙化。

2. 凋亡 凋亡(apoptosis)是指机体细胞在发育过程中或在某些因素作用下,通过细胞内基因及其产物的调控而发生的一种程序性细胞死亡。一般表现为单个细胞的死亡,且不伴有炎症反应,在形态和生化特征上都有别于坏死(表 2-2)。

表 2-2 细胞凋亡与坏死的区别

特征	凋亡	坏死
诱导因素	生理及弱刺激	强烈刺激
细胞数量	单个细胞丢失	成群细胞死亡
膜的完整性	保持到晚期	早期即丧失
基因组 DNA	有控降解	随机降解
大分子合成	一般需要	不需要
基因调控	有	无
后果	无炎症反应	伴炎症反应
意义	为生理和病理死亡	病理性死亡

笔记栏

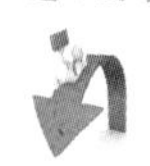

第三节　损伤的修复

损伤造成机体部分细胞和组织丧失后，机体对所形成的缺损进行修补恢复的过程，称为修复（repair）。参与修复过程的成分包括细胞外基质和各种细胞，修复后可完全或部分恢复原组织的结构和功能。修复过程可概括为两个不同的形式，由损伤周围的同种细胞来修复，称为再生；由纤维结缔组织来修复，称为纤维性修复。

为什么皮肤损伤有的留瘢痕而有的不留瘢痕？

一、再生

（一）再生的类型

再生可以分为生理性再生和病理性再生。

1. 生理性再生　在生理情况下，有些细胞和组织不断老化、凋亡，由新生的同种细胞和组织不断补充，始终保持着原有的结构和功能，维持组织、器官的完整和稳定，称生理性再生。如表皮的复层扁平细胞不断地角化脱落，通过基底细胞不断增生、分化，予以补充；月经期子宫内膜脱落后，又有新生的内膜再生；消化道黏膜上皮细胞每 1 ~ 2 d 再生更新一次等。

2. 病理性再生　在病理状态下，细胞和组织坏死或缺损后发生的再生。病理性再生又分完全再生和纤维性修复。完全再生指死亡的细胞有同类细胞增生补充，再生组织完全恢复原有的结构与功能。纤维性修复是指缺损不能通过原组织的再生修复，而是由肉芽组织增生、填补，以后形成瘢痕，也称瘢痕性修复。组织缺损后的修复是通过完全再生还是纤维性修复主要取决于受损组织的再生能力。

（二）各种细胞的再生能力

不同种类的细胞具有不同的再生能力。一般而言，低等动物比高等动物的细胞或组织再生能力强，幼稚组织比分化成熟的组织再生能力强，平时易受损伤的组织及生理状态下经常更新的组织有较强的再生能力。按再生能力的强弱，可将人体细胞分为三类：

1. 不稳定性细胞　又称持续分裂细胞，是指一大类再生能力很强的细胞。这些细胞不断增生分裂，以代替衰亡或坏死的细胞，损伤时常常表现为再生性修复。属于此类细胞的有表皮细胞、呼吸道和消化道黏膜被覆细胞，男、女性生殖器官管腔的被覆细胞，淋巴、造血细胞及间皮细胞等。

2. 稳定性细胞　又称静止细胞，这类细胞在生理情况下增殖不明显，当受到损伤或刺激时，表现出较强的再生能力，参与再生修复。属于此类细胞的有各种腺体及腺样器官的实质细胞，如肝、胰、涎腺、内分泌腺、汗腺及肾小管上皮细胞等。此外还有原始的间叶细胞及其分化出来的各种细胞，如成纤维细胞、内皮细胞、骨母细胞等。虽然软骨母细胞及平滑肌细胞也属于稳定性细胞，但一般情况下再生能力很弱，再生性修复的实际意义很小。

神经细胞与神经纤维的再生能力是否一样？

3. 永久性细胞　又称非分裂细胞，是指不具有再生能力的细胞。属于此类的有神经细胞（包括中枢的神经元和外周的节细胞），另外心肌细胞和骨骼肌细胞再生能力

笔记栏
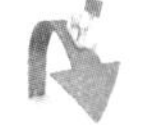

也极弱，没有再生修复的实际意义，一旦损伤破坏则永久性缺失，代之以瘢痕性修复。

（三）各种细胞的再生过程

1. 被覆上皮的再生　鳞状上皮缺损时，由创缘或底部的基底层细胞分裂增生，向缺损中心迁移，先形成单层上皮，以后增生分化为鳞状上皮；单层柱状上皮（如胃肠黏膜上皮）缺损后，由邻近的基底部细胞分裂增生来修补。

2. 腺体上皮的再生　腺上皮损伤时，如果损伤仅限于上皮细胞，基底膜尚完好，则可由存留的腺上皮细胞分裂增生，沿基底膜排列，完全恢复原有的结构，如构造比较简单的子宫、胃肠等腺体。如果基底膜等结构已破坏，则难以实现再生性修复，往往发生瘢痕性修复。

3. 纤维组织的再生　在损伤的刺激下，该处残存的成纤维细胞开始分裂和增生。成纤维细胞可来自静止的纤维细胞，或未分化的原始间叶细胞。幼稚的成纤维细胞多为小圆形、圆形或椭圆形，进而可形成肥硕的多边形或星芒状胞体，两端常有突起，胞质略嗜碱（染成淡蓝色）。胞核大而圆，有 1 ~ 2 个淡染核仁。当成纤维细胞停止分裂后，开始合成并向细胞外分泌前胶原蛋白，后者在细胞周围形成胶原纤维；与此同时，细胞胞体逐渐变成长梭形，胞质越来越少，胞核变纤细且染色越来越深，成为纤维细胞。

4. 血管的再生　小血管再生主要是以毛细血管再生为起点，毛细血管主要是以出芽方式再生。首先是基底膜在蛋白分解酶的作用下溶解，残存的毛细血管内皮细胞肿胀、分裂增生，形成实性内皮细胞条索（芽）向损伤处延伸，在毛细血管内血流的冲击下，条索逐渐出现管腔，形成再生的毛细血管，进而彼此吻合形成血管网（图 2-20）。其中有些毛细血管应功能的需要，可以逐渐改建为小动脉或小静脉。大血管断裂后，两断端常需手术缝合，缝合处内皮细胞自两断端分裂，向断裂处增生会合，恢复内皮细胞的结构与功能（再生性修复），肌层因平滑肌细胞再生能力弱，不能再生，只有通过瘢痕性修复以维持其完整性。

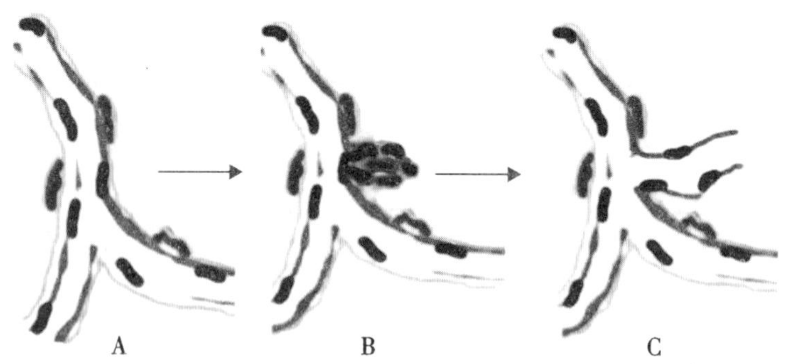

图 2-20　毛细血管再生模式

A：正常毛细血管　B：内皮细胞分裂增生形成突起的幼芽　C：幼芽中心出现管腔，形成新生的毛细血管

5. 神经组织的再生　脑和脊髓内的神经元及外周神经节的节细胞无再生能力，损伤之后通过周围的神经胶质细胞及其纤维填补而形成胶质瘢痕。外周神经断裂损伤后，在与其相连的神经元仍然存活的条件下，可以进行再生性修复，恢复原有的结构和

笔记栏
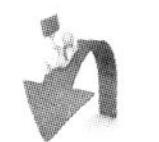

功能。如果神经纤维的两端距离太远或其他原因，使近端新增生的轴突长不到远端，与增生的纤维组织绞缠在一起，形成瘤样肿块，称创伤性神经瘤，常引起顽固性疼痛。

二、纤维性修复

各种疾病或创伤造成组织损伤时，除缺损很小且受损组织的再生能力较强能完全再生外，大多数是通过肉芽组织增生，溶解、吸收坏死组织及其他异物，并填补组织缺损，以后肉芽组织逐渐转化成以胶原纤维为主的瘢痕组织，这种修复过程称纤维性修复，也称瘢痕性修复。

（一）肉芽组织

1. 概念　肉芽组织（granulation tissue）是一种主要由新生的毛细血管及增生的成纤维细胞构成的幼稚结缔组织，常伴有各种炎症细胞浸润。

肉芽组织的概念、成分、形态、功能为重点内容。

2. 肉芽组织的成分及形态特点　肉芽组织是由成纤维细胞、毛细血管及一定数量的炎症细胞等有形成分组成的。其形态特点如下：

肉眼观为鲜红色、颗粒状、柔软湿润，形似鲜嫩的肉芽（图2-21）。镜下观，肉芽组织内可见大量由增生的内皮细胞形成的新生毛细血管，与创面相垂直，并互相吻合形成弓状突起，增生的成纤维细胞散在分布于毛细血管周围，多少不等的中性粒细胞、淋巴细胞和巨噬细胞等炎症细胞浸润于肉芽组织之中（图2-22）。肉芽组织内无神经末梢，故无痛、触觉。

肉芽组织

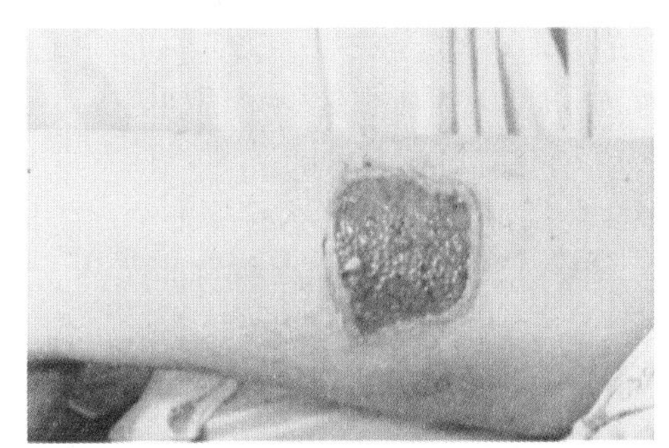

图2-21　肉芽组织（大体）

鲜红色，颗粒状，柔软湿润

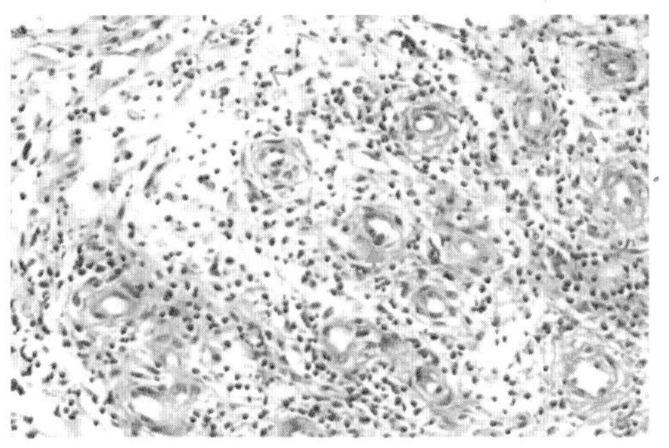

图2-22　肉芽组织（镜下）

由大量新生的毛细血管、成纤维细胞和一定量的炎症细胞组成

3. 肉芽组织的功能　肉芽组织在组织损伤修复过程中有以下重要作用：

（1）抗感染及保护创面　肉芽组织内的巨噬细胞和中性粒细胞不仅能吞噬细菌及组织碎片，且这些细胞破坏后可释放各种蛋白水解酶，将坏死组织溶解液化，然后经毛细血管吸收，故肉芽组织能消除感染、清除异物、保护伤口洁净，以利于愈合。

（2）机化坏死组织、血栓、炎性渗出物及其他异物　肉芽组织向伤口内生长的同时即是对伤口中的血凝块、坏死组织等异物的置换过程，此外，肉芽组织也可取代血栓、炎症时渗出的纤维素等。

（3）填补伤口及其他组织缺损　组织损伤造成的缺损较大或受损组织的再生能力较差时，均可被肉芽组织充填，最后形成瘢痕组织。

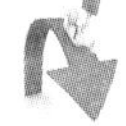

4. 肉芽组织的结局或成熟过程　肉芽组织在组织损伤后 2～3 d 内即可开始出现。自下向上(如体表创口)或从周围向中心(如组织内坏死)生长推进填补创口或机化异物。随着时间的推移(1～2 周),肉芽组织按其生长的先后顺序,逐渐成熟。其主要形态标志为:水分逐渐吸收;炎症细胞减少并逐渐消失;毛细血管闭塞、数目减少,按正常功能的需要仅有少数毛细血管管壁增厚,转变成小动脉和小静脉;成纤维细胞产生越来越多的胶原纤维,同时成纤维细胞数目逐渐减少、胞核变细长而深染,成熟为纤维细胞。时间再长,胶原纤维量更多,发生玻璃样变,细胞和毛细血管成分更少。至此,肉芽组织成熟转变为瘢痕组织。

(二)瘢痕组织

瘢痕(scar)是指肉芽组织经改建成熟形成的纤维结缔组织。

瘢痕组织与肉芽组织镜下形态区别。

1. 瘢痕组织的形态特点　镜下观察瘢痕组织主要由均质红染(玻璃样变)的胶原纤维束组成,纤维细胞少、血管亦减少。肉眼观察局部呈收缩状态,颜色苍白或灰白色半透明,质硬韧,缺乏弹性。

2. 瘢痕组织的作用和危害

(1)瘢痕组织的形成对机体有利的一面　①它能把损伤的创口或其他缺损长期地填补并连接起来,可使组织器官保持完整性;②由于瘢痕组织含大量胶原纤维,虽然没有正常组织的抗拉力强,但比肉芽组织的抗拉力要强得多,因而这种填补及连接也是相当牢固的,可使组织器官保持其坚固性。如果胶原形成不足或承受力大而持久,加之瘢痕缺乏弹性,故可造成瘢痕膨出。在腹壁可形成疝,在心室壁可形成室壁瘤。

(2)瘢痕组织对机体的不利和危害　①瘢痕收缩:特别是发生于关节附近和重要器官的瘢痕,常常引起关节挛缩或活动受限,如胃溃疡瘢痕所引起的幽门梗阻。②瘢痕性粘连:特别是在各器官之间或器官与体腔壁之间发生,纤维粘连常常不同程度地影响其功能。③瘢痕组织增生过度:又称肥大性瘢痕,如果这种肥大性瘢痕突出于皮肤表面并向周围不规则地扩延,称为瘢痕疙瘩,临床上又常称为“蟹足肿”。

三、创伤愈合

创伤愈合(wound healing)是指机体遭受外力作用,皮肤等组织出现离断或缺损后的愈复过程,包括了各种组织的再生和肉芽组织增生、瘢痕形成等过程。

(一)皮肤创伤愈合

1. 皮肤创伤愈合的基本过程　以皮肤手术切口为例,叙述创伤愈合的基本过程。

(1)伤口的早期变化　伤口局部有不同程度的组织坏死和出血,数小时内便出现炎症反应,故局部红肿。伤口中的血液和渗出的纤维蛋白原很快凝固形成凝块,有的凝块表面干燥形成痂皮,凝块及痂皮起着保护伤口的作用。

(2)伤口收缩　2～3 d 后伤口边缘的全层皮肤及皮下组织向伤口中心移动,于是伤口迅速缩小,直到 2 周左右停止。伤口收缩的意义在于缩小创面。

(3)肉芽组织增生和瘢痕形成　大约从第 3 天开始从伤口底部及边缘长出肉芽组织,逐渐填平伤口。肉芽组织中没有神经,故无感觉。第 5～6 天起成纤维细胞产生胶原纤维,以后逐渐过渡为瘢痕组织,大约在伤后 1 个月瘢痕完全形成。由于局部张力的作用,瘢痕中的胶原纤维最终与皮肤表面平行。瘢痕可使创缘比较牢固地结合。

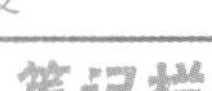
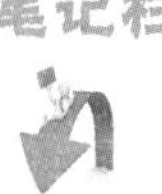

(4)表皮及其他组织再生　创伤发生24 h内,伤口边缘的表皮基底细胞便可从凝块下面向伤口中心增生,形成单层上皮,覆盖于肉芽组织的表面。当这些细胞彼此相遇时,则停止前进,并增生、分化成为鳞状上皮。皮肤附属器(毛囊、汗腺及皮脂腺)如遭完全破坏,则由瘢痕修复。肌腱断裂后,初期也是瘢痕修复,但随着功能锻炼而不断改建,胶原纤维可按原来肌腱纤维方向排列,达到完全再生。

2. 皮肤软组织创伤愈合的类型　根据组织损伤程度及有无感染,创伤愈合可分为一期愈合、二期愈合及痂下愈合。

(1)一期愈合　见于组织缺损少、创缘整齐、无感染、经黏合或缝合后创面对合严密的伤口,例如无感染的手术切口。这种伤口中只有少量血凝块,炎症反应轻微,表皮再生在1~2 d内便可完成。肉芽组织在第2天就可从伤口边缘长出并很快将伤口填满,5~6 d胶原纤维形成(此时可拆线),2~3周完全愈合,留下一条线状瘢痕。一期愈合的时间短,形成瘢痕少,抗拉力强度大。

(2)二期愈合　见于组织缺损较大、创缘不整、哆开、无法整齐对合,或伴有感染的伤口,往往需要清创后才能愈合。二期愈合与一期愈合不同之处:①由于坏死组织多或感染,局部组织继续发生变性、坏死,炎症反应明显。只有等到感染被控制,坏死组织被清除以后,再生才能开始。②伤口大,伤口收缩明显,伤口内肉芽组织形成量多。③愈合的时间较长,形成的瘢痕较大,抗拉力强度较弱。

(3)痂下愈合　是指伤口表面的血液、渗出物及坏死组织干燥后形成硬痂,在痂下进行上述愈合过程。待上皮再生完成后,痂皮即脱落。痂皮由于干燥不利于细菌生长,故对伤口有一定的保护作用。但如果痂下渗出物较多或已有细菌感染时,痂皮反而影响渗出物的排出,使感染加重,不利于愈合。

一期愈合和二期愈合的区别为重点内容。

一期愈合与二期愈合两者之间的区别较大(表2-3)。

表2-3　一期愈合与二期愈合的区别

分期	形成条件				特点	
	组织缺损	创缘	缝合严密程度	感染、异物	愈合时间	瘢痕
一期愈合	少	整齐	缝合严密	无	短	小
二期愈合	较大	不整齐	不严密或无法对合	有	长	大

(二)骨折愈合

1. 骨折愈合的基本过程　骨折(fracture)通常可分为外伤性骨折和病理性骨折两大类。骨的再生能力很强,骨折愈合的好坏、所需的时间与骨折的部位、性质、错位的程度、年龄及引起骨折的原因等因素有关。一般而言,经过良好复位后的单纯性外伤性骨折,几个月内便可完全愈合,恢复正常的结构和功能。骨折愈合过程可分为以下几个阶段(图2-23):

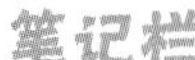
笔记栏
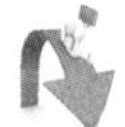

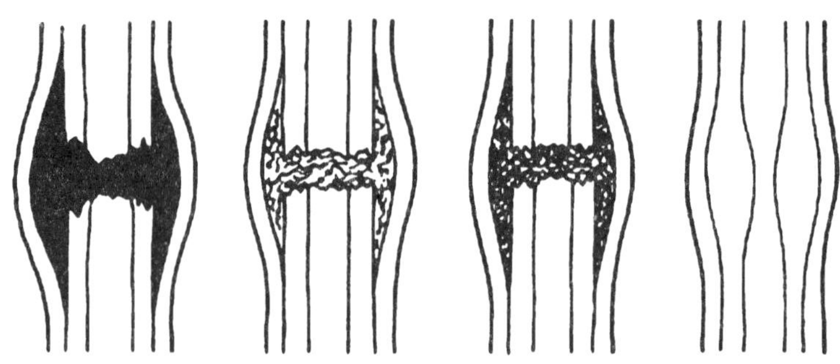

图 2-23 骨折愈合过程示意

A. 血肿形成 B. 肉芽组织机化血凝块 C. 形成骨性骨痂 D. 骨性骨痂改建

(1)血肿形成 骨组织和骨髓都有丰富的血管,在骨折的两端及其周围伴有大量出血,形成血肿。数小时后血肿发生凝固,与此同时常出现轻度的炎症反应。骨折时由于骨折处必然伴有血管的断裂,因此在骨折的早期,常可见到骨髓组织的坏死,骨皮质亦可发生坏死。如果坏死范围不大,可被破骨细胞吸收;如果较大,可形成游离的死骨片。

俗语"伤筋动骨一百天"有没有科学依据?

(2)纤维性骨痂形成 骨折后的 2 ~ 3 d,血肿开始机化。肉芽充填骨折断端,肉芽组织中的成纤维细胞主要来自骨内膜及骨外膜细胞(这些成纤维细胞以后逐渐分化为软骨母细胞及骨母细胞),继而发生纤维化形成纤维性骨痂,或称暂时性骨痂。纤维性骨痂使骨折两断端紧密连接起来,但无负重能力。

(3)骨性骨痂形成 上述纤维性骨痂逐渐分化为骨母细胞和软骨母细胞,并形成类骨组织和软骨组织,继之钙盐沉积,类骨组织转变为编织骨。软骨组织也经软骨化骨过程演变为骨组织,至此形成骨性骨痂。

(4)骨痂改建或再塑 编织骨由于结构不够致密,骨小梁排列紊乱,故仍达不到正常功能需要。为了在结构和功能上符合人体生理要求,编织骨进一步改建成为成熟的板层骨,改建是在破骨细胞的骨质吸收及骨母细胞新骨形成的协调作用下完成的,皮质骨和髓腔的正常关系也重新恢复。

(三)影响创伤愈合的因素

1. 全身因素

(1)年龄因素 儿童和青少年的组织再生能力较强,创伤愈合快;老年人则相反,组织再生力差,愈合慢,这与老年人血管硬化、血液供应减少有很大的关系。

(2)营养因素 严重的蛋白质缺乏,尤其是含硫氨基酸(如甲硫氨酸、胱氨酸)缺乏时,组织的再生能力降低,肉芽组织及胶原形成不良,伤口不易愈合。维生素 C 对愈合非常重要,维生素 C 缺乏时前胶原分子难以形成,从而影响了胶原纤维的形成。在微量元素中锌对创伤愈合有重要作用,锌缺乏的患者,创伤愈合缓慢。

(3)药物 肾上腺皮质激素能抑制炎症反应、肉芽组织增生和胶原合成,可使伤口愈合延缓。因此,在创伤愈合过程中,要避免大量使用这类激素。

2. 局部因素

(1)感染与异物 许多化脓菌能产生毒素和酶,引起组织坏死、胶原纤维或基质

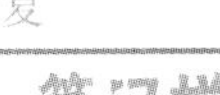

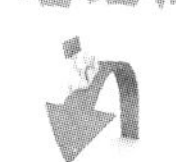

溶解,这不仅加重局部组织损伤,也妨碍愈合;伤口感染时,炎性渗出物还可增加局部的张力,常使正在愈合的伤口或已缝合的伤口裂开,或者导致感染扩散加重损伤。异物的存留既影响伤口的愈合,又易引起感染,使伤口愈合延缓。因此,临床上对于有感染的伤口,应先抗感染并及早引流,只有感染被控制后,修复才能进行。

(2)局部血液循环　良好的血液循环一方面保证组织再生所需的氧和营养,另一方面对坏死物质的吸收及控制局部感染也起重要作用。

临床常用的"理疗"主要通过促进局部血液循环,达到加快创伤愈合的目的。

(3)神经支配　完整的神经支配对损伤的修复有一定的作用。例如麻风病引起的溃疡不易愈合,是因为神经受累导致神经性营养不良的缘故。

(4)电离辐射　电离辐射能破坏细胞、损伤血管、抑制组织再生,不利于创伤愈合。

3.影响骨折愈合的因素　影响创伤愈合的全身及局部因素都适用于骨折愈合。此处,着重强调三个影响骨折愈合的特殊因素。

(1)骨折断端及时、正确的复位　及时、正确的复位是为以后骨折完全愈合创造必要的条件。

(2)骨折断端及时、牢靠的固定　骨折断端即使已经复位,由于肌肉活动仍可错位,因而复位后及时、牢靠的固定更显重要,一般要固定到骨性骨痂形成后。

(3)早日进行全身和局部功能锻炼,保持局部良好的血液供应　局部长期固定不动也会引起骨及肌肉的失用性萎缩,关节强直等不利后果。为此,应尽早离床活动;不能离床者则进行局部(肢体等)功能锻炼,以保持良好血运及肌肉、关节的功能。

小　结

适应和损伤性变化都是疾病发生的基础性病理改变。适应性改变包括:萎缩、肥大、增生和化生。萎缩指发育正常的细胞、组织和器官的体积缩小;肥大指体积的增大;增生指实质细胞数量增多;化生为一种分化成熟的细胞因受刺激因素的作用转化为另一种分化成熟细胞的过程。

细胞水肿为细胞膜及细胞内线粒体等结构受损,细胞内的水分增多,重者呈气球样变。脂肪变性常见于肝,也可见于心、肾等器官,发生于肝者为脂肪肝。在细胞或间质内出现半透明均质、红染、无结构物质(蛋白质)称玻璃样变性,又称透明变性。

坏死指活体内局部组织细胞的死亡。细胞核的改变是细胞坏死的主要形态标志,表现为核固缩、核碎裂、核溶解。坏死基本类型分为凝固性坏死、液化性坏死和纤维素样坏死,特殊类型包括干酪样坏死和坏疽。凝固性坏死为蛋白质凝固,如肾、脾的贫血性梗死;液化性坏死主要为酶性水解而液化,如脑、胰腺;纤维素样的坏死主要见于恶性高血压和变态反应性的疾病;干酪样坏死主要是结核杆菌引起的坏死;坏疽为组织坏死后伴有不同程度的腐败菌感染。坏死的结局有溶解吸收、分离排出、机化、纤维包裹和钙化。

修复有两种方式,再生和纤维性修复。组织和细胞损伤后,由周围健康的同种细胞进行增生,以实现修复的过程称为再生;由肉芽组织修复最后变成纤维结缔组织的过程称为纤维性修复。肉芽组织主要由成纤维细胞、新生的毛细血管和一定量的炎症细胞组成。肉芽组织有抗感染及保护创面、填补伤口及其他组织缺损、机化血凝块和

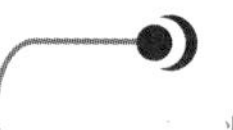

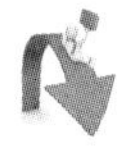

坏死组织等功能，最后演变为瘢痕组织。

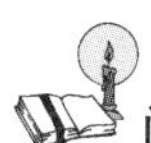

问题分析与能力提升

病例摘要　死者生前患高血压二十多年，半年前开始双下肢发凉，发麻，走路时常出现阵发性疼痛，休息后缓解。近1个月右足剧痛，感觉渐消失，足趾发黑渐坏死，左下肢逐渐变细，3 d前生气后，突然昏迷，失语，右半身瘫，渐出现抽泣样呼吸。今晨四时二十五分呼吸、心跳停止。

尸检所见：老年男尸，心脏明显增大，重950 g，左心室明显增厚，心腔扩张。主动脉、下肢动脉及冠状动脉等内膜不光滑，有散在大小不等黄白色斑块。右胫前动脉及足背动脉，管壁不规则增厚，数处管腔阻塞。左股动脉及胫前动脉有不规则黄白色斑块。右足趾变黑、坏死。左下肢肌肉萎缩明显变细。左大脑内囊有大片状出血。

讨论：①有哪些病变？②右足发黑坏死的原因是什么？③左心室肥大，扩张及左下肢萎缩的原因类型是什么？

（王　静　张希栓）

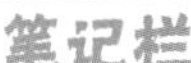
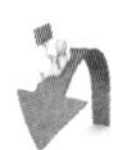

第三章 局部血液循环障碍

学习目标

1. 掌握充血、淤血、血栓形成、栓塞、梗死的概念；淤血的原因和后果；血栓形成的条件和机制；栓子运行途径的规律。

2. 熟悉肝、肺淤血的病理变化特点；血栓形成的过程和类型、血栓的结局和对机体的影响；栓塞的类型和后果；梗死的病变、类型和形成条件。

3. 了解出血的概念、原因、病理变化和后果；梗死对机体的影响。

机体所有细胞和组织、器官的功能活动和新陈代谢均依赖于正常的血液循环系统，为机体的各种细胞提供了赖以生存的物质，包括营养物质和氧气，带走了细胞代谢的产物二氧化碳。正常的血液循环和稳定的体液内环境是维持组织细胞的健全和保持机体正常新陈代谢和功能活动的基本条件。一旦上述平衡被打破，导致血液循环紊乱或体液内环境失衡，既可影响器官和组织的代谢和功能，又会影响细胞和组织的形态和结构等的改变，如充血、水肿、出血、血栓形成、栓塞、梗死等，严重者可导致机体的死亡。

在临床上，血液循环障碍是常见的基本病理过程，可分为全身性和局部性两类。全身性血液循环障碍主要包括心力衰竭与休克，累及全身多个器官和脏器。局部性血液循环障碍：①局部组织血液含量的异常，充血和淤血；②血液性状和血管内容物的异常，血栓形成、栓塞和梗死；③血管内成分逸出血管外，水肿和出血。本章主要阐述局部血液循环障碍。

第一节 充血

充血（hyperemia）指局部组织血管内血液含量的增多。可分为动脉性充血和静脉性充血两种类型（图 3-1）。

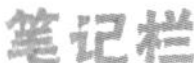
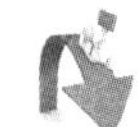

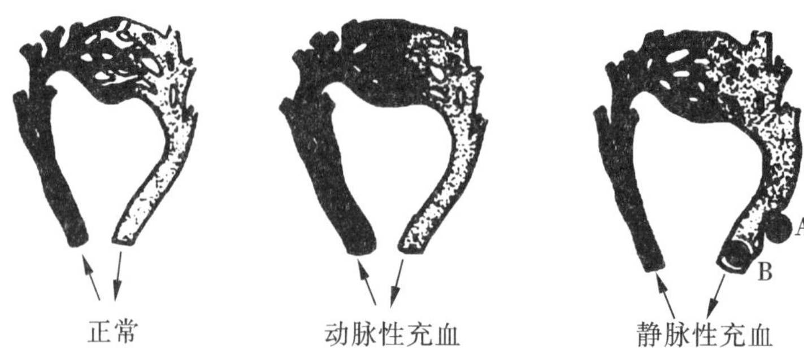

图 3-1　正常和异常血流状况示意

一、动脉性充血

动脉性充血(arterialhyperemia)简称充血,指器官或局部组织内动脉血液输入量增多,是一个主动过程,又称主动性充血(activehyperemia))。

(一)病因和类型

各种生理性和病理性因素通过神经体液作用,引起细动脉扩张、血流加快,使微循环的灌注量增多。常见的有:

1. 生理性充血　是为适应生理需要和代谢增强需要而发生的充血,如进食后的胃肠道黏膜、运动时的骨骼肌和妊娠时的子宫充血等。

临床上为什么第一次抽放腹水不宜超过 1 000 mL?

2. 病理性充血　可见于以下各种病理情况:①炎症性充血,炎症早期,由于致炎因子的刺激引起轴突反射及炎症介质的作用,局部细动脉和毛细血管扩张充血。②减压后充血,当局部器官或组织长期受压,如绷带包扎肢体或大量腹水压迫腹腔内器官后,组织内的血管张力降低,当压力突然解除时,该处细小动脉可迅速地反射性扩张而致充血。如快速抽出胸、腹腔积液或摘除腹腔内巨大肿瘤后,可使胸、腹腔压力突然降低,细小动脉反射性扩张而导致局部充血,严重时可引起有效循环血量骤减,导致血压下降、脑供血不足等严重后果。③侧支性充血,是由于局部组织缺血、缺氧、代谢不全产物堆积,刺激血管运动神经,导致缺血组织周围的吻合支动脉扩张、充血。这种充血常具有代偿意义,可不同程度地改善局部组织的血液供应。

(二)病理变化及结局

由于微循环内血液灌注量增多,动脉性充血的器官和组织体积轻度增大。体表充血时,由于局部微循环内氧合血红蛋白增多,充血局部呈鲜红色,并因代谢增强使局部温度升高,触之可有搏动感。镜下见局部细动脉及毛细血管扩张,大量红细胞聚集。

多数情况下,充血对机体是有利的。由于局部血液循环加快,氧及营养物质供应增多,促进物质代谢,增强组织、器官的功能。动脉性充血是短暂的血管反应,原因消除后,局部血量恢复正常,通常对机体无不良影响。但在高血压或动脉粥样硬化的基础上,脑动脉充血、破裂,可造成严重后果。

二、静脉性充血

静脉性充血 (venous hyperemia)指器官或局部组织由于静脉回流受阻,使血液淤

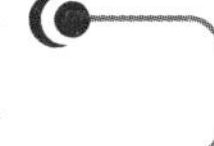
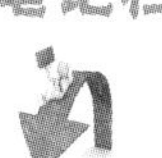

积于小静脉和毛细血管内，又称淤血(congestion)。淤血是一被动过程，可发生于局部或全身，发生缓慢，持续时间长。

(一)病因和类型

1. 静脉受压　静脉受其外部各种原因压迫，使管腔发生狭窄或闭塞，血液回流障碍，导致局部淤血。如妊娠增大的子宫压迫髂总静脉引起下肢淤血水肿。

充血是主动过程，淤血是被动过程。

2. 静脉腔阻塞　常见于静脉血栓形成，且未能建立有效的侧支循环时，静脉管腔阻塞，可导致局部淤血。

3. 心力衰竭　心力衰竭时心脏不能排出正常容量的血液进入动脉，心腔内血液滞留，压力增高，阻碍了静脉回流，造成淤血。如二尖瓣狭窄、高血压病或心肌梗死引起的左心衰竭，导致肺淤血；肺心病时发生的右心衰竭，导致体循环脏器淤血。

(二)病理变化和结局

肉眼观，发生淤血的组织、器官肿胀，发生于体表时，由于淤积的血液中氧合血红蛋白减少，还原血红蛋白增多，局部呈紫蓝色，称为发绀(cyanosis)。由于局部血液淤滞、血流缓慢，致代谢减慢，局部皮温降低。镜下观，淤血的组织内细静脉和毛细血管扩张，过多红细胞积聚；常伴有组织水肿和出血。

临床上静脉性充血比动脉性充血更多见，因而意义更为重要。淤血对机体的影响，取决于淤血的范围、部位、程度、发生速度及侧支循环建立的状况。轻度、短时间的淤血，后果轻微，仅引起局部器官的功能降低、代谢减慢，且引起淤血的原因去除后，其功能、代谢可逐渐恢复正常。但长期淤血可引起：①漏出性水肿，淤血可使毛细血管内流体静压升高，淤血缺氧还可使毛细血管壁通透性增加，血管内液体漏出，导致局部组织水肿或引起浆膜腔积液。②漏出性出血，严重淤血缺氧使毛细血管壁通透性明显增高时，红细胞也可漏出到血管外，形成漏出性出血。③组织损伤，淤血导致局部缺氧及局部代谢产物的堆积、刺激，可引起实质细胞发生萎缩及不同程度的损伤(萎缩、变性或坏死)。④器官硬化，长期慢性淤血，实质细胞逐渐发生萎缩，但间质纤维组织增生，加上组织内网状纤维胶原化，使器官质地逐渐变硬，称器官硬化。

为什么妊娠晚期女性会出现下肢脚踝水肿?

(三)重要器官的淤血

临床上常见重要器官的淤血为肺淤血和肝淤血。

1. 肺淤血　多发生于左心衰竭时，左心腔内压力升高，阻碍肺静脉的回流，造成肺淤血。肉眼观，此时肺体积增大，质量增加，呈暗红色，切面可见泡沫状血性液体流出。镜下观察，急性肺水肿表现为肺泡壁毛细血管高度扩张，过多的红细胞积聚，部分肺泡腔内可见水肿液及多少不等的红细胞。慢性肺淤血，除了肺泡壁毛细血管扩张充血外，肺泡壁增厚和纤维化。肺泡腔除了水肿液和出血外，还可见大量胞质内含有含铁血黄素的巨噬细胞称为心力衰竭细胞(heart failure cell)(图3-2)。长期慢性肺淤血，可导致肺泡壁上的纤维组织增生及网状纤维胶原化，使肺质地变硬，肉眼观呈棕褐色，称肺褐色硬化。患者出现明显的气促、缺氧、发绀、咳粉红色泡沫痰等症状。

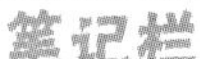

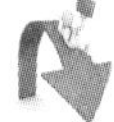

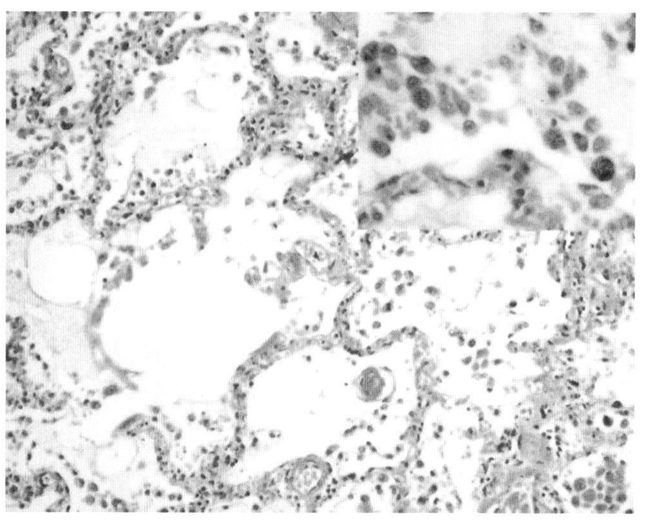

图 3-2　肺淤血

肺泡壁毛细血管扩张充血，肺泡腔内有水肿液、红细胞和心力衰竭细胞

槟榔肝出现的原因。

2. 肝淤血　常见于慢性右心衰竭，肝静脉回流右心受阻，血液淤积在肝小叶静脉，致使肝小叶中央静脉及肝窦扩张淤血。肉眼观，肝体积增大，重量增加，包膜紧张，暗红色，切面呈红-黄相间、状似槟榔切面的花纹状外观（图 3-3），故称槟榔肝（nutmeg liver）。镜下观，肝小叶中央静脉及其附近的肝窦高度扩张淤血，肝小叶中央静脉周围的肝细胞发生萎缩甚至消失，肝小叶周边的肝细胞因慢性缺氧出现脂肪变性（图 3-4）。长期慢性肝淤血，还可导致肝内纤维组织增生及网状纤维胶原化，使肝质地变硬，称为淤血性肝硬化。

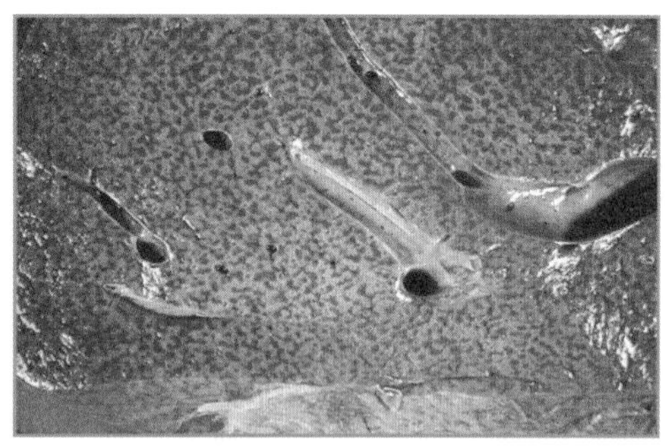

图 3-3　槟榔肝

肝切面可见红（淤血区）黄（肝脂肪变区）相间的条纹，状如槟榔

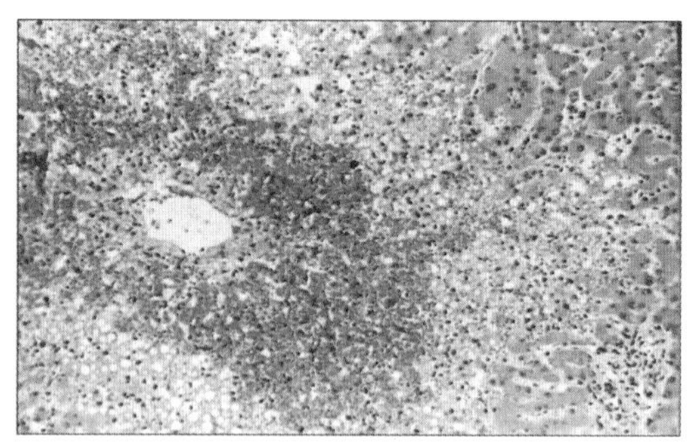

图 3-4　慢性肝淤血

中央静脉及其附近的肝窦扩张淤血，周边肝细胞（左侧）脂肪变性

（四）防护原则

淤血引起组织缺氧、代谢紊乱和功能障碍，常常造成组织水肿、出血、萎缩、变性甚至坏死。尤其是淤血性水肿，水肿部位因为肿胀而疼痛，长期受压易形成压疮。因此在护理工作中应注意轻轻按摩并抬高患肢，以促进静脉回流，缓解肿胀，促进康复。

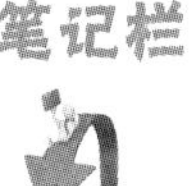

第二节 出血

出血(hemorrhage)是指血液从血管或心脏逸出。逸出的血液进入体腔和组织内为内出血,流出到体外为外出血。

一、病因及发病机制

出血可分为生理性出血和病理性出血两类。前者如正常月经的子宫内膜脱落出血,后者多由创伤、血管病变及出血性疾病等引起。按血液逸出机制可分为破裂性出血和漏出性出血。

(一)破裂性出血

破裂性出血由心脏或血管壁破裂所致,可见于心、血管的任何部位,一般出血量较大,常见原因有:

1. 血管机械性创伤 是造成出血最常见的原因,如挤压伤、切割伤、刺伤或弹伤等可使动脉、静脉甚至心脏破裂出血。

2. 心脏或血管壁本身的病变 如心肌梗死后的室壁瘤、主动脉瘤、动脉粥样硬化灶、动-静脉发育畸形等可造成破裂出血。

3. 血管壁被周围病变侵蚀 如恶性肿瘤对血管壁的侵蚀、炎症对血管壁的损伤、胃十二指肠溃疡对溃疡底部血管壁的破坏均可造成血管破裂出血。

4. 静脉或毛细血管破裂 常见于肝硬化晚期食管下段静脉曲张的破裂出血;毛细血管破裂常发生于软组织损伤。

(二)漏出性出血

漏出性出血是由于毛细血管和毛细血管后微静脉壁通透性增加,红细胞通过扩大的内皮细胞间隙和损伤的血管基底膜漏出血管外,一般出血量较小。常见于:

1. 淤血和缺氧 缺氧使毛细血管内皮细胞变性和酸性代谢产物堆积对基底膜的损伤,以及淤血时毛细血管内流体静压升高均可导致漏出性出血。

2. 感染、中毒 败血症、汉坦病毒或钩端螺旋体感染,以及蛇毒、有机磷等毒物,均可损伤毛细血管壁,使其通透性增加。

3. 过敏 机体对某些药物或食物等产生过敏反应,也可损伤毛细血管壁,使其通透性增加。

4. 维生素 C 缺乏 严重维生素 C 缺乏时,毛细血管内皮细胞接合处的基质和血管外的胶原基质形成不足,导致血管脆性和通透性增加。

5. 血液性质的病变 如血小板减少性紫癜造成的血小板破坏过多、再生障碍性贫血或急性白血病时造成的血小板生成障碍、血液中某些凝血因子缺乏或消耗过多,如缺乏凝血因子Ⅷ的血友病及弥散性血管内凝血(disseminate intravascular coagulation, DIC),均可发生漏出性出血。

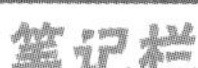

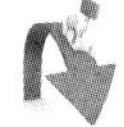

二、病理变化

(一)内出血

内出血可发生在人体内任何部位。新鲜的出血呈红色,以后随红细胞降解形成含铁血黄素而带棕黄色。皮下、黏膜或浆膜的少量出血在局部形成较小的出血点(直径1~2 mm)称为瘀点(petechiae),稍大的出血(直径3~5 mm)称为紫癜(purpura),直径超过1 cm的皮下出血称瘀斑(ecchymoses);组织内局限性的大量出血称血肿(hematoma),如皮下血肿、硬脑膜下血肿等;血液积聚于体腔内称体腔积血,如心包积血、胸腔积血、腹腔积血、颅腔积血等。镜下可见出血部位组织的血管外可见红细胞和巨噬细胞,巨噬细胞胞浆内含有吞噬的红细胞及含铁血黄素(hemosiderin),组织中亦见游离的含铁血黄素。较大的血肿吸收不全可发生机化或纤维包裹。

(二)外出血

血液到达体表或体外均可称外出血。如外伤出血时可见伤口处血液外流或凝血块;鼻黏膜出血流出体外称鼻出血;呼吸道出血如支气管扩张症或肺结核空洞出血经口排出体外称咯血(hemoptysis);上消化道出血经口排出体外称呕血(hematemesis);结肠、直肠出血经肛门排出体外称便血(hemafecia);泌尿道出血随尿排出体外称血尿(hematuresis)。

三、结局和后果

机体具有止血的功能,缓慢的小量出血,多可自行止血,主要通过局部受损血管发生反射性收缩,或血管受损处血小板黏集,经凝血过程形成血凝块,阻止继续出血。局部组织内的血肿或体腔内的血液,可通过吸收、机化或纤维包裹而逐渐清除。

出血对机体的影响取决于出血的类型、出血量、出血速度和出血部位。迅速的破裂性出血,在短时间内丧失循环血量20%~25%时,可发生出血性休克。广泛的漏出性出血,如肝硬化门静脉高压时胃肠道黏膜广泛性出血,亦可导致出血性休克。有时重要器官的少量出血,亦可引起严重的后果,如心脏破裂后引起心包内积血,由于心包压塞,可导致急性心功能不全。脑出血尤其是脑干出血,压迫重要的神经中枢可致死亡。局部组织或器官的出血,可导致相应的功能障碍,如脑内囊出血引起对侧肢体的偏瘫,视网膜出血引起视力减退或失明。

四、防护原则

出血是危险信号,在临床工作中应该迅速判断出血部位、出血类型、出血量、出血速度等,并密切观察患者的生命体征、意识、瞳孔等。对出血量大、出血速度快、血压下降者,应迅速止血并建立静脉通路,进行休克的救治。对于脑出血等,应该绝对的卧床休息,防止进一步的出血,同时监测血压,降低颅内压,预防并发症的发生。

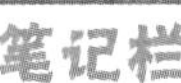
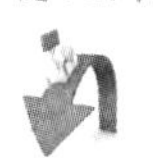

第三节 血栓形成

血栓形成(thrombosis)是指在活体的心腔或血管腔内,血液中某些有形成分析出形成固体质块的过程。所形成的固体质块称为血栓(thrombus)。与血凝块不同的是,血栓是在血液流动的状态下形成的。

血栓概念为重点内容。

一、血栓形成的条件和机制

血栓是在一定的条件下,通过血小板的黏附、凝集和血液凝固两个基本过程形成的。血栓形成的条件目前公认魏尔啸(Rudolf Virchow)提出的三个条件。

血栓形成条件为难点内容,结合生理学血液凝固相关知识详细讲授。

(一)心、血管内膜损伤

抗凝和促凝是心血管内皮细胞具有的两种特性。在生理情况下,以抗凝作用为主,心血管内的血液保持流体状态。但内皮细胞损伤后,可表现出促凝作用。

心血管内皮的损伤,是血栓形成的最重要和最常见的原因。即使这一原因单独存在,也可以导致血栓形成。尤其在心脏动脉系统血栓形成中更为重要。内皮细胞的损伤,导致内皮下胶原暴露,血小板和凝血因子Ⅻ被激活,启动内源性凝血系统。损伤的内皮细胞释放组织因子,激活凝血因子Ⅶ,启动外源性凝血系统。其中血小板的活化是触发凝血过程中重要环节。血小板在 vWF 的介导下黏附于内皮损伤处的胶原纤维,电镜下见血小板内的微丝和微管收缩至变形,出现黏性变态;黏附后不久,血小板内 α 颗粒和致密颗粒释放出 ADP、血栓素(thromboxane,TXA_2)、Ca^{2+}离子、5-HT、血小板因子等,其中对血小板不断黏集起重要作用的是 ADP 和 TXA_2;纤维蛋白和纤维连接蛋白也可与血小板黏附,促使血小板彼此黏集成堆,称为血小板黏集堆(图 3-5)。初时血小板黏集堆是可逆性的,随着内源及外源性凝血系统的激活、凝血酶的形成,使纤维蛋白原转变为纤维蛋白,与血小板紧紧交织在一起,变成不可逆性血小板黏集堆,成为血栓形成的起始点。凝血酶是血栓形成的核心成分,为临床治疗血栓的靶点。

血栓形成的过程

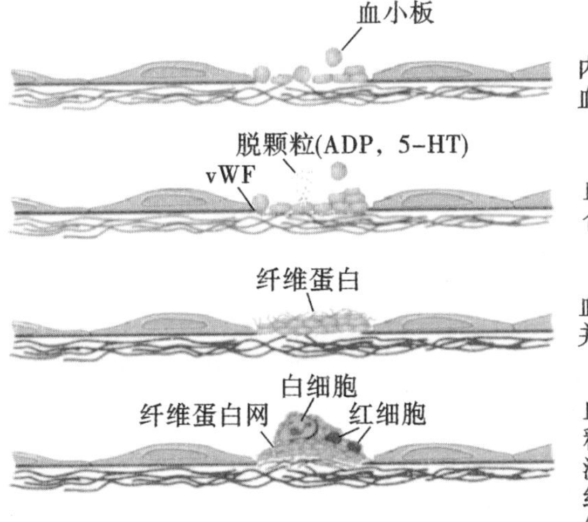

图 3-5 心血管内皮损伤、血小板黏集示意

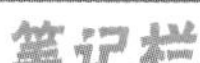
笔记栏
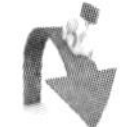

（二）血流缓慢及涡流形成

在正常流速和正常流向的情况下，血液中的红细胞、白细胞位于血流的中轴，称为轴流；轴流外层是血小板，最外层是血浆带，称为边流，将血液的有形成分与血管壁分隔开来，这样就阻止了血小板和内膜的接触。当血流缓慢或者有涡流形成时，轴流增宽甚至被破坏，血小板得以进入边流，增加了与血管内膜接触的机会；同时，血流缓慢引起内膜缺氧，导致内皮细胞变性、坏死脱落，暴露出内皮下胶原纤维，触发机体的内、外源性凝血过程。此外，血流缓慢时，已激活的凝血因子不易被及时冲走，使得局部凝血因子的浓度升高，也有利于血栓的形成。

为什么长期卧床患者需要叮嘱尽早下床活动？

临床上，静脉内血栓比动脉内血栓多4倍，常发生于久病卧床的患者和静脉曲张的静脉内，下肢静脉内血栓又比上肢静脉血栓多3倍，既与静脉内血流缓慢，又与下肢静脉内有静脉瓣易产生涡流有关。而心脏和动脉内血流速度快，不易形成血栓，但在血流较缓和出现漩涡时，也会有血栓形成，如二尖瓣狭窄时左心房内血流缓慢并出现涡流、动脉瘤内的血流呈涡流状，均易并发血栓形成。

（三）血液凝固性增高

血液凝固性增高常由于血液中血小板和凝血因子增多，或纤维蛋白溶解系统的活性降低所引起，可见于遗传性和获得性疾病。在遗传性高凝状态的原因中，第Ⅴ因子和凝血酶原的基因突变最为常见，致使凝血酶原水平升高，静脉血栓容易形成。患有复发性深静脉血栓形成患者中第Ⅴ因子基因的突变出现率高达60%。目前认为遗传性高凝血状态可能还与抗凝血酶Ⅲ、蛋白C或蛋白S的先天性缺乏有关。获得性疾病中的高凝状态可由于凝血因子合成增加及抗凝血酶Ⅲ减少，或促凝物质入血等引起。例如胰腺、胃肠道、肺和卵巢等脏器发生的黏液腺癌广泛转移时，癌细胞释放出促凝因子入血，引起慢性DIC。在严重创伤、大面积烧伤、手术后或产后大失血时血液浓缩，血中纤维蛋白原、凝血酶原及其他凝血因子（Ⅻ、Ⅶ）的含量增多，并且血中补充的大量幼稚的血小板，其黏性增加，易于发生黏集形成血栓。此外，妊娠中毒症、高脂血症、冠状动脉粥样硬化、吸烟和肥胖症等也可引起血小板增多及黏性增加。口服避孕药和妊娠时高凝状态可能与雌激素水平增高引起的肝凝血因子合成增加和抗凝血酶Ⅲ合成减少有关。

需要强调的是，上述血栓形成条件，往往是同时存在，并常以某一条件为主。例如手术后下肢深静脉内容易形成血栓，与手术损伤血管内皮细胞、手术后凝血因子和血小板的数量增多使血液的凝固性增加、术后卧床使下肢静脉内血流速度更缓慢、因静脉瓣产生涡流等多种因素有关。

二、血栓形成的过程和类型

（一）血栓形成过程

静脉血栓形成过程为难点内容。

在血栓形成过程中，首先是血小板黏附在心、血管内膜损伤后裸露的胶原表面，黏附的血小板释出ADP和TXA_2促使更多的血小板黏附、聚集，形成突出于心、血管内膜表面的血小板黏集堆（血小板血栓），即血栓头部，这是血栓形成的第一步；血小板血栓形成后，其下游血流变慢并形成涡流，进而形成新的血小板堆，如此反复进行，血小板黏集形成的梁状或珊瑚状血小板小梁逐渐增大，最终使管腔阻塞；与此同时，内皮损

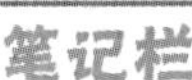

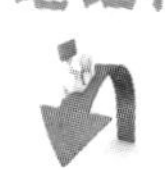

伤激活内、外源性凝血系统，在血小板小梁之间形成纤维蛋白析出，纤维蛋白网之间网络大量红细胞，形成血栓体部；最后局部血流停止、血液凝固，形成血栓尾部（图3-6）。

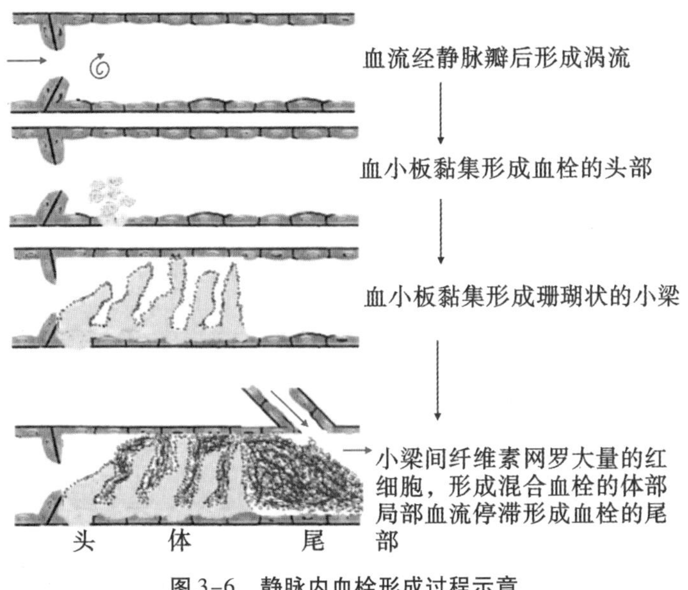
血流经静脉瓣后形成涡流
血小板黏集形成血栓的头部
血小板黏集形成珊瑚状的小梁
小梁间纤维素网罗大量的红细胞，形成混合血栓的体部
局部血流停滞形成血栓的尾部
头
体
尾

图3-6　静脉内血栓形成过程示意

（二）血栓类型

血栓可分为以下几种类型。

1. 白色血栓（white thrombus）　常位于血流较快的心腔、心瓣膜和动脉内膜，而静脉内的白色血栓往往并不独立存在，而是静脉血栓的起始部，构成静脉延续性血栓的头部。肉眼观，白色血栓呈灰白色小结节状或者疣状，表面粗糙有波纹，质硬，与管壁黏着紧密，不易脱落。镜下主要由血小板和少量的纤维蛋白构成，其表面有许多中性粒细胞黏附。

血栓类型为重点内容。

2. 混合血栓（mixed thrombus）　即延续性血栓的体部。肉眼观，混合血栓呈灰白色和红褐色相间的层状结构，干燥，表面粗糙，与血管壁粘连比较紧密。镜下见，混合血栓主要由血小板小梁和小梁之间的纤维蛋白网及其中的红细胞组成，小梁周围有大量中性粒细胞附着。混合血栓多见于静脉内，扩张的左心房内的球形血栓及动脉瘤或室壁瘤内的附壁血栓。

3. 红色血栓（red thrombus）　即静脉内延续性血栓的尾部。肉眼观，呈暗红色，新鲜的红色血栓湿润，有一定的弹性，与血管壁无粘连，与死后血凝块相似。陈旧的红色血栓由于水分被吸收，变得干燥，易碎，失去弹性，易于脱落进入血流成为血栓栓子，引起血栓栓塞。镜下见纤维蛋白网眼中充满血细胞。

4. 透明血栓（hyaline thrombus）　是发生于微循环内的血栓，由于体积小，只能通过显微镜才能观察到，主要由纤维蛋白构成（图3-7），故又称微血栓，见于DIC。

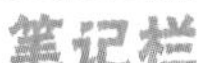

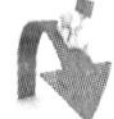

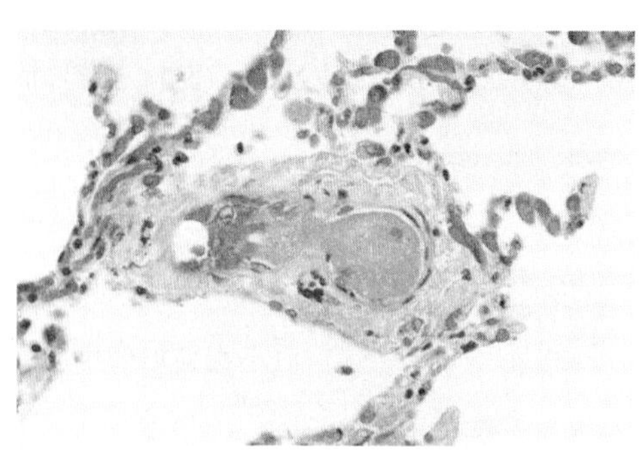

图 3-7　DIC 时肺微血管内的透明血栓

三、血栓的结局

思考：血栓结局与坏死结局的区别。

1. 溶解、吸收　血栓形成后，由于纤维蛋白溶酶系统及血栓内白细胞崩解后释放出溶蛋白酶的作用，使血栓发生溶解。血栓是否被溶解吸收，取决于血栓的大小及新旧程度，小的血栓可完全溶解吸收而不留痕迹。

2. 软化、脱落　较大的血栓，只能被部分溶解、软化，在血流冲击下，整个血栓或血栓的一部分脱落进入血流，成为血栓栓子，随血流运行至他处，引起该部位血管的阻塞，即血栓栓塞。

3. 机化与再通　如果纤维蛋白溶解系统活性不足，血栓存在较长时间则发生机化。血栓形成后 1～2 d，自血栓附着处的血管壁上开始长出肉芽组织，伸入并逐渐替代血栓，此过程称为血栓机化。机化的血栓和血管壁紧密相连，不易脱落。较大的血栓完全机化需 2～4 周。经过一段时间后，机化的血栓发生收缩，使血栓内或血栓与血管壁之间出现裂隙，此后，血管内皮细胞长入并衬覆于裂隙表面而形成新的管腔，这些管腔相互吻合沟通，形成狭窄迂曲的血管腔，血流能够重新通过，这一过程称为再通（recanalization）（图 3-8）。

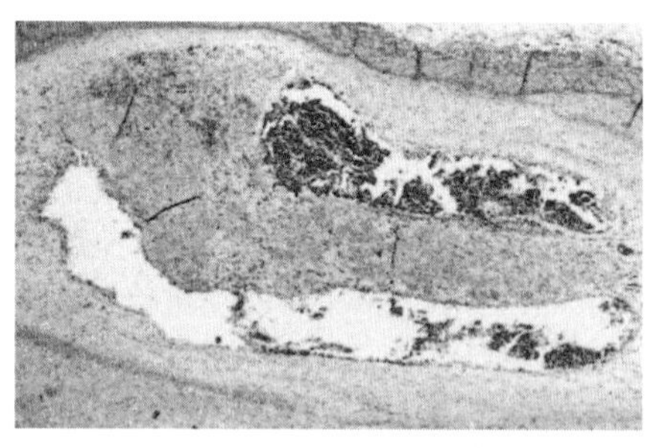

图 3-8　血栓机化与再通

4. 钙化　若血栓未被溶解、吸收或机化时，可发生钙盐沉积，称为钙化。血栓钙化后成为坚硬的质块，在静脉内形成静脉石，在动脉内形成动脉石。

四、血栓对机体的影响

（一）有利方面

在一定条件下，血栓形成对机体有防御性意义，主要表现为止血和防止细菌扩散。如慢性消化性溃疡底部和肺结核性空洞壁的血管，在病变侵蚀前形成血栓，可避免血管破裂引起的大出血。

（二）不利方面

血栓形成对机体的主要危害是引起局部甚至全身性血液循环障碍。危害的严重程度视其阻塞管腔的程度、阻塞血管的大小、阻塞部位、阻塞发生的速度及侧支循环建立等情况的不同而异。

血栓对机体的影响为重点内容、详细讲授。

1. 阻塞血管腔　发生在动脉的血栓，当管腔未被完全阻塞时，血流减少，局部组织和器官缺血，引起组织细胞变性或萎缩；若动脉管腔完全被阻塞，且未建立有效的侧支循环时，则可引起组织缺血性坏死，如脑动脉血栓形成引起的脑梗死。静脉血栓形成后，则引起局部组织淤血、水肿、出血，严重者发生坏死。

2. 栓塞　血栓可以因软化、破碎、断裂而脱落，成为血栓栓子，随血液流动引起血栓栓塞。如果栓子内还有细菌，细菌可随栓子运行而蔓延扩散，引起败血性梗死或栓塞性脓肿。

3. 心瓣膜变形　发生在心瓣膜上的血栓，机化后可以引起瓣膜增厚、变硬，反复发作终因瓣膜皱缩或瓣叶之间粘连等，形成心瓣膜病，如慢性风湿性心瓣膜病时的二尖瓣狭窄或关闭不全。

4. 出血　见于 DIC，微循环内广泛性微血栓形成，使凝血因子和血小板耗竭，以及继发性纤维蛋白溶解系统功能亢进，造成血液的低凝状态，引起患者全身广泛性出血，甚至死亡。

五、防护原则

长期卧床患者或是手术后的患者，叮嘱尽早下床活动，减少下肢深静脉血栓的形成。长期输液或是静脉给药者应避免同一部位、同一静脉反复穿刺。静脉血栓一旦形成后的 1 ~2 周应该绝对卧床休息，床上活动避免动作过大，禁止按摩患肢，以防血栓脱落造成肺动脉栓塞。

主动脉系统及左心栓子

第四节　栓塞

栓塞（embolism）是指在循环血液中出现不溶于血液的异常物质，随血液运行阻塞血管的现象。阻塞血管的异常物质称为栓子（embolus），栓子可以是固体、液体或气体，其中最常见的是血栓栓子，其他如脂肪栓子、空气栓子、瘤细胞栓子、细菌栓子，寄生虫及其虫卵栓子和羊水栓子等比较少见。

栓塞概念为重点内容，血栓形成与血栓栓塞的区别是什么？

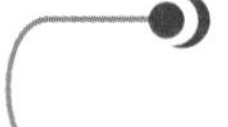

笔记栏

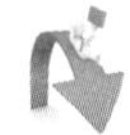

静脉系统及右心栓子

一、栓子的运行途径

栓子的运行途径一般与血流方向一致(图3-9),最终停留在口径与其相当的血管,引起栓塞。

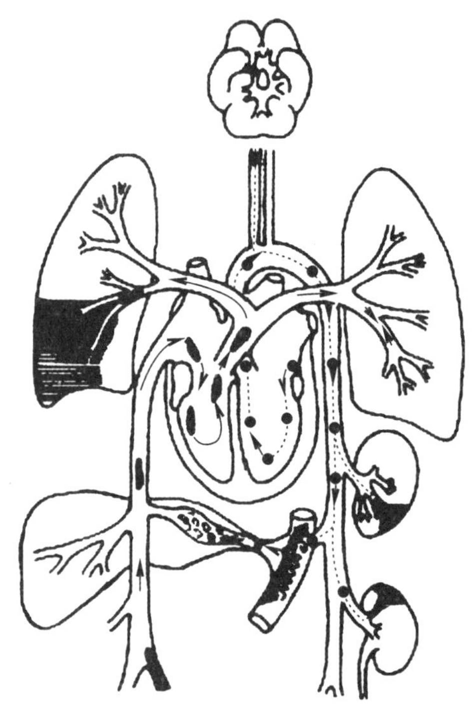

图3-9 栓子的运行途径模式图

结合体循环、肺循环路径进行讲授。

1. 静脉系统和右心栓子　来自体循环静脉和右心的栓子,随血流运行,栓塞于肺动脉主干或其分支,引起肺动脉栓塞。某些体积小、富有弹性的栓子(如气体、脂肪栓子)可通过肺泡壁毛细血管回到左心,随血流进入体循环动脉系统,栓塞于动脉小分支。

2. 动脉系统和左心栓子　来自左心和体循环动脉系统的栓子,随血流运行,栓塞于与其口径相当的动脉分支,常见于脑、脾、肾和四肢动脉等。

门静脉系统栓子

3. 门静脉系统栓子　来自门静脉系统的栓子,随血流进入肝内,引起肝内门静脉分支的栓塞。

4. 交叉运行　在有房间隔或室间隔缺损时,患者心腔内的栓子可由压力高的一侧通过缺损进入另一侧心腔,再随血流栓塞于相应的动脉分支。如来自体循环静脉的栓子,可经房间隔或室间隔缺损到达左心,随血流栓塞于体循环动脉分支。

5. 逆行运行　罕见情况下,栓子可逆向运行发生逆行栓塞,见于在胸、腹腔内压骤然剧增时(如持续性剧烈咳嗽),下腔静脉内的栓子可一时性逆血流方向运行,栓塞于肝、肾或髂静脉分支。

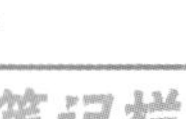
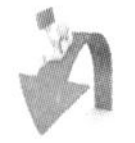

二、栓塞类型及其对机体的影响

由于栓子的种类不同，可引起不同类型的栓塞。栓塞对机体的影响，也因栓子的种类、栓子的大小、栓塞的部位及侧支循环建立的情况而不同。

（一）血栓栓塞

由血栓或者血栓的一部分脱落所引起的栓塞，称为血栓栓塞（thromboembolism）。它是各种栓塞中最常见的一种，占所有栓塞的99%以上。由于血栓栓子的来源、大小、数目和栓塞的部位不同，对机体的影响也有所不同。

1. 肺动脉血栓栓塞　引起肺动脉栓塞的血栓栓子95%来自下肢深静脉，尤其是腘静脉、股静脉和髂静脉。肺动脉栓塞对机体的影响取决于栓子的大小、数目和机体的心肺功能状况。①大多数中、小栓子栓塞肺动脉的小分支，肺动脉和支气管动脉间有丰富的吻合支，一般不引起严重后果。②肺梗死，常发生于已有严重肺淤血的情况下，由于微循环内压升高，吻合支不能起代偿作用，则可引起肺组织出血性梗死，表面胸膜可有纤维素渗出，患者出现胸痛、咯血等。③大的血栓栓子栓塞肺动脉主干或大分支（图3-10），较长的栓子可栓塞左右肺动脉干，形成骑跨性栓塞，常引起严重后果，患者可突然出现呼吸困难、发绀、休克甚至因急性呼吸衰竭而死亡（猝死）。④大量小栓子广泛栓塞肺动脉分支时，可引起肺动脉压力增高，右心衰竭猝死。

发病率高、死亡率高，美国每年有5～20万人死于肺动脉血栓栓塞，为临床常见死因之一。

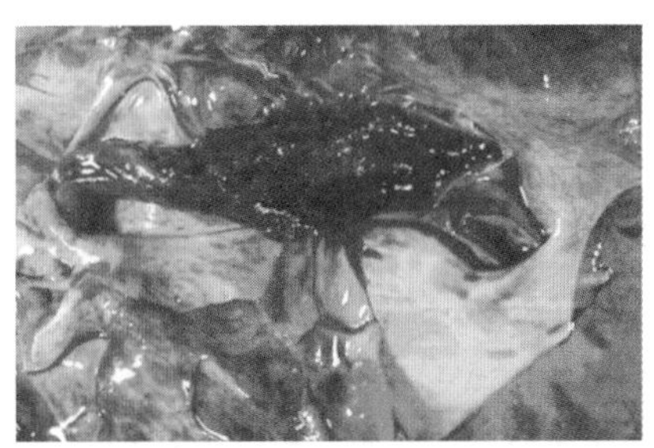

图3-10　肺动脉主干血栓栓塞（大体）

2. 体循环动脉血栓栓塞　造成动脉系统栓塞的血栓栓子80%来自左心，常见于细菌性心内膜炎时心瓣膜上的赘生物脱落、二尖瓣狭窄时左心房附壁血栓、心肌梗死的附壁血栓。其次是动脉粥样硬化溃疡或动脉瘤的附壁血栓。动脉栓塞以脾、肾、脑、肠和四肢的栓塞较常见。动脉栓塞的后果亦视栓子的大小、栓塞的部位及局部侧支循环建立的情况而异。仅栓塞动脉的小分支，又有足够、有效的侧支循环，不造成严重后果；若栓塞动脉的大分支，且不能建立有效的侧支循环，局部可发生缺血性坏死；栓塞发生在冠状动脉或脑动脉分支，常可发生严重后果，甚至危及生命。

脑血栓和脑栓塞的区别。

（二）脂肪栓塞

循环的血流中出现脂肪滴阻塞于小血管，称为脂肪栓塞（fat embolism）。长骨骨折、脂肪组织挫伤和脂肪肝挤压伤时，脂肪细胞破裂释出脂滴，由破裂的小静脉进入血液循环是常见的原因。脂肪栓塞的后果与进入血液中的脂滴量有关。小量的脂滴入血，可被巨噬细胞吞噬吸收，并由血中脂酶分解清除，无不良后果；若大量脂滴进入肺

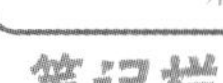
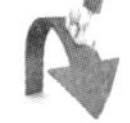

循环,使肺循环大部分受阻,患者可因窒息和急性右心衰竭死亡。

脂肪栓塞常见于肺、脑等器官(图 3-11)。脂滴栓子随静脉入右心到肺,直径 >20 μm的脂滴栓子引起肺动脉分支、小动脉或毛细血管的栓塞;直径<20 μm 的脂滴栓子可通过肺泡壁毛细血管经肺静脉至左心达体循环的分支,引起全身多器官的栓塞,最常见阻塞脑的血管,可引起脑水肿和血管周围点状出血。

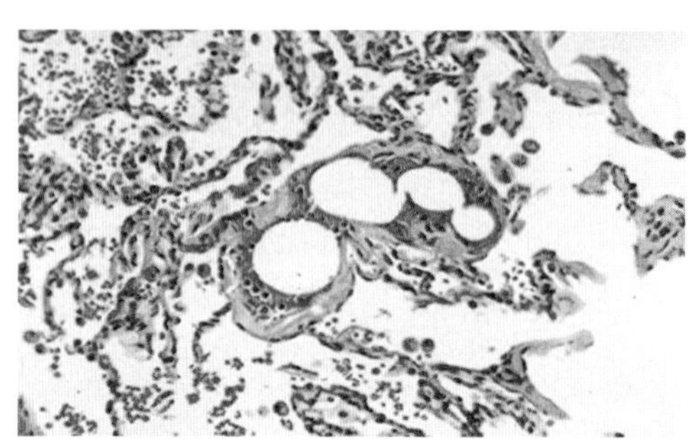

图 3-11　肺泡壁毛细血管脂肪栓塞(苏丹Ⅲ染色)

(三)气体栓塞

大量气体迅速进入血流,或原已溶解于血液中的气体迅速游离出来,形成气泡并阻塞心、血管腔,称为气体栓塞(gas embolism)。

1. 空气栓塞　大量空气迅速进入血液循环,多见于头颈、胸壁外伤或手术损伤锁骨下静脉、颈内静脉或胸内大静脉时,因这些静脉内是负压,当其破裂时空气可迅速被吸入静脉,并随血流到达右心引起空气栓塞;也可见于人工气胸、人工气腹、加压静脉输血、输液时;分娩、流产时,由于子宫强烈收缩,将空气挤入破裂的子宫壁静脉窦内也可引起空气栓塞。

空气栓塞对人体的影响,主要取决于进入血液中空气量的多少和速度。如进入的空气量少,可被溶解在血液中而不致引起严重后果;若大量空气(超过 100 mL)迅速进入血液循环,空气随血流到达右心后,由于心脏的搏动,空气和心腔内的血液被搅拌成大量的泡沫状液体,这些泡沫状液体有可缩性,随心脏的收缩、舒张而被压缩或膨胀,当这些泡沫状液体完全占据右心室时,可阻碍静脉血的回流并阻塞肺动脉出口,导致严重的血液循环障碍。患者可以出现呼吸困难、发绀而猝死。

2. 氮气栓塞　气体在血液中的溶解度随外界气压的增大而逐渐增加。若从高气压环境突然进入低气压环境,如潜水员从深水中迅速上升到水面时,原来溶解在血液中的气体如氧气、二氧化碳和氮气迅速游离,氧和二氧化碳可很快再溶于体液内被吸收,而氮气在体液内溶解速度迟缓,在血液或组织内形成许多小气泡或互相融合成较大的气泡形成栓塞,故氮气栓塞又称减压病(decompression sickness)。氮气析出时因气体所在部位不同,其临床表现也不相同。如氮气栓塞于少数小血管,可引起相应的局部缺血和梗死;组织内的气泡,常引起局部症状,如肌腱、韧带或肌肉内的气泡可引起关节和肌肉疼痛,位于皮下的气泡互相融合形成皮下气肿;若短期内有大量气泡形成,阻塞多数血管,尤其是栓塞于冠状动脉时,可引起严重的血液循环障碍甚至猝死。

(四)羊水栓塞

羊水栓塞(amniotic fluid embolism)指含有胎儿细胞等成分的羊水入血引起的栓

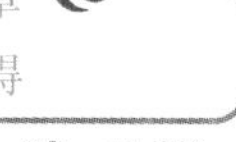

塞。是分娩过程中一种罕见（1/50 000）严重并发症，本病发病急，死亡率极高（>85%）。在分娩过程中，由于羊膜破裂、胎盘早期剥离、胎儿阻塞产道，子宫发生强烈收缩，宫内压增高，将羊水压入子宫壁破裂的静脉窦内，经血液循环进入肺动脉分支、小动脉及毛细血管内。

少量羊水可通过肺的毛细血管到达左心，引起体循环器官的小血管栓塞。羊水栓塞的证据是在显微镜下观察到肺的小动脉和毛细血管内或母体血液涂片中见到角化鳞状上皮、胎毛、皮脂、胎粪和黏液等羊水成分（图 3-12）。

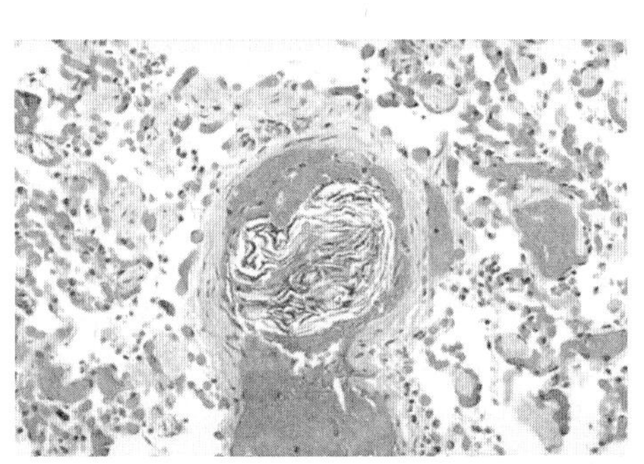

图 3-12　肺羊水栓塞

图中央的肺微动脉内有羊水中的角化上皮

本病发病急，后果严重，患者常在分娩过程中或是分娩后期突然出现呼吸困难、发绀、休克、昏迷及死亡，是产科死亡的一个重要原因。羊水栓塞除引起肺循环的机械性阻塞外，最重要的是羊水中胎儿代谢产物入血，引起过敏性休克和反射性血管痉挛，同时羊水具有凝血致活酶样的作用引起 DIC，而导致患者死亡。

（五）其他栓塞

1. 细菌栓塞　大量细菌侵入血液循环，随血流运行可引起全身小动脉或毛细血管的细菌栓塞，或栓子内含有细菌，除引起栓塞外，细菌可在栓塞处生长繁殖引起新的感染病灶。细菌栓塞可引起炎症的扩散，含有细菌的栓子还可引起相应部位败血性梗死。

2. 瘤细胞栓塞　恶性肿瘤细胞可经毛细血管或靠近毛细血管的小静脉侵入血流，引起肺、肝或全身其他器官小血管栓塞。瘤细胞栓塞可造成肿瘤的转移。

3. 寄生虫、虫卵栓塞　如寄生于门静脉的血吸虫及其虫卵可栓塞于肝内门静脉分支。

三、防护原则

对于血栓患者的护理，应在医生的指导下做被动肢体的活动，禁止按摩，长期卧床初次起身时应缓慢，以防栓子的脱落引起多发器官的栓塞。在做静脉穿刺特别是锁骨下静脉插管输液时，应认真仔细地将输液器内的空气排尽；加压静脉输血输液的，应有专人看护。一旦发生气体栓塞，应立即停止输液，为患者采取左侧卧位和头低足高位。

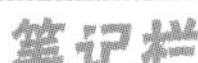

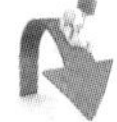

第五节 梗死

局部组织或器官因血流中断,缺血缺氧而引起的坏死,称为梗死(infarction)。

一、梗死的原因和条件

任何引起血管管腔阻塞,导致局部组织血流供应阻断且不能建立有效侧支循环者均可引起梗死。

(一)梗死形成的原因

血栓形成、栓塞、梗死三者之间的关系。

1. 血栓形成 是梗死最常见的原因,主要见于冠状动脉和脑动脉粥样硬化继发血栓形成引起的心肌梗死和脑梗死等。静脉内血栓形成一般只引起淤血、水肿,但肠系膜静脉血栓形成可引起局部肠段的梗死。

2. 动脉栓塞 常见于血栓栓塞,也可为空气栓塞、脂肪栓塞等。常引起肾、脾、脑和肺梗死。

3. 动脉受压闭塞 如肠扭转、肠套叠时肠系膜动脉、静脉均受压迫而引起肠梗死;卵巢囊肿蒂扭转压迫血管,导致血流中断而引起囊肿坏死。

4. 动脉痉挛 单纯动脉痉挛引起的梗死十分罕见,但在血管腔高度狭窄的基础上(如严重的冠状动脉、脑动脉粥样硬化等),情绪激动、过度劳累、强烈刺激等诱因,可引起病变血管强烈而持续性痉挛,致血流中断而导致相应器官和组织的梗死。

(二)梗死形成的条件

动脉血流阻断是否引起梗死,还与下列因素有关:①供血血管的类型,肺、肝具有双重血液供应,肠有着丰富的吻合支,在一般情况下,当某一支血管阻塞后,可以尽快建立有效的侧支循环,不至于引起梗死;有些器官如脾、肾及脑等无或动脉吻合支较少,一旦这些器官的动脉阻塞,不易建立有效的侧支循环,常易发生梗死。②局部组织对缺血缺氧的耐受性,机体不同部位的组织细胞对缺血缺氧的耐受性不同,神经细胞的耐受性最低,血流中断 3 ~ 4 min 即可引起梗死,其次是心肌细胞,血流阻断 20 ~ 30 min 即可发生梗死;纤维结缔组织和骨骼肌对缺血缺氧的耐受性较强,一般不易发生梗死。③血流阻断发生的速度,缓慢发生的血流阻断,吻合支血管扩张,能够有足够时间建立侧支循环。如果病变发展较快(如血栓栓塞),侧支循环不能有效建立,容易发生梗死。④血液含氧量的多少,在严重失血、贫血、心力衰竭造成血氧含量低,或休克引起血压明显降低的情况下,对缺氧耐受性低的心、脑组织也会发生梗死。

二、梗死的类型和病理变化

根据梗死灶内含血量多少及有无合并细菌感染,可将梗死分为贫血性梗死、出血性梗死和败血性梗死三种类型。

(一)梗死的一般形态特征

梗死大多为血管闭塞远端区域组织发生的凝固性坏死。其形态特征因不同组织、

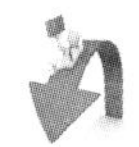
笔记栏

器官而有所差异，其中该器官的血管分布方式和梗死灶内的组织含血量多少决定了梗死灶的形状和颜色。脾、肾、肺等多数器官的血管呈锥形分支，故梗死灶也呈锥形，切面呈扇面形，或三角形，其尖端位于血管阻塞处，常指向脏器门部，底端位于器官被膜处（图3-13、图3-14）。心冠状动脉不规则分支，故梗死灶呈地图状。肠系膜血管呈扇形分支，支配某一段肠道，故肠梗死灶呈节段形。心、肾、脾和肝等实质器官梗死后呈凝固性坏死的组织学特征，坏死组织较干燥、质硬、表面下陷，浆膜面常有少量纤维素渗出。脑组织因其含有多量水分和磷脂等呈液化性坏死，新鲜时质软疏松，以后可液化成囊状。

肾梗死

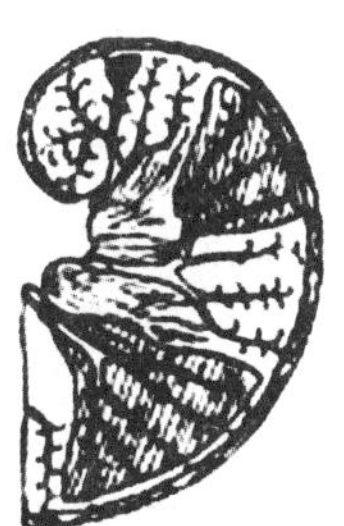
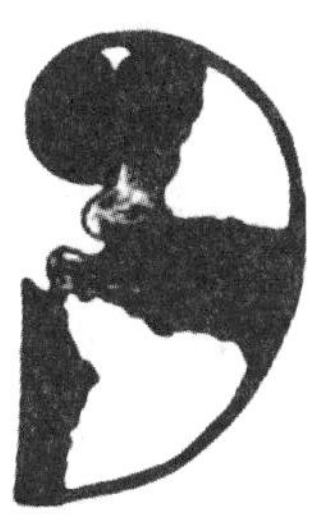

图3-13　肾动脉分支栓塞及肾贫血性梗死模式图

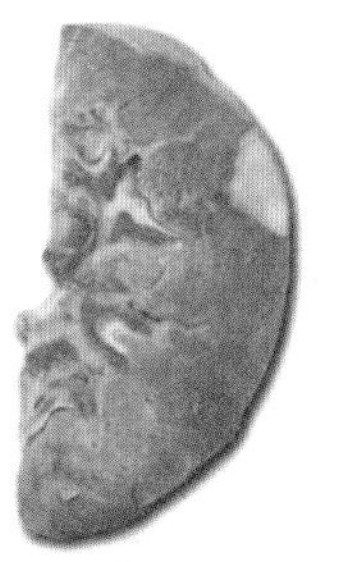

图3-14　肾梗死（大体）

（二）梗死类型

根据梗死区含血量的多少及有无合并细菌感染，将梗死分为以下3种类型：

1. 贫血性梗死（anemic infarct）　多发生于组织较致密、无侧支或侧支循环不丰富的实质器官，如肾、脾、心和脑。当这些器官动脉分支的血流阻断后，局部组织因缺血缺氧引起梗死，梗死灶周边的血管扩张充血、血管壁通透性增高，红细胞漏出，形成围绕梗死灶的充血出血带。因为组织致密及血管压力降低，故梗死区出血量较少，少量的红细胞很快崩解，血红蛋白被吸收，使梗死区呈灰白色贫血状态。

2. 出血性梗死（hemorrhagic infarct）　主要发生在肺和肠等有双重血液供应或血管吻合支丰富、组织结构较疏松的器官。特点是梗死区内有明显的出血，呈红色，故称出血性梗死。

出血性梗死的条件为重难点内容，详细讲授。

（1）肺出血性梗死　肺有肺动脉和支气管动脉双重血液供应，在正常情况下，即使肺动脉分支堵塞，另一支动脉尚可维持血液供应，一般不引起梗死。但在肺严重淤血的情况下，肺静脉和毛细血管内压增高，另一支动脉不能建立有效的侧支循环（图3-15），可引起局部组织缺血坏死；同时，由于严重淤血、组织结构疏松及梗死后血管壁通透性增加，而导致梗死区发生弥漫性出血现象。肉眼观，肺梗死的梗死灶为锥体形，切面为楔形，其尖端朝向肺门，底部靠近胸膜面；梗死灶因弥漫性出血呈暗红色。镜下见，梗死区肺泡壁结构不清，肺泡腔充满红细胞；随后，红细胞破坏崩解，从梗死灶周边开始发生机化，最后形成瘢痕。

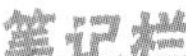

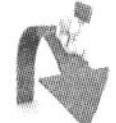

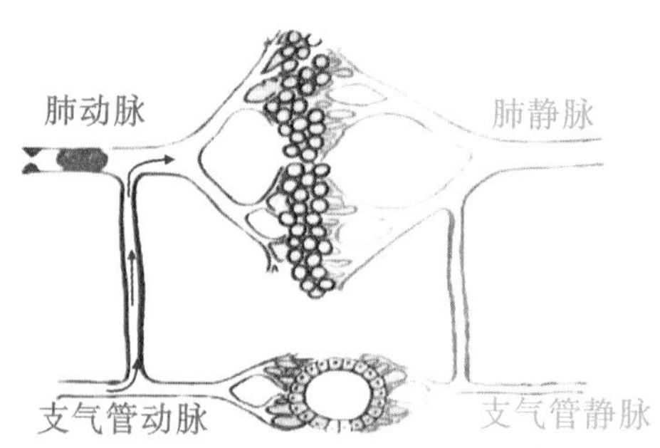

图 3-15　肺动脉阻塞伴静脉严重淤血模式图

支气管动脉难以克服淤血的压力建立侧支循环

(2)肠出血性梗死　常见于肠系膜动脉栓塞和静脉血栓形成,或因肠扭转、肠套叠、嵌顿性肠疝。肠梗死多发生于小肠,因为肠系膜动脉呈扇形、节段性分布,故肠梗死通常只累及某一段肠管。肉眼观,梗死的肠壁因弥漫性出血而呈紫红色(图 3-16),因淤血水肿及出血,肠壁增厚,质脆弱,易破裂;肠腔内充满混浊的暗红色液体,浆膜面可有纤维蛋白性渗出物。镜下见,肠壁各层组织坏死,结构模糊,弥漫性出血。

3. 败血性梗死(septic infarct)　由带菌栓子阻塞血管引起,形成的炎症反应较其他类型梗死更明显。常见于急性感染性心内膜炎,含有细菌的栓子从心内膜脱落,顺血流运行而引起相应组织器官动脉栓塞所致。梗死灶内可见有细菌团及大量炎症细胞浸润,若有化脓菌感染时,可出现脓肿形成。

肠梗死

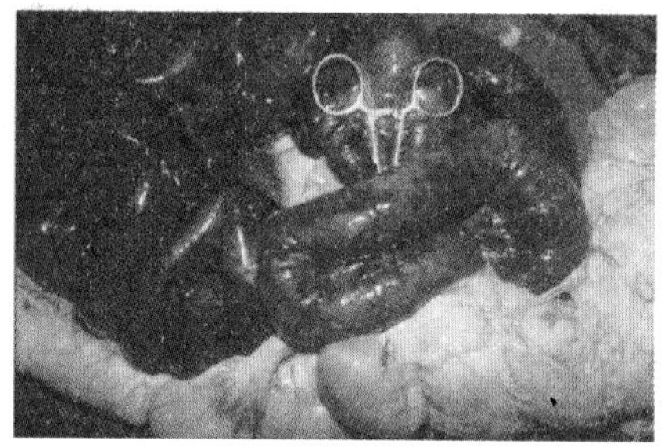

图 3-16　肠出血性梗死(大体)

三、梗死的影响和结局

(一)梗死对机体的影响

梗死对机体的影响,取决于发生梗死的器官、梗死灶的大小和部位及有无细菌感染等因素。重要器官的梗死常导致功能障碍,如心肌梗死影响心肌收缩功能,严重者可导致心力衰竭甚至死亡;脑梗死出现其相应部位的功能障碍,梗死灶大者也可导致死亡;肾、脾的梗死一般影响较小,仅引起局部症状。如肾梗死出现腰痛和血尿,不影响肾功能;肺梗死有胸痛和咯血;肠梗死出现剧烈腹痛、血便和腹膜炎的症状;四肢、

笔记栏

肺、肠梗死等如继发腐败菌的感染可造成坏疽，后果严重。

(二)梗死的结局

由于组织缺血缺氧，细胞坏死，引起病灶周围发生炎症反应，中性粒细胞及巨噬细胞渗出，肉芽组织继而形成，从梗死灶周围长入病灶。在梗死发生24～48 h后，小的梗死灶可被肉芽组织完全取代，并逐渐转变为纤维瘢痕。大的梗死灶不能完全机化时，则由周围肉芽组织加以包裹，日后转变为瘢痕组织包裹，坏死物可发生钙化。

梗死的结局与前面章节坏死结局相同。

四、防护原则

对于心肌梗死患者密切观察血压、神志、表情、面色、出汗、心率、尿量、口渴、末梢循环等，做好急救的准备；在应用抗凝剂治疗期间密切观察有无出血倾向；患者发病48 h之内绝对卧床休息，减少对氧的消耗，减轻心脏负担。脑梗死患者要密切观察患者的意识状态及是否头痛、恶心、呕吐等颅内高压的症状；对于躯体活动障碍的患者，将患肢置于功能位，防止足下垂、爪形手等后遗症；定时肢体按摩，肢体功能锻炼。

小　结

动脉性充血是指器官或组织因动脉输入血量的增多而引起的充血，一般是暂时性的，原因消除即可恢复，通常对机体有利。淤血是指器官或局部组织静脉血液回流受阻，血液淤积于小静脉和毛细血管内。淤血的原因有静脉受压、静脉腔阻塞和心力衰竭。淤血可导致淤血性水肿、淤血性出血及淤血性硬化等后果。肺淤血多见于左心衰竭，镜下见肺泡壁毛细血管高度扩张充血，肺泡腔内有水肿液、红细胞及心力衰竭细胞。肝淤血多见于右心衰竭，在肝切面上构成红黄相间的花纹状外观，形似槟榔，故称槟榔肝。

出血是指血液从心脏或血管逸出。出血根据原因可分为破裂性出血和漏出性出血。出血的病变可分为内出血和外出血。出血对机体的影响取决于出血量、出血的速度和出血的部位，短时间内出血量达到总血量的20%～25%可发生出血性休克。

血栓形成指在活体的心脏和血管内血液中某些有形成分凝集形成固体质块的过程称为血栓形成。血栓形成的条件有心血管内皮细胞的损伤、血流状态的改变和血液凝固性增高。血栓的类型可分为白色血栓、混合血栓、红色血栓和透明血栓。血栓的结局包括软化、脱落、溶解、吸收、机化、再通和钙化。血栓对机体的有利影响有止血和防止病原体经血道播散；不利影响有阻塞血管、栓塞、心瓣膜变形和出血。

栓塞是指循环血液内出现不溶于血液的异常物质，随血流运行阻塞血管的现象。阻塞血管的异常物质称为栓子。栓子可以是固体、液体或气体。栓子的运行途径多与血流方向相一致。血栓栓塞最常见。

梗死指因血管阻塞导致血液供应减少或停止所引起的局部组织缺血性坏死。梗死的原因有血栓形成、动脉栓塞、动脉痉挛、动脉血管受压闭塞等。贫血性梗死，梗死区很少有出血，发生于心、脾、肾等组织结构致密、侧支循环不充分的器官。出血性梗死，梗死灶内有明显的出血，发生于肺、肠等组织结构疏松、侧支循环丰富并伴有严重淤血的器官。

笔记栏

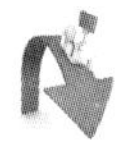

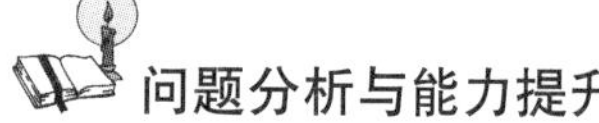

问题分析与能力提升

病例摘要 现病史:男,24岁,工人。半年前于工地施工中,不慎左脚被钉子刺伤,当时局部感染化脓,下肢红肿,约2周后逐渐恢复,此后左小腿又有数次疼痛和肿胀。2个月前左小腿疼痛肿胀达到膝关节周围,收入院治疗症状有所减轻。4 d前左下肢肿胀,疼痛加重,并有发冷发热。昨日开始咳嗽,咳痰,今晨咳痰带有少量血液,无胸痛。查体:除发现左下肢水肿外,其他未见明显异常(患者在职工医院住院)。今日下午2点15分左右患者由厕所回病房途中大叫一声倒在地上,医务人员赶到时见患者四肢痉挛、颜面青紫、口吐白沫、瞳孔散大,抢救无效,于2点50分死亡。临床诊断:急死、死因不清。申请病理解剖:患者家属及医生要求查明死亡原因。解剖记录摘要:大体检查,左下肢水肿,以膝关节以下为显著,左脚面有一外伤愈合的小瘢痕,剖开左腿见左股动脉及其分支无明显异常改变。左股静脉大部分变粗变硬。从腘窝至卵圆孔一段股静脉内完全被凝固的血液成分堵塞,该血液凝固物长约40 cm,与血管壁连接不紧密,大部分呈暗红色,表面粗糙,质较脆,有处呈灰白色与血管连接紧密。肺动脉的主干及两大分支内均被凝血块样的团块堵塞,该团块呈暗红色无光泽,表面粗糙、质脆,与肺动脉壁无粘连。左肺内较小的动脉分支内也有血凝块样物质堵塞。显微镜检查:左股静脉主要为红色血栓结构(纤维素网内充满大量红细胞,少数处为混合血栓结构,可见少量血小板梁),靠近血管壁处有肉芽组织长入血栓内。肺动脉主干及两大分支内大部分为红色血栓结构。左肺小动脉分支内血凝块样物仍为红色血栓,靠近血管壁处血栓有肉芽组织长入。

讨论:①左股静脉内有什么病变?为什么能形成这种病变?为什么股动脉无此改变?②肺动脉内为何种病变?根据是什么?③左肺小动脉为什么会有肉芽组织长入?患者有无肺淤血?④病情是如何发展的?⑤患者死亡的原因是什么?

(王　静)

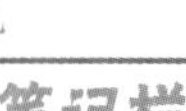

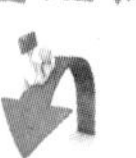

第四章 水、盐代谢与酸碱平衡紊乱

学习目标

1. 掌握三型脱水、高钾血症、低钾血症的概念和对机体的影响,水肿的概念及发生机制,四种单纯型酸碱平衡紊乱的概念、代偿特点、主要的血气变化及对机体的影响。

2. 熟悉各型脱水、高钾血症、低钾血症、各型单纯型酸碱平衡紊乱的发生原因和机制以及酸碱的调节。

3. 了解常见水肿的特点和发生机制,混合型酸碱平衡紊乱的概念和分类,以及各型水、盐代谢紊乱与四型单纯型酸碱平衡紊乱的防治原则。

体液(body fluid)的主要成分是水和无机盐。正常成人体液总量约占体重的60%,其中存在于细胞内的体液即细胞内液(intracellular,ICF),约占体重的40%;存在于细胞外的体液即细胞外液(extracellularfluid,ECF),约占体重的20%。细胞外液又主要分为血浆(约占5%)和组织间液(约占15%)。

第一节 水、钠代谢紊乱

由于水、钠代谢紊乱常同时或先后发生,关系密切,所以水钠代谢紊乱往往一并讨论。常见的水、钠代谢紊乱有脱水和水肿。

体液的渗透压

一、脱水

脱水(dehydration)是指体液容量的明显减少。根据细胞外液渗透压的变化特点,可将脱水分为高渗性脱水、低渗性脱水和等渗性脱水。正常血浆渗透压为280~310 mOsm/L,由于钠离子占血浆阳离子的90%以上,所以血浆渗透压的高低主要受钠离子的影响,故临床上一般以测定血清钠离子含量来判断血浆渗透压的高低,血清钠离子浓度正常值为130~150 mmol/L。

(一)高渗性脱水

1. 概念 高渗性脱水(hypertonic dehydration)又称低容量性高钠血症,是指以体

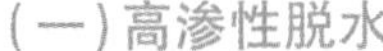

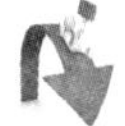

笔记栏

液容量减少、失水多于失钠、血清钠离子浓度>150 mmol/L、血浆渗透压>310 mOsm/L为主要特征的病理变化过程。

2. 病因和机制

(1)水的摄入不足　①水源断绝:如沙漠迷路、航海淡水匮乏等;②进食或饮水困难:如昏迷、频繁呕吐或者吞咽困难的患者;③渴感障碍:如下丘脑病变损伤渴感中枢等。

(2)失水过多　①经皮肤丢失:如大量出汗、大面积烧伤暴露疗法等;②经肺丢失:如高热和代谢性酸中毒等引起的过度通气,使不显性蒸发加强,丢失纯水;③经胃肠道丢失:如长时间频繁呕吐和腹泻;④经肾丢失:如中枢性尿崩症因抗利尿激素(antidiuretic hormone,ADH)产生和释放减少,导致肾排出大量水分等。

在上述情况下,如未及时补充适量水分,再加上由皮肤和呼吸道丢失的低渗或几乎不含电解质的纯水,即可发生高渗性脱水。

3. 对机体的影响

(1)口渴　细胞外液渗透压增高,刺激渴感中枢(渴感障碍者除外),患者早期即有明显渴感,从而主动饮水,这有利于血浆渗透压的回落。

(2)尿变化　①尿量减少:除尿崩症患者外,细胞外液渗透压增高刺激下丘脑渗透压感受器,引起 ADH 分泌增多,使肾重吸收水增加,从而尿量减少而比重增高;②尿钠变化:早期或轻症患者,由于血容量减少不明显,醛固酮分泌无明显增多,故尿中仍有钠排出,其浓度还可因水重吸收增多而增高;在晚期和重症病例,可因血容量减少、醛固酮分泌增加,使肾重吸收钠增多,尿钠减少。

(3)细胞内液向细胞外转移　细胞外液处于高渗状态,导致细胞内液水分向细胞外转移(图4-1)。在高渗性脱水早期或轻度脱水时,由于细胞外液可从多方面得到补充,故减少不明显,血容量也无明显减少,但细胞脱水明显。

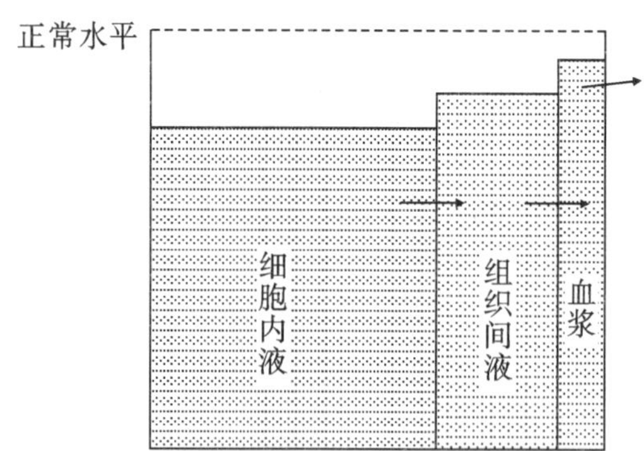

图4-1　高渗性脱水时体液容量变化示意

(4)中枢神经系统功能紊乱　细胞外液高渗导致脑细胞脱水,从而引起中枢神经系统功能紊乱,如肌肉抽搐、烦躁、谵语、幻觉、嗜睡、昏迷甚至死亡。脑细胞因脱水使脑体积缩小,大脑皮质与颅骨间的血管张力增大,进一步发展可引起血管破裂,发生脑内出血或蛛网膜下腔出血。

(5)脱水热　脱水严重者,由于汗腺细胞脱水,从而皮肤蒸发水分减少,散热受到影响,可导致体温升高,这种高渗性脱水所引起的体温升高称脱水热。尤其是婴幼儿

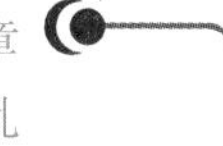

体温调节功能尚不完善，易发生脱水热。

4. 防治原则　①防治原发病，消除病因；②补液：不能饮水的患者，静脉滴注 5% 葡萄糖注射液，以补充丧失的水分。脱水症状基本纠正，尿量增加，尿比重和血清钠降低后，还需补充适量的电解质溶液。

（二）低渗性脱水

1. 概念　低渗性脱水（hypotonic dehydration）又称低容量性低钠血症，是指以体液容量减少、失钠多于失水、血清钠离子浓度<130 mmol/L、血浆渗透压<280 mOsm/L 为主要特征的病理变化过程。

2. 病因和机制

（1）经胃肠道失液　是临床常见原因，如反复呕吐、腹泻和胃肠引流等导致体液丢失，只补充水分而未补盐。

（2）经皮肤失液　见于剧烈运动、高热等因素引起大量出汗及大面积烧伤导致血浆大量丢失而只补充了水分。

（3）肾性失钠过多　①长期连续使用利尿剂：如呋塞米、噻嗪类等，抑制髓袢升支对钠的重吸收，导致大量含钠液体的丧失；②急性肾功能衰竭多尿期：由于肾小管溶质浓度增高，故渗透性利尿作用导致大量钠随尿液排出；③肾实质性疾病：如慢性间质性肾疾病使髓质正常结构破坏，导致钠的重吸收减少，钠随尿液排出增加；④肾上腺皮质功能不全：如 Addison 病时，由于醛固酮分泌不足，使肾小管对钠的重吸收减少。对上述经肾失钠的患者，如果只补充水分而忽略了补钠，就可引起低渗性脱水。

由此可见，低渗性脱水的发生往往与治疗措施不当（失钠后只补水而忽视补钠）有关。

3. 对机体的影响

（1）口渴不明显　由于细胞外液低渗，抑制渴感中枢，故患者难以自觉饮水。

（2）尿变化　①尿量变化：早期或轻症患者，血浆渗透压降低，抑制渗透压感受器，导致 ADH 分泌减少，肾重吸收水减少，尿量略有增加或变化不明显；当脱水严重时，容量感受器受刺激，ADH 分泌增多，肾重吸收水增多，尿量减少。②尿钠变化：细胞外液量减少及血钠浓度的降低，导致醛固酮分泌增多，肾小管重吸收钠增加，尿钠含量减少。但以肾失钠为病因的低渗性脱水患者，尿钠含量增多。

（3）细胞外液向细胞内转移　细胞外液低渗导致细胞外液水分向细胞内转移，使细胞外液减少更明显，血容量也进一步下降（图 4-2）。另一方面，液体转移进入细胞引起细胞肿胀，尤其是脑细胞肿胀可使颅内压升高，严重者可引起脑疝。

（4）易发生休克　患者较早就可出现低血容量性休克，其发生机制为：①原发性病因导致体液大量丢失；②早期患者无渴感，不能主动饮水来补充血容量；③早期患者尿量不减少，有时甚至会轻度增多，导致细胞外液量继续丢失；④细胞外液向细胞内转移导致细胞外液进一步减少。临床表现为直立性眩晕、血压下降、心率加速、脉搏细弱和四肢厥冷等。

（5）脱水征明显　低渗性脱水时细胞外液丢失最为显著，因此患者脱水征表现明显，如皮肤弹性丧失、眼窝和婴儿囟门内陷等。

4. 防治原则　①防治原发病，消除病因。②补液：一般补充生理盐水即可恢复，对重症低渗性脱水可给予高渗盐溶液。③发生休克者，按休克处理。

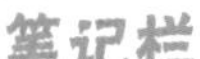

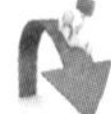

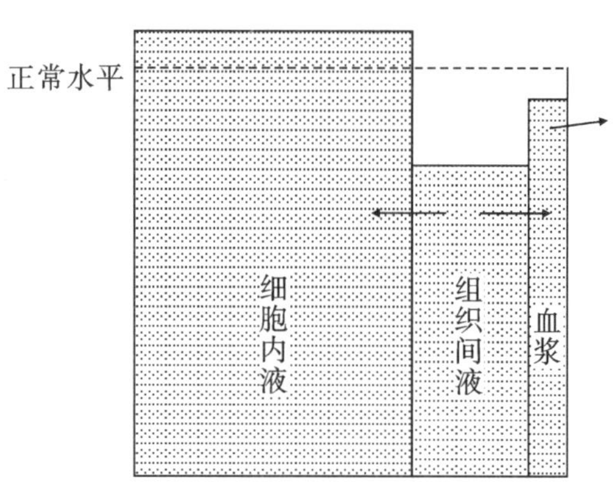

图 4-2　低渗性脱水时体液容量变化示意

（三）等渗性脱水

1. 概念　等渗性脱水（isotonic dehydration）也称正常血钠性体液容量减少，是指以体液容量减少、血清钠离子浓度和血浆渗透压仍在正常范围为主要特征的病理变化过程。

2. 病因和机制　任何等渗体液大量丢失造成细胞外液减少，短时间内均可导致等渗性脱水，这是外科常见脱水类型。

（1）经胃肠道大量丢失　如呕吐、腹泻、肠引流，以及麻痹性肠梗阻导致体液潴留于肠腔等。

（2）严重创伤或大面积烧伤　引起失血、失液，直接导致等渗液体大量丢失。

（3）其他　大量胸水或腹水形成或抽放过多时。

为什么喝水会中毒

3. 对机体的影响

（1）细胞外液明显减少　由于丢失等渗液，细胞内外渗透压无明显变化，故细胞内液变化不大，主要丢失细胞外液（图 4-3）。

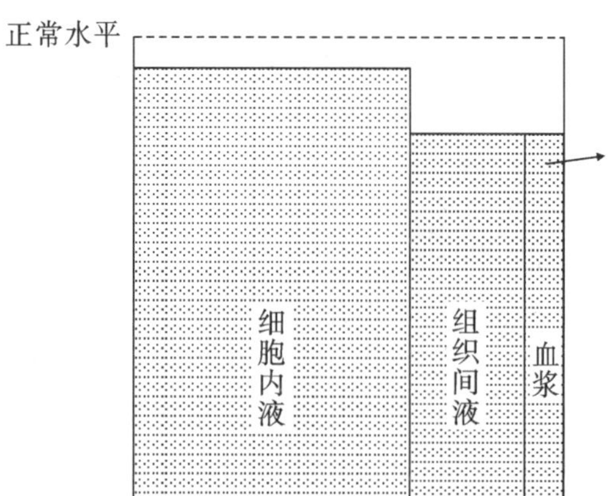

图 4-3　等渗性脱水时体液容量变化示意图

（2）尿的变化　细胞外液大量丢失，引起 ADH 和醛固酮分泌增多，钠水重吸收增加，细胞外液容量得到一定的补充，同时尿量减少、尿钠减少。

笔记栏

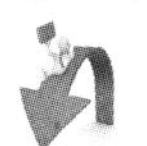

(3)脱水体征和休克　细胞外液明显减少可有脱水征，严重时可出现血压下降而加重休克，但发生率和严重程度均低于低渗性脱水。

等渗性脱水如不给予任何处理，患者会随呼吸道和皮肤的不显性失水转为高渗性脱水；也可因只补水而忽视补盐转化为低渗性脱水。

4. 防治原则　①防治原发病，消除病因。②补液：尽快补充血容量，一般可输注平衡盐溶液或偏低渗的氯化钠注射液。

纠正等渗性脱水时，为什么不建议输注等渗的氯化钠注射液？

高渗性脱水、低渗性脱水与等渗性脱水的区别见表4-1。

表4-1　三种脱水的比较

比较	高渗性脱水	低渗性脱水	等渗性脱水
原因	失水>失钠	失水<失钠	水与钠呈比例丢失
	水摄入不足或丢失过多	含钠体液丢失而单纯补水	水和钠等比例丢失
血清钠浓度	大于150 mmol/L	小于130 mmol/L	130～150 mmol/L
血浆渗透压	大于310 mOsm/L	小于280 mOsm/L	280～310 mOsm/L
发病机制	细胞外液高渗	细胞外液低渗	细胞外液等渗
	细胞内液丢失为主	细胞外液丢失为主	细胞外液丢失为主
主要临床表现	口渴明显、尿少、脑细胞脱水、脱水征早期不明显	脱水征明显、易休克、脑细胞水肿	口渴、尿少、脱水征、休克
尿钠	有	减少或无	减少
治疗原则	补水为主，适当补钠	补充生理盐水或高渗盐水	补充偏低渗盐水或平衡盐溶液

二、水肿

(一)水肿的概念及分类

1. 概念　水肿(edema)是指过多的液体在组织间隙或体腔内积聚。其中过多的液体积聚在体腔内，称为积水或积液，如心包积液、腹腔积液等。

细胞水肿与组织水肿的区别。

2. 水肿的分类

(1)按发病原因分类　可分为心性水肿、肝性水肿、肾性水肿、炎性水肿、营养不良性水肿等。对原因不明的水肿，则称为“特发性水肿”。

(2)按发生部位分类　可分为皮下水肿、脑水肿、肺水肿、喉头水肿等。

(3)按水肿波及的范围分类　可分为局部性水肿和全身性水肿。

(二)水肿的发生机制

正常人体组织间液总量的相对恒定，有赖于血管内外液体交换及体内外液体交换的动态平衡。当两个平衡失调，使组织液生成大于回流和(或)钠水潴留时，即可导致水肿发生。

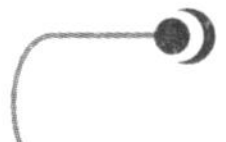

笔记栏

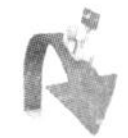

1. 血管内外液体交换失衡——组织液生成大于回流　正常状态下，组织液与血浆通过毛细血管壁不断进行交换，使组织液的生成与回流保持动态平衡（图4-4）。促进液体滤过的力量和重吸收的力量之差，称为有效滤过压（effective filtration pressure，EEP）。有效滤过压=（毛细血管血压+组织液胶体渗透压）-（血浆胶体渗透压+组织液静水压），是组织液生成的动力。生成的组织液约90%在毛细血管静脉端被重吸收；约10%（包括滤过的蛋白质分子）通过毛细淋巴管，经淋巴系统回流进入血液循环。

上述各因素如同时或相继发生改变，都可能使组织液生成大于回流，成为水肿发生的重要机制。

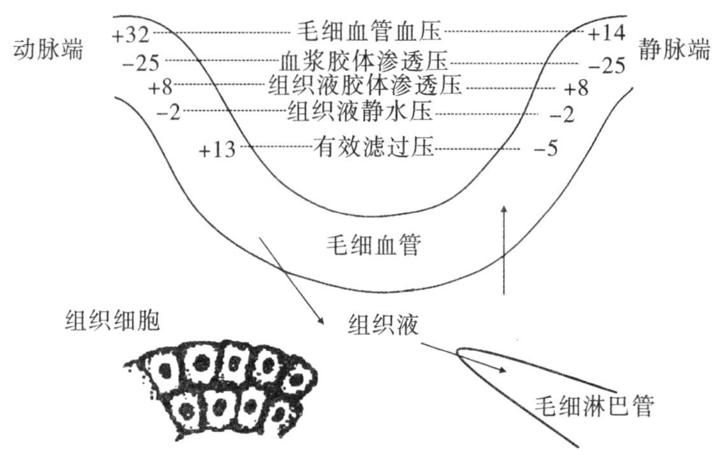

图4-4　组织液生成与回流示意（单位：mmHg）

"+"代表促使血浆由毛细血管内向血管外滤过的力量

"-"代表促使液体从血管外重吸收入毛细血管内的力量

（1）毛细血管血压增高　毛细血管血压增高导致有效滤过压增高，组织液生成增多，当超过淋巴回流的代偿能力，就可导致水肿发生。其发生的主要原因是全身或局部的静脉压增高，多见于：①心力衰竭导致静脉回流受阻，如左心衰竭引起肺静脉压升高，导致肺水肿；②肝硬化致门静脉高压，导致腹腔器官血液回流受阻，引起腹水；③静脉血管内血栓形成、肿瘤压迫血管等可阻碍静脉回流，引起局部水肿。此外，动脉充血也可引起毛细血管血压增高，成为炎性水肿发生的重要原因之一。

（2）血浆胶体渗透压降低　血浆胶体渗透压主要取决于血浆蛋白（尤其是白蛋白）的含量。当血浆白蛋白减少时，可引起血浆胶体渗透压降低，有效滤过压增高，组织液生成增加。当组织液生成超过淋巴回流的代偿能力时，便可发生水肿。引起血浆白蛋白减少的原因主要有：①蛋白质摄入不足，见于禁食及胃肠道消化吸收功能障碍等；②蛋白质合成障碍，见于肝硬化等；③蛋白质丢失过多，常见于肾病综合征，大量的蛋白质从尿中丢失；④蛋白质分解代谢增强，见于慢性消耗性疾病，如慢性感染、恶性肿瘤等。

（3）毛细血管壁通透性增大　正常毛细血管只容许微量血浆蛋白滤过。当毛细血管壁通透性增高时，血浆蛋白滤出增多，使血浆胶体渗透压降低而组织液胶体渗透

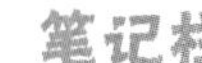

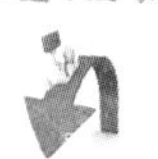

压增高,促使血浆滤出增多、回吸收减少从而发生水肿。见于:①炎症,炎症时产生的组胺、激肽等炎症介质,使毛细血管壁的通透性增高;②烧伤、冻伤等可直接损伤毛细血管壁。

(4)淋巴回流受阻　淋巴回流的意义在于能把组织液及其所含蛋白质重吸收回血液循环,在组织液生成增多时还能代偿性回流,具有重要的抗水肿作用。在某些病理条件下,淋巴回流受阻,富含蛋白的水肿液在组织间隙中积聚,形成“淋巴性水肿”。见于:①恶性肿瘤侵入并堵塞淋巴管;②摘除淋巴结,引起相应部位水肿;③丝虫病时,淋巴管道被阻塞,长期的组织间隙蛋白积聚,导致蛋白质刺激结缔组织增生而形成“象皮肿”。

2. 体内外液体交换失衡——钠、水潴留　正常人体,钠水的摄入量和排出量处于动态平衡,从而维持体液总量的相对恒定。肾是调节钠水的重要器官,当肾小球滤过率下降和(或)肾小管重吸收钠水增加时,钠水在体内聚积、细胞外液量增多。

(1)肾小球滤过率(GFR)下降　影响 GFR 的主要因素是肾小球有效滤过压、肾血流量以及滤过膜面积。①肾小球滤过面积减少:见于广泛的肾小球病变,如急性肾小球肾炎时,由于炎性渗出和内皮细胞肿胀,导致 GFR 明显下降;慢性肾小球肾炎时,肾单位严重破坏,肾的总滤过面积明显减少,GFR 降低。②肾血流量减少:多见于有效循环血量明显下降时,肾血流量减少,加之继发的交感-肾上腺髓质系统、肾素-血管紧张素系统兴奋,使入球小动脉收缩,肾血流量进一步减少,GFR 下降,引起钠、水潴留,如充血性心力衰竭、休克等。

(2)肾小管重吸收增强　①近端小管重吸收钠水增多:心房钠尿肽(ANP)能抑制近端小管重吸收钠,抑制醛固酮的释放,促进钠、水的排出。当有效循环血量减少时,心房的牵张感受器兴奋性降低,致使 ANP 分泌减少,近端小管重吸收钠水增加。②肾小管髓袢重吸收钠水增多:有效循环血量减少引起交感-肾上腺髓质系统兴奋和肾素-血管紧张素系统的激活,导致肾血管收缩。由于肾皮质交感神经丰富、肾素含量也高,因而皮质肾单位血流量显著减少,血液流经近髓肾单位增加,这种变化称为肾血流重分布。由于近髓肾单位的髓袢细而长,深入髓质高渗区,故髓袢对钠、水重吸收增多。③远端小管和集合管重吸收钠水增多:远端小管和集合管重吸收钠水主要受醛固酮和 ADH 的调节。醛固酮的作用是促进远端小管和集合管重吸收钠;ADH 可促进远端小管和集合管对水的重吸收。当有效循环血量减少时,一方面肾素-血管紧张素-醛固酮系统(RAAS)被激活,血中醛固酮浓度增加,另一方面左心房壁和胸腔大血管的容量感受器受刺激减弱,反射性地引起 ADH 分泌增加。此外,肝功能严重受损时,肝对醛固酮和 ADH 灭活减少,也可引起二者浓度增加。

以上是水肿发生的基本机制,临床常见水肿往往是多种因素共同参与的结果。同一因素在不同类型水肿发生机制中所占地位也有所差异。因此,在临床实践中必须正确认识不同水肿的发生机制,方能制订恰当的治疗方案。

(三)水肿的特点及对机体的影响

1. 水肿液的性状　根据水肿液中蛋白质含量的不同,可将水肿液分为渗出液(exudate)和漏出液(transudate)。

(1)渗出液　是由毛细血管壁通透性增加引起,其中蛋白含量可高达 30 ~

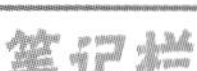

笔记栏
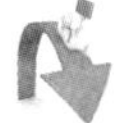

50 g/L,比重大于 1.018,细胞数常多于 $500×10^6$ 个/L。多出现在炎症反应病灶中,如病毒性心肌炎引起的心包积液。

(2)漏出液　是在毛细血管通透性正常的情况下,血浆和组织间液之间的液体交换失衡所致。蛋白质含量低于 25 g/L,比重低于 1.015,细胞数常少于 $100×10^6$ 个/L。多见于心性水肿、肝硬化腹水等。

2. 水肿的皮肤特点　根据严重程度可分为凹陷性水肿(pitting edema)和隐性水肿(recessive edema)。

(1)凹陷性水肿　当皮下组织有过多的液体积聚时,用手指按压后,皮肤出现不能立即恢复的凹陷,为凹陷性水肿,又称显性水肿(frank edema)。

(2)隐性水肿　实际上,在出现显性水肿之前已有组织液增多,甚至达原体重的 10%,但此时按压还不足以引起皮肤凹陷,称之为隐性水肿。

3. 水肿对机体的影响

(1)有利　在血容量明显增加时,大量液体及时转移到组织间隙,可防止循环系统压力急剧上升;炎性水肿具有稀释毒素、输送抗体等作用。

(2)不利　水肿给机体造成的不利影响更为明显,影响大小主要取决于水肿的发生部位、速度、程度及持续时间。如脑水肿可以引起颅内压增高,严重时可出现脑疝;严重的喉头水肿可导致窒息死亡等。

(四)水肿的治疗原则

1. 一般治疗　适当限制盐、水摄入,以免加重水肿,并多休息。

2. 防治原发病　消除病因。

3. 对症治疗　根据水肿发生的具体情况选用适宜的治疗措施,如肾性水肿、心性水肿等可采用利尿剂,不仅促进钠、水排出,缓解水肿,还可缓解高血压,减轻心脏负担;肝性水肿利尿无效时还可选用腹腔穿刺,肾病性水肿还应控制蛋白尿等。同时应注意电解质的平衡问题,不可矫枉过正。

第二节　钾代谢紊乱

一、低钾血症

低钾血症(hypokalemia)是指血清钾浓度低于 3.5 mmol/L。

(一)病因和机制

低钾血症对机体的影响

1. 钾摄入不足　见于长期不能进食者,由于钾来源不足,而肾又不断排钾,故可引起低钾血症。如胃肠道梗阻、昏迷、消化道术后长期禁食。

2. 钾丢失过多

(1)经胃肠道丢失　消化液含钾量高于血浆,故消化液丢失必将丧失大量钾,这是低钾血症的最常见原因,如剧烈呕吐、严重腹泻、胃肠减压、肠瘘形成等。此外,大量丢失消化液,血容量下降,导致醛固酮分泌增多,促使肾排钾增多。

(2)经肾丢失　①长期应用排钾利尿剂:如噻嗪类、呋塞米等;②肾上腺皮质激素

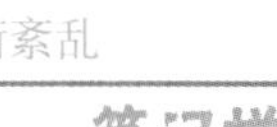

过多:如原发性和继发性醛固酮增多症,醛固酮分泌过多,肾排 K^+ 增多;③肾疾病:肾小管性酸中毒时,肾小管上皮细胞排 H^+ 减少,使得 Na^+-K^+ 交换增多,尿 K^+ 排泄增加。

(3)经皮肤丢失　汗液的钾浓度较低,大量出汗时亦能丢失较多的钾,若未及时补充可引发低钾血症。

3. 钾分布异常　细胞外 K^+ 大量移至细胞内,但体内钾总量并不减少。

(1)碱中毒　碱中毒时血浆 H^+ 浓度降低,经细胞内外 H^+-K^+ 交换,H^+ 出细胞,K^+ 入细胞,使血钾浓度降低。

(2)胰岛素使用过量　胰岛素可促进细胞摄取葡萄糖合成糖原,糖原合成需要 K^+ 参与,故钾随葡萄糖进入细胞,同时胰岛素还可加强肌细胞膜 Na^+-K^+-ATP 酶活性,促进细胞外钾泵入细胞内,导致细胞外钾浓度降低。

(3)β-肾上腺素受体激活　如肾上腺素、盐酸克伦特罗(又称"瘦肉精",β_2-肾上腺素受体激动剂)等,可激活 Na^+-K^+-ATP 酶,引起细胞外钾泵入细胞内增多,而引发低钾血症。

(4)毒物中毒　钡中毒如醋酸钡、硫酸钡,以及粗制棉籽油中毒(主要毒素为棉酚)等,因特异性阻断 K^+ 从细胞内流出孔道,致细胞外低钾。

(5)低钾性周期性麻痹　为常染色体显性遗传病,表现为阵发性肌无力,该病发作时血清钾浓度常低于 1.8 mmol/L,但发生低钾血症的机制尚不清楚。

(二)对机体的影响

1. 对神经-肌肉的影响　低钾血症时,神经-肌肉兴奋性降低。轻者可出现四肢无力、肌张力降低,腱反射减弱;严重者可表现为软瘫,不能翻身,甚至引起呼吸肌麻痹,后者是导致低钾血症死亡的主要原因。对平滑肌的影响表现为肠蠕动减弱、肠鸣音减少、腹胀,严重时可出现麻痹性肠梗阻。

(1)急性低钾血症时,细胞外液 K^+ 浓度($[K^+]e$)降低,细胞内液 K^+ 浓度($[K^+]i$)变化不明显,$[K^+]i/[K^+]e$ 比值增大,细胞内 K^+ 外流增加,静息膜电位(E_m)绝对值增大,导致 E_m 和阈电位(E_t)之间的距离(E_m-E_t)增大,以致神经-肌肉兴奋性降低(图 4-5)。这种由于静息电位与阈电位间的距离增大,导致细胞兴奋性下降的现象,称为超极化阻滞(hyperpolarized block)。

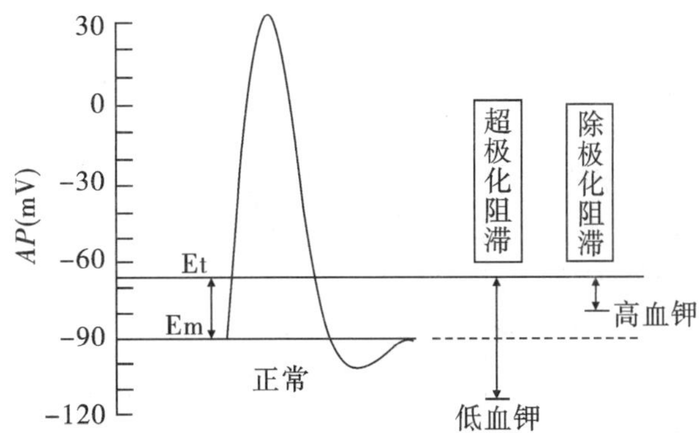

图 4-5　血钾对神经-肌肉兴奋性的影响

AP:动作电位　E_t:阈电位　E_m:静息膜电位

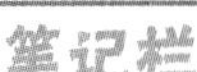
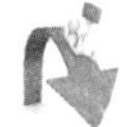

（2）慢性低钾血症时，起病缓慢，细胞内 K^+ 就可向细胞外转移，细胞外钾得到补充，故 $[K^+]i/[K^+]e$ 比值变化不大，对神经–肌肉兴奋性影响较小，症状可不明显。

2. 对心脏的影响　低钾血症可引发多种心律失常，如窦性心动过速、期前收缩、房室传导阻滞等，严重时甚至发生室颤，其发生机制与低钾血症导致心肌电生理异常变化有关。

（1）心肌兴奋性增高　低钾血症时，心肌细胞膜对 K^+ 的通透性降低，细胞内 K^+ 外流减少，E_m 绝对值降低、距 E_t 距离减小，心肌兴奋性升高。

（2）心肌传导性降低　心肌细胞 E_m 上移，造成动作电位 0 期除极化幅度减小，速度减慢，心肌传导性降低。

（3）心肌自律性增高　心肌细胞膜对 K^+ 的通透性降低，4 期 K^+ 外流减弱，Na^+ 内流相对加速，故 4 期自动除极加快，心肌自律性增高。

（4）心肌收缩性变化　低钾血症时，心肌细胞膜对 Ca^{2+} 的通透性增强，Ca^{2+} 内流加速，细胞内 Ca^{2+} 升高，心肌收缩性增强。重度低钾血症时，心肌细胞内缺钾，因代谢活动障碍，使心肌结构破坏，以致心肌收缩性降低。

3. 对肾的影响　肾长时间缺钾使集合管和远端小管上皮细胞损伤，对 ADH 反应性降低，造成肾小管重吸收 Na^+、水减少，出现多尿和低比重尿等。

4. 对酸碱平衡的影响　低钾血症可引起碱中毒。低钾血症时，因细胞内、外 K^+–H^+ 交换，K^+ 出细胞、H^+ 入细胞，引起碱中毒；同时，肾小管上皮细胞内 $[K^+]$ 下降，$[H^+]$ 增高，为重吸收 Na^+，Na^+–H^+ 交换增多，尿呈酸性，称反常性酸性尿。

（三）防治原则

1. 积极防治原发病　去除病因，尽快恢复饮食和肾功能。

2. 补钾　能口服的最好口服补钾，不能口服或病情严重者，才考虑静脉滴注补钾。切忌静脉注射，以免心搏骤停。静脉补钾应注意：①见尿补钾，每日尿量需大于 500 mL；②静脉滴注补钾时应注意慢速、限量、低浓度。细胞内缺钾时，恢复缓慢，需补钾 4～6 d 后细胞内外的钾才能达到平衡，严重者需补钾 10～15 d。

3. 其他　纠正其他水、电解质代谢紊乱。

二、高钾血症

高钾血症（hyperkalemia）是指血清钾浓度高于 5.5 mmol/L。

（一）病因和机制

1. 钾摄入过多　见于补钾时静脉滴注过快、浓度过高；输入大量库存血。因肠道对钾吸收有限，过高浓度钾又会引起呕吐、腹泻，故肾功能正常的情况下，口服含钾溶液，一般不会引起有严重后果的高钾血症。

2. 肾排钾减少　是导致高钾血症的最主要原因。

（1）肾功能衰竭　以急性肾功能衰竭少尿期最多见，此时 GFR 显著降低，肾小管泌钾减少，导致钾在体内潴留；慢性肾功能衰竭晚期因健存肾单位极少，GFR 降低显著导致钾排出减少，引起高钾血症。

（2）盐皮质激素缺乏　如肾上腺皮质功能减退症（如 Addison 病）或低醛固酮血症时，醛固酮分泌明显减少，肾小管排钾功能减弱，从而引起血 K^+ 浓度增高。

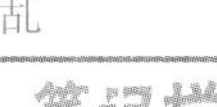

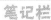

(3)长期应用保钾利尿剂　如螺内酯通过竞争性抑制醛固酮作用，抑制肾远端小管和集合管排 K^+，造成高钾血症。

3. 钾分布异常　细胞内 K^+ 大量移至细胞外，超过了肾的排钾能力。

(1)酸中毒　酸中毒时，H^+ 浓度升高，通过 K^+-H^+ 交换，细胞外 H^+ 进入细胞内，细胞内 K^+ 移出，血清钾浓度增高。

(2)组织缺氧　缺氧时，细胞 ATP 生成减少，细胞膜钠泵功能障碍，使 Na^+-K^+ 交换减弱，细胞外 K^+ 增多。

(3)组织损伤　如大面积烧伤或挤压综合征使组织细胞大量破坏，细胞内的 K^+ 大量外释，血清 K^+ 浓度升高；当输入异型血造成大量溶血时，红细胞破裂也可导致高钾血症。

(4)高钾性周期性麻痹　为常染色体显性遗传病，发作时血钾增高，出现骨骼肌麻痹无力，一定时间后可自行恢复，其原因可能与钠通道基因突变有关。

(二)对机体的影响

1. 对神经-肌肉的影响

(1)急性高钾血症　血清钾浓度轻度增高时，$[K^+]e$ 升高，$[K^+]i$ 变化不明显，$[K^+]i/[K^+]e$ 比值降低，E_m 绝对值减小，E_m-E_t 间距变小，故神经-肌肉兴奋性增高，可出现肌肉轻度震颤，手足感觉异常，刺痛等。当重度高钾血症时，$[K^+]e$ 明显升高，$[K^+]i/[K^+]e$ 比值显著降低，E_m 过小，接近 E_t，快 Na^+ 通道失活，肌肉兴奋性降低(图4-6)，可出现四肢无力、腱反射减弱，甚至肌肉麻痹。这种由于静息电位接近或等于阈电位，使细胞兴奋性降低的现象，称为除极化阻滞(depolarized block)。

(2)慢性高钾血症　由于血清钾缓慢增高，细胞内钾也有一定程度的增高，故 $[K^+]i/[K^+]e$ 变化程度不明显，因此同等程度的急、慢性高钾血症，后者的神经-肌肉变化远不如前者明显。

2. 对心脏的影响　高钾血症对机体的最主要危害是对心脏的毒性作用，严重时可出现心室纤颤甚至心搏骤停。

(1)心肌兴奋性改变　与骨骼肌相似，当 $[K^+]e$ 轻度增高时，心肌细胞 E_m 绝对值减小，E_m-E_t 间距缩小，心肌兴奋性增高。当 $[K^+]e$ 明显增高时，心肌细胞 E_m 绝对值接近 E_t，快 Na^+ 通道处于备用状态的数量明显减少甚至全部失活，心肌兴奋性随之降低甚至消失。

(2)心肌传导性降低　高钾血症时，心肌细胞 E_m 绝对值减小，0 期除极化幅度变小，速度减慢，心肌传导性降低。

(3)心肌自律性降低　$[K^+]e$ 增高，心肌细胞膜对 K^+ 通透性增大，4 期 K^+ 外流增强，Na^+ 内流相对减弱，自动除极化变慢，心肌自律性降低。

(4)心肌收缩性减弱　$[K^+]e$ 增高干扰 Ca^{2+} 内流，心肌细胞内 Ca^{2+} 浓度降低，兴奋-收缩耦联障碍，心肌收缩性降低。

3. 对酸碱平衡的影响　血清钾浓度升高时，细胞内外 K^+-H^+ 交换，出现细胞内 K^+ 增高，细胞外 H^+ 增高；同时肾小管上皮细胞内 $[K^+]$ 增高，$[H^+]$ 降低，以致肾小管 K^+-Na^+ 交换增强，H^+-Na^+ 交换减弱，H^+ 随尿液排出减少，从而血浆 $[H^+]$ 增高，引起代谢性酸中毒，但此时尿液 $[H^+]$ 降低呈碱性，故称为反常性碱性尿。

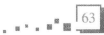

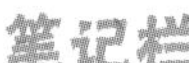
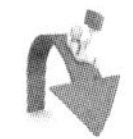

（三）防治原则

1. 防治原发病　去除病因。

2. 降低血钾　①静脉注射葡萄糖和胰岛素，促使 K^+ 进入细胞；也可静脉输入 $NaHCO_3$ 溶液，通过升高血浆 pH 值，促 K^+ 移入细胞内，同时还可抵抗高钾对心肌的毒性作用。②口服阳离子交换树脂，加速肠道排 K^+；严重高钾血症可进行透析排出过多的钾。

3. 拮抗高 K^+ 对心肌的毒性作用　静脉注射钙剂和钠盐，发挥 Ca^{2+}、Na^+ 对 K^+ 的拮抗效应，减轻或消除高 K^+ 对心肌的毒性作用。

4. 其他　纠正其他电解质代谢紊乱。

第三节　酸碱平衡紊乱

正常机体在代谢过程中不断产生酸性或碱性物质，并经常摄取酸性或碱性食物，通过体内缓冲系统及肾和肺的调节，pH 值可始终保持相对稳定，这种维持体液 pH 值相对稳定的过程称为酸碱平衡（acid-base balance）。在疾病过程中，许多原因可引起体内酸碱负荷过度、严重不足或调节机制障碍，使体液 pH 值偏离正常范围，导致酸碱平衡紊乱（acid-base disturbance）。酸碱平衡紊乱多继发于某些疾病或病理过程，一旦发生酸碱平衡紊乱会使病情更为严重与复杂，重则危及生命。

一、酸碱的来源及其平衡调节

（一）酸碱的来源

酸性物质主要通过体内代谢产生，碱性物质主要来自食物。在普通膳食条件下，机体内酸性物质的产生量远远超过碱性物质。

1. 酸性物质的来源　在化学反应中，能释放出 H^+ 的化学物质称为酸，如 HCl、H_2SO_4、H_3PO_4、H_2CO_3 和 NH_4^+ 等。

（1）挥发酸（volatile acid）　糖、脂肪和蛋白质分解代谢，氧化的最终代谢产物 CO_2 与 H_2O 结合生成碳酸（H_2CO_3），H_2CO_3 可释出 H^+，是体内酸性物质的主要来源。因 H_2CO_3 可分解为 CO_2，经肺呼出，故称挥发酸。

（2）固定酸（fixed acid）　是指只能经肾随尿排出的酸性物质，又称为非挥发酸。固定酸主要来源于蛋白质的分解，如硫酸、磷酸、尿酸，以及糖、脂肪代谢过程中可产生的有机酸，如乳酸、β-羟丁酸、乙酰乙酸等。

2. 碱性物质的来源　在化学反应中，能接受 H^+ 的化学物质称为碱，如 OH^-、SO_4^{2-}、NH_3、HPO_4^{2-} 和 HCO_3^- 等。

碱性物质主要来源于蔬菜和水果中的有机酸盐（如苹果酸盐等），在体内代谢过程中生成碱性盐。

（二）体内酸碱平衡的调节

尽管机体不断生成和摄入酸、碱物质，但血液的 pH 值并无显著变化。pH 值的大小主要取决于[HCO_3^-]/[H_2CO_3]的比值。任何一方的浓度发生改变，只要另一方做相应增、减，维持原来的比值，pH 值仍能保持在正常范围。这主要是通过体内血液缓冲系统、细胞内外离子交换、肺及肾等对酸碱平衡的有效调节来实现的。

1. 血液的缓冲作用

(1)血液缓冲系统的组成　血液缓冲系统是由弱酸(缓冲酸)和其对应的缓冲碱所组成的具有缓冲酸碱能力的混合溶液。血液缓冲系统主要有碳酸氢盐缓冲系统(HCO_3^-/H_2CO_3)、磷酸盐缓冲系统($HPO_4^{2-}/H_2PO_4^-$)、血浆蛋白缓冲系统(Pr^-/HPr)、血红蛋白(Hb^-/HHb)和氧合血红蛋白($HbO_2^-/HHbO_2$)缓冲系统五种。

(2)血液缓冲系统的作用　血液缓冲系统作用最为迅速，可通过接受 H^+或释放 H^+，将强酸或强碱转变成为弱酸或弱碱，使体液 pH 值趋于稳定。但由于缓冲系统的自身消耗，因此缓冲作用不易持久。

2. 肺对酸碱平衡的调节作用　肺是通过呼吸运动的频率和幅度来改变 CO_2的排出量，从而调节血浆 H_2CO_3浓度，以维持血浆[HCO_3^-]/[H_2CO_3]的比值，使血液的 pH 值保持相对恒定。

肺的调节作用效能大、迅速，30 min 可达高峰，但仅对挥发酸有调节作用。

3. 细胞内外离子交换对酸碱平衡的调节作用　细胞内外可通过 H^+-K^+、Cl^--HCO_3^-等离子交换对酸碱平衡进行调节，如红细胞、肌细胞和骨组织等。酸中毒时，细胞外液 H^+浓度增高，故 H^+弥散入细胞内以缓冲细胞外液 H^+的改变，同时为维持电中性，细胞内 K^+移出细胞外。因此，酸中毒时往往伴有血浆 K^+浓度的增高；碱中毒则相反。

细胞内液的缓冲作用 2～4 h 后才发挥作用，缓冲能力较强，但常导致血钾异常。

4. 肾对酸碱平衡的调节作用　肾主要通过调节固定酸和 HCO_3^-的量，来维持血浆 pH 值的相对恒定。其主要作用机制是：肾小管上皮细胞在不断分泌 H^+的同时，将肾小球滤过的 $NaHCO_3$，重吸收入血，防止细胞外液 $NaHCO_3$的丢失。如仍不足以维持细胞外液 $NaHCO_3$浓度，则通过磷酸盐的酸化和泌 NH_4^+并生成新的 $NaHCO_3$，以补充机体的消耗，从而维持血液 $NaHCO_3$的相对恒定，如果体内 HCO_3^-含量过高，肾可减少 $NaHCO_3$的生成和重吸收，使血浆 $NaHCO_3$浓度降低。

肾的调节作用发挥缓慢，12～24 h 才发挥作用，但效率高且作用持久。

二、反映酸碱平衡状况的指标及其意义

(一)pH 值

pH 值是指溶液内 H^+浓度的负对数，其大小取决于[HCO_3^-]/[H_2CO_3]的比值。正常人动脉血 pH 值维持在 7.35～7.45，平均值为 7.40。pH 值<7.35 为失代偿性酸中毒；pH 值>7.45 为失代偿性碱中毒。pH 值的变化可反映酸碱平衡紊乱的性质和严重程度，但不能区分酸碱平衡紊乱的类型。pH 值在正常范围，说明：①体内酸碱平衡正常；②可能存在代偿性酸或碱中毒；③存在程度相当的混合型酸碱平衡紊乱。

(二)$PaCO_2$

$PaCO_2$是指血浆中呈物理溶解状态的 CO_2分子所产生的张力，是反映呼吸性酸碱

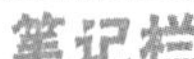
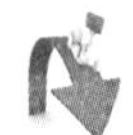

平衡紊乱的重要指标。正常值为 33 ~ 46 mmHg，平均值为 40 mmHg。$PaCO_2$ < 33 mmHg，表明肺通气过度，CO_2呼出过多，见于呼吸性碱中毒或代偿后代谢性酸中毒；$PaCO_2$>46 mmHg，表明肺通气不足，有 CO_2潴留，见于呼吸性酸中毒或代偿后代谢性碱中毒。

（三）标准碳酸氢盐和实际碳酸氢盐

标准碳酸氢盐（SB）是指全血在标准条件下，即温度为 38 ℃，血氧饱和度为 100%，$PaCO_2$为 40 mmHg，所测得的血浆 HCO_3^-浓度。因已排除呼吸因素的影响，故 SB 是反映代谢性因素的指标。正常值为 22 ~ 27 mmol/L，平均值为24 mmol/L。SB 在代谢性酸中毒时降低，代谢性碱中毒时升高。在慢性呼吸性酸或碱中毒时，由于肾的代偿调节，SB 也可继发性升高或降低。

实际碳酸氢盐（AB）是指隔绝空气的血液标本，在实际条件下测得的血浆 HCO_3^-浓度。AB 受呼吸和代谢两方面因素的影响，AB 与 SB 的差值反映呼吸因素对酸碱平衡的影响。正常人 AB=SB。如果 SB 正常，AB>SB 表明有 CO_2潴留，见于呼吸性酸中毒或代偿后代谢性碱中毒；AB<SB 表明有 CO_2呼出过多，见于呼吸性碱中毒或代偿后代谢性酸中毒；两者数值均低，为代谢性酸中毒；两者数值均高，为代谢性碱中毒。

（四）缓冲碱

缓冲碱（buffer base，BB）是指在标准条件下，血液中一切具有缓冲作用的负离子碱的总和，包括 HCO_3^-、Pr^-和 Hb^-等。正常值为 45 ~ 52 mmol/L，平均值为48 mmol/L。BB 是反映代谢性因素的指标，代谢性酸中毒时 BB 减少，代谢性碱中毒时 BB 增高。但在慢性呼吸性酸碱平衡紊乱时，由于肾的代偿调节，BB 可发生继发性升高或降低。

（五）碱剩余

碱剩余（BE）是指在标准条件下，用酸或碱将全血标本滴定至 pH 值=7.40时所消耗的酸或碱的量（mmol/L）。若用酸滴定至 pH 值=7.40，说明受测血样碱过多，BE 用正值表示。若用碱滴定至 pH 值=7.40，说明受测血样碱缺失（base deficit），BE 用负值表示。BE 的正常值为（0±3） mmol/L，BE 受代谢性因素的影响。BE 负值增大，说明碱减少，存在代谢性酸中毒；BE 正值增大，说明碱增多，存在代谢性碱中毒。但在慢性呼吸性酸、碱平衡紊乱时，由于肾的代偿作用，BE 亦可增加或减少。

（六）阴离子间隙

阴离子间隙（AG）是指血浆中未测定的阴离子量（UA）与未测定的阳离子量（UC）的差值，即 AG=UA-UC。UA 主要包括 Pr^-、HPO_4^{2-}、SO_4^{2-}和有机酸阴离子等。UC 主要包括 K^+、Ca^{2+}和 Mg^{2+}等。AG 是个计算值，根据体液电荷平衡原则，如下式：

$$Na^+ + UC = Cl^- + HCO_3^- + UA$$

$$\begin{aligned} AG &= UA - UC \\ &= Na^+ - (Cl^- + HCO_3^-) \\ &= 140 - (104 + 24) = 12 \text{ mmol/L} \end{aligned}$$

AG 的正常值范围为（12±2） mmol/L。AG 实质是反映血浆固定酸的指标，目前多以 AG>16 mmol/L 作为判断是否有 AG 增高型代谢性酸中毒的界限。而 AG 降低在判断酸碱平衡紊乱方面意义不大。

三、单纯型酸碱平衡紊乱

根据原发改变,可将单纯型酸碱平衡紊乱分为四种类型:代谢性酸中毒、呼吸性酸中毒、代谢性碱中毒和呼吸性碱中毒。

(一)代谢性酸中毒

代谢性酸中毒(metabolic acidosis)是指以血浆 HCO_3^-浓度原发性减少为特征的酸碱平衡紊乱,是临床最常见的酸碱平衡紊乱类型。根据 AG 值的变化,将代谢性酸中毒分为 AG 增高型代谢性酸中毒和 AG 正常型代谢性酸中毒。

1.病因和机制

(1)AG 增高型代谢性酸中毒　是指血浆中不含氯的任何固定酸浓度增大时的代谢性酸中毒,又称为正常血氯型代谢性酸中毒。此型特点是固定酸增加,AG 增高,[HCO_3^-]降低,血[Cl^-]正常。其原因有以下方面:

1)固定酸生成过多　发生于各种原因引起的缺氧,见于休克、低氧血症、肺水肿及心力衰竭等,因组织细胞缺氧,糖酵解增强,乳酸生成增多造成乳酸酸中毒;发生于糖尿病、酒精中毒和严重饥饿等,因脂肪分解加速,产生大量酮体(β-羟丁酸、乙酰乙酸),超过组织的氧化能力及肾的排出能力而在体内蓄积引起酮症酸中毒。

2)固定酸排出减少　多见于急、慢性肾功能衰竭,由于 GFR 降低,使体内的酸性代谢产物不能经肾排出,特别是固定酸在体内积蓄,导致 HCO_3^-缓冲丢失,HCO_3^-浓度进行性下降。

3)不含氯的固定酸摄入过多　如服用过量阿司匹林,使血浆中有机酸阴离子增加。此外,对胃的刺激,使患者进食减少而导致体内酮体产生增多。

(2)AG 正常型代谢性酸中毒　是指血浆 HCO_3^-浓度降低,而同时伴有 Cl^-浓度代偿性增高的代谢性酸中毒,又称为高血氯型代谢性酸中毒。此型特点是血浆[HCO_3^-]降低,AG 正常,血[Cl^-]增高。其原因有:

1)消化道丢失 HCO_3^-　肠液、胰液和胆汁的 HCO_3^-浓度均高于血浆,严重腹泻、小肠和胆道瘘管、肠吸引术等均可引起 HCO_3^-大量丢失,使血浆和原尿中 HCO_3^-减少,肾小管重吸收 Cl^-增加,形成 AG 正常型代谢性酸中毒。

2)肾丢失 HCO_3^-　Ⅱ型肾小管性酸中毒,因其肾小管上皮细胞泌 H^+能力减弱或重吸收 HCO_3^-的减少,Cl^-的重吸收增多,使血 Cl^-浓度增高,肾丢失 HCO_3^-,大量 HCO_3^-随尿排出,尿呈碱性;应用碳酸酐酶抑制剂,如乙酰唑胺可抑制肾小管上皮细胞的碳酸酐酶活性,使细胞内 H_2CO_3形成减少,泌 H^+和重吸收 HCO_3^-均减少。

3)高钾血症　因 K^+与细胞内 H^+交换,H^+移出细胞,致代谢性酸中毒,此时体内 H^+总量并未增加。在远端小管,上皮细胞内 H^+减少,导致 H^+-Na^+交换受抑制,H^+排出减少,尿液呈碱性,为反常性碱性尿。

4)含氯的酸性药物摄入过多　如氯化铵、盐酸精氨酸或盐酸赖氨酸,在体内易解离出 HCl 而消耗血浆 HCO_3^-,且伴有血氯升高。

2.机体的代偿调节

(1)血液的缓冲作用　代谢性酸中毒时,血浆中 H^+增多,血浆的缓冲系统立即进行缓冲,HCO_3^-和非碳酸氢盐缓冲碱不断被消耗,生成的 CO_2经肺呼出。

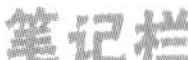
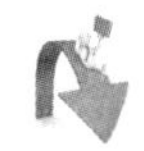

(2)肺的代偿调节　血液 H^+ 浓度升高，通过刺激外周化学感受器反射性兴奋呼吸中枢，呼吸加深加快，肺通气量增加，CO_2 呼出增多，使 $PaCO_2$ 和血浆 H_2CO_3 随之降低，$[HCO_3^-]/[H_2CO_3]$ 的比值接近正常。肺的代偿作用迅速，数分钟内即可出现深大呼吸，这是代谢性酸中毒的主要临床表现。

(3)细胞内外离子交换　酸中毒 2～4 h 后，约 1/2 的 H^+，通过离子交换方式进入细胞内。由于细胞内 K^+ 外移，导致血钾升高。

(4)肾的代偿调节　代谢性酸中毒时，肾小管上皮细胞中的碳酸酐酶和谷氨酰胺酶活性增高，细胞泌 H^+、产 NH_3、生成 HCO_3^- 作用增强，排 NH_4^+、重吸收 HCO_3^- 增多。肾代偿作用发挥较慢，3～5 d 内发挥最大效应。由肾功能障碍引起的酸中毒，肾不能发挥代偿调节。

通过上述各种调节机制，若 pH 值可维持在正常范围内，称为代偿性代谢性酸中毒；若 pH 值小于 7.35，则称为失代偿性代谢性酸中毒。

3. 血气分析　由于 HCO_3^- 原发性降低，所以 AB、SB、BB 值均降低，BE 负值增大，通过呼吸代偿，$PaCO_2$ 继发性下降，AB<SB，pH 值下降或正常。

4. 对机体的影响

(1)心血管系统　①血管系统对儿茶酚胺的反应性降低：H^+ 增多时，可降低外周血管，尤其是毛细血管前括约肌对儿茶酚胺的反应性，致使毛细血管大量扩张，血管容量不断扩大，回心血量减少，血压下降而加重休克。所以治疗休克时，首先要纠正酸中毒，才能改善血流动力学障碍。②心律失常：可出现心脏传导阻滞甚至心室颤动及心脏停搏等严重心律失常。这与代谢性酸中毒导致血钾增高有关。③心肌收缩力减弱：pH 值<7.2 时，H^+ 可阻断肾上腺素对心肌的正性肌力作用使心肌收缩力减弱。其机制可能是：H^+ 抑制心肌细胞外的 Ca^{2+} 内流及肌浆网对 Ca^{2+} 的释放，同时 H^+ 还可竞争性抑制 Ca^{2+} 与肌钙蛋白结合，影响心肌的兴奋-收缩耦联，使心肌收缩力减弱，心排出量减少。

(2)中枢神经系统　主要表现为神经系统功能的抑制，出现乏力、知觉迟钝等，严重者可发生意识障碍、嗜睡甚至昏迷。其机制可能是：酸中毒时脑组织中谷氨酸脱羧酶活性增强，使抑制性神经递质 γ-氨基丁酸生成增多；H^+ 增高使生物氧化酶类的活性受抑制，氧化磷酸化进程减弱，ATP 生成减少，脑组织能量供应不足。

(3)骨骼系统　慢性肾衰竭伴酸中毒时，骨动员加强，骨骼钙盐分解增多，以缓冲酸中毒 H^+ 浓度的增高，如：$Ca_3(PO_4)_2+4H^+ \rightarrow 3Ca^{2+}+2H_2PO_4^-$。此外，酸中毒还可干扰维生素 D_3 的活化，使肠钙吸收减少。这些因素不仅影响小儿骨骼的发育，延迟小儿的生长，引起儿童肾性佝偻病，在成人还可导致骨质疏松、骨软化症等。

5. 防治原则

(1)防治原发病　去除引起代谢性酸中毒的原因是治疗酸中毒的基本原则和措施。

(2)适当补液　注意纠正水、电解质紊乱，恢复有效循环血量，维持肾和呼吸功能的正常。

(3)碱性药物的应用　严重的代谢性酸中毒，可给予一定的碱性药物进行治疗。临床治疗常选用 $NaHCO_3$，因其可直接补充血浆 HCO_3^-，作用迅速。一般主张在血气监护下分次补碱，补碱量宜小不宜大；纠正酸中毒的同时，应注意防止低血钾和低血钙的

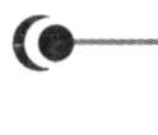

笔记栏

发生。

(二)呼吸性酸中毒

呼吸性酸中毒(respiratory acidosis)是指以血浆原发性 H_2CO_3 浓度(或血浆 $PaCO_2$)增高为特征的酸碱平衡紊乱。根据发病的快慢,将呼吸性酸中毒分为急性呼吸性酸中毒和慢性呼吸性酸中毒。

1. 病因和机制　通气功能障碍致 CO_2 排出减少是导致呼吸性酸中毒的主要原因,呼吸性酸中毒也可见于 CO_2 吸入过多。

(1) CO_2 排出减少　①呼吸中枢抑制:呼吸中枢抑制导致肺通气不足甚至呼吸停止,导致使 CO_2 在体内潴留,见于颅脑损伤、脑炎、镇静催眠药使用过量等。②呼吸肌麻痹:呼吸肌麻痹时呼吸运动失去动力,导致 CO_2 排出困难,见于重症肌无力、有机磷中毒和重度低钾血症等。③胸廓病变:胸廓活动受限,致使肺泡扩张受限,从而影响肺泡通气功能,导致 CO_2 在体内潴留,见于胸部创伤、大量胸膜腔积液或严重气胸、胸廓畸形等。④呼吸道阻塞:见于喉头水肿或痉挛、异物堵塞气管、慢性阻塞性肺疾病(COPD)等。⑤肺部疾患:见于急性肺水肿、肺部广泛性炎症或纤维化等,均可因肺泡通气障碍致 CO_2 排出减少。

(2) CO_2 吸入过多　因通风不良,导致吸入气 CO_2 浓度过高,见于矿井塌陷等意外事故,或呼吸机使用不当,通气量过小,使 CO_2 排出困难。

2. 机体的代偿调节　呼吸性酸中毒发生的最主要原因是通气功能障碍,肺往往不能发挥代偿调节作用。HCO_3^- 对 H_2CO_3 亦无缓冲能力,因而代偿调节主要靠非碳酸氢盐缓冲系统和肾代偿。

(1)细胞内外离子交换和细胞内缓冲作用　细胞内外离子交换和细胞内缓冲是急性呼吸性酸中毒时的主要代偿方式。急性呼吸性酸中毒是指 $PaCO_2$ 急剧升高未达24 h。

1)细胞内外 H^+-K^+ 交换　CO_2 潴留,血浆 H_2CO_3 浓度不断升高。H_2CO_3 解离为 H^+ 和 HCO_3^-,解离的 HCO_3^- 留在血浆中,使血浆 HCO_3^- 相应增多,具有一定代偿作用;H^+ 则与细胞内 K^+ 进行交换,进入细胞的 H^+ 可被细胞内蛋白阴离子缓冲,而 K^+ 转移至细胞外液,使血清 K^+ 升高。

2)红细胞的缓冲作用　血浆 CO_2 可迅速弥散进入红细胞,在碳酸酐酶催化下与 H_2O 生成 H_2CO_3,H_2CO_3 进一步解离为 H^+ 和 HCO_3^-,H^+ 主要被 Hb^- 和 HbO_2^- 所缓冲,HCO_3^- 则与血浆中的 Cl^- 进行交换,使血浆 HCO_3^- 有所增高,Cl^- 则降低。

这种离子交换和细胞内缓冲作用十分有限。因此,急性呼吸性酸中毒往往是失代偿性的。

(2)肾的代偿调节　肾的代偿调节是慢性呼吸性酸中毒时的主要代偿方式。慢性呼吸性酸中毒是指 $PaCO_2$ 高浓度潴留持续 24 h 以上。其代偿方式与代谢性酸中毒相似。这种调节作用较强大,因此轻中度慢性呼吸性酸中毒有可能是代偿性的。

3. 血气分析

(1)急性呼吸性酸中毒　$PaCO_2$ 原发性升高,AB 继发性轻度增高,SB、BB、BE 变化不大,AB>SB,pH 值降低。

(2)慢性呼吸性酸中毒　$PaCO_2$ 原发性升高,AB、SB、BB 均继发性增高,BE 正值

笔记栏

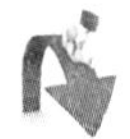

增大，AB>SB。严重时 pH 值可降低。

4. 对机体的影响　呼吸性酸中毒对机体的影响与代谢性酸中毒相似，但呼吸性酸中毒尤其是急性呼吸性酸中毒对中枢神经系统的影响更为突出。早期可表现为头痛、不安、焦虑、疲乏无力等，严重时可出现"CO_2麻醉"，表现为精神错乱、震颤、谵妄或嗜睡甚至昏迷。这是因为，一方面 CO_2直接舒张脑血管，引起脑血量增加和颅内压增高；另一方面脂溶性 CO_2能迅速通过血-脑屏障，而 HCO_3^-为水溶性不易通过血-脑屏障，这使得呼吸性酸中毒时脑脊液 pH 值下降比血液更为明显，对中枢神经系统功能的影响较代谢性酸中毒也更为显著。

5. 防治原则

(1)积极防治原发病　目标在于纠正导致肺通气量减少的病因，如慢性阻塞性肺疾病引起的呼吸性酸中毒，临床上应积极抗感染、解痉、祛痰等。

(2)改善肺泡通气　排出过多的 CO_2，必要时可做气管插管进行人工通气，使 $PaCO_2$逐步下降。

(3)正确应用碱性药物　对 pH 值严重下降的患者可谨慎适当应用。

(三)代谢性碱中毒

代谢性碱中毒(metabolic alkalosis)是指以血浆 HCO_3^-浓度原发性增多为特征的酸碱平衡紊乱。

1. 病因和机制

(1)H^+丢失过多　①经胃液失 H^+：常见于剧烈呕吐、胃管引流等，使富含 HCl 的胃液大量丢失，导致肠液、胰液的 HCO_3^-得不到 H^+的中和而被吸收入血，使血浆 HCO_3^-升高；胃液丢失时，往往伴有 Cl^-和 K^+的丢失，引起低氯和低钾性碱中毒；胃液大量丢失引起的有效循环血量减少，可通过继发性醛固酮增多引起代谢性碱中毒。②经肾失 H^+：呋塞米、利尿酸等利尿剂，能抑制髓袢升支粗段对 Na^+和 Cl^-的重吸收，使流经远端小管液中的 Na^+及 Cl^-增加，为加强对 Na^+的重吸收，H^+-Na^+、K^+-Na^+交换增加，排 H^+增多使肾小管重吸收 HCO_3^-相应增多，故血浆 HCO_3^-浓度增高，而 Cl^-则以 NH_4Cl 形式从尿中排出，发生低氯性碱中毒；此外，盐皮质激素过多，尤其是醛固酮，可刺激集合管闰细胞的 H^+泵，促进泌氢，也可通过保 Na^+，促进 H^+-Na^+、K^+-Na^+交换，使排 H^+、K^+增多，导致低钾性碱中毒；糖皮质激素有类盐皮质激素样作用，故糖皮质激素过多也可发生代谢性碱中毒，如 Cushing 综合征。

(2)HCO_3^-负荷增加　常为医源性，可见于：①消化道溃疡患者服用过量的 $NaHCO_3$；②纠酸补碱时，静脉滴注 $NaHCO_3$过多；③大量输入库存血，因其内含有较多的抗凝剂柠檬酸盐经机体代谢后生成过多 HCO_3^-，再加之肾功能受损可导致代谢性碱中毒。

钾代谢紊乱与酸碱平衡紊乱的关系。

(3)低钾血症　低钾血症时，细胞内外 H^+-K^+交换，H^+移入细胞内。此时，肾小管细胞内 H^+增多，促使 H^+-Na^+交换增多，H^+排出增多，随之 HCO_3^-重吸收增多，最终导致低钾性代谢性碱中毒。而此时尿液中排酸多而呈酸性，故称反常性酸性尿。

2. 机体的代偿调节

(1)血液的缓冲作用　血液对碱中毒的缓冲作用较小，调节能力有限。

(2)肺的代偿调节　代谢性碱中毒时，血浆[H^+]降低，呼吸中枢受抑制，呼吸变

笔记栏

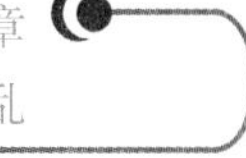

浅变慢，肺泡通气量减少，从而使 $PaCO_2$ 和血浆 H_2CO_3 继发性上升，$[HCO_3^-]/[H_2CO_3]$ 比值接近正常。但肺的代偿调节很有限，因为浅慢的呼吸在提高 $PaCO_2$ 水平的同时也引起 PaO_2 的降低。当 PaO_2 降至 60 mmHg 以下时，可刺激外周化学感受器，反射性引起呼吸中枢兴奋，限制体内 $PaCO_2$ 的过度升高，故肺很少能达到完全代偿。

（3）细胞内外离子交换　碱中毒时，细胞外液 H^+ 浓度降低，为补充细胞外 H^+ 的不足，细胞内 H^+ 外移，同时细胞外 K^+ 进入细胞内，故碱中毒时常伴有低钾血症。

（4）肾的代偿调节　血浆 H^+ 浓度降低，可抑制肾小管上皮细胞内碳酸酐酶和谷氨酰胺酶的活性，使肾小管上皮细胞泌 H^+、排 NH_4^+ 和重吸收 HCO_3^- 减少。HCO_3^- 随尿排出增多，尿液呈碱性，但在低钾或由肾排 H^+ 增多的碱中毒中，尿液则呈酸性，为反常性酸性尿。肾的最大代偿作用需要 3～5 d 才能发挥，故仅对慢性代谢性碱中毒起主要代偿作用。

3. 血气分析　由于 HCO_3^- 原发性增多，AB、SB、BB 值均增高，BE 正值增大，通过呼吸代偿，$PaCO_2$ 继发性升高，AB>SB，pH 值增高或正常。

4. 对机体的影响

（1）中枢神经系统功能改变　严重代谢性碱中毒患者可出现烦躁不安、精神错乱、谵妄、抽搐等兴奋症状。因 pH 值增高时，脑组织内谷氨酸脱羧酶活性降低而 γ-氨基丁酸转氨酶活性增高，使抑制性神经递质 γ-氨基丁酸含量降低，从而出现中枢神经系统兴奋症状。此外，碱中毒时氧解离曲线左移，Hb 与 O_2 的亲和力增强（Bohr 效应），脑组织缺氧可出现脑功能改变，严重者出现昏迷。

（2）神经-肌肉应激性增高　表现为面部和肢体肌肉的抽动、手足搐搦和惊厥等。上述症状，与 pH 值升高使血液游离 Ca^{2+} 浓度降低有关。

（3）低钾血症　碱中毒时，细胞内 H^+ 逸出而细胞外 K^+ 进入细胞内；同时，肾小管上皮细胞在 H^+ 减少时，H^+-Na^+ 交换减弱，K^+-Na^+ 交换加强，使肾排 K^+ 增多而导致血钾降低。

5. 防治原则

（1）积极防治原发病　消除引起碱中毒的原因和维持因素，纠正水、电解质紊乱。

（2）纠正碱中毒　①选用含 Cl^- 的盐溶液：补充 Cl^-，可促使过多的 HCO_3^- 从肾排出，治疗后，尿 Cl^- 增高及尿液 pH 值碱化，说明治疗有效。②对于盐皮质激素过多引起的碱中毒，可选用螺内酯以拮抗醛固酮对肾小管的作用；对由低钾血症导致的碱中毒，需补钾才可纠正碱中毒。③对于严重的代谢性碱中毒患者，可给予少量含氯酸性药物，如 NH_4Cl 等，可以起中和碱的作用。

（四）呼吸性碱中毒

呼吸性碱中毒（respiratory alkalosis）是指以血浆 H_2CO_3 浓度（或血浆 $PaCO_2$）原发性减少为特征的酸碱平衡紊乱。

1. 病因和机制　各种原因引发的肺通气过度均可引起 CO_2 呼出过多导致呼吸性碱中毒，如低氧血症、精神障碍、中枢神经系统疾病、体温增高、药物刺激，呼吸机使用不当等。

2. 机体的代偿调节

（1）细胞内外离子交换和细胞内缓冲作用　这是急性呼吸性碱中毒时的主要代

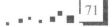

笔记栏

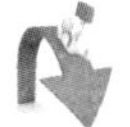

偿方式。机体的代偿调节表现为:①血浆 H_2CO_3浓度迅速降低,HCO_3^-浓度相对升高,数分钟后,H^+即可从细胞内移出与细胞外 HCO_3^-结合,使血浆 H_2CO_3浓度有所回升,细胞外 K^+进入细胞内,故血钾降低。②血浆中部分 HCO_3^-可通过 HCO_3^--Cl^-交换进入红细胞,进入红细胞的 HCO_3^-与 H^+结合,进一步形成 CO_2,CO_2由红细胞进入血浆与 H_2O 形成 H_2CO_3,使血浆 H_2CO_3浓度有所回升。由于这种缓冲作用是有限的,所以急性呼吸性碱中毒往往是失代偿性的。

(2)肾代偿调节　肾的代偿调节较为缓慢,故在慢性呼吸性碱中毒时发挥主要调节功能,其调节方式与代谢性碱中毒相似。

3. 血气分析

(1)急性呼吸性碱中毒　$PaCO_2$原发性降低,AB 降低,SB、BB、BE 变化不大,AB<SB,pH 值升高。

(2)慢性呼吸性碱中毒　$PaCO_2$原发性降低,AB、SB、BB 均降低,BE 负值增大,AB<SB,pH 值正常或升高。

4. 对机体的影响　呼吸性碱中毒对机体的影响与代谢性碱中毒相似,但前者更易出现眩晕、四肢及口周感觉异常如麻木、针刺感等,严重者可出现肌肉震颤、周身抽搐,甚至发生惊厥等,抽搐与血浆游离 Ca^{2+}降低有关。中枢神经系统功能障碍与碱中毒对脑细胞的损伤及 CO_2含量减少引起脑血管收缩,血流量减少和缺氧有关。

5. 防治原则

(1)积极治疗原发病和去除诱因　针对病因选择使用解热剂、抗甲状腺功能亢进治疗,精神性通气过度者可酌用镇静剂,低张性缺氧应吸氧等。

(2)吸入 CO_2　对呼吸性碱中毒症状较重或一时难以解除病因,可让患者吸入含5% CO_2的混合气体或用纸袋罩于患者的口鼻使其反复吸入呼出的气体,以提高血浆 H_2CO_3浓度。

四、混合型酸碱平衡紊乱

混合型酸碱平衡紊乱(mixed acid-base disorders)是指患者体内同时有两种或两种以上的单纯型酸碱平衡紊乱存在。

1. 相加性混合型酸碱平衡紊乱　通常将酸中毒或碱中毒合并存在,使 pH 值向同一方向移动的情况,称为酸碱相加性或酸碱一致性混合型酸碱平衡紊乱,如呼吸性酸中毒合并代谢性酸中毒等。

2. 相消性混合型酸碱平衡紊乱　若酸中毒与碱中毒合并存在,使 pH 值向相反方向移动,则称为酸碱相消性混合型酸碱平衡紊乱,如呼吸性酸中毒合并代谢性碱中毒、呼吸性酸中毒合并 AG 增高型代谢性酸中毒和代谢性碱中毒等。由于在同一患者身上不可能同时发生 CO_2过多又过少,故呼吸性酸中毒和呼吸性碱中毒不可能同时发生。

小　结

水、盐代谢与酸碱平衡紊乱是临床常见病理过程,主要包括脱水、水肿、钾代谢紊

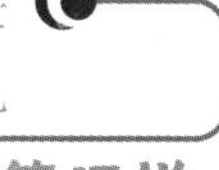

乱及酸中毒和碱中毒等。脱水是指体液容量的明显减少，而脱水后细胞外液渗透压的变化特点，既是脱水分型的依据也是各型脱水对机体影响的主要发病环节所在。水肿是指过多体液在组织间隙或体腔内积聚，血管内外液体交换失衡及体内外液体交换失衡是导致水肿发生的基本机制。

根据血钾浓度的变化，将钾代谢紊乱分为低钾血症和高钾血症。低钾血症对神经-肌肉的影响比较明显，严重时可因呼吸肌麻痹导致死亡；高钾血症对机体最主要的危害是心脏毒性，可引起心室纤颤甚至心搏骤停。

正常情况下，机体代谢产生的酸性物质远远多于碱性物质，但经体内缓冲系统、细胞内外离子交换及肾和肺的调节，使 pH 值维持在 7.35～7.45 范围内。pH 值降低称为酸中毒，pH 值升高称为碱中毒。酸碱平衡紊乱有单纯型和混合型两大类。根据 [HCO_3^-] 与 $PaCO_2$ 原发性改变可将单纯型酸碱平衡紊乱分为代谢性酸中毒、代谢性碱中毒、呼吸性酸中毒和呼吸性碱中毒四类。机体同时出现两种或两种以上的酸碱平衡紊乱称为混合型酸碱平衡紊乱。

问题分析与能力提升

病例摘要 患者，女，2 d 前因不洁饮食，出现呕吐、腹泻伴腹痛。呕吐 5～6 次/d，水样便无臭味 18 次/d，尿量逐渐减少。2 d 来除喝水外未进食，自觉四肢发冷无力。体格检查：T 38.4 ℃，BP 92/72 mmHg，呼吸急促，听诊两肺未闻及干湿性啰音，心跳快而无力，心率 116 次/min。皮肤黏膜无黄染。腹软，无压痛点，肝肋下未触及。精神萎靡，嗜睡，眼窝凹陷，口唇干燥，皮肤湿冷。实验室检查：红细胞 5.85×10^{12}/L，血红蛋白 154 g/L，白细胞 12.4×10^{9}/L，中性粒细胞 88%，pH 值 7.35，[Na^+] 127 mmol/L，[Cl^-] 90 mmol/L，[K^+] 3 mmol/L，[HCO_3^-] 15.5 mmol/L。粪便培养：有痢疾杆菌生长。

讨论：①该患者患有何病？②该患者出现了哪些水、电解质紊乱，是如何判断的？③该患者存在怎样的酸碱平衡紊乱，是如何判断的？

（张小玲）

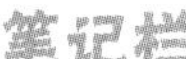

笔记栏

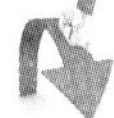

第五章 缺氧

学习目标

1. 掌握缺氧的概念、分类及对机体功能代谢的主要影响。
2. 熟悉缺氧的病因及发病机制。
3. 了解缺氧的防治原则。

氧是维持机体功能、代谢和结构的必需物质，正常成年人在静息状态下每分钟的需氧量约为 250 mL，而人体内所贮存的氧量仅 1 500 mL，一旦呼吸、心跳停止，数分钟内即可因缺氧死亡。因此，缺氧是非常常见的病理过程，也是导致患者死亡的重要原因之一。各种原因引起的氧供应不足或利用障碍，导致机体组织器官的功能、代谢和结构发生异常改变的病理过程，称为缺氧。

第一节　常用血氧指标

氧的代谢是一个复杂的过程，包括外呼吸、气体的运输和内呼吸三个环节。各种原因使其中的任一环节出现障碍都可能引起缺氧。临床上常通过血氧指标来判断组织的供氧量和耗氧量，并根据血氧指标的变化来判断缺氧的发生原因和类型。常用的血氧指标有以下几种。

（一）血氧分压

注意每个血氧指标的正常值和影响因素。

血氧分压（PO_2）是指以物理状态溶解于血液中的氧所产生的张力。正常动脉血氧分压（PaO_2）约为 100 mmHg（13.3 kPa），主要取决于吸入气的氧分压和外呼吸功能状态。正常静脉血氧分压（PvO_2）约为 40 mmHg（5.33 kPa），主要取决于组织摄取氧和利用氧的能力。

（二）血氧容量

血氧容量（CO_2max）是指 100 mL 血液中的 Hb 在体外、温度 38 ℃，充分氧合时的最大携氧量。正常成人血氧容量约为 200 mL/L，它主要取决于血液中血红蛋白的质和量，反映血液携氧的能力。

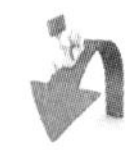

（三）血氧含量

血氧含量（CO_2）是指 100 mL 血液中的实际带氧量，包括血红蛋白实际结合氧的量和极少量物理溶解于血浆中的氧（正常约 3 mL/L）。正常时，动脉血氧含量（CaO_2）约为 190 mL/L，静脉血氧含量（CvO_2）约为 140 mL/L，它们均取决于血氧分压和血红蛋白的质和量。

（四）动-静脉血氧含量差

动-静脉血氧含量差（arterial- venous oxygen content）是指动脉血氧含量与静脉血氧含量的差值，即动-静脉氧含量差=动脉血氧含量-静脉血氧含量，正常值约为 50 mL/L，代表 1 L 血液流经组织细胞时约有 50 mL 的氧被利用。该值反映了组织摄取和利用氧的能力。

（五）血氧饱和度

血氧饱和度（SO_2）是指血液中结合氧的血红蛋白占总血红蛋白的百分比。其计算公式为：

$$SO_2=\frac{\text{血氧含量}-\text{溶解的氧量}}{\text{血氧容量}}\times 100\%$$

正常动脉血氧饱和度（SaO_2）为 95%～97%，静脉血氧饱和度（SvO_2）为 70%～75%。SO_2 主要取决于血氧分压，二者之间关系可用氧合血红蛋白解离曲线（图 5-1）表示，血氧饱和度与血氧分压呈正相关，当氧分压低于 60 mmHg 时，血氧饱和度会明显降低，氧含量会明显下降。P_{50} 是指血红蛋白的氧饱和度为 50% 时的血氧分压值，是反映血红蛋白与氧的亲和力的指标，正常为 3.47～3.6 kPa（相当于 26～27 mmHg）。当红细胞内的 2,3-二磷酸甘油酸（2,3-DPG）增多、酸中毒、二氧化碳增多及温度升高时，氧解离曲线右移，P_{50} 增大，Hb 与 O_2 的亲和力降低，血液能释放出更多的氧供组织利用，反之，氧解离曲线左移，P_{50} 减小，Hb 与 O_2 的亲和力增强，有利于血液流经肺时携带更多的氧，但释放给组织的氧量减少。

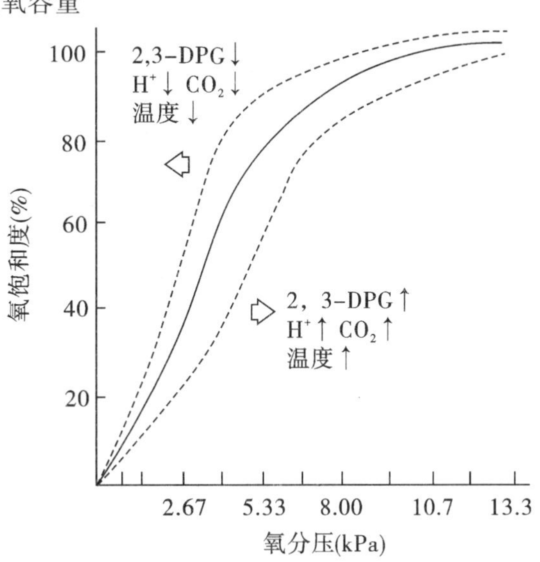

图 5-1　氧合血红蛋白解离曲线及其影响因素

第二节　缺氧的类型

空气中的氧经外呼吸进入血液，随血流运送到组织细胞，经内呼吸为细胞所利用。整个呼吸过程涉及肺部摄氧—血液携氧—循环运氧—组织用氧四个环节，各种原因导致其中任一环节发生障碍均可引起缺氧。根据缺氧的原因和血氧变化特点，一般将缺

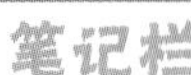
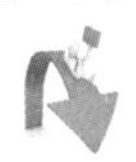

氧分为四种类型:低张性缺氧、血液性缺氧、循环性缺氧和组织性缺氧。

一、低张性缺氧

慢性支气管炎患者为何发生缺氧?

以动脉血氧分压降低为主要特点的缺氧称低张性缺氧,又称为乏氧性缺氧。

(一)原因及发生机制

1. 吸入气氧分压过低　多发生于海拔 3 000 m 以上的高原、高空,或通风不良的矿井、坑道等,也可发生在吸入低氧混合气体或麻醉剂、过度稀释的空气时。因吸入气中的氧分压过低,进入肺泡的氧不足,导致弥散入血的氧量减少,动脉血氧分压降低,组织供氧不足,又称大气性缺氧。

低张性缺氧

2. 外呼吸功能障碍　多见于呼吸道狭窄或阻塞、胸腔疾病、肺部疾病等。由于肺的通气和(或)换气功能障碍,导致动脉血氧分压和血氧含量降低而发生缺氧,又称呼吸性缺氧。

3. 静脉血分流入动脉　可见于由右向左分流的先天性心脏病患者,如室间隔或房间隔缺损同时伴有肺动脉高压,或法洛四联症等。因右心的压力高于左心,右心的静脉血未经氧合就直接掺入左心的动脉血中,使动脉血氧分压降低而导致缺氧。

(二)血氧变化特点

1. 动脉血氧分压降低　氧摄入不足,血液中物理溶解的氧量减少,使动脉血氧分压降低,是低张性缺氧的基本特征。

2. 血氧容量正常或升高　急性低张性缺氧时,血红蛋白的质和量没有变化,故血氧容量正常;但慢性缺氧时红细胞代偿性增高可使血氧容量升高。

缺氧的患者一定会出现发绀吗?

3. 血氧含量降低　血液中与血红蛋白结合的氧量减少,致动脉血氧含量降低。低张性缺氧时,动、静脉血中氧合血红蛋白浓度均降低,还原血红蛋白浓度增加。正常毛细血管内还原血红蛋白浓度约为 2.6 g/dL,当其增加到 5 g/dL 以上时,皮肤、黏膜呈青紫色,称为发绀或紫绀,这也是该型缺氧的特点之一。临床上需要注意的是:发绀是缺氧的表现,但缺氧的患者不一定都有发绀,有发绀的患者也可以无缺氧,例如,血液性缺氧可无发绀,而生活在高原地区的人血液中红细胞多于平原生活的人,当来到氧气充足的平原地区,血中还原血红蛋白超过 5 g/dL,可出现发绀,但没有缺氧症状。

4. 血氧饱和度降低　血氧饱和度主要取决于 PaO_2,故低张性缺氧血氧饱和度降低。

5. 动-静脉血氧含量差减小或正常　由于动脉血氧分压降低,由血液弥散进入组织利用的氧量减少,故动-静脉血氧含量差一般是减小的;但慢性缺氧时,组织利用氧的能力代偿性增强,则动-静脉血氧含量差变化不明显。

二、血液性缺氧

由于血红蛋白数量减少或性质改变,使血液携带氧的能力降低或血红蛋白结合的氧不易释出而引起的缺氧称为血液性缺氧。因呼吸功能正常,故患者血氧分压和血氧饱和度均正常,故又称等张性缺氧。

(一)原因

1. 贫血　见于各种原因引起的严重贫血。由于单位容积内的血红蛋白数量减少,

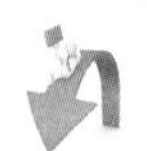

血液携氧能力减弱，导致组织缺氧。单纯贫血的患者因血中血红蛋白数量减少而使皮肤黏膜呈苍白色。

2. 一氧化碳（CO）中毒　CO 与 Hb 结合生成碳氧血红蛋白（HbCO），使 Hb 丧失运氧能力。因 CO 与 Hb 的亲和力是 O_2 与 Hb 亲和力的 210 倍。故吸入气只要含 0.1% 的 CO，就可使血液约 50% 的 Hb 转变为 HbCO。此外，CO 还可抑制红细胞内糖酵解过程，使 2,3-DPG 生成减少，氧解离曲线左移，HbO_2 难以释放 O_2。所以 CO 中毒既阻碍 O_2 与 Hb 的结合，又阻碍 O_2 的解离，造成组织严重缺氧。当血液中 HbCO 的量增至 10%～20% 时，患者出现头疼、乏力、眩晕、恶心、呕吐等症状，增至 50% 时，可出现痉挛、呼吸困难、昏迷甚至死亡。因碳氧血红蛋白颜色鲜红，故患者皮肤、黏膜呈樱桃红色。

3. 高铁血红蛋白血症　正常高铁血红蛋白含量仅占血红蛋白总量的 1%～2%，Fe^{3+} 与羟基牢固结合使 Hb 丧失携氧能力。亚硝酸盐、过氯酸盐、磺胺类等氧化剂中毒时，可使 Hb 中的 Fe^{2+} 氧化成 Fe^{3+}，形成高铁血红蛋白（Hb Fe^{3+}OH）。当血红蛋白分子的四个 Fe^{2+} 有一个被氧化成 Fe^{3+} 后，剩余的 Fe^{2+} 与 O_2 的亲和力增大，结合的氧不易被释放，导致氧解离曲线左移，向细胞释放氧减少。高铁血红蛋白血症常见于亚硝酸盐中毒，如食用大量含硝酸盐的腌菜，在肠道细菌作用下转变为亚硝酸盐，吸收入血导致高铁血红蛋白血症。高铁血红蛋白血症引起严重缺氧时，皮肤、黏膜可出现棕褐色（咖啡色），称为肠源性发绀。

4. 血红蛋白与氧亲和力异常增强　常见于输入大量库存血或碱性液体。因库存血中的红细胞 2,3-DPG 含量低，碱性溶液使血浆 pH 值升高，均使氧解离曲线左移，Hb 与 O_2 亲和力强，难以解离释放 O_2，引起组织缺氧。此类患者由于静脉血中 HbO_2 增多而使皮肤黏膜呈鲜红色。

（二）血氧变化特点

1. 动脉血氧分压正常　由于吸入气中氧分压和外呼吸功能正常，故血液性缺氧患者动脉血氧分压正常。

煤气中毒患者抢救时应先通风，为什么？

2. 血氧容量和血氧含量降低或正常　因血红蛋白数量减少或性质改变，使血氧容量和血氧含量降低。血红蛋白和氧的亲和力异常增强者，血氧容量和血氧含量可正常。

CO 中毒患者的血氧容量可正常，因为血氧容量是在体外固定条件下测定的，排除了 CO 对血红蛋白的影响，血红蛋白可以与氧充分结合。

3. 血氧饱和度正常　由于血氧饱和度主要取决于 PaO_2，故该型缺氧患者血氧饱和度正常。

4. 动-静脉血氧含量差减小　由于血氧含量减少，供给组织的氧减少，导致动-静脉血氧含量差小于正常。

三、循环性缺氧

循环性缺氧

因组织器官血流量减少或血流速度减慢导致氧合血红蛋白不能及时运送给组织而引起的缺氧称为循环性缺氧，又称低血流量性缺氧或低动力性缺氧。

（一）原因

1. 全身性循环障碍　当休克、DIC、心力衰竭等因素引起的急性循环障碍使有效

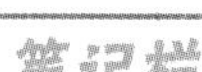

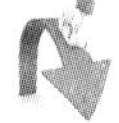

笔记栏

循环血量减少,全身组织供血不足和严重缺氧,患者往往因严重缺氧引起的重要器官功能衰竭而死亡。

2. 局部性循环障碍　血管的栓塞、血栓形成等常导致局部组织发生缺血、淤血而缺氧,这种缺氧产生的后果依病变部位而定,轻者细胞发生变性、坏死,重者如心肌梗死、脑梗死等可危及生命。

（二）血氧变化特点

1. 动脉血的氧分压、氧容量、氧含量和氧饱和度正常　由于外呼吸、血液携氧功能未受影响,因此上述指标正常。但当全身性循环障碍累及肺,如左心衰竭引起肺水肿,或急性呼吸窘迫综合征时,可合并乏氧性缺氧,使动脉血氧分压、氧含量和氧饱和度均降低。

2. 动-静脉血氧含量差增大　由于循环障碍,血流缓慢,血液在毛细血管内停留的时间延长,从单位容积血液中弥散入组织的氧量相对较多,静脉血氧含量降低,致使动-静脉血氧含量差增大。由于组织从单位容积血液内摄取的氧增多,毛细血管中还原血红蛋白量增大,因此循环性缺氧患者多有明显发绀。

四、组织性缺氧

在组织供氧正常的情况下,各种原因引起生物氧化障碍,使组织、细胞利用氧的能力降低而引起的缺氧称为组织性缺氧。

（一）原因

氰化物中毒患者面色绯红,为什么?

1. 组织中毒　任何影响氧化磷酸化的因素都可引起组织细胞利用氧的能力障碍,引起组织性缺氧。如氰化物(如 KCN、HCN 和 NaCN 等)可经皮肤、消化道、呼吸道进入机体,其 CN^- 迅速与氧化型细胞色素氧化酶的 Fe^{3+} 结合,形成氰化高铁细胞色素氧化酶,失去传递电子的能力,导致呼吸链中断,细胞用氧严重障碍而迅速致死。此外,砷化物、甲醛和硫化物等也能抑制呼吸链的酶类而影响氧化磷酸化过程。

2. 线粒体损伤　线粒体是细胞进行氧化磷酸化产生能量的主要场所,严重缺氧、大量放射线照射、细菌毒素、机械损伤等均可从不同环节损害线粒体的结构或抑制其功能,导致组织细胞利用氧障碍。

3. 维生素的缺乏　核黄素、泛酸、烟酸及烟酰胺等均是呼吸链中脱氢酶的辅酶组成成分,当这些维生素严重缺乏时,可明显抑制呼吸链,引起组织细胞用氧障碍。

（二）血氧变化特点

1. 动脉血氧分压、血氧容量、血氧含量和血氧饱和度均正常。

2. 动-静脉血氧含量差减小,由于组织细胞利用氧障碍,耗氧量减少,故静脉血氧分压及氧含量高于正常,动-静脉血氧含量差小于正常。由于组织用氧障碍,毛细血管内氧合血红蛋白量高于正常,使患者皮肤、黏膜呈现玫瑰红色。

缺氧可分为以上四种类型,各型缺氧的血氧变化特点见表 5-1。临床所见缺氧往往是两种或两种以上同时存在或相继发生的混合性缺氧,如感染性休克时主要是循环性缺氧,但毒素造成细胞损伤又可导致组织性缺氧,若并发休克肺又可伴低张性缺氧。

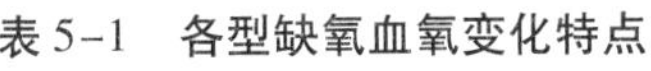

表 5-1　各型缺氧血氧变化特点

缺氧类型	动脉血氧分压	血氧容量	动脉血氧含量	动脉血氧饱和度	动-静脉血氧含量差
低张性缺氧	↓	N	↓	↓	↓或 N
血液性缺氧	N	↓或 N	↓或 N	N	↓
循环性缺氧	N	N	N	N	↑
组织性缺氧	N	N	N	N	↓

注：↑示升高，↓示降低，N 示正常

第三节　缺氧时机体的功能、代谢变化

缺氧时机体功能和代谢的变化，包括机体对缺氧的代偿性反应和由缺氧引起的代谢与功能障碍。轻度或慢性缺氧时，主要引起机体代偿性反应；严重或急性缺氧由于机体来不及代偿，或难以完全代偿，主要引起损伤性反应，表现为组织细胞的代谢和功能障碍等，如影响到重要器官系统，则可危及生命。不同类型的缺氧对机体的影响有相似之处，又各具特点。现以低张性缺氧为例说明缺氧对机体的影响。

一、呼吸系统的变化

（一）代偿性反应

PaO_2在 60～100 mmHg 时，肺通气量无明显变化。当 PaO_2降至 60 mmHg 以下时，可引起机体的代偿反应。呼吸系统代偿反应主要表现为呼吸加深加快、呼吸功能增强，其发生与以下因素有关。

1. 动脉血氧分压降低　当 PaO_2降低时可刺激颈动脉体和主动脉体的化学感受器，反射性地兴奋呼吸中枢，呼吸运动增强，呼吸加深加快。深而快的呼吸可增加每分钟肺泡通气量，使肺泡气氧分压升高，有利于氧弥散入血，动脉血氧分压升高。

2. 动脉血二氧化碳的变化　PaO_2降低伴 $PaCO_2$增高时，可刺激外周和中枢化学感受器，引起呼吸加深加快，肺泡通气量增加，有利于 CO_2排出。但过度通气可降低 $PaCO_2$，CO_2对化学感受器的刺激减少，限制肺通气量的增加。

3. 胸廓呼吸运动增强　胸廓呼吸运动的增强使胸腔内负压增大，可促进静脉回流，增加心输出量和肺血流量，有利于氧的摄取和运输。

（二）损伤性变化

1. 急性肺水肿　急性低张性缺氧可引起肺水肿。如快速进入 4 000 m 以上的高原后，可在 1～4 d 内发生急性肺水肿，又称高原性肺水肿。表现为呼吸困难、咳嗽、咳血性泡沫痰、肺部湿啰音、皮肤黏膜发绀等。

2. 中枢性呼吸衰竭　当 $PaO_2<30$ mmHg 时，严重缺氧对呼吸中枢的直接抑制作用超过 PaO_2降低对外周化学感受器的兴奋作用，发生中枢性呼吸衰竭，表现为呼吸抑制，呼吸节律和频率不规则，肺通气量减少，如患者出现陈-施呼吸、间停呼吸等。

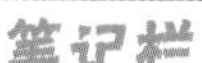
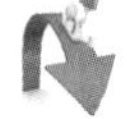

二、循环系统的变化

(一)代偿性反应

1. 心输出量增加　心输出量增加可提高全身组织的供氧量,对急性缺氧有一定的代偿意义,其发生机制主要是:

(1)心率加快　PaO_2降低可引起胸廓运动增强,进而刺激肺的牵张感受器,反射性地兴奋交感神经,使心率加快。

(2)静脉回心血量增加　缺氧可使呼吸加深加快,胸腔内负压增大和心脏活动增强,有利于增加静脉回心血量,使心输出量增加。

(3)心肌收缩性增强　缺氧时可反射性引起交感神经兴奋,儿茶酚胺分泌增加,使心肌收缩力增强,心输出量增加。

2. 肺血管收缩　缺氧时肺泡氧分压降低,局部肺小动脉收缩,使缺氧的肺泡血流量减少,血流转向通气充分的肺泡。肺血管的收缩反应有利于维持肺泡通气与血流适当的比例,使流经这部分肺泡的血液仍能获得较充分的氧,从而维持较高的 PaO_2。

3. 血流重新分布　缺氧时因交感神经兴奋,使皮肤和内脏的小血管收缩;而组织缺氧产生的代谢产物(如乳酸、PGI_2、腺苷等)使心脑血管扩张、血流量增加。这种全身血流的重新分布可保证心、脑重要器官的血液供给,具有重要的代偿意义。

4. 毛细血管增生　长期慢性缺氧可促使毛细血管增生、密度增加,尤其是脑、心和骨骼肌的毛细血管增生显著。毛细血管密度增加可增加氧弥散面积,缩短氧的弥散距离,增加细胞供氧量。

(二)损伤性变化

1. 肺动脉高压　肺动脉高压的发生是长期或慢性缺氧的结果,其发生机制是:慢性缺氧可引起缩血管物质增多,交感神经兴奋,使肺小动脉持续收缩,增加肺循环阻力,导致肺动脉高压;②长期缺氧使肺血管平滑肌细胞和成纤维细胞肥大、增生,胶原纤维沉积,使血管壁增厚变硬,形成持续性肺动脉高压。肺动脉高压使右心后负荷增加,久之导致肺源性心脏病、右心室肥大甚至心力衰竭。

2. 心肌舒缩功能降低　严重缺氧可损伤心肌的收缩和舒张功能,但因同时存在肺动脉高压,患者首先表现为右心衰竭,严重时出现全心衰竭。

3. 心律失常　严重缺氧时,PaO_2降低刺激颈动脉体化学感受器,反射性地兴奋迷走神经,导致窦性心动过缓;缺氧使细胞内外离子分布异常,心肌细胞内 K^+减少、Na^+增加,使静息膜电位降低,心肌兴奋性及自律性增高,传导性降低,可引起异位心律和传导阻滞。

4. 回心血量减少　严重缺氧时,可直接抑制呼吸中枢,使胸廓运动减弱,静脉回流减少;长期缺氧,体内产生大量乳酸和腺苷等代谢产物,使末梢血管扩张,血液淤滞于外周血管,引起回心血量减少,同时心输出量减少,使组织供血供氧减少。

三、血液系统的变化

(一)代偿性反应

1. 红细胞和血红蛋白增多　慢性缺氧时,肾产生并释放促红细胞生成素增加,骨

笔记栏

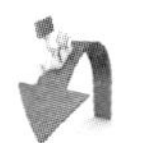

髓造血功能增强，红细胞增多。急性缺氧时，交感神经兴奋，使肝、脾等储血器官血管收缩，储存血进入有效循环，血液中红细胞和血红蛋白增多。红细胞增多可增加血液的氧容量和氧含量，从而增加组织供氧。

2. 2,3-DPG 增多，红细胞释放氧能力增强　缺氧时，红细胞内 2,3-DPG 生成增多，使氧解离曲线右移，氧与血红蛋白的亲和力降低，促进氧与血红蛋白解离，使血液向组织中释放更多的氧。

(二)损伤性变化

血液中红细胞如果过度增加，可使血液黏滞度增高，从而增加肺血流阻力和右心负荷。在吸入气氧分压明显降低的情况下，红细胞内过多的 2,3-DPG 可妨碍血红蛋白与氧在肺部的结合，使动脉血氧含量过低而失去代偿意义。

四、中枢神经系统的变化

大脑是一个“高供应，高消耗，低储备”的器官。脑重仅为体重的 2% 左右，而脑血流量约占心输出量的 15%。脑组织的代谢率高，脑耗氧量约为机体总耗氧量的 23%，脑组织的能量来源主要依靠葡萄糖的有氧氧化，但脑内葡萄糖和氧的贮备量较少，因而脑对缺氧最敏感，尤其是脑灰质。一旦脑血流完全阻断，数分钟内脑细胞即可发生不可逆损害。

急性缺氧时神经中枢可出现一系列的功能障碍。缺氧初期大脑皮质的抑制过程减弱，兴奋过程相对占优势，出现情绪激动、头痛、运动不协调、定向力障碍，严重时可有躁动、惊厥、意识障碍。随着缺氧加重或时间延长，皮质由兴奋逐渐转为抑制，出现表情淡漠、反应迟钝、昏迷甚至死亡。慢性缺氧时，易出现疲劳、注意力不集中、记忆力与判断力降低、嗜睡及精神抑郁等症状。

五、组织细胞的变化及代谢异常

(一)代偿性反应

1. 细胞利用氧的能力增强　慢性缺氧时，细胞内线粒体的数目增多，膜表面积增加，生物氧化相关酶如琥珀酸脱氢酶、细胞色素氧化酶含量增多，使细胞的内呼吸功能增强，提高了组织利用氧的能力。

2. 糖酵解增强　缺氧时，ATP 生成减少，磷酸果糖激酶被激活，使糖酵解增强，在一定程度上可补偿能量的不足。

3. 肌红蛋白增加　慢性缺氧可使肌肉中肌红蛋白含量增加。由于肌红蛋白在体内的总量较多，肌红蛋白与 O_2 的亲和力大于血红蛋白，可比红细胞摄取更多的 O_2，增加氧在体内的贮存。当 PO_2 进一步降低时，肌红蛋白可释出一定量的氧供组织细胞利用。

4. 低代谢状态　缺氧时细胞的耗能过程减弱，细胞处于低代谢状态，有利于缺氧时的生存。

(二)损伤性变化

1. 细胞膜损伤　细胞膜是细胞缺氧最早发生损伤的地方。缺氧时，ATP 生成不

笔记栏

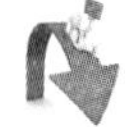

足，Na^{+}-K^{+}泵运转障碍及自由基作用使细胞膜对离子的通透性增高，离子顺浓度差穿过细胞膜。

2. 线粒体损伤　细胞内的氧有超过80%在线粒体内用于氧化磷酸化产生ATP。轻度缺氧或缺氧早期，线粒体的呼吸功能代偿性增强。严重缺氧时，线粒体的呼吸功能降低，使ATP产生减少。严重时线粒体肿胀，外膜破裂和基质外溢。

3. 溶酶体损伤　缺氧时，细胞内酸中毒和钙超载可激活磷脂酶，使溶酶体膜磷脂被分解，膜通透性增高，严重时溶酶体膜破裂，溶酶体内大量蛋白溶解酶释出，导致细胞及其周围组织溶解坏死。

第四节　影响机体对缺氧耐受性的因素

不同个体对缺氧的耐受性有差异，影响机体对缺氧耐受性的因素有很多，如年龄、心理状态、环境温度、健康状况及机体的代偿适应能力等，概括起来主要有两个方面：

1. 代谢耗氧率　机体耗氧量越大，对缺氧耐受性越差。如甲状腺功能亢进、发热、运动及寒冷刺激等均可增加耗氧量，使机体对缺氧的耐受性降低。反之当体温降低、中枢神经被抑制时可降低机体耗氧量，对缺氧的耐受性则增强。故临床上可采用人工冬眠、低温麻醉等措施来提高患者对缺氧的耐受性。

2. 机体的代偿能力　缺氧时机体可通过一系列代偿反应加以适应，机体的适应性反应需要一段时间，如急性缺氧时，机体不能很好代偿，故临床症状明显；慢性缺氧可通过机体代偿早期维持相对正常状态。如果机体的代偿能力减弱，对缺氧的耐受性就降低，如有心肺功能不全、血液病等疾患者或年老体弱者则对缺氧的代偿能力差，耐受性降低，易发生缺氧。此外，机体对缺氧的耐受力可以通过锻炼来提高。长期体力劳动和体育锻炼能增强心肺功能和呼吸酶活性，提高机体对缺氧的耐受力。

第五节　氧疗与氧中毒

（一）氧疗

为缓解患者缺氧状态而进行的氧疗，氧浓度和氧分压是否越高越好？

吸氧是治疗缺氧的基本方法，但因缺氧的类型不同，氧疗的方法和效果存在较大差异。

低张性缺氧时，PaO_2及SaO_2明显低于正常，吸氧可提高肺泡气氧分压，使PaO_2及SaO_2增高，血氧含量增多，对组织的供氧增加，氧疗效果较好。肺通气功能障碍所致的缺氧常伴有二氧化碳潴留，吸氧宜遵循低浓度（30%氧）、低流量（1～2 L/min）和持续给氧的原则。静脉血分流入动脉引起的低张性缺氧，因分流的血液未经肺泡直接掺入动脉血，故吸氧对改善缺氧的作用不大。

血液性缺氧因发病原因不同，氧疗效果有很大差别。贫血患者，由于动脉血氧分压正常，血红蛋白的氧饱和度已达95%以上，吸氧后血氧含量增加有限，但吸氧可增加血浆内溶解的O_2；高铁血红蛋白血症患者，吸氧可增加血液中溶解的氧量而起到治

笔记栏

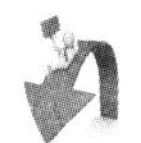

疗作用;CO 中毒患者,吸入高浓度氧时,有利于 O_2取代 HbCO 中的 CO,加速 HbCO 的解离,恢复 Hb 的运氧气能力,效果显著,但仍应注意,高浓度吸氧时间不宜过长。

循环性缺氧主要应设法改善循环状态,吸氧能通过增加血浆中溶解的氧量和组织的氧分压梯度,起到一定治疗作用。

组织性缺氧时,因供氧并无障碍,缺氧的原因是组织利用氧功能障碍,故氧疗的效果不佳。

(二)氧中毒

氧中毒是指吸入气氧分压过高(超过 0.5 个大气压)或长时间吸入高浓度氧时,引起细胞损伤和器官功能障碍。

氧中毒的发生取决于氧分压而不是氧浓度。当吸入气的氧分压过高时,因肺泡气及动脉血的氧分压随之增高,使血液与组织细胞之间的氧分压差增大,氧的弥散加速,活性氧产生增加而中毒。氧疗时应控制吸氧的浓度和时间,防止发生氧中毒,一旦发生应立即控制吸氧。

氧中毒有两种类型:

1. 肺型氧中毒　一般发生于吸入 1 个大气压左右的氧,8 h 以后出现,又称慢性氧中毒。临床主要表现为胸骨后疼痛、咳嗽、呼吸困难、肺活量减少、动脉血氧分压下降。肺部有炎症细胞浸润、充血、水肿、出血和肺不张。

2. 脑型氧中毒　一般发生于吸入 2 个以上大气压的氧,在短时间内出现,又称急性氧中毒。临床主要表现为视觉和听觉障碍、恶心、抽搐、晕厥等神经症状,严重者可昏迷、死亡。高压氧疗时,患者出现神经症状,应注意区分“脑型氧中毒”与“缺氧性脑病”。前者患者先抽搐以后才昏迷,抽搐时患者是清醒的;后者则先昏迷后抽搐。

小　结

氧的代谢是一个复杂的过程,包括外呼吸、气体在血液中的运输和内呼吸三个环节。各种原因使其中的任一环节出现障碍都可能引起缺氧。临床上根据缺氧的原因和血氧指标的变化特点,将缺氧分为低张性缺氧、血液性缺氧、循环性缺氧和组织性缺氧四种类型。低张性缺氧以动脉血氧分压降低为主要特点;血液性缺氧由血红蛋白含量减少或性质改变引起;循环性缺氧由局部或全身有效循环血量减少引起;组织性缺氧由组织细胞利用氧障碍引起。

缺氧对机体功能代谢的影响与其发生的原因、速度、程度、部位、持续时间及机体对缺氧的耐受性等因素有关。急性缺氧可引起呼吸加深加快、心输出量增加、血流重新分布、肺血管收缩、无氧酵解增强、氧解离曲线右移等代偿性反应,严重者引起急性肺水肿、呼吸中枢抑制、静脉回流减少、中枢神经功能紊乱、组织细胞损伤等损伤性反应。慢性缺氧可引起毛细血管增生、红细胞和血红蛋白增加、细胞氧利用能力增强、肌红蛋白量增加等代偿性反应及肺动脉高压、心肌舒缩功能障碍、心律失常、血液黏滞度增高等损伤性反应。

缺氧的防治原则包括病因学防治和氧疗。缺氧的类型不同,氧疗的效果也不同,其中低张性缺氧患者氧疗的效果最好。吸入气氧分压过高可引起氧中毒,其发生机制与活性氧的毒性作用有关。

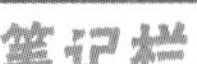
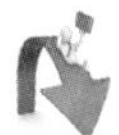

问题分析与能力提升

病例摘要 患者,男性,69岁,以“咳嗽、痰多,喘憋加重伴发热3天”入院。患者15年前开始反复发作咳嗽、咳痰并有时伴喘憋,且症状逐年加重。本次于入院前3 d受凉后出现畏寒、发热、咳嗽、咳脓痰、喘憋加重,来院就诊。

体格检查:T 38.9 ℃,P 120次/min,R 28次/min。半卧位,口唇、指尖部皮肤发绀,胸廓略呈桶状,肋间隙增宽,双肺呼吸音粗并可闻及大量痰鸣音,右下肺呼吸音低。

实验室检查:动脉血气分析结果,pH值7.14,PaO_2 42 mmHg,$PaCO_2$ 80 mmHg。

讨论:①试分析该患者缺氧原因是什么?属于何种类型缺氧?②该患者应如何氧疗?为什么?

(魏　严)

笔记栏

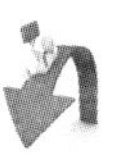

第六章 炎症

学习目标

1. 掌握炎症、炎症介质、变质、渗出、增生、假膜性炎、绒毛心、蜂窝织炎、脓肿炎性肉芽肿等概念;炎症的基本病理变化、炎症的类型及病理特征。

2. 熟悉液体渗出、白细胞渗出的机制与意义;炎性介质的分类和主要作用;炎症的局部临床表现、全身反应和结局。

3. 了解炎症发生的原因及生物学意义。

炎症(inflammation)是具有血管系统的活体组织对各种致炎因素所致损伤发生的以防御为主的应答性反应,俗称"发炎"。炎症是最常见的一种基本病理过程,机体所有组织器官均可发生炎症,常见于人的多种疾病,所以大多数疾病都以器官+炎症直接命名,特别是一些感染性疾病,如毛囊炎、扁桃体炎、肺炎、肝炎、肾炎、女性外阴炎、阴道炎、宫颈炎、盆腔炎。尽管这些疾病的发病因素、致病机制及临床表现各异,但是这些疾病共同的病理学基础均是组织或器官的炎症。

日常生活中常见的炎症有哪些?

临床上,炎症局部症状表现为红、肿、热、痛和功能障碍,特别是发生于体表的急性炎症的局部表现尤为显著。虽然炎症发生在机体局部组织或器官,但严重时常伴有不同程度的全身反应,如发热、白细胞增多、单核吞噬细胞系统吞噬功能增强和血清期反应物形成等。因此,医务工作者既要预防炎症性疾病的发生,又要运用炎症的病理学知识,采用合理的治疗措施,增强机体的防御能力,及早消除炎性因子,减少组织损伤,使患者早日恢复健康。

第一节　炎症的原因

(一)炎症的原因

所有可以造成细胞、组织损伤的外源性和内源性因素均可称为致炎因子,引发炎症的因素较多,主要包括如下几类。

1. 生物性因素　生物性因素最为常见,包括细菌、真菌、原虫、立克次体、螺旋体、

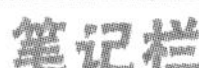
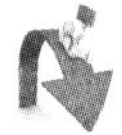

病毒和寄生虫等,其中以细菌和病毒最为常见。生物性因素的致病作用通常与病原体的数量及其毒力等有关,但不同生物性因素引发炎症的机制有所差异。例如,细菌主要通过分泌毒素发挥作用,也可由其抗原所诱发的免疫反应造成的损伤而引起的炎症;病毒的致炎作用主要来自于病毒在细胞内寄生、繁殖,影响宿主细胞的正常代谢,导致细胞死亡,从而引发炎症,也可和细菌一样通过免疫反应引起组织损伤而发生炎症。寄生虫则通过机械性损伤、在细胞内外增殖造成的破坏或作为抗原性物质引起超敏反应,都可导致组织损伤而引发炎症。

生物性因素如何引发炎症?

2. 物理性因素　物理性因素主要包括高温、低温、紫外线、放射性物质、电击和机械力损伤等。当高温、低温、紫外线、放射性物质和电击等达到一定作用时间和强度时均可引发炎症,而挤压伤、切割伤、撞击伤等机械力均可直接引发炎症反应。这些因素作为始动病因其作用往往较为短暂,炎症的发生多是因其损伤组织而造成的后果。

3. 化学性因素　化学性因素分为外源性化学物质和内源性化学物质。外源性化学物质包括强酸、强碱、松节油、芥子气等。内源性化学物质包括组织坏死崩解产物、某些病理条件下体内蓄积的代谢产物(如尿素、尿酸等)。

4. 变态反应　变态反应也是较为常见的炎症原因,一些抗原物质作用于致敏机体后可引起超敏反应和炎症。例如,青霉素过敏反应,树脂引起的接触性皮炎,结核分枝杆菌引起的感染性肉芽肿,抗原-抗体复合物沉着引起的肾小球肾炎、关节炎及脉管炎、吸入真菌及其孢子引起的过敏性肺泡炎等。

5. 组织坏死　缺氧或低氧等因素可引起组织坏死,如新鲜梗死灶的边缘所出现的出血充血带就是炎症反应。

(二)影响炎症过程的因素

1. 致炎因素　致炎因素是引起炎症发生的重要条件和必需因素,特别是生物性因素,其性质和炎症表现之间常有一定的联系。与致炎因素的种类、性质、数量、强度和作用时间有关。

2. 机体因素　各种致炎因素能否引起炎症、炎症反应的强弱,还取决于机体的状态,与机体的年龄和组织特性等内在因素也有密切关系,特别是免疫防御状态。机体的免疫状态、营养状态、内分泌系统功能状态等,对炎症的发生有重要影响。

第二节　炎症的基本病理变化

炎症局部(也称炎灶)的基本病理变化包括为变质(alteration)、渗出(exudation)和增生(proliferation)。这三种变化是所有炎症的局部共同表现,但炎症局部的三种基本病理变化可随着致炎因素和炎症类型的不同或炎症的不同时期而发生改变。在炎症过程中以一定的先后顺序发生,一般早期或急性炎症以变质和渗出为主,后期或慢性炎症以增生为主,三者间互相联系,互相影响,构成炎症局部的基本病理变化。

一、变质

变质是指炎症局部组织细胞发生变性或坏死的统称。机体组织器官变质部位包

笔记栏

含形态改变、代谢紊乱和功能障碍。轻度的形态和代谢变化可使局部组织细胞的功能降低，但物质代谢障碍严重或发生坏死时，功能则完全丧失。

（一）形态变化

变质性炎的形态学表现主要为炎灶内组织、细胞的变性和坏死，这种变化一般是由于局部物质代谢障碍所引发的，同时也与致炎因素的直接损伤及细胞信号传导障碍有一定关系。形态的变化可发生在实质细胞或间质区域。实质细胞的形态变化主要表现不同程度的细胞水肿、脂肪变性，严重时出现以坏死为主的细胞死亡；细胞坏死可释放大量的化学物质，其中释放出的大量水解酶可进一步引起周围组织细胞的变性、坏死，释放出的炎症介质可引起炎性渗出和白细胞的趋化作用。间质内可发生黏液性变性、玻璃样变性或发生纤维素样坏死，纤维（包括胶原纤维、弹性纤维、网状纤维）断裂，而纤维之间的基质（含透明质酸、硫酸软骨素、硫酸角质素等）可发生解聚。这些变化一般以炎灶中央部最为明显。

（二）代谢变化

炎症区代谢的变化主要表现为分解代谢增强和组织内渗透压升高。在炎灶中由于物质代谢障碍引起的局部组织细胞发生变性、坏死或凋亡，称为组织损伤，分为原发性组织损伤和继发性组织损伤。分解代谢加强和氧化不全产物堆积是炎灶内组织物质代谢的主要特点。

（三）炎症介质

炎症介质的概念。

介导和参与炎症反应的化学活性物质，称炎症介质（inflammatory mediator）。根据炎症介质的来源，可分为外源性和内源性两大类。外源性炎症介质主要是细菌及其产物。内源性炎症介质最常见，也最为重要，是由多种细胞和血浆产生，故又分为细胞源性和血浆源性两类。细胞源性炎症介质主要包括血管活性胺、花生四烯酸代谢产物、白细胞产物和细胞因子等。血浆源性炎症介质则包括激肽系统、补体系统、凝血系统和纤溶系统。

1. 细胞源性炎症介质　致炎因素直接或间接作用于机体多种细胞，如血管内皮细胞、肥大细胞、巨噬细胞、血小板、白细胞等，使之生成并释放的炎症介质称为细胞源性炎症介质。

（1）血管活性胺

1）组胺（histamine）　是组织胺的简称，主要分布于肥大细胞、嗜碱性粒细胞的异染颗粒中，也存在于血小板中。组胺广泛分布于各种组织中，尤以胃、肠、肺、皮肤小血管和小淋巴管周围数量较多。肥大细胞、嗜碱性粒细胞等在致炎因素的刺激下迅速以脱颗粒的形式释放组胺。

组胺是一种炎症调节介质，虽然组胺对炎症反应主要起促发作用，但有时也发挥一定的抑制作用。一般来说，在炎症早期和后期分别发挥促炎作用和抑炎作用。

2）5-羟色胺（5-HT）　5-HT 主要存在于血小板、肥大细胞和肠道黏膜嗜银（嗜铬）细胞内。在炎症过程中，低浓度时 5-HT 引起多数脏器微血管扩张，且有强烈的致痛作用，稍高浓度可导致大静脉收缩。5-HT 可引起肾、肺细动脉收缩，炎症局部血管通透性升高，并能促进组胺释放。5-HT 与组胺共同组成急性炎症早期反应的炎症介质。

笔记栏

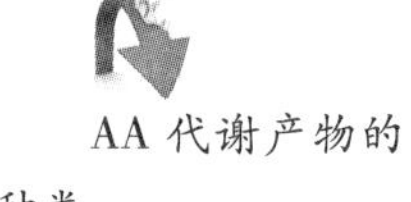

AA 代谢产物的种类。

(2)花生四烯酸(AA)的代谢产物　AA 大量存在于细胞膜磷脂内,在细胞受损的情况下代谢为前列腺素和白细胞三烯等具有炎症介质作用的 AA 代谢产物。

在临床上,阿司匹林(aspirin)和吲哚美辛等药物通过抑制 AA 代谢,而糖皮质激素通过抑制 AA 从磷脂中释出,以达到减轻炎症的目的。

1)前列腺素(PG)　PG 广泛存在于各种组织,其中血小板是 PG 的重要来源之一。炎区内的 PG 主要来自血小板和中性粒细胞、单核细胞和巨噬细胞等炎症细胞,PG 在细胞内产生后释放到细胞外发挥作用。具有明显加强组胺和缓激肽的效应的作用,从而间接引起血管通透性升高,亦可通过加强其他趋化因子的作用使白细胞向炎区集中。增强胶原生物合成的作用,能促进炎区纤维化。PG 能致痛和参与发热过程。由于 PG 出现在急性炎症后期,因此可能在炎症后期发挥主要作用。

2)白细胞三烯(LT)　炎区内 LT 主要在单核细胞、嗜碱性粒细胞和肥大细胞内合成。可促使单核细胞、中性粒细胞和嗜酸性粒细胞在小静脉内皮细胞黏附并对其有强烈的趋化及激活作用。能增强血管通透性,对支气管和血管平滑肌有强烈的收缩作用。

3)脂氧素(LX)　LX 是新确定的一类由 AA 产生的活性物质,主要通过转细胞生物合成机制形成。LX 能抑制中性粒细胞的黏附和趋化作用,但在单核细胞中表现出促进黏附作用。可刺激血管扩张。

(3)白细胞产物　中性粒细胞和单核细胞的溶酶体内含 40 余种酶类和非酶类成分,当炎症过程中中性粒细胞与巨噬细胞被致炎因素激活后释放的氧自由基及溶酶体成分等均可造成炎症组织细胞的损伤,从而发挥致炎或加重炎症的作用。

1)溶酶体成分　溶酶体存在于多种细胞的胞质中,尤其在吞噬细胞内分布最为丰富。在溶酶体内含有 40 多种酶性和非酶性炎症介质。

2)氧自由基　当中性粒细胞和巨噬细胞吞噬微生物形成吞噬体时可产生大量的氧代谢产物,即氧自由基,包括超氧负离子(O^{2-})、过氧化氢(H_2O_2)和羟自由基(OH^-)等。氧自由基的作用包括:①损伤血管内皮细胞,导致血管通透性增高;②激活中性粒细胞,产生毒性物质,还可刺激内皮细胞本身的黄嘌呤氧化作用,从而产生更多的过氧化物;③灭活抗蛋白酶,致使相应蛋白酶活化,破坏组织结构并使基质损伤;④损伤红细胞或其他实质细胞。

(4)细胞因子(CK)　细胞因子由多种细胞产生,包括淋巴细胞、单核细胞、成纤维细胞、血管内皮细胞、表皮细胞、平滑肌细胞和软骨细胞等,有些肿瘤细胞也可以产生 CK。根据 CK 的生物学效应的不同,分为白细胞介素、肿瘤坏死因子、造血生长因子、干扰素、转化生长因子、淋巴因子等。

(5)急性期蛋白(APP)　APP 是一组在炎症、感染或恶性肿瘤等机体组织损伤的急性期内合成的蛋白质。正常时,APP 在血浆中检测不到或含量极低。当机体组织损伤后,这些蛋白质才迅速合成并被释放进入血液。由于血液中的 APP 是初期组织损伤和初期炎症反应的一个重要标志,因此称为急性期蛋白。APP 不仅是炎症反应的生物学标志,也是炎症过程中的调节因子。

(6)其他炎症介质

1)细胞裂解产物　主要作用是维持血管通透性在较高水平,并使溶酶体释放多种酶。

笔记栏

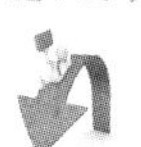

2)慢反应物质　可直接或间接刺激肥大细胞脱颗粒,故能增强血管的通透性并加强组胺的作用而引发水肿,同时也是过敏反应中引起支气管平滑肌收缩的物质。

3)过敏反应嗜酸性粒细胞趋化因子(ECF-A)　主要由过敏性嗜酸性粒细胞和血小板释放,ECF-A 不仅具有趋化嗜酸性粒细胞的作用,还可能刺激嗜酸性粒细胞释放组胺酶、磷脂酶和芳香基硫酸酯酶等,从而调节炎症反应。

4)血小板激活因子(PAF)　由被激活的中性粒细胞、单核细胞、嗜碱性粒细胞、肥大细胞和血管内皮细胞产生一种活性极强的炎症介质。主要作用包括:增强血小板的聚集,促进其脱颗粒并释放血管活性胺;具有很强的扩张血管、增强血管通透性的作用;促进白细胞的聚集、黏附;刺激白细胞及其他细胞合成 PG 和 LT。PAF 增强血管通透性的强度是组胺 100～1 000 倍,因此,PAF 是导致炎症局部水肿的重要介质。

活性极强的炎症介质有哪些?

2. 血浆源性炎症介质　在致炎因素作用下,机体血浆的凝血系统、纤维蛋白(原)溶解系统、激肽形成系统和补体系统可同时或先后被激活,而产生许多引发炎症的活性物质,称为血浆源性炎症介质。

(1)激肽系统

1)激肽系统的成分　激肽释放酶原、激肽释放酶、激肽释放酶结合蛋白、激肽原、激肽、激肽酶、特异性 B1 和 B2 受体共同构成激肽系统。

2)激肽系统的作用　激肽能使毛细血管微静脉内皮细胞内微丝收缩,内细胞间出现裂隙,可显著升高血管通透性。它还通过直接作用或通过刺激其他细胞释放 PEG 而导致血管扩张。激肽对非血管平滑肌有收缩作用,能引起哮喘、腹泻和腹痛。低浓度激肽(10^{-7}～10^{-8}g/mL)即可刺激感觉神经末梢引起炎区疼痛。

(2)补体系统　补体系统是血清和组织液中具有酶活性的一组糖蛋白,由近40 种可溶性蛋白和膜结合蛋白组成,是目前所知机体中最复杂的一个限制性蛋白水解系统。血浆中的补体主要来源于肝细胞,而炎灶中的补体则主要来源于巨噬细胞。

在生理状态下,血清中大多数补体均以无活性的酶前体形式存在,但在致炎因子作用下,补体系统可通过经典途径、凝集素活化途径和旁路途径依次激活,出现一连串逐渐放大的连锁反应,并产生多种补体成分的水解片段或形成具有不同生物活性的裂解产物。

补体激活的连锁反应。

补体裂解产物中,C3a 能促使肥大细胞和血小板释放组胺升高血管通透性。C5a 具有 C3a 的作用外,C5a 和 C5b 67 对中性粒细胞、嗜酸性粒细胞和单核细胞有强烈的趋化作用,可使中性粒细胞黏附于血管内皮细胞;还能激活花生四烯酸代谢的脂氧化酶途径,使中性粒细胞和单核细胞进一步释放炎症介质。C2b 可使小血管舒张、血管通透性升高和平滑肌收缩。C3b 是一种重要的调理素,中性粒细胞和巨噬细胞膜上有 C3b 受体,C3b 包被的病原菌易被吞噬细胞识别和吞噬。C5b6789 可破坏靶细胞膜的类脂质,故对细菌、原虫、病毒感染细胞均能溶解。

(3)凝血系统　炎症发生时血管内皮受损,基底膜胶原纤维被暴露,因其带负电荷,故可激活凝血因子Ⅻ,使内源性凝血系统启动。同时受损细胞释放大量组织凝血因子进入血液,使外源性凝血系统启动。凝血系统被启动后,产生凝血酶等因子,它们在炎症过程中发挥重要炎症介质作用,如凝血酶可使纤维蛋白原形成不溶性的纤维蛋白并释放出纤维蛋白多肽,它们可使血管壁通透性升高,同时对白细胞有趋化作用。

(4)纤溶系统　Ⅻ因子在启动凝血系统的同时,也激活纤维蛋白溶解系统,简称

笔记栏

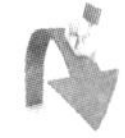

纤溶系统。前述的激肽释放酶可使纤维蛋白溶解酶原转变为纤维蛋白溶解酶，后者是一种多功能的蛋白酶，可使纤维蛋白溶解，在溶解过程中形成的纤维蛋白降解产物即多肽 A、B、C、D 和 X、Y、D、E，具有增加血管通透性和趋化白细胞等作用。纤维蛋白溶解酶的炎症活性还表现为能降解 C3 形成 C3a。此外，它还能活化Ⅻ因子，故又可激活或启动多种级联反应，从而发生放大效应。

1）纤维蛋白肽　炎症时由于血管内皮细胞受损发生坏死、脱落，暴露基底膜上的胶原纤维，它带有负电荷，可激活凝血因子Ⅻ，从而启动内源性凝血系统；同时受损伤的组织细胞释放大量凝血因子Ⅲ进入血液，又可启动外源性凝血系统。

凝血过程中生成的纤维蛋白 A 肽和 B 肽合称为纤维蛋白肽（fibrinopeptics），具有升高血管通透性和吸引中性粒细胞的作用。

2）纤维蛋白（原）降解产物　在炎症过程中，血浆内生成大量纤维蛋白溶解酶原（纤溶酶原）激活物。在激活物的作用下，纤溶酶原生成纤溶酶并降解纤维蛋白（原），形成多肽 A、B、C 和 X、Y、D、E 等片段，这些片段总称为纤维蛋内（原）降解产物（FDP）。

FDP 中的 D、E 片段能升高血管通透性，吸引中性粒细胞。A、B、C 片段能加强组织胺和激肽的升高毛细血管通透性作用。Y、E 片段有抗凝血酶的作用，D、X、Y 片段可与纤维蛋白单体结合并抑制纤维蛋白多聚体生成，因此它们具有强烈的抗凝血作用。

炎症介质的联系。

综上所述，可见炎症介质来源广泛，作用复杂，各种来源的炎症介质既有各自作用的重点环节和作用时期，又在各个环节中有着密切的联系，彼此起着协同作用。各种炎症介质具有下列几个显著特点。一是炎症介质大多数与靶细胞的膜受体结合发挥作用，也具有酶活性，微量高效。二是各种炎症介质间相互联系，作用于炎症不同发展阶段。三是炎症介质的产生、发挥效应及失活，受到机体的精细调控处于一种平衡体系中。

二、渗出

渗出（exudation）是指血液成分通过小静脉和毛细血管壁进入炎区组织内的过程。渗出的血液成分包括液体成分和细胞成分，统称为渗出物。渗出为主要的抗损伤过程，是机体消除致炎因子和有害病理产物所采取的积极措施，是多种炎症介质共同作用的结果，是在血管反应这一中心环节的基础上发生、发展而来的。在致炎因素、炎症介质的作用下发生充血、淤血甚至血流停滞，同时血管通透性明显升高，血管中液体成分和细胞成分渗出，白细胞吞噬作用加强。

（一）血流动力学改变

损伤局部的小血管反应和血流动力学改变是炎症过程最早的变化，包括血管管径、血流量、血流速度及血管壁通透性的改变。它们是炎症发生的基础，没有血管和血流动力学的变化，就没有炎症的发生。

炎灶内的微动脉在致炎因素的作用下，最初发生短暂痉挛使局部组织缺血。随后微动脉及全部毛细血管扩张，血流加快，血量增多，血压升高，这是炎症早期动脉性充血的表现；再后血流逐渐减慢甚至出现血液瘀滞。

笔记栏

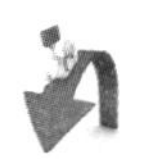

血管扩张是血流动力学的主要变化，其发生机制与神经因素和体液因素都有关。炎性刺激物作用于局部感受器后，通过轴突反射可引起炎区微动脉扩张。体液因素，特别是炎症介质，对血管扩张起着更重要的作用。引起血管扩张的炎症介质包括组胺、5-HT、PGE、PGI_2 和激肽等。此外，炎区内 H^+ 浓度升高使血管壁紧张性降低，对血管扩张也有一定影响。炎性充血可输送大量氧、营养物质、白细胞、抗体等到局部组织，增强防御能力，同时将病理产物迅速带走有利于恢复组织的正常功能。

在血流动力学发生上述变化的同时，淋巴循环也出现类似变化。一般在炎区发生充血时局部淋巴循环也加强。随血流减慢，淋巴液内细胞成分增多，加之此时可发生淋巴管炎，从而引起淋巴循环障碍，严重时可发展为淋巴淤滞及出现淋巴栓。这种变化更增加了炎性水肿和血液循环障碍的严重程度。

（二）血管壁通透性增高

血管壁通透性增高的机制。

血管通透性的改变主要表现为微静脉和毛细血管的通透性升高，是导致渗出的必要条件。电镜观察可见炎症时内皮细胞间出现 0.5～1.0 μm 的裂隙，IL-1、TNF、IFN-γ 以及缺氧等可引起血管内皮细胞收缩；内皮细胞中的吞饮小泡增多，窗孔口径增宽，使富含蛋白质液体向胞外运行的穿胞作用加强；内皮细胞损伤，甚至发生坏死、脱落；炎症修复中新形成的毛细血管内皮间连接尚不完整和健全。上述血管壁结构的改变和破坏是通透性升高的组织学基础。

炎症过程中，随着血流变慢和血管通透性升高，血液的液体成分可通过微静脉和毛细血管壁进入组织或到达组织器官表面，这种现象称为渗出（exudation）。渗出的液体称为炎性渗出液（inflammatory exudate），其中含有较多的蛋白、细胞成分甚至纤维素，外观混浊，易在体内外发生凝固。炎性渗出液在局部积聚可引起炎性水肿（inflammatory elema）。

（三）液体渗出

1. 液体性渗出物　即渗出物中的液体成分，简称炎性渗出液或渗出液，是来自血浆的蛋白性液体，含有水分、盐类和分子量不同的蛋白质等多种成分。

渗出液的成分可因致炎因子、炎症部位和血管壁受损程度不同而异。一般来说，血管壁受损轻微或炎症早期，渗出的主要是水、盐类和小分子白蛋白；若血管壁受损严重，分子较大的球蛋白甚至纤维蛋白原也可渗出。渗出的纤维蛋白原在坏死组织释放的组织因子作用下，可形成纤维蛋白即纤维素，如渗出物中含有大量纤维素素时，即称纤维素性炎症。

2. 渗出液的作用　渗出液对机体具有重要的防御作用：①中和、抑制或杀伤病原微生物及其毒素；②稀释病原微生物及有害物质，减轻其对组织的损伤；③促进白细胞的吞噬活动；④渗出液可将其中的病原和毒素带到局部淋巴结，促使产生细胞免疫和体液免疫；⑤吸收进入血液的药物，可通过液体渗出被带到炎症区发挥治疗作用。

（四）白细胞的渗出和吞噬作用

白细胞如何到达炎区？

在炎症过程中外周血白细胞主动通过微血管壁进入炎区的现象称为白细胞渗出（exudation of leukocytes），一个白细胞需要 2～12 min 才能完全通过血管壁。渗出的白细胞在炎区内聚集称为白细胞浸润（infiltration of leukocytes）。

1. 白细胞渗出过程　白细胞从血管内渗出要经历边移、贴壁、游出 3 个阶段（图

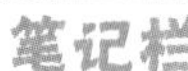

笔记栏

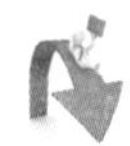

6-1)。

炎症时血管反应

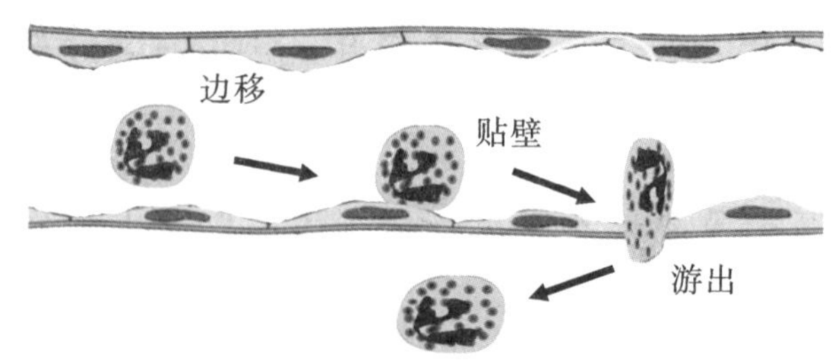

图 6-1　炎症中白细胞边移、贴壁及游出

(1)边移　白细胞从血液的轴流进入边流,发生滚动并靠近血管壁的现象称为边移(margination)。

(2)贴壁　边移之后,大量白细胞与血管内皮细胞发生紧密黏附,称为贴壁(sticking)。白细胞翻滚中产生的信号引起胞外整合素结合位点空间构型的改变而导致整合素被激活,整合素的表达阻止了白细胞的翻滚,并导致白细胞通过 LFA-1 和 ICAM-1、VLA-4 和 VCAM-1 等的相互作用,引起白细胞与内皮细胞间的紧密黏附。

白细胞如何完成游出过程?

(3)游出　白细胞以阿米巴运动的方式穿越血管壁进入发炎组织的过程称为游出(emigration),多发生在小静脉。游出的白细胞最初围绕在血管周围,以后受趋化因子作用沿组织间隙,以阿米巴运动的方式向炎灶中心聚集。白细胞游出血管后,就不能再游回血管内。中性粒细胞和单核细胞的游走能力最强,而淋巴细胞最弱。由于中性粒细胞游走能力最强,而且在血液中的数量最多,所以在发生急性炎症时,中性粒细胞常最早出现于炎区,这是急性炎症反应的一个重要形态学标志。

白细胞游出血管后,因受某些化学刺激物的吸引,能以阿米巴运动做定向游走,称为趋化作用(chemotaxis)或趋化性,而这些化学刺激物则称为趋化因子(chemokine;chemotactic factor)。趋化因子通常以一定的浓度梯度分布于炎区,白细胞则沿浓度差由低至高运动,最终到达浓度最高的炎灶中心发挥作用。不同类型的白细胞对趋化因子的敏感性不同。粒细胞和单核细胞对趋化因子的反应较强,而淋巴细胞较弱。另外,趋化因子的作用是有特异性的,有些吸引粒细胞而不吸引单核细胞,有些则相反,少数可同时吸引两种细胞。

炎症细胞的重要性。

2. 炎症过程中渗出的白细胞　中性粒细胞、嗜酸性粒细胞、嗜碱性粒细胞、单核细胞和淋巴细胞都可经内皮细胞间隙到达血管外,这是一个主动的过程。炎症过程中所出现的各种炎症细胞是机体炎症反应的重要标志和病理变化,是了解炎症的病因、确定炎症的类型、控制炎症的发展的重要依据,这些细胞在炎症的发生、发展和转归中发挥着不同的作用。不同性质的炎症及炎症发展的不同阶段,渗出的白细胞成分也不尽相同。

(1)中性粒细胞(neutrophil)　中性粒细胞是白细胞中较多的一种,临床上被作为急性炎症的重要指标。常见于急性炎症、炎症初期和化脓性炎症时,外周循环血液中的中性粒细胞常见明显增多,炎灶局部也有较多中性粒细胞浸润。中性粒细胞不仅具有活跃的趋化性和运动能力,而且具有极强的吞噬功能,可吞噬细菌、细小的组织碎片及抗原-抗体复合物等较小物体,在 pH 值 7.0 ~ 7.4 的环境中最活跃,当 pH 值降至

笔记栏

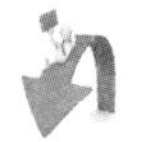

6.6 以下时开始崩解，释放多种酶类，溶解周围变质细胞和自身而形成脓液。

成熟的中性粒细胞直径 7 ~ 15 μm，不成熟的细胞核呈杆状不分叶，分叶则为成熟中性粒细胞的核，一般可分 2 ~ 5 叶，叶间由染色质细丝相连。临床上，幼稚性中性粒细胞出现较多时称核左移，分叶核的细胞多时称核右移；机体严重衰竭时，若中性粒细胞不增多或反而减少，则常提示预后不良。

（2）嗜酸性粒细胞（eosinophil） 嗜酸性粒细胞多见于过敏性炎症、寄生虫感染及嗜酸性粒细胞性肌炎等。其主要功能是吞噬抗原－抗体复合物、调整限制 I 型超敏反应，同时对寄生虫有一定杀伤作用。

嗜酸性粒细胞与嗜碱性粒细胞的区别。

嗜酸性粒细胞的形态特点是胞质内充满粗大的鲜红色嗜酸性颗粒，成热的嗜酸性粒细胞直径 10 ~ 15 μm，2 分叶核。细胞膜上有 IgE 的 Fc 受体。嗜酸性具粒细胞有一定的游走和吞噬能力，其趋化因子来自补体、嗜酸性粒细胞、肥大细胞、中性粒细胞、淋巴细胞及寄生虫等。

（3）嗜碱性粒细胞（basophil） 嗜碱性粒细胞是血液中数量最少的白细胞。

嗜碱性粒细胞直接参与 I 型超敏反应。在致炎因子刺激下，机体产生 IgE 抗体与嗜碱性粒细胞表面 IgE 的 Fc 受体结合，机体处于致敏状态。

（4）单核细胞和巨噬细胞 血液常规染色涂片中的单核细胞是白细胞中最大的细胞。单核细胞常见于急性炎症后期、慢性炎症、某些非化脓性炎症、病毒及寄生虫感染等。在急性炎症，单核细胞在炎灶出现的时间往往迟于中性粒细胞。直径 10 ~ 20 μm，呈圆形或椭圆形，细胞轮廓不清，细胞膜表面有许多细长的伪足状突起；核呈肾形或马蹄形，位于细胞中央或偏于一侧；细胞质丰富，呈弱嗜碱性，其中含有许多大小不等的紫红色嗜天青颗粒即溶酶体。

区分单核细胞和巨噬细胞。

发生炎症时，来源于血液中的单核细胞可游出血管，进入组织炎区进行吞噬活动，从而转变为巨噬细胞。巨噬细胞通常的两种形式存在，一种是自由移动于组织间隙，另一种则固定在组织或器官中，并因其分布的器官或组织不同而有不同的名称，如结缔组织中的组织细胞、肝的库普弗细胞、肺的尘细胞等，这些细胞平常多处于静止状态，但均具有吞噬、趋化及增殖潜能，发炎时即变成活跃的巨噬细胞。

（5）淋巴细胞与浆细胞 淋巴细胞主要见于慢性炎症恢复期、病毒性炎症和迟发性超敏反应的局部组织，可见炎灶内淋巴细胞聚集，同时血液中淋巴细胞数量也增多。分 T 淋巴细胞和 B 淋巴细胞。

浆细胞由 B 淋巴细胞演变而来，比小淋巴细胞略大，呈圆形或卵圆形，胞质较丰富，弱嗜碱性，色灰暗，但核周胞质色淡；细胞核常偏于一侧，染色质致密呈粗块状，并多沿核膜呈车辐状分布，是识别浆细胞的标志之一。

T 淋巴细胞：其主要功能是参与机体的细胞免疫，T 淋巴细胞受到抗原刺激后，转变为致敏淋巴细胞，当其再次与相同抗原接触时便产生释放淋巴毒素和多种淋巴因子，发挥其细胞免疫及各种炎症介质的重要作用。

B 淋巴细胞：其功能是参与机体的体液免疫，通过其效应细胞产生抗体来实现。在抗原刺激下，B 淋巴细胞可以增殖并转变为浆细胞，浆细胞合成免疫球蛋白，发挥体液免疫作用。

3. 白细胞的吞噬作用及过程 白细胞渗出的主要作用是吞噬病原体及组织崩解碎片等，但对局部组织也有一定的损伤作用。

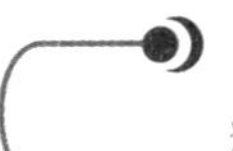

笔记栏

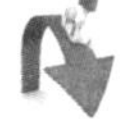

(1)吞噬作用(phagocytosis)　是指白细胞通过趋化作用到达炎区后,对病原体及组织崩解碎片等进行吞噬和消化的过程,它是炎症防御性反应机制中极为重要的环节。能发挥吞噬功能的白细胞有中性粒细胞、巨噬细胞和嗜酸性粒细胞。中性粒细胞又称小吞噬细胞,在非酸性环境下,对大多数病原微生物、颗粒细小的组织崩解产物及抗原-抗体复合物等具有极强的吞噬功能;巨噬细胞也称大吞噬细胞,吞噬能力很强,既能吞噬中性粒细胞能吞噬的成分,也能吞噬它不能吞噬的一些病原微生物(如结合分枝杆菌)、寄生虫及其虫卵、较大的组织碎片和其他异物等,而且在酸性和非酸性环境下均能发挥其吞噬作用。嗜酸性粒细胞的吞噬能力较弱,通常以吞噬抗原-抗体复合物为主。

(2)吞噬过程　白细胞的吞噬过程可分为黏附、吞入及消化三个阶段。吞噬细胞首先借助于自身表面的Fc和C3b受体去识别被吞噬物,通过受体与相应抗体Fc段或补体结合,使被吞噬物黏附在吞噬细胞的表面;之后吞噬细胞形成伪足将其包围,并摄入胞质内形成吞噬体;吞噬体又与胞质内的溶酶体融合形成吞噬溶酶体。溶酶体通过脱颗粒作用将其内容物释放,使吞噬物在吞噬溶酶体内被灭杀、降解。在消化结束后,吞噬细胞常将不能消化或降解的残余物排出细胞外。

(3)损伤作用　白细胞在发挥吞噬功能时能释放多种酶,尤其是白细胞死亡崩解后,细胞内的酶外溢,可对局部组织造成损伤。

三、增生

增生(proliferation)是在致炎因子或某些理化因素的刺激下,炎症局部以细胞增生为主的变化。它是一种防御反应,可清除致炎因子和病理产物、防止炎症蔓延、修复损伤等。

炎灶增生的细胞成分十分复杂,包括巨噬细胞、淋巴细胞、浆细胞、血管内皮细胞和成纤维细胞,以及炎灶周围的上皮细胞或局部实质细胞等。增生变化可贯穿于整个炎症过程。在炎症早期,增生反应表现的较弱,但炎症后期的修复阶段或急性炎症转为慢性时,增生则表现得十分明显。然而,在有些急性炎症或炎症初期,也会出现明显的细胞增生变化,如急性肾小球肾炎时,肾小球血管内皮细胞和系膜细胞明显增生。

综上所述,炎症局部的变质、渗出和增生变化既有区别,也有联系,互为因果,共同构成复杂的炎症过程。在此过程中,有致炎因子对机体的损伤作用,也有机体的抗损伤反应。二者的对立统一贯穿于炎症过程的始末,并以抗损伤反应为主导地位,故炎症本质上是一种以防御为主的病理过程。一般来说,炎症过程中的变质属于损伤性改变,渗出和增殖属于抗损伤反应。但在一定条件下,损伤能促使抗损伤过程的出现,且损伤和抗损伤过程还可以互相转化。例如,变质属于损伤变化,但变质过程中的坏死崩解产物又可促使血浆成分和白细胞渗出,并具有刺激组织细胞增殖的作用;而渗出虽属于抗损伤反应,但若渗出过多,则可造成压迫、阻塞等不良影响。增生,尤其是增生的肉芽组织有修复损伤的作用,但过度增生可使原有组织的结构发生变化或破坏,并影响器官的功能,如慢性肾炎导致的固缩肾、肝炎后期的肝硬化等。

笔记栏

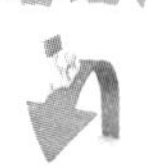

第三节　炎症局部的临床表现和全身反应

（一）炎症局部的临床表现

炎症局部表现

炎症局部临床表现包括红、肿、热、痛及功能障碍，以体表的急性炎症最为典型。

1. 红　由炎灶内充血所致，炎症初期，因发生动脉性充血，氧和血红蛋白增多，故使炎症局部呈鲜红色，随着炎症的发展，血流变慢，动脉性充血转变为淤血，血液中还原血红蛋白增多，故又转换为暗红色或紫红色。

2. 肿　由炎性渗出造成为主，充血及组织细胞变性肿胀也会引起或加重炎症局部肿胀。

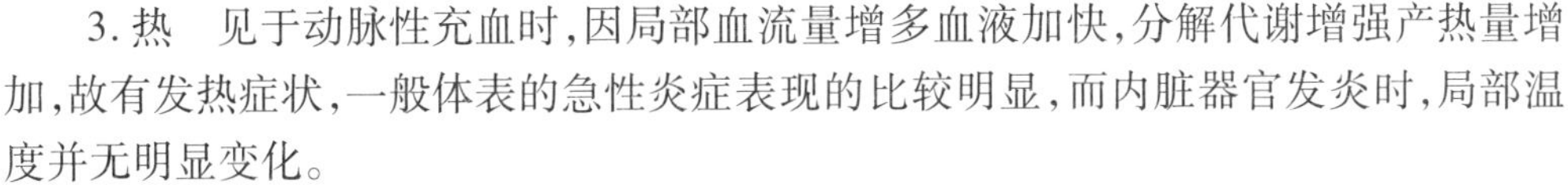

3. 热　见于动脉性充血时，因局部血流量增多血液加快，分解代谢增强产热量增加，故有发热症状，一般体表的急性炎症表现的比较明显，而内脏器官发炎时，局部温度并无明显变化。

4. 痛　主要是由炎症介质，钾离子和氢离子刺激神经末梢所致，而炎区的肿胀压迫或牵拉感觉神经末梢也可引起疼痛。

5. 功能障碍　发炎器官组织的功能障碍是上述临床表现的综合作用的结果。

（二）炎症的全身反应

炎症虽然发生于局部，但局部的病变并不是孤立的，它既受整体的影响，同时又影响整体，比较严重的炎症，尤其是生物性致炎因子引起的炎症常出现全身反应，炎症常见的全身反应主要有以下几方面：

区别局部发热。

1. 发热　发热是在致热原的作用下，使体温调节中枢的调定点上移而引起的体温升高。致热原是指所有能引起发热的物质，分为内源性和外源性两类。外源性致热原主要是自体外进入体内的致热物质，包括各种病原微生物、寄生虫等产生的毒素和其代谢产物；内源性致热原是由中性粒细胞、单核细胞和嗜酸性粒细胞等吞噬细胞在吞噬过程中合成并释放的蛋白质，它直接作用于体温调节中枢，引起机体体温升高。

发热是机体抵抗疾病的防御性反应。一定程度的体温升高对机体是有利的，可以促进抗体的生成、促进白细胞的吞噬功能和促进肝的解毒功能。但如果发热持续过久或超过一定限度的高热，则可引起机体实质细胞代谢障碍，发生变性、坏死，甚至造成严重后果。

2. 外周血白细胞增多　炎症过程中，外周循环血液单位体积内白细胞数量往往发生变化，常出现白细胞增多，是炎症最为常见的全身反应之一。白细胞增多现象是抗感染抗损伤的一种十分重要的防御性反应。根据白细胞增多的程度与类型等可以了解感染的程度，发展阶段，致炎因子的类型，机体的功能状况及疾病的预后等情况。因此，在临床上外周血液的白细胞检测是一项非常重要的指标。一般来说，多数急性炎症，特别是急性化脓性炎症时，循环血液中白细胞总数升高，以中性粒细胞为主。有时甚至出现幼稚型中性粒细胞比例升高，即白细胞核左移现象。过敏性炎症或寄生虫性炎症时，外周血中常见嗜酸性粒细胞增多。慢性炎症和病毒性炎症则多见淋巴细胞增多为主。应该指出并非所有炎症都伴有血液白细胞增多现象，例如有些病毒（如流感

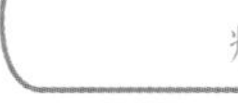

笔记栏

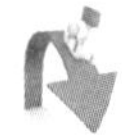

病毒等)和细菌所引起的炎症,循环血液中的白细胞不仅不增多,反而减少,另外在机体抵抗力低下或感染严重时,白细胞没有明显增多,甚至还会减少,预后一般较差。

3. 单核吞噬细胞系统增生　单核吞噬细胞系统增生和吞噬杀菌功能加强,是针对致炎因子刺激发生的一种全身反应,主要表现为肝、脾和全身浅表淋巴结肿大。淋巴组织中的T淋巴细胞与B淋巴细胞明显增生,并释放大量的淋巴因子和抗体,参与机体的免疫应答,以增强机体抵抗力,消灭病原体。

4. 实质细胞的病变　严重较重时,由于炎灶内的细菌毒素、毒性代谢产物等吸收入血,形成毒血症,或机体发热、血液循环障碍等因素的影响,心、肝、肾等器官的实质细胞发生变性、坏死,导致器官功能障碍。如白喉患者发生的心肌坏死,高热引起的肾小管上皮细胞水肿等。

第四节　炎症的类型

炎症类型主要根据炎症的基本病理变化分类。

任何炎症性疾病,其发病因素、发生部位可能不同,但均具有变质、渗出和增生三种共同的基本病理变化,由于引起炎症的原因、组织器官的结构特点、机体的反应状态和炎症过程的不同,可表现出不同的病理变化,根据炎症的局部的主要病理特点,将炎症分为变质性炎症、渗出性炎症和增生性炎症。

一、变质性炎症

变质性炎症(alterative inflammation)是炎症局部组织以变性、坏死为主要病理变化的一类炎症。其渗出和增生变化相对较轻。变质性炎症多发生在肝、心、肾、脑等实质器官,也可见于骨骼肌。变质性炎症多呈急性经过,有时也可转为亚急性或慢性。

(一)原因

常见于各种中毒及某些重症感染。例如,白喉杆菌外毒素引起的中毒性心肌炎,急性重型病毒性肝炎等可引起肝的变质性炎。

(二)病理变化

轻微的变质性炎症以实质细胞变性变化为主,肉眼观,病变器官肿大、质软、色淡等一般变化;镜下,实质细胞发生不同程度的细胞水肿、脂肪变性等,间质炎症细胞浸润。严重的变质性炎症以坏死为主,又称坏死性炎症,肉眼观,发炎器官,常见大小不等、界限较清的灰白或灰黄色炎性坏死灶,坏死灶周围常有红色充血出血带;镜下,可见实质细胞坏死,伴有间质充血、出血、水肿、炎症细胞浸润。现以肝、心肌组织为例做简要说明。

1. 肝的变质性炎　肝体积肿大,呈土黄或黄褐色,质脆易碎。镜检可见肝细胞呈细胞水肿、脂肪变性(图6-2)和溶解坏死,中央静脉、肝窦、汇管区血管扩张充血,坏死区、汇管区见淋巴细胞浸润。

2. 心肌组织的变质性炎　心肌质地稍软,外观颜色不均,室间隔、心房、心室面散在有灰黄色的条纹与斑点。镜检可见心肌纤维呈细胞水肿、脂肪浸润(图6-3)和坏死,甚至心肌纤维发生断裂和崩解;间质充血、水肿,常见淋巴细胞、单核细胞浸润。

笔记栏

（三）结局

变质性炎多为急性过程，其结局取决于实质细胞的损伤程度。损伤较轻时，在病因消除后可完全康复。如果实质细胞受损严重或范围较广，引起器官功能急剧障碍，可造成严重后果，甚至死亡。但有时迁延不愈，也可转为慢性。

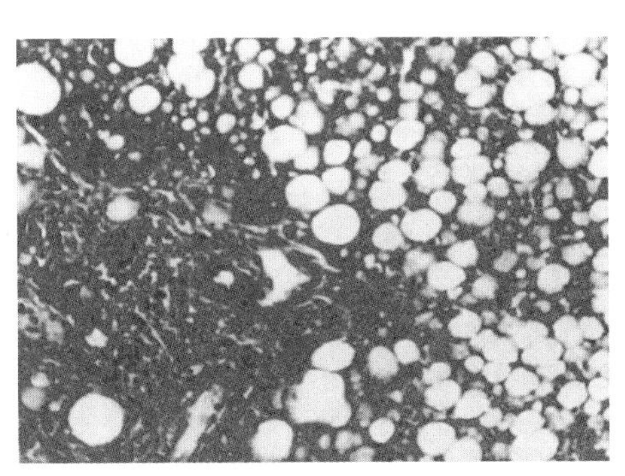

图 6-2　肝细胞脂肪变性

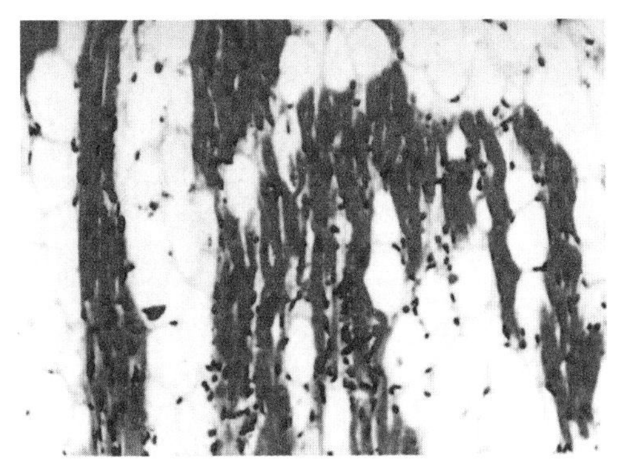

图 6-3　心肌脂肪浸润

二、渗出性炎症

渗出性炎症的类型。

渗出性炎症（exudative inflammation）指炎症局部组织以渗出性变化为主的一类炎症，多呈急性过程。根据渗出物的主要成分和病变特点，渗出性炎症又可分为浆液性炎、纤维素性炎、化脓性炎、出血性炎等类型。

（一）浆液性炎

浆液性炎（serous inflammation）指以渗出大量浆液为特征的炎症。浆液主要成分是血清，一般比较稀薄，含白蛋白为主，混有少量纤维蛋白原、白细胞、脱落的上皮细胞或间皮细胞等。

1. 原因　各种理化因素（机械性损伤、冻伤、烫伤、化学毒物等）和生物性因素等。

2. 病理变化　浆液性炎症常发生于疏松结缔组织和皮肤、黏膜、浆膜等处。

（1）皮肤的浆液性炎　浆液多聚积于表皮棘细胞之间或真皮的乳头层，使皮肤局部形成丘疹样结节或水疱，切开可见流出淡黄色浆液。皮下疏松结缔组织本身呈淡黄色半透明胶冻状，镜下见间质毛细血管充血，组织结构疏松，炎症细胞浸润。此病变常见于痘疹、烧伤、冻伤及湿疹等。

（2）黏膜的浆液性炎　常发生于胃肠道黏膜、呼吸道黏膜、子宫黏膜等部位。眼观可见黏膜表面附有大量稀薄透明的浆液渗出物，黏膜充血、肿胀。切开肿胀部可见淡黄色浆液流出，镜下见黏膜上皮细胞变性或坏死脱落，固有层毛细血管充血、出血，同时见水肿和少量白细胞浸润。

（3）浆膜的浆液性炎　浆膜充血、肿胀，间皮脱落，常见浆膜腔积液，如心包腔积液、胸腔积液、腹腔积液、关节腔积液等。

（4）肺的浆液性炎　肺的浆液性炎症比较常见，肉眼观炎区肿胀呈暗红色，肺胸膜紧张、湿润、富有光泽；切面流出多量含泡沫的液体。镜下见肺泡壁毛细血管充血，肺泡壁上皮细胞肿胀、脱落，肺泡腔内有大量浆液，H-E 染色呈均质红染（图 6-4），其

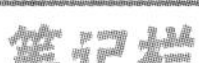
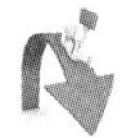

中有数量不一的白细胞和脱落的上皮细胞，有时还可见少量红细胞和纤维素，胞间质水肿。

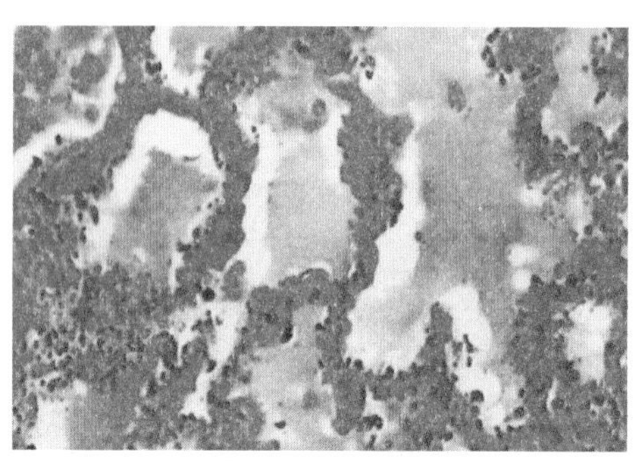

图6-4　肺水肿

肺泡壁扩张充血，肺泡腔大量浆液性渗出

3. 结局　浆液性炎症通常是渗出性炎症中比较轻微的一种，随着致炎因素的消除和机体状况的好转，浆液性渗出物可被吸收消散，局部变性、坏死组织通过再生可完全修复。但若渗出液过多，病程持久，则可压迫脏器或周围组织导致功能障碍，甚至危及生命。

（二）纤维素性炎

纤维素性炎与浆液性炎的区别。

纤维素性炎（fibrinous inflamrmtion）是以渗出液中含有大量纤维蛋白为特征的炎症。纤维蛋白来自血浆中的纤维蛋白原，当血管壁损伤较重时纤维蛋白原从血管中渗出，在某种酶的作用下转变为不溶性的纤维蛋白。此炎症常发生在浆膜、黏膜和肺等部位。

1. 原因　常见于病原微生物感染，如白喉杆菌引起的白喉，痢疾杆菌引起的细菌性痢疾。

2. 病理变化

（1）黏膜的纤维素性炎　常发生于上呼吸道和消化道黏膜，以形成“假膜”为特征。渗出的纤维素、白细胞和坏死的黏膜上皮常凝集在一起，形成一层灰白色的膜样物（假膜）覆盖在发炎黏膜表面，故又称假膜性炎。由于发炎组织结构特点不同，有的假膜与深层组织发生牢固结合，难以剥离（如咽白喉），称为固膜性炎；有的假膜与黏膜损伤部位联结松散，容易脱落（如气管白喉），称为浮膜性炎，浮膜脱落可阻塞支气管引起窒息。

（2）浆膜的纤维素性炎　常见于胸膜、腹膜和心包膜。发生于心包膜的纤维素性炎，渗出的纤维素则附着于心包膜表面，由于心脏的跳动，心包的脏壁两层之间互相摩擦，致使附着在心包膜上的纤维素呈灰白色绒毛状覆盖于心包表面，称为线毛心（图6-5）。

（3）肺的纤维素性炎　常见于大叶性肺炎红色肝变期和灰色肝变期，灰色肝变期肺泡膈内毛细血管贫血，而肺泡腔内含有大量纤维素和中性粒细胞（图6-6）。具体见呼吸系统疾病一章。

3. 结局　纤维素性炎一般呈急性或亚急性经过，结局主要取决于组织坏死的程

笔记栏

度、渗出纤维素的数量、渗出炎症细胞的多少等。纤维素可被白细胞释放的蛋白分解酶溶解,进而吸收消散。若纤维素不能被彻底的溶解,可被机化而发生局部粘连。

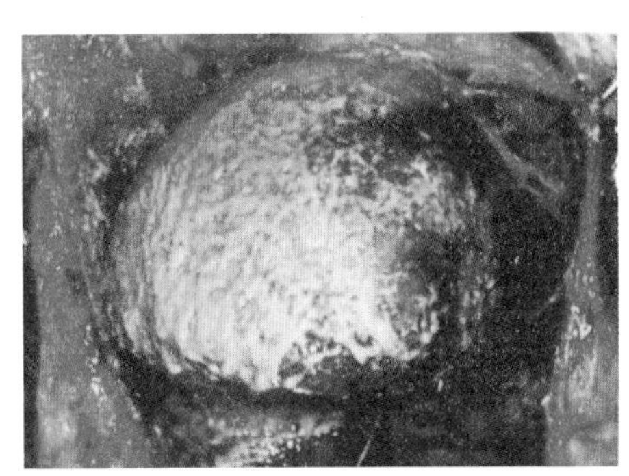

图6-5 大量纤维素覆着心脏表面

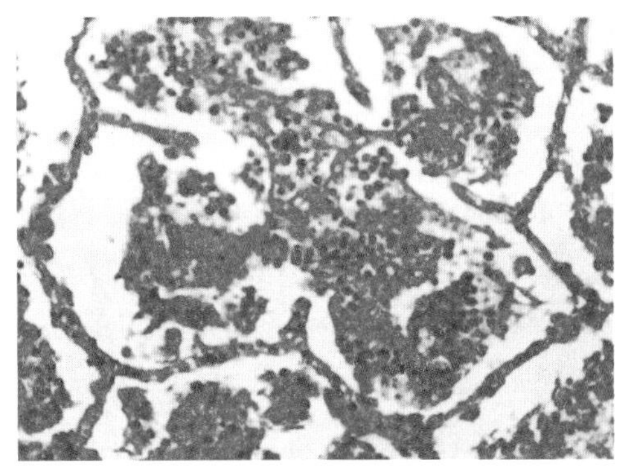

图6-6 大叶性肺炎

肺泡隔毛细血管闭锁,肺泡腔填充大量纤维素和中性粒细胞

(三)化脓性炎

以大量中性粒细胞渗出并伴有不同程度的组织坏死和脓液形成特征的炎症,称为化脓性炎(suppurative inflammation)。脓液即脓性渗出物,是由脓细胞(变性、坏死的中性粒细胞)、细菌和液化坏死物组成。脓液的形成过程称为化脓(suppuratioin)。

1. 原因　化脓性炎常由化脓菌如葡萄球菌、链球菌、脑膜炎球菌、铜绿假单胞菌等感染所引起。亦可由某些化学物质如松节油等以及机体自身的坏死组织如坏死骨片所致,后者引起无菌性化脓性炎。临床上常见的化脓性炎症有皮肤疖、痈、化脓性阑尾炎、化脓性脑膜炎和化脓性肾盂肾炎等。

2. 病理变化　由于病原菌不同,脓液在外观上有较大差异。如感染葡萄球菌和链球菌生成的脓液一般呈黄白色或金黄色乳糜状,较黏稠;链球菌感染生成的脓液则较稀薄;如混有腐败菌感染,则脓液呈污绿色并有恶臭。根据病因和发生部位的不同分为下列三种:

脓液随引发因素不同而各异。

(1)表面化脓与积脓　指黏膜或浆膜表面的化脓性炎,称表面化脓。黏膜表面的化脓性炎又称脓性卡他。黏膜表面见黄白色脓性渗出物,镜下黏膜充血、大量中性粒细胞浸润、黏膜上皮细胞发生变性、坏死和脱落。炎症病变发生在胆囊、输卵管等黏膜及脑膜,脓液则在胆囊、输卵管腔及脑膜内蓄积,称为积脓。常见的如化脓性胸膜炎、化脓性尿道炎、化脓性支气管炎等。

(2)蜂窝织炎(phlegmonous inflammation)　指发生于疏松结缔组织的弥散性化脓性炎,如皮下、肌肉间、阑尾等。主要致病菌是溶血性链球菌,它产生透明质酸酶分解结缔组织基质的透明质酸;产生链激酶,溶解纤维素。加之病变组织疏松,从而有利于病原体在组织内迅速扩散,使炎症得以蔓延。炎区组织坏死不明显,与周围组织无明显界限,有大量中性粒细胞弥漫性浸润。轻度蜂窝织炎经及时治疗痊愈后可不留痕迹,但严重的蜂窝织炎常因全身中毒而致死。

(3)脓肿(abscess)　指器官组织内发生的局限性化脓性炎,表现为炎区组织坏死液化,形成充满脓液的腔。多由金黄色葡萄球菌感染引起,多见于皮肤(图6-7)和内

笔记栏
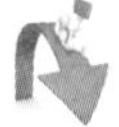

脏(肺、脑、肝、肾)。急性期,脓肿周围组织出现充血、水肿及中性粒细胞浸润组成的炎性反应带(充血出血带)。慢性经过时,脓肿周围肉芽组织增生,包围脓腔,并逐渐形成纤维性界膜称为脓肿膜,具有吸收脓液、限制脓肿扩大的作用。如果病原菌被消灭,小的脓肿内容物可逐渐被吸收而愈合;大的脓肿通常见纤维性脓肿膜形成,脓液进一步干涸、钙化。如果化脓菌继续存在,则从脓肿膜内层不断有中性粒细胞渗出,化脓过程持续进行,脓腔可逐渐扩大。皮肤或黏膜的脓肿可向表层发展,穿破皮肤或黏膜而向外排脓,局部形成溃疡(ulcer)。深部的脓肿有时可通过一个管道向体表或自然管腔排脓,在组织内形成的这种有盲端的病理性管道,称为窦道(sinus)。例如慢性化脓性骨髓炎时可见窦道形成并向体表皮肤排脓。有时深部脓肿既向体表皮肤穿破排脓,又向自然管腔穿破排脓,此时形成一个沟通皮肤和自然管腔的排脓管道,称为瘘管(fistula)。

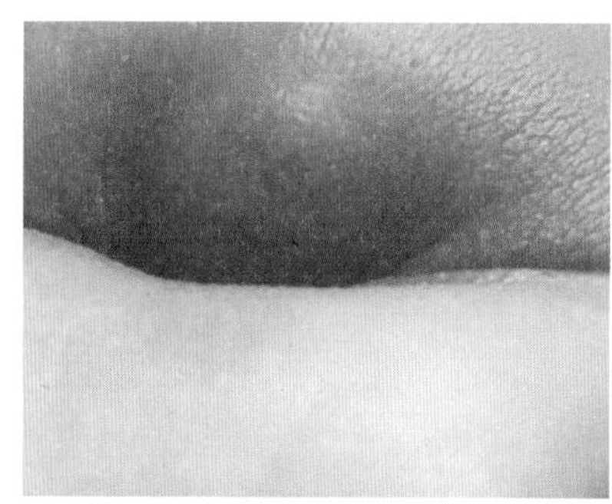

图 6-7 脓肿

溃疡→窦道→瘘管。

疖(furuncle):指单个毛囊、皮脂腺及周围组织发生的脓肿。多见于体表皮肤。

痈(carbuncle):指多个毛囊、皮脂腺及周围组织发生的脓肿或多个疖的融合。多见于颈部(俗称"对口疮")和背部(俗称"搭背疮")。

3. 结局 化脓性炎多为急性经过,轻症时随病原的消除,脓液及时清除,逐渐痊愈。重症时需通过自然破溃或外科手术进行切开排脓,较大的组织缺损常由新生肉芽组织填充并形成瘢痕。但若化脓菌侵入血液和淋巴并向全身播散,造成脓毒败血症,在全身多种组织器官尤其是肺、肝、肾等形成多发性转移性脓肿。少数化脓性炎症也可呈慢性经过。

(四)出血性炎

出血性炎(hemorrhagic inflammation)是指渗出液中含有大量红细胞的一类炎症,这是血管通透性显著升高的结果。出血性炎症常是一种混合性炎症,例如浆液性-出血性炎、化脓性-出血性炎等;也可以单独发生出血性炎,多见于毒性较强的微生物感染,如炭疽、钩端螺旋体病、流行性出血热、鼠疫等。

1. 原因 主要是各种致病因素损伤血管壁,导致血管壁通透性明显升高,红细胞自血管内逸出。

2. 病理变化 大量红细胞出现于渗出物内,使渗出液呈现红色。镜下见炎性渗出液中红细胞数量多,同时,也有一定量的中性粒细胞和变性、坏死和脱落的黏膜上皮细胞,黏膜固有层和黏膜下层血管扩张、充血、出血和炎症细胞浸润。

笔记栏

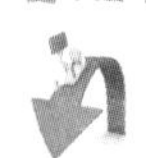

3. 结局　出血性炎一般呈急性经过，其结局取决于原发性疾病和出血的严重程度。

上述几种类型的渗出性炎症相互之间有密切联系，有的可能是同一炎症过程的不同发展阶段。如浆液性炎往往是渗出性炎的早期变化，当血管壁受损加重有多量纤维素渗出时，可转化为纤维素性炎，甚至发生出血性炎。而在疾病发展过程中两种或两种以上的炎症类型也可同时并存，例如浆液性-纤维素性炎或纤维素性-坏死性炎等。

三、增生性炎症

增生性炎症（proliferative inflammation）指炎症局部以增生性病变占优势，而变质和渗出性病变较轻的一类炎症。多呈慢性经过，根据致炎因素和病变特点的不同，可分为一般增生性炎和特异性增生性炎两种。

（一）一般增生性炎症

多数为慢性过程，以局部增生性病变主，包括实质细胞和间质细胞，常发生于肾、心和肝等。炎症局部以淋巴细胞、浆细胞和巨噬细胞浸润为主，同时发生局部组织的再生性修复和间质纤维组织增生，如肝硬化时，肝小叶结构破坏，假小叶形成，广泛结缔组织增生，严重时肝细胞完全崩解坏死，被大量增生的结缔组织取代，实质成分大量减少，随后结缔组织纤维化（图 6-8），使组织器官体积缩小，导致器官功能严重障碍。类风湿关节炎引起的小关节畸形。肾小球肾炎是肾小囊壁层上皮细胞细增生，常呈现“新月体”（图 6-9）。

哪些参与增生？

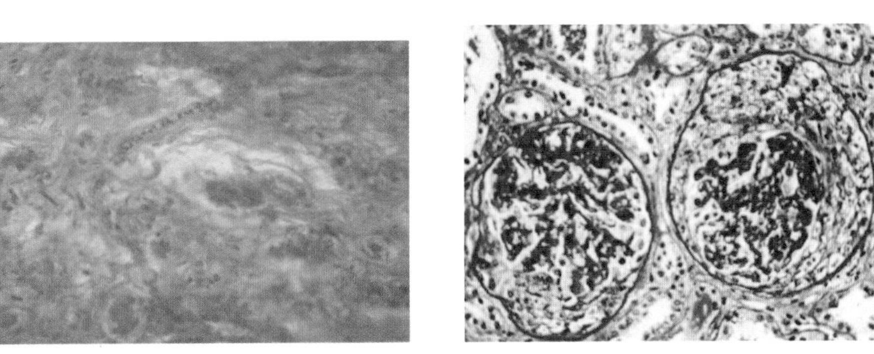

图 6-8　慢性肝硬化

肝细胞完全崩解坏死，被大量增生的结缔组织取代，出现纤维化

图 6-9　新月体肾炎

（二）肉芽肿性炎症

炎症局部以肉芽肿形成为主要特征的慢性特异性增生性炎，称肉芽肿性炎症。少数急性炎症也可形成肉芽肿，如风湿性肉芽肿、伤寒性肉芽肿。所谓肉芽肿（gramiloma）是指炎症局部以巨噬细胞及其演化细胞增生形成的境界清楚的结节状病灶。结节一般较小，直径 0.5 ~2 mm，周围常见淋巴细胞浸润和成纤维细胞（图 6-10）。根据致炎因子和发病机制的不同，肉芽肿性分为感染性肉芽肿和异物性肉芽肿两类。

1. 感染性肉芽肿　感染性肉芽肿（infective granuldma）是由各种病原微生物感染引起的肉芽肿。常见的如结核分枝杆菌、麻风杆菌、螺旋体、真菌和寄生虫等。结核性

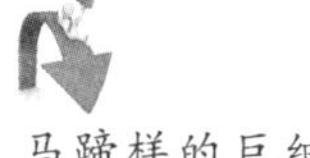
笔记栏

肉芽肿最具有代表性。典型的结核结节中心为干酪样坏死，周边是上皮样细胞和朗格汉斯细胞构成结节的细胞主体，结节外层为淋巴细胞、成纤维细胞和胶原纤维。

马蹄样的巨细胞。

2. 异物性肉芽肿　异物性肉芽肿（foreignbody granuloma）是由外科缝线、硅尘、滑石粉、石棉纤维及某些难溶解的代谢产物（如尿酸盐结晶、类脂质）等引起的肉芽肿。这些异物体积较大，常不能被单个巨噬细胞吞噬，刺激巨噬细胞转化成上皮样细胞和多核巨细胞（图6-11），包围在异物周围。因此，典型的异物性肉芽肿其中央常可见到相应异物成分。

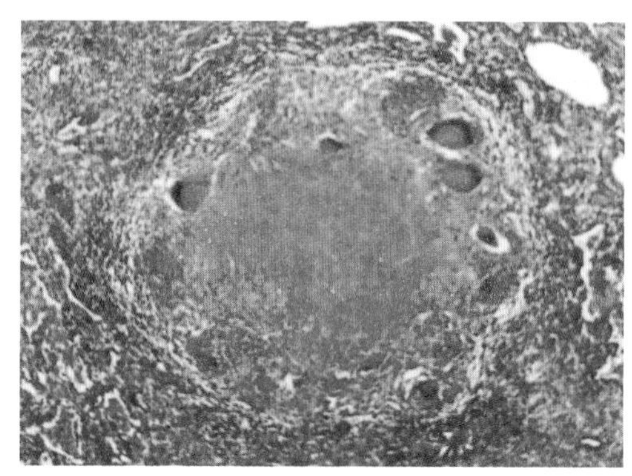

图6-10　结核结节

周围纤维结缔组织包围

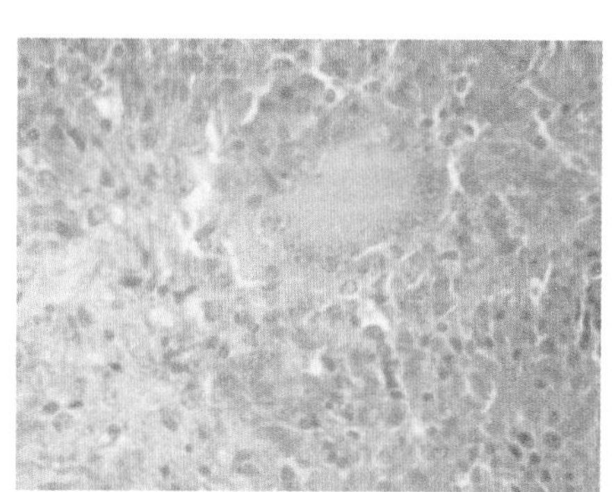

图6-11　肉芽组织的多核巨细胞

（三）炎性息肉

在致炎因子的长期刺激下，局部黏膜上皮和腺体及肉芽组织增生而形成的突出于黏膜表面的肉样肿块。常见于鼻黏膜（鼻息肉）、肠黏膜（肠息肉）、子宫颈黏膜（子宫颈息肉），单发或多发性，息肉一般直径常在数厘米，常有蒂与黏膜相连。

（四）炎性假瘤

炎性假瘤（inflammatory pseudotumor）是由于局部组织的炎性增生形成的肿瘤样团块，肉眼和X射线检查时，与肿瘤结节相似，因而称之为炎性假瘤。常发生于眼眶和肺。组织学上炎性假瘤由肉芽组织、炎症细胞（淋巴细胞、浆细胞、嗜酸性粒细胞）、增生的实质细胞及纤维组织构成。眼眶发生的炎性假瘤较为常见，多由淋巴样组织增生形成，组成相对单一；肺的炎性假瘤在组织结构上较为复杂，有增生的肉芽组织、肺泡上皮细胞、巨噬细胞等，还可见肺泡内出血、含铁血黄素沉积、吞噬脂质的泡沫细胞、多核巨细胞。

第五节　炎症的经过和结局

（一）炎症的经过

病程长短可初步判定临床经过。

临床上，根据炎症的发生速度和临床经过，分为超急性、急性、亚急性和慢性炎症，但其间缺乏明确的界限。

1. 超急性炎症　起病急骤，呈暴发性经过，持续时间非常短，数小时至数天，炎症

笔记栏
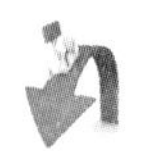

反应非常强烈，短期内引起组织和器官严重损害，甚至导致机体死亡。急性炎症的病理变化以变质性病变为主，如器官移植急性排斥反应可在移植器官血管接通后数分钟即引起移植组织或器官的严重破坏及功能丧失。

2. 急性炎症　起病急性，持续时间短，常常仅几天，一般不超过 1 个月，症状明显。急性炎症的病理变化以变质、渗出性病变为主，炎症灶内浸润细胞主要为中性粒细胞。如急性阑尾炎和急性扁桃体炎等。

3. 慢性炎症　起病缓慢，持续时间较长，可达数月至数年，可由急性炎症转变而来，或开始就呈慢性经过。慢性炎症的病理变化以增殖性变化为主，炎症灶内浸润的炎细胞主要为淋巴细胞、浆细胞和单核细胞。常伴有较为明显的纤维结缔组织、血管及上皮细胞、腺体等实质细胞的增生。如慢性扁桃体炎、慢性肾盂肾炎和慢性胆囊炎。

4. 亚急性炎症　介于急性炎症和慢性炎症之间，持续时间一般 1～6 个月。亚急性炎症病理变化是变质和增生均较明显。如亚急性重症肝炎、亚急性细菌性心内膜炎等。

（二）炎症的结局

致炎因子引起的损伤与抗损伤的斗争过程贯穿于炎症的始末，在炎症过程中损伤和抗损伤各方力量的对比决定着炎症的发生、发展和结局。如抗损伤反应占优势，则炎症可向痊愈的方向发展；如损伤性变化占优势，则炎症逐渐加剧并可向全身扩散；如损伤和抗损伤双方处于一种相持状态，则炎症转为慢性而迁延不愈。

1. 痊愈　大多数炎症能够痊愈，根据痊愈恢复情况分为完全痊愈和不完全痊愈。

(1)完全痊愈　炎症病因消除，病理产物和渗出物被吸收，组织的损伤通过炎灶周围健康细胞再生而得以修复，局部组织的结构和功能完全恢复正常。

(2)不完全痊愈　通常发生于组织损伤严重时，虽然致炎因素已经消除，但病理性损伤通过肉芽组织修复并在局部形成瘢痕，不能完全恢复正常的结构和功能。

2. 迁延不愈　主要原因是机体抵抗力降低，或治疗不彻底使病原因素未被彻底清除，致使炎症持续存在，表现时而缓解，时而加剧，病程长期迁延，甚至多年不愈。最终转变成慢性。

3. 蔓延扩散　当机体抵抗力低下，或病原微生物数量多、毒力强时，病原微生物即在局部大量繁殖，并向周围组织蔓延，或经淋巴管、血管扩散，从而引起严重后果，甚至危及生命。

(1)局部蔓延　炎症局部的病原微生物可经组织间隙或器官的自然通道向周围组织蔓延，使病灶不断扩大。如心包炎可蔓延引起心肌炎，支气管炎可引起肺炎等。

(2)淋巴道蔓延　病原微生物在炎区局部侵入淋巴管，随淋巴液流动扩散至局部淋巴液引起淋巴结炎或远隔淋巴结，引起淋巴管炎和淋巴结炎。如急性肺炎可继发引起肺门淋巴结炎，齿龈炎引起下颌淋巴结炎等。

(3)血道蔓延　炎区的病原微生物或毒性产物，直接或经淋巴道侵入血液，引起菌血症、毒血症、败血症和脓毒败血症等。

菌血症(bacteremia)：细菌经血管或淋巴管侵入血流，血液中可查到细菌，并产生毒素，但临床上无全身中毒症状。在一些细菌性传染病的早期，常有菌血症出现。

毒血症(toxemia)：微生物的毒素或毒性产物被吸收入血，引起的全身中毒症状。临床上出现畏寒、发热等全身症状。严重时可出现中毒性休克，心、肝、肾等实质器官细胞变性坏死。血液细菌学检查，常找不到细菌。

笔记栏

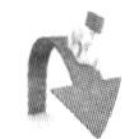

败血症(septicemia):细菌由感染局部侵入血液,并大量繁殖,产生毒素,引起严重的全身中毒症状,称为败血症。除临床中毒症状外,还常出现皮肤、黏膜和浆膜的多发性出血(瘀点、瘀斑)、肝、脾及全身淋巴结肿大等,严重者还可伴中毒性休克或DIC。

脓毒败血症(pyemia):化脓菌随血流到达全身引起的败血症,并伴多发性小脓肿形成,称为脓毒败血症。除败血症的临床表现外,在肺、肝、肾、脑、皮肤等出现多发性败血性梗死,即转移性脓肿,脓肿中央的毛细血管或小血管中常见细菌团,大量中性粒细胞浸润和局部组织坏死液化。

小　结

炎症是由致炎因素和炎症介质参与引起的一种机体重要病理反应,其局部的基本病理变化是变质、渗出和增生,并对全身产生不同程度的影响。变质是由外源性和内源性致炎因素引起的组织、细胞的变性和坏死,是炎症的损伤过程。而渗出和增生则是局部发生的抗损伤性防御性反应,中心环节是血管反应,液体渗出、白细胞浸润有重要抗炎作用。增生主要是对损伤进行修复的过程。根据炎灶的病变特点,炎症可分为变质性炎、渗出性炎、增生性炎。

渗出是炎症的重要标志,其发生依赖于血管反应,渗出物中含有血液的液体成分和细胞成分,其中抗体、补体和溶菌酶等血浆蛋白成分能中和、溶解、灭活病原微生物,渗出的纤维蛋白聚集可以阻止病原扩散,白细胞的游出及其吞噬活动则有着更为重要的意义,是机体消除外来异物和处理病原产物的基础。许多细胞源性和血浆源性的炎症介质对炎症中的某些病理变化的发生和发展起着重要的介导作用。炎症的局部临床表现主要为红、肿、热、痛、功能障碍,而发热、白细胞增多、单核吞噬细胞系统增生等是炎症引起的全身性反应。炎症的结局有痊愈、迁延不愈和蔓延扩散,炎症局部病理过程的全身化可造成严重后果。

总之,炎症是疾病中普遍存在的一种现象,是人类长期进化过程中所获得的一种积极的防御性反应,既有致炎因子造成的损伤过程,也有机体为清除致炎因子及其损伤所发生的抗损伤反应。从本质上来说炎症的发生对机体是有利的。但是,这种防御性反应并不十分完善,在一定条件下对机体造成损害,严重时还可危及生命。因此,识别不同的炎症类型和病理变化对疾病的正确诊断和治疗具有指导意义。

问题分析与能力提升

病例摘要　患者,女,反复咳嗽、咳痰半年。出现痰多难咳的症状,以白天为主,常伴鼻塞流鼻涕。3 d来伴发发热症状,体重无明显变化、无潮热盗汗现象。体格检查:咽充血明显,咽后壁可见大理石花纹,三凹征阴性,双肺呼吸音粗,听诊两肺闻及少许干啰音,未闻及湿啰音。实验室检查:血小板 302×10^9/L,白细胞 21.5×10^9/L,中性粒细胞86.3%,免疫6项正常,C反应蛋白(CRP)11.2 mg/L,肺炎支原体抗体阳性(1∶320),抗链球菌溶血素O(ASO)阴性,红细胞沉降率18 mm/h,肝功能、急诊生化及尿常规皆示正常。鼻旁窦CT示双上颌窦、筛窦、左侧额窦炎症。

讨论:①该患者是急性病例还是慢性病例?②该患者出现了哪些炎症现象,是如何判断的?

(廖成水)

笔记栏

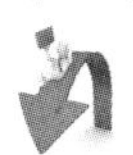

第七章
发热

学习目标

1. 掌握发热、发热激活物的概念,发热原因、分期及各期热代谢特点。
2. 熟悉发热时机体的代谢和主要系统功能变化及发热的临床意义。
3. 了解发热的发生机制及处理原则。

第一节 概述

人与哺乳动物都有比较完善的体温调节机制,具有相对恒定的体温,以满足正常生命活动的需要。正常成人腋窝温度维持在36.5 ℃左右,昼夜波动不超过1 ℃,相对恒定的体温是在下丘脑下部体温调节中枢的调控下实现的。当机体在致热源作用下,体温调节中枢的调定点上移而引起的调节性体温升高称为发热(fever),同时伴随机体基础代谢增快和组织器官功能变化。

传统认为体温超过正常的0.5 ℃即为发热是不对的,应称之为体温升高。体温升高可见于生理和病理两种情况,生理情况,如运动、月经前期及妊娠、心理性应激等,尤其在剧烈运动时更明显。但这类体温升高不伴体温调节中枢调定点上移,温度会自然降到正常,对人体无害。病理性体温升高,包括发热和过热(hyperthermia)。过热是由于体温调节中枢功能障碍(中枢受损),或散热障碍(皮肤广泛鱼鳞病、先天或后天性汗腺缺陷、中暑)及产热器官功能异常(甲状腺功能亢进)引起,此类病理性体温升高无体温调定点上移,属于非调节性体温升高,应与发热相区别。

体温升高就是发热吗?

各类体温升高机制区别如图7-1:

- 体温升高
  - 生理性体温升高(剧烈运动、妊娠、应激等)
  - 病理性体温升高
    - 过热:被动性体温升高,超过调定点水平
    - 发热:调节性体温升高,与体温调定点上移适应

图7-1 体温升高的分类

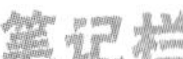
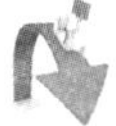

第二节　发热的原因和机制

一、发热的原因

（一）发热激活物

能够激活机体产内生致热原细胞产生和释放内生致热原的物质称为发热激活物（pyrogenic activator）。包括外致热原和体内某些产物。

应如何预防临床输液反应？

1. 外致热原　来自体外，指引起发热的各种生物病原体及其产物，具体如下：

（1）细菌及其毒素　①革兰氏阴性菌：主要有大肠杆菌、伤寒杆菌、淋球菌、脑膜炎球菌等。这类菌群的致热物质包括全菌体、细胞壁所含肽聚糖和脂多糖（endotoxin，ET），后者又称内毒素，为最常见的致热原。内毒素耐热性强，需 160 ℃干热 2 h 才能灭活，一般灭菌方法不能将其清除。临床上输液或输血过程中所产生的发热反应（输液反应），多数是由污染内毒素所致，70% 院内感染由革兰氏阴性杆菌引起。②革兰氏阳性菌：主要有葡萄球菌、链球菌、肺炎双球菌、白喉杆菌等。这类菌群的致热性主要包括全菌体及释放的外毒素等代谢产物。如金黄色葡萄球菌释放的可溶性外毒素，链球菌致热外毒素及白喉杆菌释放的白喉毒素。③分枝杆菌：典型代表是结核杆菌，其全菌体及细胞壁所含肽聚糖、多糖和蛋白质均具有致热作用。

（2）病毒　如流感病毒、麻疹病毒、流行性乙型脑炎病毒、SARS 冠状病毒等。病毒是以全病毒体和其所含有的血细胞凝集素（hemagglutinin）致热。反复注射可导致动物产生耐受性。

（3）其他微生物　立克次体、衣原体、钩端螺旋体等致病微生物的细胞壁中的脂多糖具有致热性。白念珠菌和组织胞浆菌等真菌类的全菌体、荚膜多糖、蛋白质均具有致热作用。疟原虫的裂殖子及代谢产物疟色素入血可引起发热。另外，还有许多病原微生物可能通过抗原表达启动免疫反应引起发热。

2. 体内产物　体内产生的能激活产致热源细胞的致热物质，具体如下：

（1）抗原-抗体复合物　如系统性红斑狼疮、类风湿等自身免疫性疾病，都有顽固的发热，循环中持续存在的抗原-抗体复合物可能是其主要的致热物质。

（2）非感染性致炎刺激物　硅酸盐结晶、尿酸结晶进入体内可刺激单核吞噬细胞产生和释放内生致热原，若阻断吞噬细胞吞噬过程可阻断其致热性。

（3）组织损伤和坏死　如严重烧伤、心肌梗死、肺梗死及手术后发热（非伤口感染）等，坏死组织可能通过炎症反应引起发热。

（4）致热性类固醇　体内某些类固醇产物有致热作用，睾酮的中间代谢产物——本胆烷醇酮是其典型代表，石胆酸也有类似作用。

（二）内生致热原

产 EP 细胞在发热激活物的作用下，产生和释放的能引起体温升高的物质，称为内生致热原。常见的产 EP 细胞有单核细胞、巨噬细胞、内皮细胞、淋巴细胞、星状细胞、肿瘤细胞等。内生致热原的种类有以下方面：

笔记栏

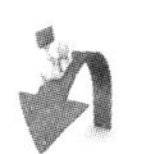

常见退热药的作用机制是什么?

1. 白细胞介素1(IL-1)　由单核细胞、巨噬细胞、内皮细胞、星状细胞、肿瘤细胞等在发热激活物的作用下合成及释放的多肽类物质。分子小,不耐热,加热 70 ℃ 30 min可被灭活;其致热性可被蛋白酶如胃蛋白酶、胰蛋白酶或链霉蛋白酶破坏。反复注射不产生耐受性。

2. 肿瘤坏死因子(TNF)　TNF 是重要 EP 之一,有许多与 IL-1 相类似的生物学活性,TNF 也不耐热,70 ℃ 30 min 失活。将 TNF 给家兔、大鼠等动物静脉内注射可引起明显的发热反应,并可被环加氧酶抑制剂布洛芬阻断。另外,TNF 在体内和体外都能刺激 IL-1 的产生,IL-1 也可诱导 TNF 的产生。无耐受性。

3. 干扰素(IFN)　是一种具有抗病毒、抗肿瘤作用的蛋白质,主要由白细胞产生,有多种亚型,其中 IFNα 和 IFNγ 与致热有关。它引起的发热可被 PG 合成抑制剂阻断。IFN 不耐热,60 ℃ 40 min 可灭活。反复注射可产生耐受性。

4. 白细胞介素 6(IL-6)　由单核细胞、巨噬细胞、内皮细胞、成纤维细胞等产生。另外,IL-1、TNF 等可诱导其产生和释放。研究发现,伴有发热的烧伤患者,其体温升高程度与血中 IL-6 水平正相关。

二、发热时体温调节机制

(一)体温调节中枢

人类和哺乳类动物的体温通过体温调节中枢调控产热和散热的平衡来维持相对恒定。发热时的体温调节涉及中枢神经系统的多个部位。目前认为视前区-下丘脑前部(preoptic anterior hypothalamus,POAH)是体温调节中枢的高级中枢。研究发现,体温升高有一个难以逾越的界限,说明体温调节中枢可能由两部分组成:正调节中枢,主要是视前区-下丘脑前部;负调节中枢,主要包括中杏仁复合体(MAN)、腹中隔(VSA)等。当外周致热信号通过各种途径传入中枢后,启动体温正、负调节机制,一方面通过正调节介质使体温上升,另一方面通过负调节介质限制体温过度升高。正负调节相互作用的结果决定调定点上移的水平及发热的幅度和时程。

(二)内生性致热原信号传入体温中枢的途径

血液循环中的 EP 都是一些大分子蛋白质(分子量为 15 000 ~30 000 Da),不易透过血-脑屏障。目前认为,热信号传入体温中枢可通能过以下途径:

1. EP 经血-脑屏障直接转运入脑　这是一种直接的信号传递方式,在血-脑屏障的毛细血管床部位存在对 IL-1、IL-6、TNF 的可饱和转运机制。在正常情况下,该机制转运的内生性致热原的量极微,不足以引起发热。但疾病状态如慢性感染、颅脑的炎症或损伤时,血-脑屏障的通透性异常增大,EP 可经此条途径大量进入。

2. EP 通过终板血管器作用于体温调节中枢　终板血管器(organum vasculosum laminae terminal,OVLT)是位视上隐窝上方,紧邻 POAH。该区域有丰富的有孔毛细血管,对大分子物质有较高的通透性,EP 可能由此入脑。

3. EP 通过迷走神经传递热信号　研究发现,大鼠腹腔注入内毒素后,可在其脑内检测到 IL-1 生成增多;而在膈下切断迷走神经的传入纤维,可阻断腹腔注入内毒素所引起的脑内 IL-1 的转录和发热。说明迷走神经的传入纤维可传递热信号。

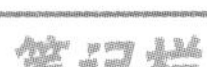
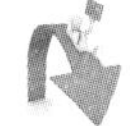

(三)发热中枢调节介质

研究证明,EP只是入脑传递发热信息的"信使",并非引起调定点上升的最终物质,EP是首先作用于体温调节中枢,引起中枢介质的释放,继而引起调定点上移。中枢介质分为正调节介质和负调节介质。

1. 正调节介质

(1)前列腺素E(PGE)　PGE是引起发热的中枢介质,研究表明,在下丘脑前部微量注射PGE,可引起实验动物明显发热;给予PGE合成抑制剂阿司匹林后,可降低体温,同时,PGE在脑脊液及脑室中的含量也下降。

(2)促肾上腺皮质素释放激素(CRH)　CRH是一种发热体温中枢正调节介质,主要由室旁核的小细胞神经元分泌。研究发现IL-1β、IL-6引起发热可能是由CRH介导。CRH抗体可阻断IL-1β引起的发热,且不受环氧合酶抑制剂的影响。

(3)Na^+/Ca^{2+}比值　实验研究表明,给动物脑室内灌注Na^+使体温很快升高,灌注Ca^{2+}则使体温很快下降;降钙剂脑室内灌注也引起体温升高。因此认为Na^+/Ca^{2+}比值改变在发热机制中担负着重要的中介作用,EP可能先引起体温中枢Na^+/Ca^{2+}比值的升高,再通过其他环节使调定点上移。

(4)环磷酸腺苷(cAMP)　cAMP作为细胞内的第二信使,在EP升高所致调定点上移的过程中可能是重要的中间环节。研究发现外源性cAMP注入动物脑室内迅速引起发热,腺苷酸环化酶抑制剂能减弱致热原和PGE引起的发热。

(5)一氧化氮(NO)　NO作为一种新型的神经递质,广泛分布于中枢神经系统。目前认为NO与发热有关的机制可能涉及3个方面:①通过作用于POAH、OVLT等部位,介导发热时的体温上升;②通过刺激棕色脂肪组织的代谢活动导致产热增加;③抑制发热时负调节介质的合成与释放。

2. 负调节介质　临床和实验研究均表明,即使增加致热原的剂量,发热时的体温升高极少超过41 ℃。这种发热时体温上升的高度被限制在一定范围以下的现象称为热限。这也说明体内存在自我限制发热的因素。

现已证实,体内存在一些对抗体温升高或降低体温的物质,主要包括精氨酸加压素、黑素细胞刺激素及其他一些发现于尿中的发热抑制物。

(1)精氨酸加压素(AVP)　AVP是由下丘脑神经元合成的神经垂体肽类激素,研究表明,脑内或经其他途径注射AVP具有解热作用,而且不同的环境温度中,AVP的解热作用机制不同。

(2)黑素细胞刺激素(α-MSH)　α-MSH是腺垂体分泌的,由13个氨基酸组成的多肽激素。α-MSH是迄今发现的效应最强的解热物。

综上所述,发热的机制包括以下三个环节(图7-2)。①信息传递:产致热原细胞在发热激活物作用下被激活,产生和释放EP。EP经血流传递到下丘脑体温中枢。②中枢调节:EP直接作用于体温调节中枢或通过中枢发热介质使体温调节中枢的调定点上移。于是正常的血温变为冷刺激,体温中枢发出冲动,引起调温效应器的反应。③效应部分:来自体温调节中枢的信号,一方面经交感神经使皮肤血管收缩而减少散热,另一方面经运动神经引起骨骼肌紧张度增高,使产热增加,导致体温升高达到与新体温调定点相适应的水平。

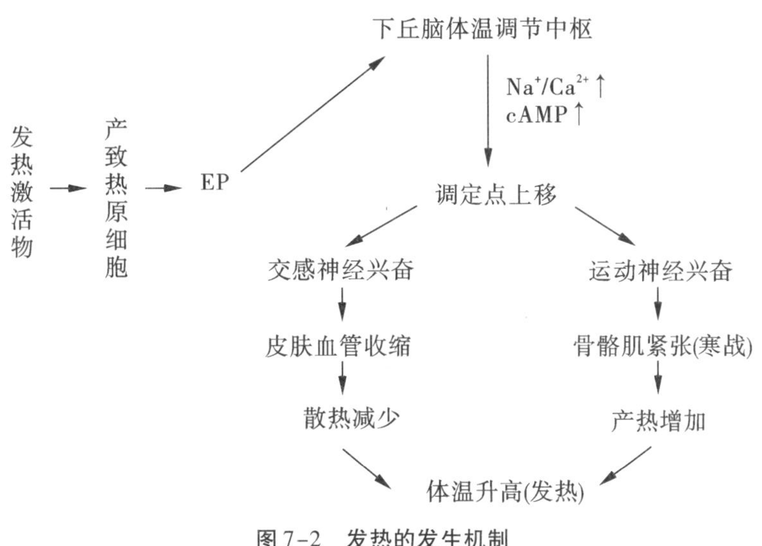

图 7-2 发热的发生机制

第三节 发热的分期及分型

(一)发热的分期

1. 体温上升期 发热的开始阶段,由于调定点上移,原来的正常体温变成了"冷刺激",中枢对"冷信息"起反应,发出指令经交感神经到达散热中枢,引起皮肤血管收缩和血流减少,导致皮肤温度降低,散热减少,同时指令到达产热器官,引起寒战和物质代谢增强,产热增加。临床上,患者自感发冷或畏寒,并可出现"鸡皮疙瘩"和寒战、皮肤苍白等现象。此期热代谢特点是散热减少、产热增多,体温不断上升。

发热患者自觉发冷时应更加注意保暖吗?

2. 高温持续期 当体温升高到调定点的新水平时,便不再继续上升,而是在这个与新调定点相适应的水平上下波动,所以称高温持续期,也称高峰期。由于此期体温已与调定点相适应,所以寒战停止并开始出现散热反应。此期患者的中心体温已达到或略高于体温调定点新水平,故下丘脑不再发出引起"冷反应"的冲动,患者自觉酷热,皮肤发红、口干舌燥。此期热代谢特点是机体产热和散热均增加,在高水平上维持平衡。

3. 体温下降期 由于激活物、EP 及发热介质的消除,体温调节中枢的调定点回到正常水平。这时由于血温高于调定点,POAH 的温敏神经元发放频率增加,通过调节作用使交感神经的紧张性活动降低,皮肤血管进一步扩张,散热增强,产热减少,体温开始下降,逐渐恢复到与正常调定点相适应的水平。此期由于高体温及皮肤温度感受器传来的热信息对发汗中枢的刺激,汗腺分泌增加,引起大量出汗,严重者可致水电解质代谢紊乱。此期热代谢特点是产热减少,散热增加,体温恢复到正常水平。

体温下降期的发热患者应注意哪些代谢问题?

(二)发热的分型

1. 按体温升降速度分型

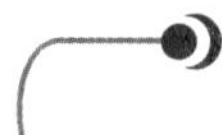

笔记栏

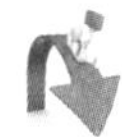

(1)骤发和骤退型　体温上升期体温上升速度快,称发热的"骤发",而在退热期,体温下降比较急骤,称热的"骤退"。如大叶性肺炎、疟疾等。

(2)缓发和渐退型　在体温上升期,体温上升的速度比较和缓,称热的"缓发",而在退热期,体温逐渐降至正常,称热的"渐退"(如肠伤寒)。

病历护理单上描绘发热曲线的意义何在?

2. 按发热的持续状况分型

(1)稽留热(continued fever)　体温恒定地维持在39~40 ℃以上的高水平,达数天或数周,24 h内体温波动范围不超过1 ℃,常见于大叶性肺炎及伤寒。

(2)驰张热(remittent fever)　体温常在39 ℃以上,波动幅度大,24 h内波动范围超过2 ℃,常见于败血症、风湿热、重症肺结核及化脓性炎症等。

(3)间歇热(intermittent fever)　体温骤升达高峰后持续数小时,又迅速降至正常水平;无热期可持续1 d至数天,高热期与无热期反复交替出现,见于疟疾、急性肾盂肾炎等。

(4)波状热(undulant fever)　体温渐升至39 ℃或以上,数天后又逐渐下降至正常水平,持续数天后又逐渐升高,如此反复多次。常见于布鲁菌病。

(5)不规则热　体温变动极不规律,持续时间也不定,见于流感、支气管肺炎、风湿热等。

发热分度的意义是什么?

3. 按发热的程度分型　①低热型:腋下温度不超过38 ℃;②中热型:腋下温度为38.1~39 ℃;③高热型:腋下温度为39.1~41 ℃;④极热型:腋下温度在41 ℃以上。

发热时机体的变化

第四节　发热时机体代谢和功能变化

(一)代谢变化

发热时,机体分解代谢加强是体温升高的物质基础,体温每升高1 ℃,基础代谢率提高13%,所以发热患者的物质消耗明显增多。

1. 糖代谢　发热时,糖的分解代谢加强,糖原贮备减少,血糖升高。同时,对氧的需求增加,由于相对氧供不足,无氧酵解增加,导致乳酸增多,患者发热时出现肌肉酸痛甚至酸中毒。

发热病人饮食应注意哪些问题?

2. 脂肪代谢　发热时由于糖原贮备不足,加上发热时患者食欲较差,营养摄入不足,机体动员脂肪储备。另外,交感-肾上腺髓质系统兴奋性增高,脂解激素分泌增加,也促进脂肪氧化分解加速,可导致酮体生成增加。

3. 蛋白质代谢　发热时机体加强糖和脂肪代谢仍不能满足需要,就动员蛋白质分解加强,释放出大量氨基酸,用于能量代谢的需要、抗体的合成、急性期反应蛋白的合成和组织修复。蛋白质分解使尿氮增多、患者消瘦和体重下降,往往呈负氮平衡。机体抵抗力降低,组织修复能力下降。

发热病人可能出现哪些病理过程?

4. 水、盐及维生素代谢　在发热的体温上升期,由于肾血流量的减少,尿量也明显减少,Na^+和Cl^-的排泄也减少。但退热期因尿量的恢复和大量出汗,Na^+和Cl^-排出增加。高温持续期的皮肤和呼吸道水分蒸发的增加及退热期的大量出汗可导致水分的大量丢失,严重者可引起脱水。组织分解代谢增强,K^+从细胞释出可引起血钾浓度增高。代谢紊乱使酸性代谢产物堆积,可引起代谢性酸中毒。由于糖、脂肪和蛋白质分

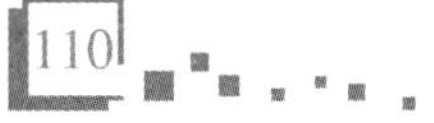

解代谢加强,各种维生素的消耗增多。

(二)功能变化

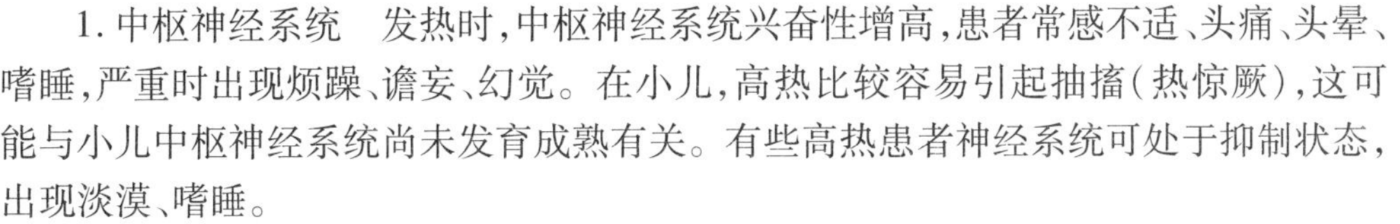

1. 中枢神经系统　发热时,中枢神经系统兴奋性增高,患者常感不适、头痛、头晕、嗜睡,严重时出现烦躁、谵妄、幻觉。在小儿,高热比较容易引起抽搐(热惊厥),这可能与小儿中枢神经系统尚未发育成熟有关。有些高热患者神经系统可处于抑制状态,出现淡漠、嗜睡。

2. 循环系统　体温每上升 1 ℃,心率增加 10 ~20 次/min,儿童增加更快。心率加快主要是血压升高刺激窦房结及交感-肾上腺髓质系统兴奋所致。心率在一定限度内(150 次/min)可增加心排血量,但若超过此限度,心排血量反而下降。心率加快、心输出量增加还可增加组织血液供应,但对心脏有病变的人,则会诱发心力衰竭。发热早期,心率加快和外周血管收缩,可使血压轻度升高;高温持续期和退热期因外周血管舒张,血压可轻度下降。少数患者可因大汗导致循环衰竭。

3. 呼吸系统　发热时,由于体温升高和酸性代谢产物的刺激作用,呼吸中枢兴奋,呼吸加深加快。可引起呼吸性碱中毒。但持续的体温升高可因大脑皮质和呼吸中枢的抑制,使呼吸变浅慢或不规则。

4. 消化系统　发热时,交感神经兴奋,消化液分泌减少,胃肠蠕动减慢,使食物的消化、吸收与排泄功能下降。患者表现为口干舌燥、口腔异味、食欲低下、恶心和呕吐等。胰液和胆汁分泌不足,可致蛋白质、脂肪的消化不良并在肠道发酵和腐败,产气增多,临床表现为便秘和腹胀。

5. 泌尿系统　体温上升期和高温持续期,尿量减少和尿比重增高,高热持续期肾小管上皮细胞变性可出现蛋白尿和管型尿。

6. 免疫系统　内生致热原就是免疫因子,如 IL-1、TNF、INF 等可刺激淋巴细胞和自然杀伤细胞等免疫细胞增殖和活性增强,提高吞噬、杀菌和抗病毒能力。因此,发热可以提高机体的总体免疫功能,表现防御作用;另一方面,发热本身可以抑制细菌生长。但是持续高热可造成免疫系统功能下降,机体杀菌和抗病毒能力减弱。

笔记栏

小儿高热应特别注意什么问题?应如何处理?

有心脏病的发热病人应注意哪些问题?应如何处理?

第五节　发热的生物学意义及处理原则

(一)发热的生物学意义

发热是机体的一种反应,也是疾病(如结核病早期、甲亢)的信号。其生物学意义表现在对机体的防御作用和伤害的双面性。防御性表现为提高机体的抗感染力。近年研究发现,发热具有抑制和杀灭肿瘤细胞的作用。不利的一面,表现在如诱发心力衰竭、细胞损伤、幼儿高热惊厥等。

(二)发热的处理原则

1. 治疗原发病　对于发热激活物明确的发热,给予针对发热激活物的治疗,如针对细菌使用抗生素,可以达到清除发热激活物的效果。

2. 发热的一般处理　体温低于 40 ℃的发热,不伴有其他严重疾病者,可不急于解热。加强患者护理,密切观察呼吸、脉搏、体温、血压及神志变化、注意休息、补充易消

笔记栏

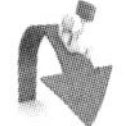

化富含维生素的食物，及时纠正水、电解质紊乱和酸碱代谢障碍。

3. 必须及时解热的病例

(1)高热(>40 ℃)　高热尤其是达到41 ℃以上者，中枢神经细胞和心脏可能受到较大的影响。实验证明极度高热正常动物会发生心力衰竭。高热引起昏迷、谵妄等中枢神经系统损伤症状，尤其是小儿高热，容易诱发惊厥，更应及早解热。

(2)心脏病患者　发热使心率增快，心肌耗氧量增加易诱发心力衰竭，须及早解热。

(3)妊娠期妇女　发热或人工过热可使胎儿发育障碍而导致畸胎或死胎。应及时解热。

4. 解热措施

(1)药物解热　①化学药物：水杨酸盐类。其机制可能是：作用于POAH附近使中枢神经元的功能复原；阻断PGE合成。②类固醇解热药：以糖皮质激素为代表，主要原理可能是：抑制EP的合成和释放；抑制免疫反应和炎症反应。③清热解毒中药：也有一定解热作用，可适当选用。

(2)物理降温　在高热或病情危急时，可采用冰帽或冰袋冷敷头部、四肢大血管处用乙醇擦浴或温水浴以促进散热等。也可将患者置较低温度的环境中，加强空气流通，以增加对流散热。也可考虑中医疗法退热。

小　结

发热是在致热原作用下，体温调节中枢调定点上移引起的调节性体温升高的一种病理过程。引起发热最常见的原因有感染性因素和非感染性因素。其机制是体内外发热激活物作用于产内生致热原细胞产生并释放EP，后者传递热信号到中枢引起体温调定点上移使机体产热增多散热减少导致体温升高。发热分为体温上升期、高温持续期和体温下降期，各期有不同的热代谢特点及临床表现。发热时机体分解代谢增强，营养物质消耗增多并伴有重要脏器的功能变化。适度发热有利于增强机体的免疫功能，高热或持续发热对机体有害。

问题分析与能力提升

病例摘要　患者赵某，男，35岁，因"转移性右下腹痛1天"入院，有腹部压痛、反跳痛及板状腹，T 39.1 ℃，外周血中白细胞：1.6×10^{10}/L，中性粒细胞比例：85%，腹部平片显示膈下游离气体。患者无咳嗽，咳痰史，无胃、肠溃疡病史，无黄疸，无血尿、尿痛。诊断为：急性坏疽型阑尾炎，急性腹膜炎。行阑尾切除术。术后病理检查：阑尾充血水肿，阑尾腔及表面有大量脓性渗出物并有穿孔，镜下显示阑尾各层弥漫性中性粒细胞浸润。

讨论：①经查体，患者的体温在手术切除阑尾后下降，为什么？②试述该病例发热的过程、机制及治疗原则。

（李岳美）

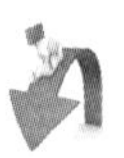

第八章 应激

学习目标

1. 掌握应激反应、应激原、应激蛋白、全身适应综合征、应激性溃疡的概念及应激反应的基本过程、分期和特点。

2. 熟悉交感-肾上腺髓质和下丘脑-垂体-肾上腺皮质轴兴奋的防御意义和不利影响。

3. 了解应激的分型、应激时神经内分泌反应的调节、应激的生物学意义。

第一节 概述

(一)应激的概念

所谓应激是机体在各种内外环境因素及社会、心理因素刺激时所出现的全身性非特异性适应反应,又称为应激反应。机体在生理或心理上受到威胁时,如高温、寒冷、中毒、手术、恐惧及愤怒时,除了引起机体与刺激直接相关的特异性变化外,还引起一系列与刺激性质无直接关系的非特异性适应反应。如交感-肾上腺髓质和下丘脑-垂体-肾上腺皮质轴兴奋为主的神经内分泌反应及细胞和体液中某些蛋白质成分的改变和一系列功能代谢的变化等,生物机体对外界或内部各种刺激所产生的非特异性反应称为应激反应,而这些刺激因素则称为应激原。

应激与应急有何区别?

应激的主要意义是抗损伤,是生物机体为了生存和发展所必需的,应激反应可提高机体的准备状态,有利于机体在紧急状态下的格斗或逃避,但应激原过于强烈,机体的各种适应和代偿不足以克服应激原的影响时,机体将迅速出现衰竭,甚至死亡。此外,应激反应也可诱发或加重某些躯体及精神疾患。

(二)应激的类型

1. 根据应激对机体影响的性质及程度分类　可将应激分为生理性和病理性应激。

(1)生理性应激　指应激原不十分强烈,且作用时间较短的应激(如体育竞赛、考试等)是机体适应轻度内外环境变化及社会心理刺激的一种重要防御适应反应,它有利于调动机体潜能又不致对机体产生严重影响。

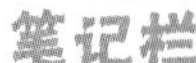
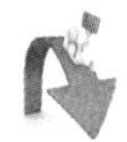

(2)病理性应激　是指应激原强烈且作用较久的应激(如休克、手术、大面积烧伤等),它除仍有一定防御意义之外,还会引起机体的非特异性损伤,甚至导致应激性疾病。

2. 根据应激原的性质不同分类　应激可分为躯体应激和心理应激。

(1)躯体应激　由理化、生物因素所致,如外伤、感染等。

(2)心理应激　由社会、心理因素所致。心理应激又可分为良性应激(如中奖、晋升等)和劣性应激(如失败、受挫、失去亲人等)。

3. 根据应激原持续时间的长短分类　可分为急性应激和慢性应激。

(三)应激原

应激原是指能引起全身性适应综合征或局限性适应综合征的各种因素的总称。任何刺激,只要其强度足够引起应激反应,均可成为应激原。因此,应激原种类很多,根据其来源不同可将应激原分为以下三类。

什么原因会导致应激?

1. 外环境因素　包括自然的和人为的两类因素。属于自然环境变化的有寒冷、酷热、潮湿、强光、雷电、电离辐射、噪声、触电、气压过低、感染、化学毒物等,可以引起冻伤、中暑等反应。属于人为因素的有大气、水、食物及射线、噪声等方面的污染等,严重时可引起疾病甚至残废。

2. 内环境因素　机体内部各种必要物质的产生和平衡失调,如营养缺乏、感觉剥夺、刺激过量、内分泌激素增加,酶和血液成分的改变,贫血、休克、器官功能紊乱及酸碱平衡紊乱等既可以是应激原,也可以是应激反应的一部分。

什么是良性应激?良性应激是否对机体有利?

3. 心理、社会因素　大量证据表明,心理社会因素可以引起全身性适应综合征,具有应激性。如紧张的工作、不良的人际关系、失去亲人的打击,愤怒、恐惧、孤独、过度兴奋的情绪反应等。心理、社会因素可引起良性应激,如中奖、提升;也可引起劣性应激,如竞争失败、失去亲人。应激对健康具有双重作用,适当的应激可提高机体的适应能力,但过强的应激(不论是良性应激还是劣性应激)使得适应机制失效时会导致机体的功能障碍。

在实际生活中应激反应通常不是单一应激原引起,通常是多个应激原同时或先后起作用。此外,由于个体及其经历的差异,强度相同的应激原在不同的个体可引起程度不同的应激反应。

第二节　应激反应的基本过程

尽管应激原性质各不相同,如冻伤、剧烈运动、创伤、中毒等,但可引起一系列的全身性非特异性反应却大致相同,这种反应称为全身适应综合征(GAS)。GAS 是非特异的应激反应,是对应激反应所导致的各种各样的机体损害和疾病的总称。该反应可分为如下三个时期。

(一)警觉期

警觉期出现的早,是在应激原作用于机体后立即出现的,为机体防御机制的快速动员期。其特点是以交感-肾上腺髓质系统兴奋为主,并伴有肾上腺皮质激素分泌增多。大量儿茶酚胺分泌,使血管收缩,血压上升,心跳加强、加快。这些变化的生理意

笔记栏

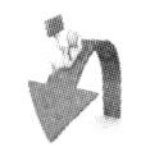

义在于使机体处于“临战状态”，以应付各种严重刺激对机体的不利影响。在此时期如果应激原特别强烈，已超过机体能承受的限度，如严重缺氧，大量失血，广泛烧伤，以及致死量毒物进入体内等，机体将在此期死亡。本期持续时间较短，如果机体能够渡过此期将进入损伤与抗损伤的第二阶段——抵抗期。

（二）抵抗期

进入此期后，以交感-肾上腺髓质系统兴奋为主的反应将逐步消退，而肾上腺皮质开始肥大，糖皮质激素分泌进一步增多。在本期中，糖皮质激素在调整机体功能状态，代谢水平，增强机体对伤害性刺激的耐受力方面发挥了极为重要的作用，但因大量糖皮质激素分泌，机体代谢率升高，炎症、免疫反应减弱。免疫系统开始受到抑制，淋巴细胞减少，功能减退，胸腺、淋巴结萎缩。机体表现出适应，抵抗能力的增强，但有防御贮备能力的消耗。此期间人体出现各种防御手段，使机体能适应已经改变了的环境，以避免受到损害。

（三）衰竭期

机体在经历持续强烈的应激原作用后，其能量贮备及防御机制被消耗，虽然肾上腺皮质激素持续升高，但糖皮质激素受体的数目及亲和力下降，机体内环境严重失调，应激反应的负效应陆续出现。此期是在应激因素严重或应激持久存在时才会出现。它表示机体“能源”的耗竭，防御手段已不起作用。如果继续发展下去，出现与应激相关的疾病，一个或多个器官功能的衰竭，甚至休克、死亡。

在一般的情况下，应激只引起第一、第二期的变化，只有严重应激反应才进入第三期。

第三节 应激的神经内分泌反应

应激反应是一种非特异性的、相当广泛的反应，从基因到整体水平都会出现相应的变化。在日常生活中，机体每日都受到各种应激原的刺激，主要通过神经-内分泌系统的协调作用对应激做出整体反映，以维持其内环境的相对稳定。神经-内分泌系统的主要变化是交感-肾上腺髓质和下丘脑-腺垂体-肾上腺轴两个系统的强烈兴奋，并伴有其他多种内分泌激素的改变。

（一）交感-肾上腺髓质系统

交感-肾上腺髓质系统是应激时发生快速反应的系统，其中枢整合部位主要位于脑桥蓝斑。蓝斑在调节应激反应中起重要的作用，其上行纤维主要投射至边缘系统及新皮质，是应激时情绪变化及行为改变的结构基础；下行纤维主要分布于脊髓侧角，调节交感神经的兴奋性及肾上腺髓质中的儿茶酚胺的分泌。应激时蓝斑-交感-肾上腺髓质系统的中枢效应主要是引起兴奋，出现紧张、焦虑等情绪反应，以及交感神经兴奋，肾上腺髓质分泌迅速增加，血中儿茶酚胺浓度大幅度上升（图 8-1）。

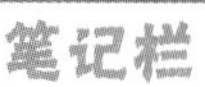

笔记栏

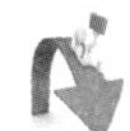

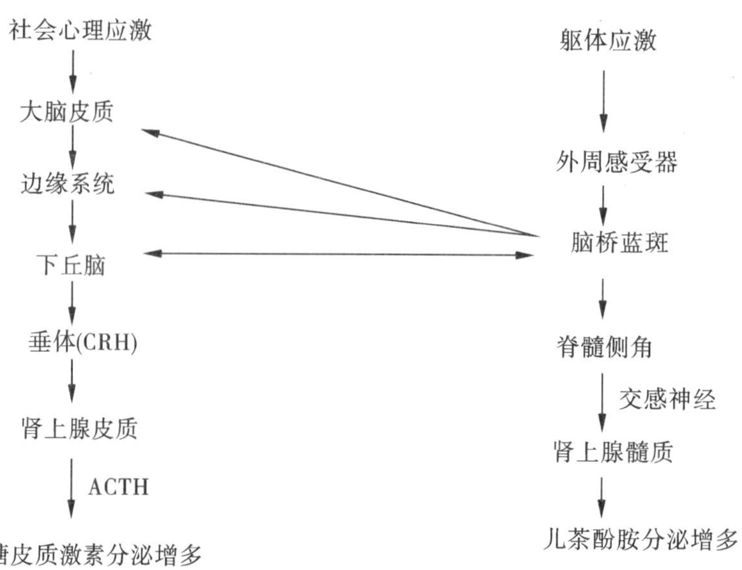

图 8-1　应激时的神经内分泌反应

交感-肾上腺髓质系统兴奋的防御意义在于：

1. 对心血管的兴奋作用　交感神经兴奋和儿茶酚胺释放，可使心跳加强加快，心输出量增加。由于外周血管中 α 受体分布密度的差异，儿茶酚胺可引起皮肤、腹腔内脏血管收缩，使血压上升，而心、脑及骨骼肌的血液灌流量增加，使血液重新分布，以保证心、脑等重要生命脏器的血液供应。

2. 对呼吸的影响　儿茶酚胺引起支气管扩张，改善肺泡通气，以摄取更多的氧，满足应激机体对氧的需求。

3. 对代谢的影响　儿茶酚胺可通过抑制胰岛素分泌和促进胰高血糖素分泌的作用，使糖原和脂肪的分解增加，血糖、血浆游离脂肪酸升高，从而满足应激时机体对能量的需求。

4. 对其他激素的影响　儿茶酚胺除对胰岛素分泌有抑制作用外，对其他许多激素分泌起促进作用，如胰高血糖素、促肾上腺皮质激素（ACTH）、糖皮质激素、生长激素、甲状腺素等。这样可加强各激素间的协同作用以放大儿茶酚胺本身的生理效应。

但是，强烈及持续的交感-肾上腺髓质系统的兴奋也可对机体造成明显损害，如外周小血管长期收缩，可使血压升高，局部组织缺血；儿茶酚胺可使血小板数目增多及黏附聚集，促进血栓形成；大量能量物质消耗，心率增快，心肌耗氧量增加，心肌相对缺氧，引起心肌损伤等（图 8-2）。

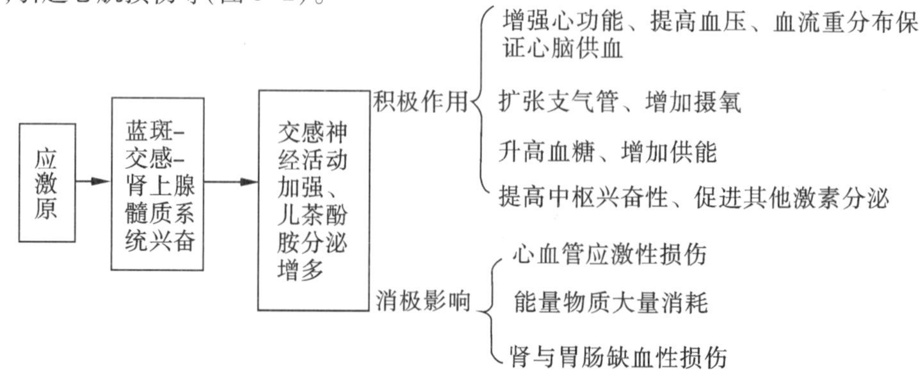

图 8-2　应激时交感-肾上腺髓质系统兴奋的意义

笔记栏

（二）下丘脑-垂体-肾上腺轴

下丘脑-垂体-肾上腺轴主要由下丘脑的室旁核、腺垂体及肾上腺皮质组成。室旁核作为该神经内分泌的中枢部位，一方面与边缘系统有广泛的往返联系，另一方面通过分泌促肾上腺皮质激素释放激素（CRH）控制腺垂体 ACTH 的释放，从而调节肾上腺皮质糖皮质激素（GC）的合成与分泌。同时，CRH 的释放也受蓝斑的影响。

应激时，下丘脑-垂体-肾上腺轴兴奋，肾上腺糖皮质激素合成加速、分泌增多，导致血浆糖皮质激素水平的升高。此外，CRH 也可引起情绪行为的变化。

应激时糖皮质激素大量分泌的积极意义如下：①通过促进蛋白质分解和糖异生作用可使血糖维持在较高水平，有利于向组织细胞提供充足的能量物质。②维持循环系统对儿茶酚胺的反应性，通过儿茶酚胺的作用发挥其对心血管活动的调节。③通过抑制磷脂酶的活性，稳定细胞膜和溶酶体膜，防止或减轻组织细胞损伤。④具有强大的抗炎作用，通过抑制化学介质，如白三烯、前列腺素、5-羟色胺等的合成释放，减轻炎症反应，减少组织损伤。

但是，大量分泌的糖皮质激素对机体也有诸多不利影响，例如：糖皮质激素对免疫功能具有抑制作用，削弱机体的抵抗力，易并发感染；糖皮质激素也可抑制组织再生能力，影响创伤的修复、愈合；糖皮质激素可使生长激素、性激素及甲状腺激素的分泌减少，从而导致生长发育迟缓、性功能减退等；由于蛋白质大量分解，机体可出现负氮平衡等。此外，应激时的情绪反应，如焦虑、抑郁、烦躁、紧张等与 CRH 持续大量分泌有关（图 8-3）。

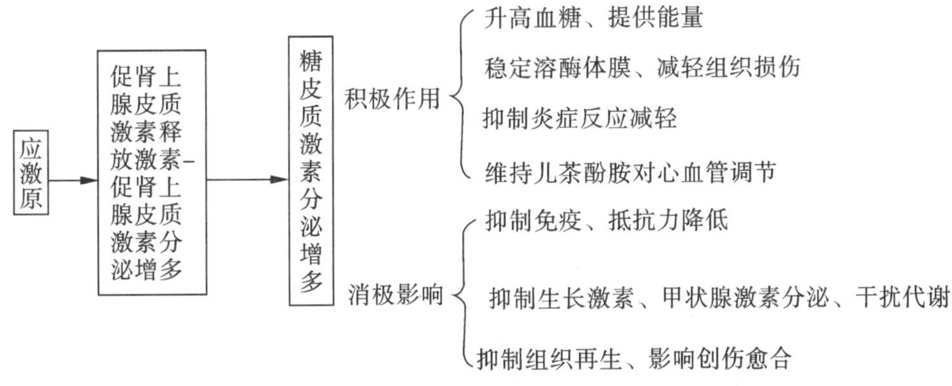

图 8-3 应激时下丘脑-腺垂体-肾上腺轴兴奋的意义

（三）其他激素

应激时可引起广泛的神经内分泌变化，应激时胰高血糖素、醛固酮、抗利尿激素等合成分泌增多；但胰岛素、促性腺激素、甲状腺及促甲状腺激素、黄体生成素等分泌则减少；而生长激素在急性应激时分泌增加，在慢性应激时分泌减少。这些激素从不同的角度调节应激时机体的代谢，满足机体的需求，促进内环境的平衡和协调。

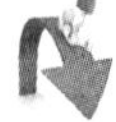

笔记栏

第四节　应激性损伤

综上所述，应激的效应具有双重性，既有抗损伤的一面，也有损伤的一面。就其基本性质而言应激是防御性、保护性的，旨在对抗各种强烈刺激的损伤性作用。但机体处于长期高度的应激状态，使各器官系统长期超负荷运转，最终引起机体消耗过度、抵抗力下降等，导致或诱发疾病的发生。

应激对机体有何作用？

各种致病因素在引起特定疾病的同时，也引起了机体的非特异性全身反应，因此各种疾病都含有一定的应激成分。一般将由应激直接引起的疾病称为应激性疾病，如应激性溃疡；而将以应激作为条件或诱因，应激状态下加重或加速发生发展的疾病称为应激相关性疾病，如原发性高血压、冠心病等。

（一）应激对心血管系统的损伤

各种应激，尤其是精神心理应激可引起心血管功能失调，从而诱发或加重多种心、脑血管疾病，如高血压、动脉粥样硬化、心肌梗死、严重心律失常及脑血管意外的。

应激时，由于交感-肾上腺髓质兴奋及下丘脑-垂体-肾上腺轴兴奋都参与升高血压，肾素-血管紧张素-醛固酮系统被激活及情绪紧张等刺激可使抗利尿激素分泌增多，引起外周小动脉收缩，阻力增加，钠水潴留等，也使血压上升。糖皮质激素的持续升高及其他激素分泌的变化可引起代谢的改变，使血胆固醇升高，加上血压升高，血管内膜损伤等因素，都可促进高血压和动脉粥样硬化的发生。

应激时，儿茶酚胺大量释放，使心肌耗氧量增加，使心肌发生功能性缺氧，同时冠状动脉收缩、痉挛和儿茶酚胺在氧化过程中产生氧自由基，均可导致心肌损害。因此，强烈精神刺激、过度体力负荷、剧烈疼痛等可引起各种心律失常，严重者甚至发生心性猝死。尸检可见心肌内有广泛性心肌坏死和出血，肌原纤维过度收缩等。

（二）应激对免疫系统的抑制

应激引起免疫抑制主要是糖皮质激素大量分泌的结果。应激时，下丘脑-垂体-肾上腺轴兴奋，糖皮质激素分泌增加，免疫功能低下。患者对感染的抵抗力下降，特别易遭受呼吸道的感染，如感冒、结核等，同时免疫功能下降使机体对恶性肿瘤的易感性增加。持续应激时，患者的胸腺、淋巴结皆有萎缩现象。

（三）应激对消化道的损害

应激对消化道的典型损害是应激性溃疡，应激性溃疡是指在严重应激状态下（各类重伤、重病等），出现胃、十二指肠黏膜有急性病变，主要表现为胃（或）十二指肠的糜烂、浅溃疡、渗血等，少数溃疡可较深或穿孔。其临床特点是在某些严重疾病或病理过程中突然出现胃肠道大出血或（和）穿孔。

应激性溃疡的发病总的来说是胃黏膜屏障保护作用减弱与组织损伤性因素增加共同作用的结果。

应激时，因交感-肾上腺髓质兴奋，儿茶酚胺释放增多，胃黏膜血管发生痉挛性收缩，导致黏膜缺血，引起黏膜上皮细胞变性，坏死，甚至脱落形成溃疡，并使胃黏膜屏障破坏；由于胃黏膜屏障破坏，使胃腔内的 H^+ 顺浓度差向黏膜内反向弥散，而胃黏膜血

笔记栏

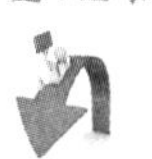

流的减少或酸中毒又不能将侵入黏膜的 H^+ 及时运走，使 H^+ 在黏膜内积聚而造成损伤，糖皮质激素分泌增多一方面抑制胃黏液合成和分泌，另一方面黏膜细胞蛋白质分解大于合成，使黏膜再生能力减弱。

（四）应激引起的其他功能障碍

应激可引起神经-内分泌功能的广泛变化，从而引起相应组织器官功能、代谢的异常。应激除了引起躯体的损害外，还可以引起许多心理、精神障碍。如持续的劣性应激（噪声环境）可使儿童学习能力、记忆力下降，并可出现焦虑、抑郁及愤怒等情绪反应。愤怒的情绪易导致攻击性行为反应，焦虑使人变得冷漠，抑郁可导致自杀的消极行为反应。

第五节　应激的生物学意义

应激反应是机体在生命进化过程中获得的稳定内环境的适应性机制，它是在神经内分泌系统控制下进行的全身性非特异性防御反应，旨在调动机体的潜能，帮助机体完成某些艰巨的任务。虽然强烈和持久的应激原可导致机体功能代谢障碍及组织损伤，但机体的各种反应仍然具有某些防御适应意义。

（一）物质分解，提供能量

在神经内分泌因素的作用下机体能源物质，如脂肪、糖原、蛋白质等分解旺盛，葡萄糖、游离脂肪酸等能量底物在血浆中大幅度上升，因糖明显升高，甚至出现糖尿为应激机制提供了充足的能源。

（二）器官功能的适应性调整

在应激情况下，脑、心、肺等重要生命器官的功能显著增强。中枢神经系统兴奋性增高警醒水平上升时，整个神经系统反应的灵敏性提高。交感-肾上腺髓质系统兴奋有利于提高心输出量、提高血压、保证心、脑、骨骼肌的血液供应，血流速度加快，以满足机体对营养物质的需要。使呼吸系统有利于机体摄入更多的氧以满足升高的代谢水平对氧的需求。急性应激时外周血中白细胞数目增多、核左移，血小板数增多、黏附力增强、部分凝血因子浓度升高等，表现出抗感染能力和凝血能力增强。应激时机体的免疫功能亦增强，但与此同时，消化、泌尿、生殖等系统的功能则处于暂时的抑制状态。

（三）保护性物质大量产生

机体为了对抗应激原（尤其非心理性应激原如感染等）对机体的损伤，在应激原作用后，细胞迅速、大量合成多种保护性蛋白质，主要是急性期蛋白和应激性蛋白（又称热休克蛋白，HSP）。

1. 急性期反应蛋白　主要由肝合成，例如：C 反应蛋白、α_1-蛋白酶抑制剂、补体成分、铜蓝蛋白、结合珠蛋白等，应激时它们在血浆中的浓度迅速成倍上升。急性期蛋白有多种保护作用。如抑制蛋白酶对组织的损伤作用；清除异物和坏死组织；C 反应蛋白可与细菌细胞壁结合，激活补体系统，抵抗致病微生物侵袭；血清淀粉样蛋白 A 能清除自由基，促进损伤细胞的修复等；结合珠蛋白具有结合、运输功能，可调节体内代

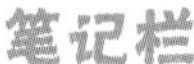

笔记栏

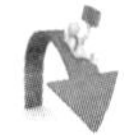

谢过程和生理功能。

2. 热休克蛋白(HSP)　热应激(或其他应激)时细胞新合成或合成增加的一组蛋白质,它们主要在细胞内发挥功能。应激反应过程中蛋白损伤严重时,HSP将帮助对其降解从而促使细胞恢复正常的功能。热休克蛋白在维持细胞结构、促进细胞修复、更新和提高细胞免疫等方面有重要作用,可增强机体对应激原(如高热、毒素、缺氧、器官缺血等)的耐受力,从而起到了防御、保护作用。

第六节　应激性损伤的防治原则

应激防治原则的依据是什么?

1. 消除应激原　应激原是应激反应的"启动器",要防治应激性损伤首先要积极消除应激原,如控制感染,修复创伤,清除有毒物质等。培养良好的心理素质,建立舒适的工作、生活环境,使各种应激刺激尽可能降到最低限度。

2. 糖皮质激素的应用　在严重应激状态下(创伤、感染、休克等),糖皮质激素的释放是一种重要的防御保护机制。因此,在生命受到威胁的紧要关头,补充糖皮质激素能帮助机体度过危险期。

3. 积极治疗应激性损伤　应激反应已经引起明显的应激性损伤时可采用药物进行治疗。如用肾上腺素能阻滞剂来控制应激引起的心血管不良反应,应激性溃疡可使用组胺受体阻滞剂(西咪替丁等),情绪应激出现的失眠、焦虑可用安定、普萘洛尔等。

4. 补充营养　应激时的高代谢率及脂肪、糖原与蛋白质的大量分解,对机体造成巨大的消耗,应及时补充营养物质(蛋白质、糖类等)。

5. 综合治疗　对于精神、心理应激原所致的躯体疾患和精神心理障碍可用药物、心理治疗及生物反馈治疗等。此外,音乐疗法、松弛疗法(气功、太极拳等)在防治情绪性应激方面有良好的效果。

6. 心理调适　强烈的社会心理应激刺激常常会产生各种情绪反应并引起应激反应。因此我们必须重视患者在应激过程中的不良情绪反应,做好心理辅导,帮助患者理智地分析其受到的挫折和困难,以积极的态度面对现实,促使其不良情绪反应向乐观方面转化。

小　结

应激是机体对应激原的非特异性反应,其主要意义是抗损伤,是生物机体为了生存和发展所必需的。但应激原过于强烈,应激对机体也有不利影响。

应激可分为生理性和病理性应激。前者有利于调动机体潜能,而后者可引起机体的非特异性损伤。任何刺激,只要达到一定强度均可成为应激原,应激原可分为外环境因素、内环境因素及心理、社会因素。尽管应激原性质各不同,但引起一系列的全身性非特异性反应却大致相同,可分为警觉期、抵抗期和衰竭期。

应激反应主要通过神经-内分泌系统的协调作用,以维持其内环境的相对稳定。神经-内分泌系统的主要变化是交感-肾上腺髓质和下丘脑-腺垂体-肾上腺轴两个系统的强烈兴奋。导致儿茶酚胺、糖皮质激素在体内增加,其生物学意义是提供能量、调

笔记栏

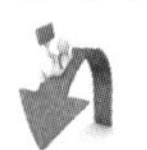

整器官功能、产生保护性物质,旨在调动机体的潜能。虽然强烈和持久的应激原可导致机体功能代谢障碍及组织损伤,但机体的各种反应仍然具有某些防御适应意义。

应激具有双重性,具有抗损伤的一面,也有损伤的一面。机体处于长期高度的应激状态,最终可引起机体消耗过度、抵抗力下降等,导致或诱发疾病发生。如高血压、动脉粥样硬化、心肌梗死、应激性溃疡,还可引起许多心理、精神障碍等。

问题分析与能力提升

病例摘要 患者,男63岁,因饱餐后右上腹不适、恶心、呕吐反复发作1年多,以"慢性胆囊炎、胆石症"诊断住院治疗。既往无溃疡病史。

体检:一般情况尚好,BP 140/80 mmHg,心率68次/min,腹软,剑突下轻压痛,无反跳痛,肝脾未触及。血常规示血红蛋白134 g/L。B型超声检查示胆囊壁毛糙、增厚,囊腔内可见结石阴影,胆总管增粗。入院第3天做胆囊切除、胆总管探查T形管引流,术中检查胃无病变,手术顺利。术后第7天上午9时突觉心慌、眼花,检查发现四肢厥冷,BP 70/50 mmHg,心率120次/min,律齐,T形引流管无血,初疑为冠心病。患者继而出现柏油样便,血红蛋白下降至87 g/L。经输血1 800 mL,胃内碱性药物间断灌注,术后第10天出血停止,最后痊愈出院。

讨论:①本例患者术后出现柏油样便,其原因是什么?可能的发病机制如何?②此时患者出现四肢厥冷,血压下降,心率增快说明患者体内发生了什么样的病理变化,发病机制如何?③治疗中为何要用应急碱性药物?

(王玉霞)

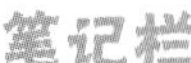

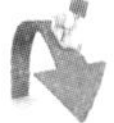

第九章 休克

学习目标

1. 掌握休克的概念、原因、分类、休克各期微循环变化特点。
2. 熟悉休克的发生机制、休克时各器官的功能代谢变化。
3. 了解休克的防治病理生理学基础。

休克(shock)是由各种强烈致病因素引起的急性循环功能障碍,使组织器官微循环灌流量急剧减少,导致重要脏器功能代谢严重障碍和细胞损伤的急性全身性病理过程。其临床主要表现为血压降低、面色苍白、脉搏细数、尿量减少、皮肤湿冷、静脉塌陷、表情淡漠、神志萎靡、反应迟钝甚至昏迷。病情常迅速恶化,如不及时抢救,组织器官将发生不可逆性损害而危及患者生命。

第一节 休克的原因和分类

休克的原因很多,分类的方法也有多种,常用的分类方法是:

(一)按休克的原因分类

1. 失血或失液性休克　又称为低血容量性休克。常见于肝、脾破裂、外伤及消化道大出血等,可导致全血量减少,使组织血液灌流量不足而引起失血性休克。休克的发生与否取决于失血量和失血速度,若快速失血量超过总血量的20%,即可引起休克;失血超过总血量的50%,则往往迅速导致死亡。也可见于大面积烧伤时血浆大量外渗,剧烈呕吐或腹泻时的大量体液丧失等,引起血容量与有效循环血量锐减。

2. 创伤性休克　各种严重的创伤可同时造成大量失血失液,使循环血量减少,导致创伤性休克如肝脾破裂、骨折、挤压伤、火器伤等。其发生与强烈的疼痛刺激有关。

3. 感染性休克　见于各种致病微生物引起的严重感染,特别是以革兰氏阴性菌感染引起的休克最为常见,如菌痢、流脑等引起的败血症。其中内毒素对休克的发生尤为重要,故又称此类休克为内毒素性或中毒性休克。

4. 心源性休克　见于大面积急性心肌梗死、严重心律失常、急性肺动脉栓塞及心

笔记栏

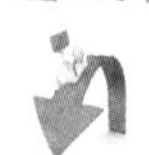

包压塞等心脏或大血管病变，引起心输出量急剧减少，有效循环血量和组织微循环灌流量显著下降，导致休克。

5. 过敏性休克　某些过敏体质者注射某些药物（如青霉素）或血清制品（如破伤风抗毒素）或疫苗可通过Ⅰ型变态反应机制而发生过敏性休克。其发病与IgE和抗原在肥大细胞表面结合，引起组胺、5-羟色胺、血小板活化因子和缓激肽大量释放入血，导致血管舒张、血管床容积增大，毛细血管通透性增大，有效循环血量减少有关。

6. 神经源性休克　剧烈疼痛、高位脊髓损伤或麻醉等可抑制血管运动中枢，使血管舒张、外周阻力降低、回心血量减少、血压下降，可引起神经源性休克。

7. 烧伤性休克　大面积烧伤可伴有大量血浆渗出，导致体液丢失、有效循环血量减少，引起烧伤性休克。其早期主要跟疼痛及低血容量有关，晚期若继发感染，还可发展为感染性休克。

（二）按发生休克的起始环节分类

1. 低血容量性休克　由于失血失液所致血容量减少而发生的休克称为低血容量性休克。见于失血、失液、烧伤等。大量体液丧失使血容量急剧减少，静脉回流不足，心输出量减少和血压下降，微循环有效灌流量减少。

如何保证有效的足够的循环血量？

2. 心源性休克　由于急性心功能障碍，使心肌舒缩功能降低，心排出量急剧减少，有效循环血量下降，造成微循环有效灌流量降低所引起的休克。其发生可见于心肌源性（心肌梗死、严重的心律失常等）和非心肌源性（气胸、肺动脉栓塞等）。最终导致心输出量下降，不能满足正常的组织灌流。

3. 血管源性休克　由于外周血管舒张致血管容量增大，大量血液淤积在外周微血管中，使回心血量减少，心排出量急剧降低所致的休克。正常时，20%的毛细血管交替开放就足以维持细胞的生理代谢需要，微循环中80%的毛细血管处于关闭状态，毛细血管网中的血量仅占总血量的6%左右。血管容量增加是指全身微循环血管扩张，不同病因通过内源性或外源性血管活性物质的作用，使毛细血管舒张，血管床容积大大增加，大量血液淤积在舒张的毛细血管内，有效循环血量减少，从而引起的休克称血管源性休克。可见于过敏性休克、神经源性休克和感染性休克。

（三）按休克时血流动力学变化分类

1. 低排高阻型休克（低动力性休克）　是临床最常见的类型，其血流动力学特点是心排出量降低，心脏指数降低，而总外周血管阻力增高。因皮肤血管收缩，血流量减少，皮肤苍白，温度降低，故又称为“冷休克”。

2. 高排低阻型休克（高动力性休克）　较少见，其血流动力学特点是心排出量增高，心脏指数增高，总外周血管阻力降低。因皮肤血管扩张，血流量增多而使皮肤温度升高，皮肤潮红、温暖，故又称“暖休克”。

第二节　休克的分期和发病机制

休克的发生机制至今尚未完全阐明。微循环障碍学说认为休克是以急性微循环障碍为主的综合征，有效循环血量减少导致交感-肾上腺髓质系统强烈兴奋，儿茶酚

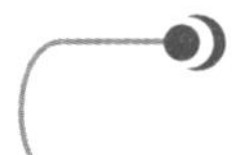

笔记栏

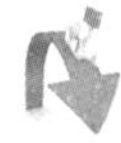

休克的分期

胺大量释放，引起血管收缩，重要生命器官血液灌流量不足和细胞的功能代谢紊乱。

虽然各种原因所致休克的始动环节不尽相同又各具其特征，但休克时，血流动力学和微循环变化有一定规律（图9-1），以失血性休克为例，通常可将其微循环障碍的发展过程分为以下三期。

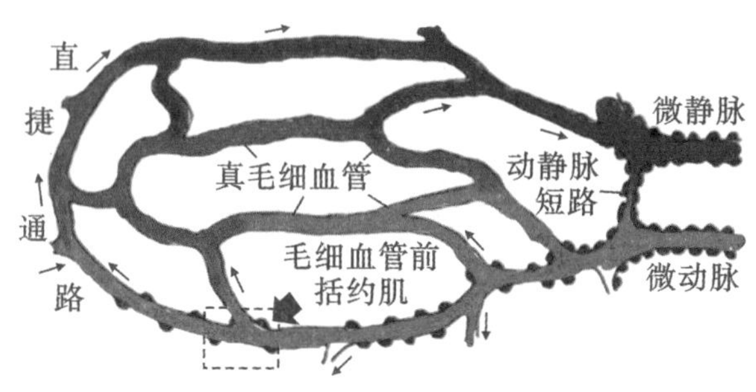

图9-1　正常微循环

（一）微循环缺血缺氧期（休克初期、休克代偿期）

休克代偿期微循环变化的特点是什么？

1. 微循环变化的主要特点　①微动脉、后微动脉、毛细血管前括约肌和微静脉持续收缩，毛细血管前、后阻力增加，尤其是前阻力明显增加。②大量真毛细血管网关闭，而动-静脉吻合支开放。③微循环灌流量严重减少，出现少灌少流、灌少于流现象，造成微循环缺血、缺氧。

2. 微循环缺血的发生机制　①各种致休克原因可通过不同途径导致交感-肾上腺髓质系统强烈兴奋，使儿茶酚胺大量释放，去甲肾上腺素可刺激 α 受体，使心脑以外的小肌性血管痉挛收缩。肾上腺素可激活 β 受体，使微循环血管的动-静脉吻合支开放，从而导致流经真毛细血管的血流减少。②交感神经兴奋，儿茶酚胺增多及血容量减少均可引起肾缺血，使肾素-血管紧张素-醛固酮系统活性增强，产生大量的血管紧张素Ⅱ，因其具有强烈的缩血管作用（比去甲肾上腺素强10倍）致使微血管的强烈收缩，组织灌流量进一步降低，缺血缺氧加剧。③血容量减少，可反射性地使下丘脑分泌超生理剂量的抗利尿激素引起内脏小血管的收缩。④血栓素 A_2、心肌抑制因子、内皮素、白三烯等缩血管活性物质生成、释放增多，均可促使小血管和微血管强烈收缩。

3. 微循环变化的代偿意义　上述的内脏、皮肤小血管明显收缩，使组织处于严重的缺血缺氧状态，但对整体却有一定的调整作用和代偿意义。主要表现在以下几个方面：

（1）回心血量增多　①“自身输血”，静脉系统属于容量血管，可容纳总血量的60%～70%。休克早期，由于交感神经兴奋，儿茶酚胺等缩血管物质增多，使微静脉和小静脉收缩，肝、脾储血库紧缩可迅速而短暂地减少血管床容积，增加回心血量，是休克时增加回心血量的“第一道防线”。②“自身输液”，由于微动脉、后微动脉和毛细血管前括约肌比微静脉对儿茶酚胺等更敏感，致使毛细血管前阻力比后阻力增加更为明显，毛细血管血流量减少、流体静压下降，使组织液回流进入血管，是休克时增加回心血量的“第二道防线”。③微循环中动静脉吻合支的开放，虽加剧了组织的缺氧，但却增加了静脉回流。④醛固酮与抗利尿激素分泌增多，可使肾小管对钠和水的重吸收增

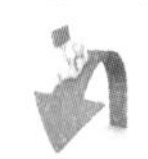

加，有助于补充血容量的不足。

（2）动脉血压维持 ①回心血量增加，有助于血压的维持。②外周血管阻力增加：许多脏器的小动脉、微动脉收缩，使外周总阻力增加，可减轻血压下降的程度。③心肌收缩力增强：交感-肾上腺髓质系统强烈兴奋可增强心肌收缩力和使心率增加，也有助于血压的维持。

（3）血液重新分布，保证心脑血液供应 由于缩血管物质大量释放，腹腔内脏、皮肤、骨骼肌及肾的血管对儿茶酚胺的敏感性较高，故血管强烈收缩，血液灌流锐减。但脑血管却无明显改变，血流基本正常，冠状动脉反而舒张，血流增加。这种不同组织器官的血管对儿茶酚胺反应的不一致性，使有限的血液资源得到重新分布。加之此期血压得以维持，使心脑生命器官的血供得到保证。

4. 临床表现 由于休克早期交感-肾上腺髓质系统强烈兴奋，体内血液重新分布，能够维持脑的血液供应，本期患者因应激反应可出现神志清而烦躁不安、精神紧张。由于交感-肾上腺髓质系统兴奋，皮肤、内脏微血管收缩，患者表现为面色苍白、四肢厥冷、出冷汗、尿量减少、血压可正常，但脉压减少、心率加快等（图9-2）。此期为休克的可逆期，应尽早消除休克病因，及时补充循环血量，解除微血管痉挛，防止休克进一步发展。

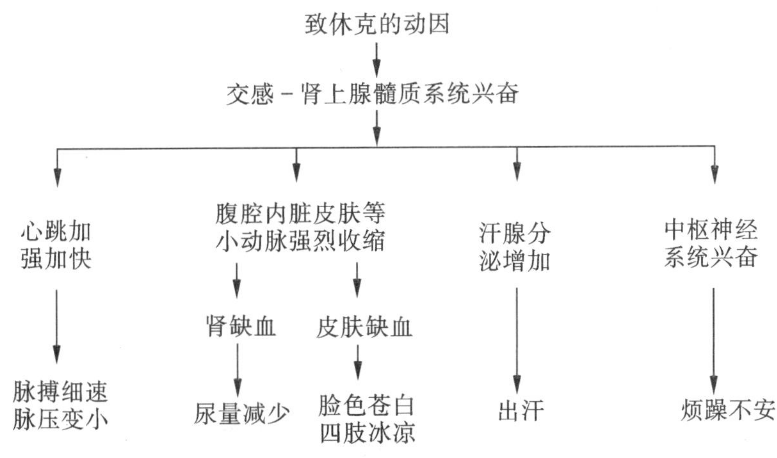

图9-2 缺血缺氧期的临床表现及机制

（二）微循环淤血性缺氧期（休克期、休克失代偿期）

休克的初期未得到及时合理防治，使微循环持续性缺血，进而发展为微循环血管扩张淤血，表现为外周血管总阻力降低，动脉血压明显下降，使病情显著恶化。

1. 微循环变化的主要特点 其特征是淤血。休克持续一段时间后，微循环终末血管床对儿茶酚胺的反应性降低，微循环血管的自律运动减弱或消失，微动脉和毛细血管前括约肌舒张，而微静脉及小静脉收缩，毛细血管的后阻力大于前阻力。毛细血管网大量开放，血流大量涌入真毛细血管网，使微循环血量多灌少流，灌入大于流出，血流缓慢，造成微循环血液淤滞，微循环出现淤血性缺氧状态。

2. 微循环淤血的机制

（1）酸中毒 微循环持续性缺血使组织缺氧导致局部酸性代谢产物（如乳酸等）

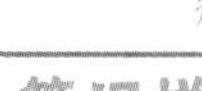

笔记栏

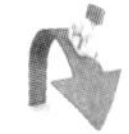

增多,而发生酸中毒。由于微动脉和毛细血管前括约肌对酸性物质耐受性小,因而对儿茶酚胺反应性降低致使血管舒张,而微小静脉对 H^+ 耐受性强,故仍对儿茶酚胺产生反应而收缩,酸中毒还使毛细血管网大量开放,结果使微循环处于多灌少流或只灌不流,而发生淤血。

(2)内毒素的作用　除感染性休克血浆内毒素增高外,其他类型的休克均可因消化道缺血、缺氧、屏障功能和解毒功能降低而导致肠道细菌产生的内毒素吸收入血而引起内毒素血症。内毒素可作用于中性粒细胞,使之产生并释放多种扩血管物质如组胺、激肽、内啡呔、腺苷等,从而引起小血管扩张和毛细血管的通透性升高。

(3)血液流变学的改变　血液流变学改变在休克期微循环淤血的发生发展中起着非常重要的作用。因毛细血管扩张,通透性升高,导致血浆外渗,血液浓缩,造成红细胞聚集,白细胞贴壁嵌塞,血小板黏附凝集,致使血液黏度增加,血流阻力增大,血流缓慢。上述血液流变学的改变加重了血液淤滞,减少回心血量,还促使了 DIC 的发生,使休克进入微循环衰竭期。

3. 微循环淤血的后果　是微血管内血液淤滞,血管通透性增加,血浆外渗,有效循环血量减少,血压明显下降,心脑供血不足,微循环缺氧更加严重,使休克进一步恶化。

本期全身组织器官处于严重淤血性缺氧状态,可出现休克的典型临床表现,如因脑缺血而出现神志淡漠、意识模糊,甚至昏迷;皮肤因淤血缺氧而出现发绀、花斑纹;由于心排出量急剧减少故血压进行性下降,脉压缩小,心率加快,脉搏细数,肾血流量急剧减少而致少尿,甚至无尿;回心血量减少,使中心静脉压降低及出现静脉塌陷(图 9-3)。

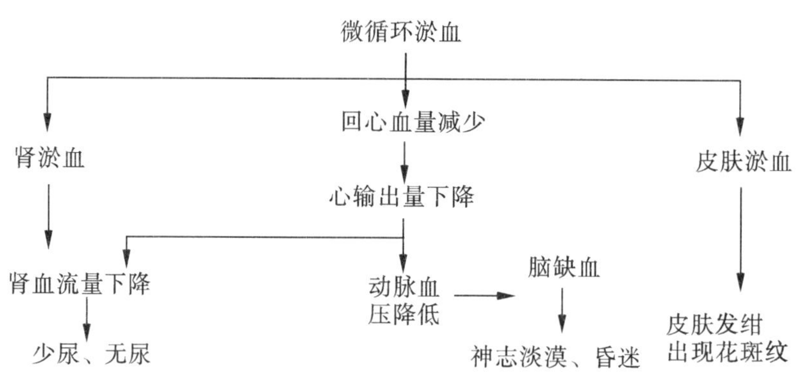

图 9-3　淤血缺氧期的临床表现及机制

休克中期,病情逐渐恶化,抢救的关键是疏通微循环,解除微循环淤血。

(三)微循环衰竭期(休克晚期、休克难治期、DIC 期)

1. 休克晚期微循环变化的主要特点　此期缺氧和酸中毒进一步加重,微循环淤滞更加严重,微血管对各种血管活性物质的反应性显著降低甚或消失,呈麻痹性扩张状态,并可能发生 DIC 甚至多器官功能衰竭。

(1)微血管反应性显著下降　微血管麻痹、扩张,对血管活性物质不发生反应,微循环不灌不流,组织得不到足够的氧及营养物质的供应,可发生组织细胞的变性、坏死。

(2)DIC 的发生　微循环在淤血基础上其静脉端形成大量纤维蛋白性微小血栓

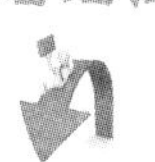

和血小板团块，血液处于高凝状态；随后由于凝血因子和血小板的消耗及继发性纤溶系统亢进，可有明显出血；因缺血缺氧及酸中毒越来越严重，从而诱发DIC。

2. 微循环衰竭的发生机制

（1）微血管麻痹扩张　因持续严重的缺氧、酸中毒、内毒素及其他毒性物质的作用，使血管壁结构与功能损害，失去对神经体液调节的反应性。

（2）血液流变学改变加剧　①微血管壁受损，血浆外渗加剧，使血液黏稠度显著增加；②内环境严重紊乱，内毒素等毒物使血细胞损伤加重，从而造成红细胞聚集，血小板黏附，白细胞贴壁嵌塞，致使血管内血液呈"淤泥状"流动缓慢，或前后摆动，进而淤积于微血管中，为DIC发生创造了条件。

（3）形成DIC　休克晚期。①严重的缺血、缺氧、酸中毒、内毒素等均可使血管内皮和组织细胞受损，释放凝血因子；②血流缓慢，血液浓缩，血细胞易于黏集；③严重缺血、缺氧使肝清除能力降低；④单核吞噬细胞系统功能被"封闭"；⑤强烈应激反应及酸中毒可使血液处于高凝状态。这些因素均可导致和促进DIC的发生。

3. 微循环衰竭期的表现　中心静脉压降低，浅表静脉严重萎陷，使静脉输液十分困难。心音低弱，脉搏细速甚至摸不到，患者血压显著下降，呼吸困难、表浅，不规则，少尿或无尿，合并DIC，点状出血，患者嗜睡、意识障碍甚至昏迷。

休克发生发展中三期微循环的变化特点见表9-1：

表9-1　休克发展过程中微循环三期的变化

休克早期	休克期	休克晚期
痉挛、收缩 前阻力>后阻力 缺血，少灌少流	扩张，淤血 "灌">"流"	麻痹性扩张 微血栓形成 不灌不流
交感-肾上腺髓质 系统兴奋 缩血管体液因子 释放	H^+↑，平滑肌对 CA反应性↓ 扩张血管体液因子释放 WBC嵌塞，血小板、RBC聚集	血管反应性丧失 血液浓缩 内皮受损 组织因子血 内毒素作用
代偿作用重要 组织缺血、缺氧	失代偿：回心血量 减少；血压进行性 下降；血液浓缩	休克期的影响更严重 器官功能衰竭 休克转入不可逆

第三节　休克的细胞代谢改变及器官功能障碍

（一）细胞代谢障碍及细胞损伤

1. 细胞代谢障碍

（1）能量代谢障碍　休克时，微循环严重障碍可引起组织缺氧，细胞有氧氧化障

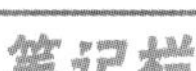
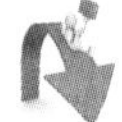

碍，糖无氧酵解增强，乳酸生成增多，ATP 生成减少。ATP 生成不足致细胞膜钠泵活性降低。Na^{+}-K^{+}运转失灵，使细胞内 Na^{+}升高。细胞外 K^{+}增高，导致细胞水肿和高钾血症。细胞蛋白和酶的合成受到抑制，使细胞不能维持正常的结构与功能。

（2）代谢性酸中毒　各种休克都伴有代谢性酸中毒，其原因是：①组织缺氧、糖酵解过程增强，乳酸生成增多；②肝缺氧，不能利用乳酸，其本身又产生大量的乳酸；③肾功能障碍，排酸保碱功能降低。酸中毒可使微血管进一步扩张、淤血，促进 DIC 形成，还可伴发高钾血症，抑制心肌收缩和能量代谢，破坏细胞生物膜等而使休克加重，故纠正酸中毒是促进休克好转的重要措施之一。

2. 细胞损伤　休克时细胞的损伤是各器官功能衰竭的共同机制，而细胞的损伤首先表现在生物膜发生损害。而生物膜损伤最早表现为细胞膜和细胞器膜的通透性增高。

（1）细胞膜受损　缺氧、酸中毒、能量生成不足、内毒素、溶酶体酶的释放及氧自由基引起的脂质过氧化反应等均会造成细胞膜损伤、钠泵障碍，使细胞内 K^{+}逸出而细胞外 Na^{+}和水进入细胞内，引起细胞水肿和细胞器肿胀、细胞膜上多种酶的含量改变及功能障碍。

（2）线粒体受损　线粒体损伤最早表现为呼吸功能和 ATP 生成受抑制，此后发生线粒体结构改变，线粒体明显肿胀，甚至破坏。

（3）溶酶体破裂与细胞死亡　休克时溶酶体的损伤则表现为溶酶体膜通透性增加，溶酶体肿大，溶酶体酶释放增加，甚至溶酶体膜破裂，引起细胞自溶和周围组织的消化。

（二）主要器官功能障碍

休克时因细胞受损和代谢障碍，势必导致组织器官，尤其是肾、肺、心、脑等器官的功能障碍，这是造成休克难治的重要因素，也是休克患者死亡的常见原因。

1. 心功能障碍　除心源性休克伴有原发性心功能障碍外，其他类型休克的初期，心功能尚可维持在正常状态，但随着休克进展，可出现心功能降低，心排出量减少，甚至发生心力衰竭而促进病情迅速恶化。

休克时发生心力衰竭的机制是：①休克时血压降低和心率加快引起的心舒张期缩短，使冠脉灌流量减少；②交感-肾上腺髓质系统兴奋，使心率加快，心肌收缩力加强，导致心肌耗氧量增加，加重心肌缺氧；③内啡呔对心血管功能的抑制作用；④心肌抑制因子使心肌收缩力减弱；⑤酸中毒对心肌舒缩功能的影响；⑥高钾血症可使心肌兴奋收缩耦联减弱；⑦心肌内 DIC 引起心肌缺血和出血；⑧内毒素及氧自由基对心肌的损害作用。

2. 急性肾功能不全　肾是休克时最早受影响的器官，各型休克常伴发急性肾衰竭。休克初期，由于肾灌流量不足，可出现功能性肾衰竭，临床主要表现为少尿或无尿等，如能及时治疗，使休克逆转，肾功能可恢复正常，如休克持续进展，可因肾严重缺血而发生急性肾小管坏死，导致急性器质性肾衰竭，此时除表现为尿量明显减少外，并有明显尿质的变化，使休克进一步恶化，成为休克患者死亡的主要原因。

休克肺功能的变化

3. 急性呼吸功能不全　肺是休克时易受损的又一个器官，在休克早期，由于应激反应、呼吸中枢兴奋性增高，呼吸深快，使通气过度而表现低碳酸血症等轻度呼吸功能障碍，但当休克严重时患者在肺微循环障碍的基础上出现明显的肺淤血、水肿、出血、局限性肺不张、微血栓形成和栓塞及肺泡腔内透明膜形成等病理改变，称为休克肺。

笔记栏

休克肺可导致急性呼吸衰竭,是休克患者死亡的重要原因。

休克肺的发生主要因氧自由基、致炎症细胞因子及多种血管活性物质的作用,使肺泡-毛细血管膜受损,导致其通透性增高所致。临床表现为急性进行性呼吸困难、发绀等,极严重病例也可因通气障碍而伴发高碳酸血症。

4. 脑功能变化　随着休克进展,动脉血压降低和 DIC 形成,导致脑内微循环障碍,脑组织缺血、缺氧和酸中毒,使脑细胞膜和微血管通透性升高,引起脑水肿及颅内压增高,脑皮质由兴奋转为抑制,表现为神志淡漠、意识模糊,甚至昏迷。

5. 肝和胃肠道功能障碍　休克时肝缺血淤血常伴有肝功能障碍,肝生物转化功能降低,利用乳酸的能力下降,造成体内乳酸大量堆积;同时由肠道吸收入血的细菌内毒素不能充分解毒而发生或加重内毒素血症,从而促使休克恶化。

胃肠道因缺血、淤血和 DIC 形成而发生功能紊乱,使肠壁水肿、消化腺分泌抑制、胃肠运动减弱、黏膜糜烂,有时形成应激性溃疡,甚至胃肠道出血。肠道细菌大量繁殖,所产生的内毒素可因肠黏膜屏障作用的减弱而大量入血,从而使休克进一步加重。

6. 多系统器官功能衰竭　多器官功能衰竭(MOF)是指患者在短时间内有两个或两个以上的器官相继或同时发生功能衰竭。MOF 出现在休克的晚期,是常见的致死原因。衰竭的器官越多,病死率也越高。

第四节　休克防治的病理生理学基础

休克的防治应在去除病因的前提下采取综合治疗措施,以恢复生命器官的血液灌流和防止细胞损害为目的。以反复监测临床重要指标为治疗依据,最大限度地保护各器官系统功能。

(一)病因学防治

采取积极措施,防治休克的原发病,去除休克的原始动因,如控制感染、止痛、止血,预防各种过敏性因素等。

(二)发病学防治

针对休克的发病环节,可采取以下治疗措施。

1. 改善微循环

(1)补充血容量,各种休克均存在有效循环血量绝对或相对减少,因此,除心源性休克外,补充血容量是提高心输出量和改善组织灌流的根本措施,宜及时和尽早进行,原则是“需多少,补多少”。抢救时,应动态地观察静脉充盈程度、尿量、血压和脉搏等指标,最好以中心静脉压和肺动脉楔入压作为监护输液的指标,以避免造成补液过多。

(2)纠正酸中毒,休克过程中常发生严重的代谢性酸中毒,后者是促使休克恶化的重要因素,因此及时纠正酸中毒是抗休克治疗的重要措施。

(3)合理应用血管活性药物,在纠正酸中毒和血容量得到充分补充的情况下,根据各型休克血流动力学特点可使用不同类型的血管活性药物,血管活性药物分为缩血管药物和扩血管药物。扩血管药物(阿托品、苯妥拉明等)可解除小血管的痉挛,降低血管阻力,使组织血液灌流恢复,因此在低血容量性休克、高阻力型感染性休克和心源

笔记栏

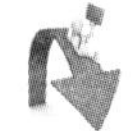

性休克时,有较好的疗效。相反,血管源性休克则应首选缩血管药物(如去甲肾上腺素等),以提高动脉压,保证生命重要器官的血液供应。血压过低,可试用缩血管药物提高血压,以维持心、脑器官的血液供应。

(4)防止弥散性血管内凝血。

2. 改善细胞代谢,防治细胞损伤　保护细胞、改善细胞代谢是防治休克的重要措施之一。如补充能量合剂以改变细胞代谢和提供必需的能源物质;使用糖皮质激素等以稳定溶酶体膜,防止或减轻细胞的损害;应用超氧化物歧化酶、维生素 C 等自由基清除剂,避免细胞受损、改善细胞功能。

3. 防治器官功能衰竭　休克时如出现器官功能衰竭,则除了采取一般治疗措施以外,还应针对不同的器官衰竭,采取相应的保护和治疗措施,防止发生 MOF。

小　结

休克(shock)是由各种强烈致病因素引起的急性循环功能障碍,使组织器官微循环灌流量急剧减少,导致重要脏器功能代谢严重障碍和细胞损伤的急性全身性病理过程。

引起休克的原因有很多,但有效循环血量减少是多数休克发生的共同基础。血容量减少、血管床容量增大及心功能障碍均可导致有效循环血量减少,称为休克发生的起始环节。

休克可分为代偿期、失代偿期及微循环衰竭期。休克早期,交感-肾上腺髓质系统兴奋,使腹腔内脏和皮肤小血管收缩,组织处于缺血、缺氧状态,保证了心、脑血流供应及维持血压基本不变。

由于组织代谢产物的增加,导致血管扩张、血液淤滞,使回心血量和心输出量显著减少,机体由代偿转为失代偿,组织处于淤血缺氧状态,出现典型的休克表现,如未能得到及时治疗,将进一步发展为休克晚期,极易发生 DIC 及 MOF。

问题分析与能力提升

病例摘要　患者,女,6 岁,发热、腹泻 2 d。检查:T 39 ℃,呼吸深快,38 次/min,BP 90/72 mmHg,心率 98 次/min,烦躁不安,出冷汗,尿少,腹痛,解灰白色胶状黏液样稀便,夹杂少许血丝,一日 7~8 次。白细胞 11.8×10^9/L,多核 50%,杆状核 40%,淋巴 10%,大便镜检见多数脓球及红细胞,用丁胺卡那静脉滴注。入院第 2 天,T 41.2 ℃,神志不清,皮肤发绀,呼吸表浅,47 次/min,心率 120 次/min,BP 50/30 mmHg,血 pH 值 7.332,[HCO_3^-] 18.1 mmol/L,$PaCO_2$ 24 mmHg,少尿,250 mL/24 h。经治疗血压未见回升。第 3 天 T 35.5 ℃,皮肤出现瘀斑,穿刺针孔不断渗血,鼻出血,呕出大量咖啡色液体,出现柏油样稀便,无尿,从导尿管导出血尿 40 mL。急查血:白细胞 4.8×10^9/L,中性 67%,杆状 4%,淋巴 29%;红细胞 3.0×10^{12}/L;血小板 13×10^9/L。凝血酶原时间 3.5 min,纤维蛋白原 1.5 mmol/L,FDP 250 mmol/L。抢救治疗未见好转。血压测不到,昏迷,5 h 后死亡。大便培养有痢疾杆菌生长。

讨论:①本病的发展中出现了什么明显的病理过程?发生了什么并发症?其发生的机制是什么?②主要观察哪些变化?意义是什么?

(王军利)

笔记栏

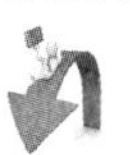

第十章 弥散性血管内凝血

学习目标

1. 掌握DIC的概念、原因及发病机制和临床表现。
2. 熟悉影响DIC发生发展的因素。
3. 了解各期实验室检查。

生理情况下，人体内的凝血和抗凝血系统维持着动态平衡，构成机体抗损伤机制的重要组成部分。各种先天性或获得性致病因素可能导致局部或全身性凝血与抗凝血平衡紊乱，发生血栓形成或出血。机体凝血机制可分为内源性和外源性凝血两个系统。机体抗凝血机制包括体液抗凝和细胞抗凝两方面，体液抗凝主要包括血浆抗凝血因子蛋白C系统和纤维蛋白溶解系统；细胞抗凝包括单核吞噬细胞系统和肝细胞的非特异性抗凝作用。

弥散性血管内凝血（DIC）是在某些致病因子作用下，由于大量促凝物质入血，使机体凝血系统被激活引发的机体凝血-抗凝血功能平衡紊乱，病理特征表现为微循环内广泛的微血栓形成，大量血小板和凝血因子被消耗性减少，继而出现凝血功能障碍，导致患者出现明显的出血、休克、器官功能障碍及贫血，是许多常见严重疾病中的一个病理过程。

第一节 DIC的病因和发病机制

一、DIC的病因

临床能够引起DIC的常见病因有严重感染（细菌、病毒、螺旋体、败血症等）、产科意外（胎盘早剥、宫内死胎、羊水栓塞等）、恶性肿瘤、严重创伤、烧伤、大手术、严重肝病、白血病、溶血性疾病及某些心血管系统疾病等（表10-1）。此外，疾病过程中的某些因素，如组织损伤、缺氧、酸中毒、抗原-抗体复合物、蛋白水解酶及病毒或其他微生物等也能导致DIC发生、发展。

笔记栏

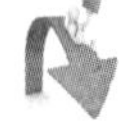

表 10-1　常见易发生 DIC 的疾病

疾病类型	常见病
感染性疾病	细菌(革兰氏阴性常见)、真菌、原虫等感染;病毒性肝炎、病毒性心肌炎、流行性出血热等
肿瘤性疾病	结肠癌、胰腺癌、肝癌、胃癌、食管癌、白血病、卵巢癌、绒毛膜癌、子宫颈癌、淋巴瘤等
创伤及手术	严重软组织损伤、挤压综合征、严重烧伤、脑外伤、脂肪栓塞、骨折、器官移植、体外循环、心脏搭桥,肝、脑、肺、胰大手术等
产科意外	羊水栓塞、胎盘早剥、宫内死胎、异位妊娠、剖宫产手术、前置胎盘、子宫破裂、流产等
血管内溶血	异型输血、输大量库存血、PNH 贫血等
其他	休克、酸中毒、缺氧、脾切除、成人呼吸窘迫综合征

二、DIC 的发病机制

DIC 的发生机制非常复杂,主要涉及凝血系统激活和纤溶系统功能失调两方面。

(一)组织因子(TF)释放,启动外源性凝血途径

严重组织损伤时,TF 从损伤的组织细胞中大量释放入血,TF 含有带负电荷的 7-羧基谷氨酸,能与 Ca^{2+} 结合。于是,TF 通过 Ca^{2+} 与因子Ⅶ结合形成复合物,并活化Ⅶ。Ⅶa 既可使大量因子Ⅹ活化(传统通路),从而形成 Xa-Va-Ca^{2+}-PI 复合物(凝血酶原激活物)并使凝血酶原激活;也可通过因子Ⅸ激活(选择通路)形成Ⅸa-Ⅷa-Ca^{2+}-PI 复合物。继而使凝血酶原激活转变为凝血酶。凝血酶又可以正反馈加速因子Ⅴ、因子Ⅷ、因子Ⅺ激活,从而促进更多凝血酶的生成,并加速凝血反应以及血小板活化、聚集过程,促进微血管内形成大量微血栓。因此,大手术、严重创伤、烧伤、严重感染及产科意外(胎盘早剥,宫内死胎)、组织器官病变坏死、恶性肿瘤继发坏死都可促使组织严重损伤,促进 TF 的释放,另外,严重感染炎症时,内毒素及 TNF、IL-1 等细胞因子均可刺激白细胞释放 TF,促进 DIC 的发生。

(二)血管内皮受损,启动内源性凝血途径

为什么创伤或大手术病人应预防血栓形成?

血管内皮细胞受损,暴露的胶原及内毒素等表面带负电荷的物质,均可以和血液中无活性的Ⅻ因子接触并激活Ⅻ因子,从而启动内源性凝血途径,促进 DIC 的形成。同时,受损的内皮细胞合成抗凝物质 TM、纤溶酶原激活物减少使机体呈现高凝状态,促进 DIC 的发生。例如,细菌、病毒、内毒素、高热、持续缺氧、酸中毒、抗原-抗体复合物等均通过损伤血管内皮细胞促进 DIC 的发生。另外,羊水、转移的肿瘤细胞及一些颗粒性物质通过表面接触激活Ⅶ启动内源性凝血促进 DIC 的发生。

(三)血细胞大量破坏,血小板被激活

白血病病人为什么易发生 DIC 或出血?

各种病因导致血管内皮细胞受损后表达血管性假血友病因子(vWF),后者介导血小板糖蛋白与胶原的结合,促进血小板的黏附、活化,另外,其他激活剂如凝血酶、ADP、肾上腺素、TXA_2 等分别通过不同途径激活血小板。因此,严重感染及白血病等

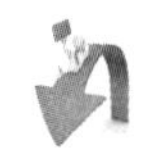

疾病时,白细胞激活或大量破坏,可释出大量TF启动外源性凝血系统;异型输血、恶性疟疾、输入过量库存血等因素造成红细胞大量破坏释放大量ADP入血,ADP作为血小板激活剂促进血小板的黏附、聚集促进DIC的发生,另外,红细胞膜磷脂浓缩局限凝血因子促使大量凝血酶的生成促进DIC的发生。

(四)其他因素

在某些病理情况下,尚存在其他凝血激活途径与因素引起DIC的发生、发展。如急性出血坏死性胰腺炎时,坏死的胰腺组织释放TF及胰蛋白酶大量入血,直接激活凝血酶原变成凝血酶,均可导致大量微血栓形成;蜂毒、蛇毒是一种外源性促凝血物质,它们能直接激活因子X或加强因子V的活性、激活凝血酶原或直接使纤维蛋白原转变为纤维蛋白单体(FM)促进微血栓的形成;某些肿瘤细胞例如急性早幼粒白血病能释放TF样促凝物质,可启动凝血系统导致DIC。

综上所述,通常情况下,引起DIC的病因可由多种机制促进DIC的发生和发展(图10-1)。例如,严重感染促进DIC发生、发展的机制:内毒素血症或感染炎症时,炎症介质TNFa、IL-1导致内皮细胞损伤,受损的内皮细胞,表达TF增多,同时表达抗凝物质TM等减少,激活外源性凝血途径促进凝血发生;内皮细胞受损,胶原暴露,激Ⅻ因子启动内源性凝血途径;内皮受损表达活性vWF介导血小板黏附、活化释放更多ADP,ADP及内外源性凝血途径中生成的凝血酶进一步激活血小板促进凝血;严重感染时释放的细胞因子可以激活白细胞释放蛋白酶并生成活性氧进一步损伤血管内皮细胞,增强内皮细胞的促凝作用,抑制其抗凝作用,从而促进DIC的发生。

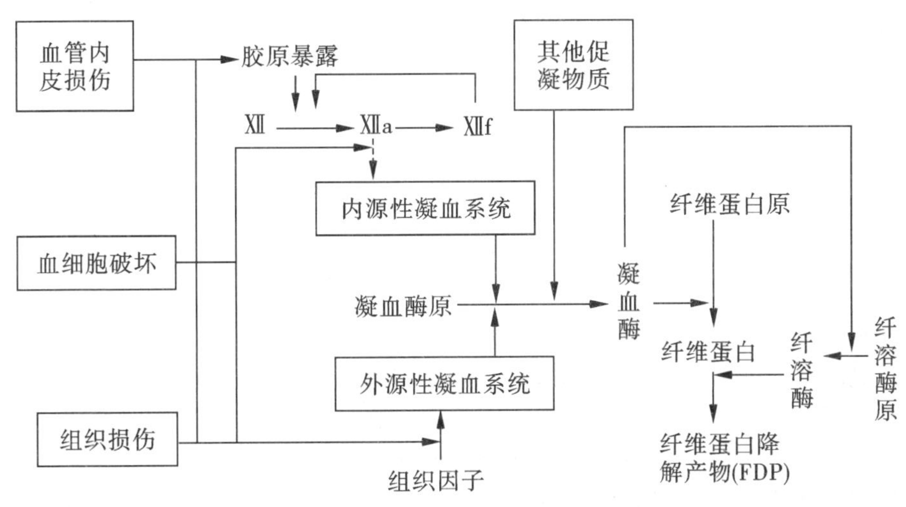

图10-1 DIC常见病因及发生机制

第二节 影响DIC发生、发展的因素

在同等促凝因子入血的情况下,不同的患者反应不一。表明机体存在影响DIC发生、发展的因素。

1.单核吞噬细胞系统功能受损 单核吞噬细胞系统具有吞噬和清除功能,可以吞

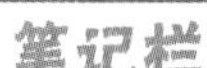
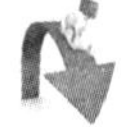

噬清除细菌内毒素、组织细胞碎片、免疫复合物及ADP等促凝物质和凝血酶、纤维蛋白原、纤维蛋白、纤维蛋白降解产物(FDP)、纤溶酶等影响凝血的物质。因此,当单核吞噬细胞系统功能严重障碍(如长期大量应用糖皮质激素、严重肝疾病)或由于过量吞噬(如细菌、内毒素、脂质、坏死组织)导致细胞功能"封闭"时,单核吞噬细胞对血液中促凝物质清除减少,大量促凝物质堆积,极易诱发DIC发生。动物实验证明,第一次小剂量注入内毒素,使单核吞噬细胞系统功能封闭,第二次注入内毒素时则易引起DIC。

2.肝细胞严重受损　肝脏是抗凝物质及凝血物质灭活的重要场所。如主要的抗凝物质蛋白C、AT-Ⅲ以及纤溶酶原主要在肝合成。所以毒物、药物、重症肝炎、慢性肝炎和肝硬化导致肝功能严重障碍患者,肝合成抗凝物质减少及活化凝血因子灭活减少,易诱发DIC,另外,肝细胞坏死释放大量TF促进DIC的发生。

为什么妊娠分娩前过程中易发生DIC?

3.血液高凝状态　血液高凝状态分类可以按生理性和病理性分类,或者按原发性和继发性分类,或按先天性和获得性分类。生理性高凝状态,如妊娠末期凝血因子及血小板逐渐增多,而纤溶活性逐渐下降,胎盘产生纤溶酶原激活物抑制物(PAI)增多,因此血液呈高凝状态,容易发生DIC;老年人纤溶活性下降,在病因作用下容易发生DIC。遗传性抗凝血酶、蛋白C、蛋白S缺乏症和因子Ⅴ结构异常易诱发DIC。患有肾病综合征、恶性肿瘤、白血病、糖尿病等疾病时,易发生DIC。

4.微循环障碍　休克等原因导致的严重微循环障碍,微循环内血流缓慢,出现血液淤滞,血细胞聚集,血液黏度增加,血液呈"泥沙化"状态,此时,局部性凝血因子浓度增高,血小板容易聚集、黏附。另外,微循环在休克时容易出现酸中毒及血管内皮受损均促使DIC形成。

此外,DIC的发生、发展还与促凝物质进入血液的数量、速度和途径有关。

第三节　DIC的分期和分型

(一)DIC的分期

根据DIC的发病过程和临床特点,典型的DIC病程可分为三期:

1.高凝期　机体的凝血系统被激活,血液中凝血酶含量急增和抗凝血酶、蛋白S、蛋白C大量消耗,使微循环出现严重程度不同的微血栓形成。患者可无临床表现,持续时间短,不易发现,实验室检查血小板黏附性增强,凝血时间缩短。

2.消耗性低凝期　广泛微血栓形成,造成凝血因子的大量消耗和血小板减少,同时继发性纤溶系统功能被激活,使血液呈低凝状态。患者表现出严重程度不等的出血症状。实验室检查可见凝血因子、血小板明显减少,PT、TT时间明显延长,血浆纤维蛋白原含量明显减少。

3.继发性纤溶亢进期　血液中凝血酶、Ⅻa、t-PA和u-PA等大量增加,激活了纤溶系统,产生大量纤溶酶;纤溶系统激活导致FDP的形成增多。FDP具有很强的抗凝血酶和阻止sFM聚集作用,血液处于继发性纤溶状态。此期患者出血表现十分明显。实验室检查凝血因子减少、TT和PT延长外,可出现血浆鱼精蛋白副凝固试验(plasma protamine paracoagulation test)阳性(3P试验阳性)(图10-2)、D-二聚体(D-dirmer,D-

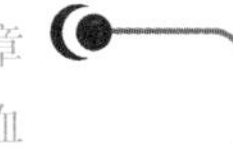

D)试验阳性。

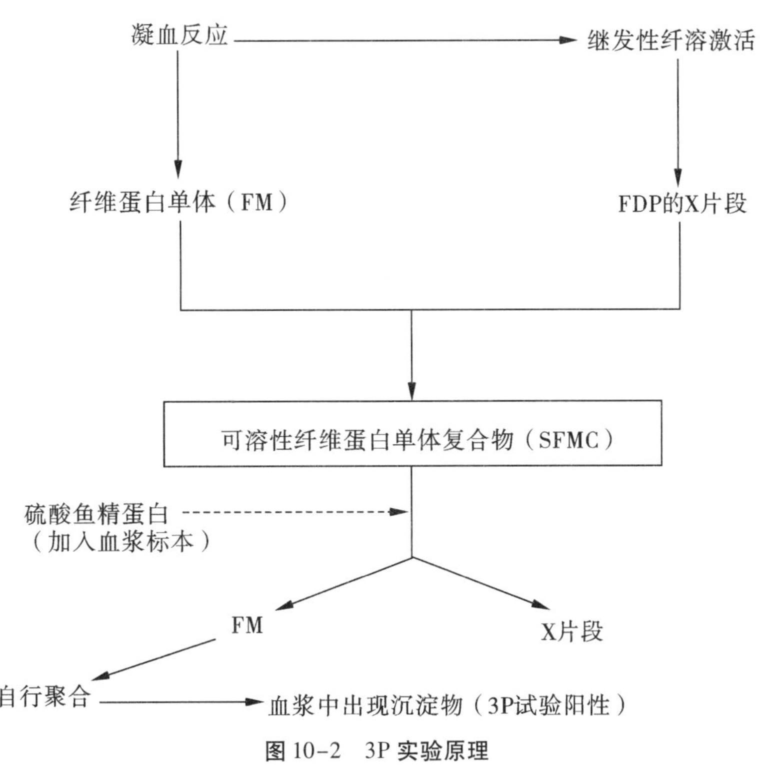

图 10-2　3P 实验原理

(二)DIC 的分型

1. 按 DIC 发生快慢分型

(1)急性型　常见于严重感染和休克、严重创伤、羊水栓塞、血型不合的输血、急性移植排异反应等。其特点是 DIC 可在数小时或 1 ~2 d 内发病。临床表现以休克和出血为主,病情迅速恶化,分期不明显。急性 DIC 患者可出现实验室检查明显异常,血小板计数减少、FDP 升高、PT 延长、TT 延长、aPTT 延长和纤维蛋白原浓度下降。

(2)慢性型　常见于恶性肿瘤、结缔组织疾病、慢性溶血性贫血等。其特点是发病缓慢、病程较长,病程可达数月至几年。机体可以通过肝合成凝血因子增加进行代偿。所以,慢性 DIC 时,凝血因子消耗程度往往被掩盖,结果在筛选性试验检测中,只有少数指标出现异常,如血小板计数降低,但纤维蛋白原可以正常,这是因为肝细胞在细胞因子作用下使纤维蛋白原合成出现上调。临床表现较轻或不明显时,患者常以某器官功能不全为主要表现。慢性 DIC 在一定条件下,可转为急性型。

(3)亚急性型　常见于恶性肿瘤转移、宫内死胎等患者,其特点是数日到几周内发病,渐形成 DIC。患者的临床表现介于急性与慢性之间。

2. 按 DIC 的代偿情况分型

(1)失代偿型　此类型特点是凝血因子和血小板的消耗的速度超过生成的速度;实验室检查:可见血小板与纤维蛋白原等凝血因子数量明显减少,患者常有明显的出血和休克等临床表现。

(2)代偿性　其特点是凝血因子和血小板的消耗与代偿调控基本上保持平衡。

笔记栏

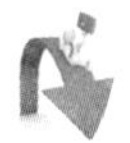

患者临床表现不明显或只有轻度出血和血栓形成症状，易被忽视。实验室检查常无明显异常，诊断较困难。病因变化时可以转化为失代偿。

(3)过度代偿性　此型患者机体代偿功能好，凝血因子和血小板代偿性生成迅速，超过消耗的速度。出血和栓塞症状不明显，常见于慢性及恢复期 DIC，当病因作用性质、强度发生变化时，也可以转化为失代偿型 DIC。

第四节　DIC 的功能代谢变化

因原发病不同，DIC 引起的机体功能变化不同，因此 DIC 时患者临床表现复杂、多样，有时常被其原发性疾病的症状所掩盖。DIC 的主要临床表现是出血、休克、器官功能障碍和微血管病性贫血，且以出血最为常见。

(一)出血

为什么产科大出血不易止血？

出血是 DIC 最初、最常见的临床表现，发生概率达 70% ~90%。表现为多部位出血倾向，且程度不一，严重时出现多部位大量出血，如皮肤瘀斑、紫癜；咯血、呕血、黑便、尿血；鼻出血、牙龈出血和颅内出血；伤口或注射部位渗血或止血困难等。一般止血药治疗无效。其出血机制如下：

1. 凝血物质消耗性减少　在 DIC 早期微血栓大量形成过程中，消耗了大量血小板和凝血因子，虽然肝和骨髓代偿性生成增多，但消耗量超过代偿性增加的量，使血液中纤维蛋白原、因子Ⅴ、因子Ⅷ、因子Ⅸ、因子Ⅹ和血小板急剧减少，血液呈消耗性低凝状态，故 DIC 又称为消耗性凝血病。

2. 纤溶系统激活　当血液中凝血因子Ⅻ激活时，激肽系统也被激活，产生激肽释放酶，后者可激活纤溶酶原变为纤溶酶，从而使纤溶系统激活。另外，纤溶酶能降解纤维蛋白原和纤维蛋白，还能水解各种凝血因子，如Ⅱ、Ⅴ、Ⅷ、Ⅻ及 vWF 因子，使血液中凝血物质急剧减少，加剧凝血功能障碍并引起出血。

3. 纤维蛋白/原降解产物的生成　凝血酶大量生成后，降解纤维蛋白原及纤维蛋白，纤溶酶可以裂解纤维蛋白原降解生成 FM，后者在纤溶酶的降解下生成 X、Y、D、E 等片段，纤溶酶降解纤维蛋白生成二聚体、多聚体等片段。纤溶酶水解纤维蛋白原及纤维蛋白生成的各种片段称为 FDP。其中 X、Y、D 片段可以抑制 FM 聚合；Y 和 E 片段具有抗凝血酶作用，此外，多数 FDP 也可与血小板膜结合，降低血小板黏附、聚集及释放功能。

各种 FDP 片段的实验室检查在 DIC 的诊断中具有重要意义。

4. 血管壁损伤　DIC 发生、发展过程中，多种因素可导致微血管壁损伤，也是 DIC 出血的机制之一。

(二)休克

急性 DIC 常伴有休克，发生率高达 80%。严重的休克过程反过来促进 DIC 的发展，因此二者互为因果，可以形成恶性循环。DIC 引起休克常有以下特点：突然出现或与病情不符；伴有严重广泛的出血及四肢末梢的发绀；有 MODS 出现；对休克的综合治疗缺乏反应，病死率高。急性 DIC 引起休克的机制有：微血栓形成及出血，使回心

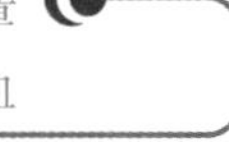

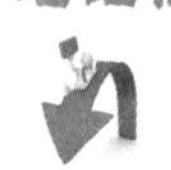

血量减少及心功能下降心输出量减少;凝血系统、激肽系统和补体系统激活产生大量血管活性介质如激肽、组胺等,激肽具有增强微血管通透性和强烈的扩血管作用;FDP 的某些成分有扩血管或增强微血管通透性的作用。这些因素均导致动脉血压明显降低和严重的微循环功能障碍。

(三)器官功能障碍

DIC 时,微血管内广泛的微血栓形成及休克,引起脏器组织细胞缺血、缺氧而变性、坏死,严重者脏器功能不全甚至衰竭。重者常会同时或相继出现两种或两种以上脏器功能障碍,形成 MODS,MODS 是 DIC 引起患者死亡的重要原因之一。常累及肾、肺、脑、心及肝等重要脏器。累及肾上腺时可引起皮质出血性坏死,导致急性肾上腺皮质功能衰竭,称为沃-弗综合征;累及垂体可引起席汉综合征,常见于产后大出血患者。

DIC 时的器官功能障碍

(四)微血管病性溶血性贫血

DIC 患者可伴有的一种特殊类型的贫血。其特征是:外周血涂片中可见脆性高的新月体形、盔甲形和不规则形等形态各异的红细胞碎片,称为裂体细胞(schistocyte)。裂体细胞变形能力进一步降低,容易出现溶血性贫血症状。当外周血裂体细胞数 >2% 对 DIC 具有诊断意义。这种细胞也可见于恶性高血压、血栓性血小板减少性紫癜等。DIC 时产生裂体细胞的机制是在凝血反应的早期,由于缺氧、酸中毒使红细胞变形能力降低及纤维蛋白丝在微血管内形成细网等原因,致使红细胞流过时,可以黏着、滞留或挂在纤维蛋白丝上,在血流不断冲击下,使红细胞破裂而形成。当微循环受阻时,红细胞还可以通过血管内皮细胞间裂隙被挤压到血管外,出现扭曲、变形、破碎。另外,DIC 的病因如内毒素也可使红细胞变形能力降低,容易破碎。

第五节　DIC 防治的病理生理基础

1. 消除病因治疗原发病　DIC 是临床急危重病理过程,死亡率极高,积极治疗原发病是预防和提高 DIC 救治率的根本措施,例如有效地控制感染、产科死胎及抗休克、抗癌治疗等。大部分轻型 DIC,病因去除即可恢复。早期诊断同样也是防治 DIC 的重要基础。

2. 改善微循环　疏通和改善栓塞的微循环,增加其灌流量等治疗措施,在防治 DIC 的发生、发展中具有重要的作用。可采用扩充血容量、解除血管痉挛等措施。另外,临床常用阿司匹林、双嘧达莫等抗血小板药稳定血小板膜、减少 TXA_2的生成、抑制血小板黏附和聚集,对于改善微循环取得较好效果,并有助于重建机体的凝血抗凝血平衡。

3. 建立新的凝血、抗凝和纤溶动态平衡　在 DIC 高凝期和消耗性地凝期,应用常采用低分子肝素抗凝,同时应用 AT-Ⅲ增强肝素抗凝作用,在 DIC 消耗性低凝期及继发纤溶亢进时应慎用,应输入新鲜全血或补充凝血因子和血小板建立新的凝血和抗凝血平衡。

4. 密切观察,及时对症处理　密切观察生命体征、神智状态、皮肤黏膜等情况,防

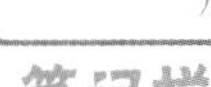

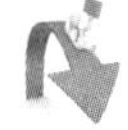

止休克和多器官功能衰竭。减少创伤性检查,监测有无颅内出血,及时脱水降颅压治疗,防止脑疝形成。

小　结

弥散性血管内凝血(DIC)是指在某些病因或疾病过程中,大量促凝物质入血,使血小板和凝血因子被激活,凝血酶大量生成,导致微循环中广泛的微血栓形成,以致凝血因子和血小板被消耗性减少及纤溶活性继发亢进导致凝血功能障碍,临床出现出血、休克、多器官功能衰竭及贫血。其机制主要是因为各种因素导致组织损伤释放组织因子启动外源性凝血系统、血管内皮受损暴露内皮下胶原启动内源性凝血系统使凝血功能亢进引起。诱发因素在 DIC 的发生、发展中起着重要作用,常见的诱发因素有:单核吞噬细胞系统功能受损或封闭、严重的肝损伤因素导致肝功能障碍、血液高凝状态及微循环循环障碍等。DIC 诊断要点是依据 DIC 病因学、发病学、临床表现结合实验室检测指标。防治的病理生理基础是预防和去除原发病,改善微循环的基础上建立新的凝血和抗凝血平衡及对症处理。

问题分析与能力提升

病例摘要　患者男性,38 岁,因"急性黄疸性肝炎"入院。入院前 10 d,患者开始感到周身不适,乏力,食欲减退,厌油,腹胀。5 d 后上述症状加重,全身发黄而来院求治。

体检:神志清楚,表情淡漠,巩膜黄染,肝大,质软。实验检查:血红蛋白 100 g/L,白细胞 3.9×10^9/L,血小板 120×10^9/L。入院后虽经积极治疗,但病情日益加重。入院后第 10 天,腹部及剑突下皮肤出现瘀斑,尿中有少量红细胞,尿量减少,血小板 50×10^9/L。第 11 天,血小板 39×10^9/L,凝血酶原时间 30 s(正常对照 15 s),纤维蛋白原定量 2.4 g/L,经输血及激素治疗,并用肝素抗凝。第 13 天,血小板 32×10^9/L,凝血酶原时间 31 s,纤维蛋白原 1 g/L,继续在肝素化基础上输血。患者当日便血 600 mL 以上,尿量不足 400 mL。第 14 天,血小板 30×10^9/L,凝血酶原时间 29 s,纤维蛋白原 1 g/L,继续用肝素,输血,并加 6-氨基己酸,第 15 天,仍大量便血、呕血,血小板 28×10^9/L,凝血酶原时间 28 s,纤维蛋白原 0.8 g/L,3P 试验阳性(++),尿量不足 100 mL,血压下降,出现昏迷而死亡。

讨论:①患者显然发生了 DIC,导致此病理过程的原因和机制是什么?②患者的血小板计数为什么进行性减少?凝血酶原时间为什么延长?纤维蛋白原定量为什么减少?3P 试验为什么阳性?③患者发生出血的原因和机制是什么?④患者发生少尿甚至无尿的原因是什么?

(李岳美)

笔记栏

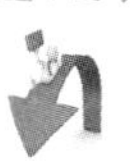

第十一章 肿瘤

学习目标

1. 掌握肿瘤、异型性、转移、癌前病变、原位癌、上皮内瘤变、癌、肉瘤的概念；肿瘤生长方式和转移途径、良性肿瘤与恶性肿瘤的区别、癌与肉瘤的区别。

2. 熟悉肿瘤的生物学特性、对机体的影响、肿瘤的命名原则和分类。

3. 了解肿瘤的病因和发病学。

肿瘤（tumor，neoplasm）是一种常见病、多发病，通俗说的“癌症”，是所有恶性肿瘤的统称，是严重危害人类健康的疾病之一。全世界每年约有700万人死于恶性肿瘤，且呈逐年上升趋势。统计资料显示，恶性肿瘤已成为我国城市居民疾病死因的第1位、农村居民疾病死因的第3位。我国常见的恶性肿瘤按照死亡率排顺序为：肺癌、肝癌、胃癌、食管癌、大肠癌、乳腺癌、白血病、子宫颈癌、膀胱癌和鼻咽癌等。

第一节 肿瘤的概念

肿瘤是机体在各种致瘤因素作用下，局部组织的细胞在基因水平上失去对其生长的正常调控，导致克隆性异常增生而形成的新生物，这种新生物常表现为局部肿块。但某些肿瘤性疾病（如白血病），并不一定形成局部肿块，而临床上表现“肿块”者也并非都是肿瘤（如炎性假瘤、结核球等）。

肿瘤即局部肿块，对吗？

肿瘤性增生一般是单克隆性，即由单个肿瘤细胞经过反复分裂繁殖产生的子代细胞组成的细胞群；肿瘤细胞不同程度地失去了分化成熟能力；肿瘤性增生具有生长旺盛和相对自主性（即使引起肿瘤性增生的初始因素消除，仍继续生长），与机体不协调，对机体有害。

区分肿瘤性增生和非肿瘤性增生。

非肿瘤性增生可见于正常的细胞更新、刺激因子或损伤引起的防御反应或修复反应，细胞增生受到控制，有一定限度；引起细胞增生的原因消除后一般不再继续增生；增生的细胞或组织，能够分化成熟；一般是多克隆性的增生，即增生来自多个不同亲代细胞繁殖产生的子代细胞群。

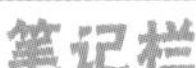

笔记栏

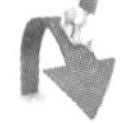

第二节　肿瘤的特性

一、肿瘤的大体形态

肿瘤的大体形态多种多样。观察时应注意从肿瘤的形状、大小、颜色、硬度和数目等方面观察，有助于帮助判断肿瘤类型，区分肿瘤的良、恶性。

肿瘤的大体形态与肿瘤的良、恶性有无关系？

1. 形状　肿瘤形状多种多样，临床常使用一些通用形象的术语来描述肿瘤的形状，如乳头状、菜花状、绒毛状、蕈状、息肉状、结节状、分叶状、浸润性包块状、弥漫性肥厚状、溃疡状和囊状等(图 11-1)。肿瘤形态与其发生部位、组织来源、生长方式和肿瘤的良恶性密切相关，如生长在皮肤、黏膜表面的良性瘤常向表面突出生长，呈乳头状、息肉状；恶性瘤常向周围组织侵袭生长，呈蟹足状或树根状等。

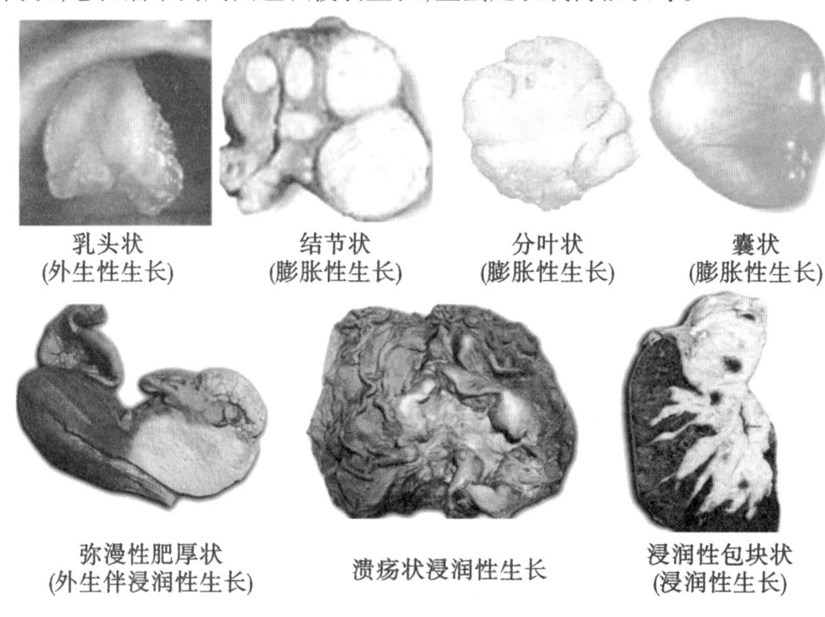

图 11-1　肿瘤常见的大体形态

2. 大小　肿瘤大小差别很大，与肿瘤的性质、生长时间和发生部位等相关。极小者需在显微镜下才能发现，如原位癌、微小癌等；大者可重达数千克乃至数十千克，如卵巢的囊腺瘤。生长于体表或大的体腔(如腹腔)内的肿瘤，生长空间充裕，可长得很大；生长于密闭的狭小腔道(如颅腔、椎管)内的肿瘤，生长受限，则一般较小。良性肿瘤虽生长缓慢，但生长时间较长，可长得很大；生长迅速的恶性肿瘤，常很快发生转移或引起患者死亡，一般长得不是很大。

3. 颜色　肿瘤的颜色一般与组成肿瘤的组织、细胞及其产物相关。良性肿瘤的颜色一般接近其来源的正常组织，如血管瘤呈红色，脂肪瘤呈黄色。恶性肿瘤的切面一般呈灰白色或灰红色，但可因肿瘤组织的含血量、有无色素、有无继发出血坏死等呈现不同的颜色。如黑色素瘤多呈黑色等。

4. 硬度　与肿瘤的组织来源、肿瘤实质与间质比例及有无坏死等有关。如骨瘤质

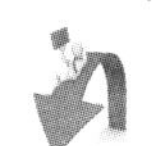
笔记栏

地硬，脂肪瘤质地软；实质多于间质的肿瘤一般较软，反之则较硬；瘤组织发生坏死时变软，有钙盐沉着（钙化）或骨质形成（骨化）时则变硬等。

5. 数目　一般是单发，但某些患者可同时或先后发生多个原发性肿瘤（多发肿瘤），如多发性子宫平滑肌瘤。有些类型的肿瘤，比如消化道的癌，单发的比较多；有些肿瘤则表现为多发性肿瘤，如一种具有特殊的基因变化的疾病——神经纤维瘤病，患者机体上可以出现数十个甚至数百个神经纤维瘤。因此，在对肿瘤患者进行体检时，应全面仔细，避免只看到明显的肿块而忽略多发性肿瘤的可能。

二、肿瘤的组织结构

肿瘤组织形态结构由实质和间质两部分组成（图 11–2）。

1. 肿瘤实质　肿瘤细胞构成肿瘤实质，是肿瘤的主要成分，决定肿瘤的性质和组织来源。肿瘤细胞的形态特点是判断肿瘤组织来源、性质及恶性程度、分类、命名和组织学诊断的主要依据。

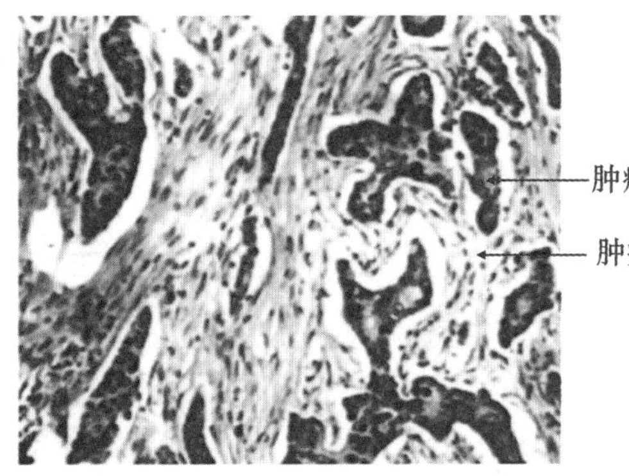

图 11–2　肿瘤的实质和间质（乳腺癌）

2. 肿瘤间质　肿瘤间质由结缔组织和血管组成，有时还有淋巴管，起着支持和营养肿瘤实质的作用。肿瘤细胞可刺激血管生成，间质血管多少对肿瘤的生长快慢起重要作用。此外，肿瘤间质内还常可见淋巴细胞浸润，可能与机体对肿瘤组织的免疫反应有关，间质中有丰富淋巴细胞反应的患者预后较好。

三、肿瘤的分化和异型性

（一）肿瘤分化

分化是指组织细胞由幼稚发育到成熟的过程。肿瘤分化是指肿瘤组织在形态和功能上表现出与其来源正常组织的相似程度。如某个肿瘤的形态与脂肪组织相似，提示这个肿瘤是向脂肪组织分化的。如果肿瘤组织形态和功能接近正常组织，说明其分化程度高或分化好；如果相似性小，则说明其分化程度低或分化差。如果一个肿瘤缺乏与正常组织的相似之处，称为未分化肿瘤。间变性肿瘤是指缺乏分化的恶性肿瘤，异型性显著，恶性度高。

什么是肿瘤分化？

（二）肿瘤异型性

肿瘤组织无论在细胞形态和组织结构上，都与其起源的正常组织有不同程度的差异，这种差异称异型性（atypia）。肿瘤异型性大小是临床上区别肿瘤性增生和非肿瘤性增生、诊断肿瘤的良恶性及恶性程度高低的主要组织学依据。肿瘤的异型性包括两个方面：肿瘤细胞的异型性和肿瘤组织结构的异型性。

肿瘤异型性的意义是什么？

1. 肿瘤细胞的异型性　良性肿瘤细胞异型性小，与起源的正常细胞相似。恶性肿瘤细胞分化程度低，异型性大（图 11–3），特点如下：

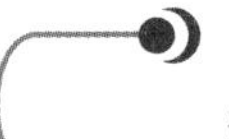

笔记栏

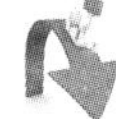

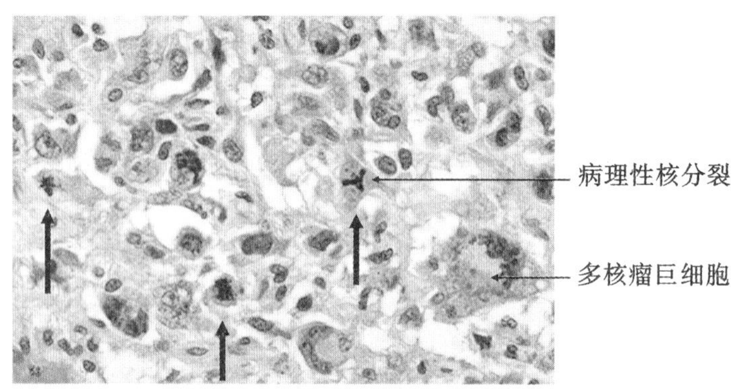

图 11-3　肿瘤的异型性和病理性核分裂

肿瘤的异型性

(1)肿瘤细胞的多形性　恶性肿瘤细胞一般比其起源细胞大,表现为大小不一,形态各异,并可出现瘤巨细胞。但少数分化差的肿瘤细胞可较正常细胞小,圆形,大小比较一致,如肺小细胞癌。

(2)肿瘤细胞核多形性　肿瘤细胞核大小、形状及染色不一,可出现巨核、双核、多核或畸异形核。肿瘤细胞核体积增大(核肥大),细胞核与细胞质的比例(核质比)较正常增大(正常为 1∶4~6,恶性肿瘤细胞可达 1∶1);由于核内 DAN 增多,细胞核染色深,染色质呈粗颗粒状,分布不均匀,常堆积在核膜下,使核膜显得增厚;核仁肥大,数目也常增多(可达 3~5 个);核分裂象多见,出现不对称性、多极性及顿挫性等病理性核分裂象时(图 11-3),对恶性肿瘤的诊断具有重要意义。

(3)肿瘤细胞质改变　恶性肿瘤细胞的胞质内由于核蛋白体增多,呈嗜碱性。有些肿瘤细胞可产生异常分泌物或代谢产物,如激素、黏液、糖原、脂质、角蛋白和色素等而呈现不同特点。

良性肿瘤细胞一般异型性较小,恶性肿瘤细胞常具有高度异型性。上述肿瘤细胞形态的变化,特别是细胞核的多形性是恶性肿瘤的重要形态特征,对区别良、恶性肿瘤有重要意义。

2. 肿瘤组织结构的异型性　指肿瘤组织在空间排列方式上与相应正常组织的差异。主要表现在肿瘤细胞的排列紊乱,极性消失,实质与间质关系紊乱,正常的组织结构和层次丧失。

良性肿瘤细胞的异型性不明显,与其起源组织相似,但有组织结构的异型性,如纤维瘤的瘤细胞和正常纤维细胞很相似,只是其排列与正常纤维组织不同,呈编织状。恶性肿瘤的细胞异型性和组织结构异型性均明显,瘤细胞排列显著紊乱,失去正常的排列结构、层次或极性,如腺癌、纤维肉瘤等。

第三节　肿瘤的生长和扩散

一、肿瘤的生长

(一)肿瘤的生长速度

不同肿瘤或肿瘤的不同阶段生长速度差异比较大。通常良性肿瘤生长速度比较

笔记栏

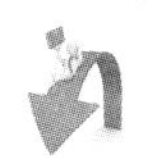

慢，病程可持续几年甚至几十年，如其生长速度突然加快，应考虑有恶变的可能。恶性肿瘤生长速度较快，特别是成熟程度低、分化差的恶性肿瘤，可在短期内形成明显的肿块，当血管形成及营养供应相对不足时，易发生坏死、出血等继发改变。肿瘤的生长速度可能与下列因素有关：

1. 肿瘤细胞生长动力学

(1) 肿瘤细胞的倍增时间　即从一个细胞分裂繁殖为两个子代细胞所需的时间。研究资料显示，多数恶性肿瘤细胞的倍增时间并不比正常细胞更快；所以，恶性肿瘤生长迅速可能主要不是肿瘤细胞倍增时间缩短引起的。

(2) 肿瘤的生长分数　即肿瘤细胞群体中处于增殖状态的细胞所占的比例。恶性肿瘤形成初期，细胞分裂繁殖活跃，处于增殖状态的细胞多，生长分数高，随着肿瘤的生长，有的肿瘤细胞进入静止期(G0 期)，停止分裂繁殖。许多抗肿瘤的化学治疗药物是通过干扰细胞增殖起作用的，生长分数高的肿瘤对于化学治疗敏感；如果一个肿瘤中非增殖期细胞数量较多，它对化学药物的敏感性可能就比较低，对于这种肿瘤，可以先进行放射治疗或手术，缩小或大部去除瘤体，这时，残余的 G0 期瘤细胞可再进入增殖期，从而增加肿瘤对化学治疗的敏感性。

(3) 肿瘤细胞的生成和死亡的比例　肿瘤的进行性生长及生长速度，与肿瘤细胞的生成和死亡的比例有关。肿瘤生长过程中，由于营养供应和机体抗肿瘤反应等因素的影响，有一些肿瘤细胞会死亡，并且常常以凋亡的形式发生。肿瘤细胞的生成与死亡的比例，可能在很大程度上决定肿瘤是否能持续生长、能以多快的速度生长。因此，促进肿瘤细胞的死亡和抑制肿瘤细胞的增殖，是肿瘤治疗的关键环节。

2. 肿瘤血管形成　肿瘤组织中早期无血管(原位癌)，肿瘤细胞的营养主要依靠营养物质的扩散。当肿瘤直径达到 1～2 mm，若无新生血管生成以提供营养，肿瘤将不能继续增长。肿瘤有诱导血管生成的能力，肿瘤细胞本身及炎症细胞能产生血管生成因子，如血管内皮细胞生长因子，诱导生成新生血管。血管内皮细胞和成纤维细胞表面有血管生成因子受体，血管生成因子与其受体结合后，可促进血管内皮细胞分裂和毛细血管出芽生长。因此，抑制肿瘤组织血管生成成为一个治疗肿瘤的新途径。

肿瘤血管形成与肿瘤的关系。

3. 肿瘤的演进和异质化　恶性肿瘤生长过程中，其侵袭性增加的现象称为肿瘤的演进，可表现为生长速度加快、浸润周围组织和发生远处转移。肿瘤演进与它获得越来越大的异质化有关。肿瘤的异质化是指由一个克隆来源的肿瘤细胞群在生长过程中，形成在生长速度、侵袭能力、对激素的反应、对抗癌药物的敏感性等方面有所不同的亚克隆的过程。肿瘤在生长过程中保留了那些适应存活、生长、浸润和转移的异质的亚克隆细胞群，使肿瘤侵袭能力不断增强。

(二)肿瘤的生长方式

肿瘤的生长方式主要有膨胀性生长、浸润性生长及外生性生长三种方式。

肿瘤的生长方式与肿瘤良恶性的关系。

1. 膨胀性生长　是大多数良性肿瘤的生长方式。由于肿瘤细胞生长缓慢，不侵袭周围正常组织，似吹气球样生长，逐渐推开或挤压周围组织。肿瘤常有完整包膜，与周围组织分界清楚，触诊时肿瘤可活动，易手术摘除，术后不易复发。

2. 浸润性生长　是大多数恶性肿瘤的生长方式。随着肿瘤组织的分裂增生，肿瘤细胞似树根长入泥土一样侵入周围的组织间隙和淋巴管、血管或神经周围间隙，侵袭和破坏周围组织。肿瘤常无包膜，与周围组织分界不清，触诊时肿瘤常固定不活动。

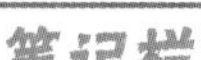

手术应扩大切除范围,但术后仍易复发。

3. 外生性生长　发生在体表、体腔表面及自然管道表面肿瘤,常向表面生长,形成乳头状、息肉状、蕈状、菜花状肿物。良、恶性肿瘤均可呈外生性生长,良性肿瘤常为单纯性外生性生长,而恶性肿瘤在向外生长的同时,其基底部往往呈浸润性生长,外生部分由于生长迅速,血液供应不足,易发生坏死、脱落而形成底部高低不平、边缘隆起的火山口状恶性溃疡。

二、肿瘤的扩散

肿瘤的扩散是恶性肿瘤的主要特征之一。恶性肿瘤不仅在原发部位生长,累及邻近器官或组织,还可通过多种途径扩散到身体其他部位。局部浸润和远处转移是恶性肿瘤最重要的生物学特性。扩散的方式如下:

(一)直接蔓延

肿瘤的转移途径有哪些?

肿瘤细胞沿着组织间隙、血管和淋巴管外间隙或神经束衣连续不断地向周围浸润生长,并破坏组织或器官结构,称直接蔓延。如子宫颈癌晚期可蔓延至直肠、膀胱和盆腔组织。

(二)转移

恶性肿瘤细胞从原发部位侵入淋巴管、血管或体腔,迁徙到他处继续生长,形成与原发瘤同样类型肿瘤的过程,称为转移(metastasis)。转移所形成的肿瘤称为转移瘤。但并非所有恶性肿瘤都会发生转移。例如,皮肤的基底细胞癌,多在局部浸润破坏,但很少发生转移。转移瘤的出现往往意味着肿瘤已处于晚期阶段。常见转移途径有淋巴道转移、血道转移及种植性转移。

1. 淋巴道转移　是癌的主要转移途径。肿瘤细胞侵入淋巴管后,随淋巴液运行,首先到达局部淋巴结,肿瘤细胞先聚集在淋巴结边缘窦,继续增殖并累及整个淋巴结。局部淋巴结转移以后,再依次累及远隔淋巴结,最后可经胸导管进入血流继发血道转移。如,位于外上象限的乳腺癌常首先转移至同侧腋窝淋巴结(图 11-4)。发生转移的淋巴结,体积增大,质地变硬,切面灰白色,严重时,肿瘤细胞侵入淋巴结使多个淋巴结互相融合成团块。可以通过顺向、逆向和跳跃式等方式,引起局部淋巴结群的广泛转移。在临床上最常见的癌转移淋巴结是左锁骨上淋巴结(Wirchow 淋巴结),原发灶多位于肺和胃肠道。

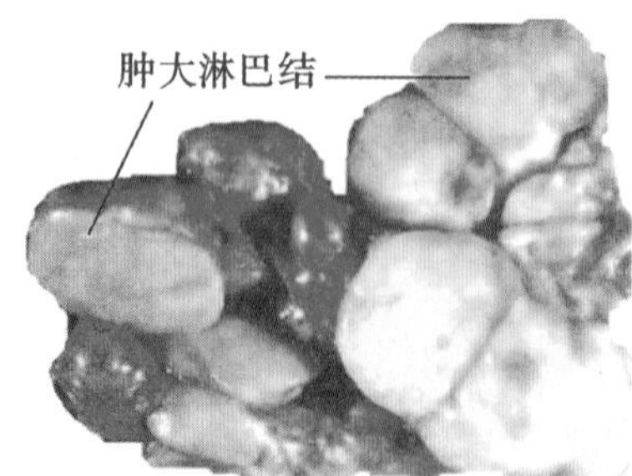

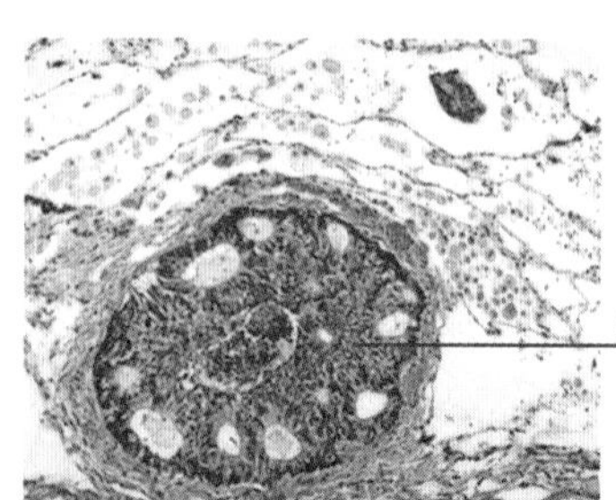

图 11-4　乳腺癌转移至肺淋巴结

笔记栏

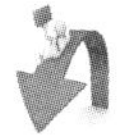

2. 血道转移 是肉瘤的主要转移途径。肿瘤细胞侵入血管后,可随血流到达远处器官继续生长,形成转移瘤。由于静脉壁较薄,同时管内压力较低,故瘤细胞多经静脉入血,部分亦可经淋巴管间接入血。血道转移时,肿瘤细胞的运行途径与血栓栓塞过程相似。血道转移途径:侵入门静脉系统的瘤细胞可转移到肝(图 11-5),如胃癌、肠癌的肝转移;侵入体循环静脉的瘤细胞可转移到肺,如肝癌可引起肺转移;侵入肺静脉的瘤细胞可转移至全身各器官,如肺癌的脑、骨转移;侵入胸、腰、骨盆静脉的瘤细胞,可以经吻合支到达脊椎静脉丛,如前列腺癌可经此途径转移至脊椎进而转移到脑。

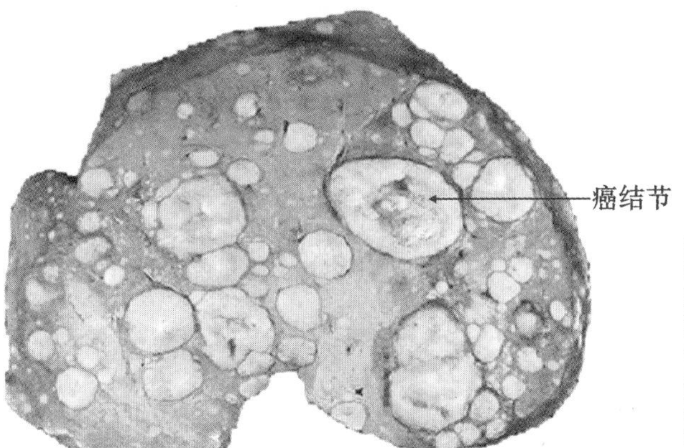

图 11-5 恶性肿瘤的肝内血道转

肿瘤的血道转移

一般说来,血道转移最常见的转移部位是肺,其次是肝和骨。因此在临床上判断有无血道转移,做肺和肝的影像学检查很有必要。转移瘤形态特点是多个散在分布的、边界清楚的、多接近器官表面的结节。瘤结节中央出血、坏死而下陷,形成"癌脐"。

3. 种植性转移 体腔内器官的恶性肿瘤蔓延至器官表面时,瘤细胞脱落似播种一样种植在体腔或其他器官的表面,形成多数转移瘤,称种植性转移。如胃癌侵犯浆膜后,可种植于大网膜、腹膜及腹腔内器官表面及卵巢等处。在卵巢可表现为双侧卵巢体积增大,镜下见富于黏液的印戒细胞癌弥漫浸润。这种特殊的卵巢转移瘤称为库肯勃瘤(Krukenberg 瘤)。浆膜腔的种植转移常伴有血性浆液性积液,积液中可见肿瘤细胞,临床上抽取体腔积液做细胞学检查,是诊断恶性肿瘤的重要方法之一。另外,医护人员在进行医疗操作时(肿瘤的手术、检查中等)要规范操作,防止医源性种植性转移的发生。

三、肿瘤的分级和分期

肿瘤分级和分期一般用于恶性肿瘤,对临床医师制订治疗方案和判断预后有重要的参考价值,特别是肿瘤的分期更为重要。

(一)肿瘤分级

为了描述肿瘤的恶性程度,依据肿瘤细胞自身分化程度高低和异型性大小,对肿瘤进行分级。常采用三级分级法,即Ⅰ级为高分化,属于低度恶性;Ⅱ级为中等分化,为中度恶性;Ⅲ级为低分化,属于高度恶性。肿瘤的分级是判断肿瘤恶性程度的重要指标。

(二)肿瘤的分期

TNM 分期系统。

肿瘤的分期是根据个体内原发肿瘤及播散程度来描述恶性肿瘤的严重程度和受累范围。国际上广泛采用 TNM 分期系统,T 是指原发肿瘤的大小或浸润深度,依次用 T_1 ~ T_4 表示;N 指局部淋巴结转移情况,淋巴结无转移用 N_0 来表示,随着受累程度和范围的

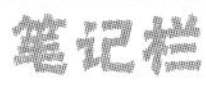
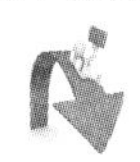

增加，依次用 N_1 ~ N_3 表示；M 指远处转移，无转移者用 M_0 表示，有转移者用 M_1 表示。

第四节　肿瘤对机体的影响

（一）良性肿瘤对机体的影响

良性肿瘤分化较成熟，生长缓慢，停留于局部，不浸润，不转移，故一般对机体的影响相对较小，随着肿瘤体积的增大，主要表现为局部压迫和阻塞症状。这些症状的有无或者严重程度，主要与肿瘤发生部位和继发变化有关。例如，体表良性肿瘤除少数可发生局部症状外，一般对机体无明显影响；但若发生在腔道或重要器官，也可引起较为严重的后果，如颅腔内的良性肿瘤可压迫脑组织或阻塞脑室系统引起颅内高压，出现神经系统症状。良性肿瘤有时可发生继发性改变，亦可对机体带来程度不同的影响。如内分泌腺的良性肿瘤常引起某种激素分泌过多而产生全身影响，如垂体前叶的嗜酸细胞腺瘤，可分泌大量的生长激素，引起巨人症或肢端肥大症。

（二）恶性肿瘤对机体影响

恶性肿瘤除可引起局部压迫和阻塞症状外，因肿瘤生长迅速、发生浸润和转移、继发出血坏死等继发改变，对机体影响严重。

1. 破坏组织、器官的结构和功能　如骨肉瘤可引起病理性骨折，肝癌晚期破坏肝组织，引起肝功能障碍。

2. 出血和感染　恶性肿瘤因生长迅速，侵袭破坏血管或供血不足及血管受损等原因，使肿瘤组织发生坏死、出血、继发感染等。如鼻咽癌导致鼻出血、肺癌导致咯血、直肠癌导致便血、肝癌破裂引起大出血可致患者死亡；子宫颈癌表面坏死继发感染等。

3. 疼痛　恶性肿瘤晚期，肿瘤组织压迫或侵袭神经，可引起相应部位的疼痛。如肝癌时肝被膜神经受压迫和牵拉而出现的肝区疼痛、鼻咽癌侵犯三叉神经引起的头痛等，肿瘤累及局部神经，可引起顽固性疼痛，造成患者极大痛苦。

4. 发热　肿瘤组织代谢产物、坏死分解产物或继发感染等过程中的毒性物质被吸收可引起发热。

5. 恶病质　是指机体极度乏力、严重消瘦和贫血的全身衰竭状态。恶性肿瘤晚期可出现恶病质，主要是因肿瘤生长迅速，消耗机体大量营养物质，肿瘤的毒性代谢产物及继发出血、感染、发热等引起机体代谢紊乱；疼痛和不良的心理状态影响患者进食和睡眠；消化系统的恶性肿瘤可直接影响进食和消化吸收。

6. 转移　恶性肿瘤发展到晚期可出现转移，特别是血道转移到肺、肝、脑、骨等部位，破坏器官的结构和功能，严重者危及患者的生命。

7. 副肿瘤综合征　肿瘤的产物（如异位激素）、异常免疫反应（如交叉免疫反应）或其他不明原因，可引起内分泌、神经、消化、造血、骨关节、肾及皮肤等系统发生病变，形成的临床综合征，称为副肿瘤综合征。其临床表现并非由原发肿瘤或转移灶直接引起，而是通过上述原因间接引起，如异位内分泌综合征，即一些非内分泌细胞发生的肿瘤能产生和分泌激素或激素类物质，引起内分泌紊乱而形成的临床综合征，就属于副肿瘤综合征。

笔记栏

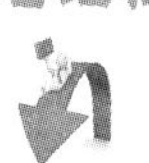

第五节　肿瘤的命名和分类

（一）肿瘤的命名原则

人体任何部位、组织和器官几乎都可以发生肿瘤，因此肿瘤种类繁多，命名也比较复杂。一般根据其组织来源或细胞类型及生物学行为进行命名。

1. 肿瘤的一般命名原则

（1）良性肿瘤命名　起源于任何组织的良性肿瘤均可称"瘤"，命名原则为：在其起源组织名称后加"瘤"字。如来源于腺上皮的良性肿瘤称为腺瘤；来源于纤维组织的良性肿瘤称为纤维瘤。有时结合肿瘤的形态特点命名，如腺瘤呈乳头状生长，称为乳头状腺瘤。

什么是瘤？

（2）恶性肿瘤命名　恶性肿瘤根据其组织起源不同，一般分为癌和肉瘤。

癌（carcinoma）：起源于上皮组织的恶性肿瘤，称癌。这些肿瘤表现出向某种上皮分化的特点，命名时在其来源组织名称后加一个"癌"字。如来源于鳞状上皮组织的恶性肿瘤称为鳞状细胞癌。有些癌同时由两种成分构成，如腺鳞癌，同时具有腺癌和鳞状细胞癌成分。未分化癌是指形态或免疫表型可以确定为癌，但缺乏特定上皮分化特征的癌。

什么是癌？

肉瘤（sarcoma）：起源于间叶组织的恶性肿瘤，称肉瘤。这些肿瘤表现为向某种间叶组织分化的特点，命名时在间叶组织名称之后加"肉瘤"二字。间叶组织包括纤维组织、脂肪、肌肉、脉管、骨、软骨组织等。如骨肉瘤、纤维肉瘤等。未分化肉瘤（undifferentiated sarcoma ）是指形态或免疫表型可以确定为肉瘤，但缺乏特定间叶组织分化特征的肉瘤。

什么是肉瘤？

癌肉瘤：是指肿瘤组织中既有癌又有肉瘤成分。

必须强调，在病理学上，癌是指上皮组织的恶性肿瘤，但通俗说的"癌症"（cancer），习惯上常泛指所有恶性肿瘤，包括癌和肉瘤。

2. 特殊肿瘤的命名　由于历史原因，有少数肿瘤的命名已经约定俗成，不完全依照上述原则。

（1）以"母细胞瘤"命名　来源于幼稚组织或细胞的肿瘤，称为"母细胞瘤"。多数是恶性肿瘤，如视网膜母细胞瘤、神经母细胞瘤、肾母细胞瘤等；少数是良性，如骨母细胞瘤、软骨母细胞瘤、肌母细胞瘤等。

（2）肿瘤名称前加"恶性"二字　有些恶性肿瘤成分复杂或习惯沿袭，称为"恶性××瘤"，如恶性畸胎瘤、恶性脑膜瘤等。

（3）以"瘤"或"病"命名的恶性肿瘤　如无性细胞瘤、精原细胞瘤、白血病等。

（4）以人名命名的恶性肿瘤　有的肿瘤以学者名字命名，如霍奇金淋巴瘤、尤文肉瘤等。

（5）以肿瘤细胞形态命名　如燕麦细胞癌、透明细胞癌、骨巨细胞瘤等。

3. 转移肿瘤的命名　转移瘤的命名，转移部位+转移性原发瘤名称，如鳞状细胞癌转移至肺，称肺转移性鳞状细胞癌；大肠腺癌转移至肝，称肝转移性肠腺癌；乳腺癌发生腋窝淋巴结转移，称腋窝淋巴结转移性乳腺癌。

笔记栏

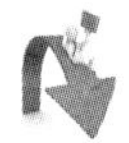

（二）肿瘤的分类

肿瘤的分类是以其组织起源或分化方向为依据，分五大类，每一大类又根据肿瘤的分化成熟程度及对机体的影响等不同，分为良性肿瘤和恶性肿瘤。肿瘤分类见表11-1。

表11-1　肿瘤分类举例

组织来源	良性肿瘤	恶性肿瘤	好发部位
一、上皮组织			
基底细胞		基底细胞癌	头面部皮肤
鳞状上皮	乳头状瘤	鳞状细胞癌	乳头状瘤见于皮肤、鼻、喉等；鳞状细胞癌见于皮肤、宫颈、食管、肺、鼻窦和阴茎等
腺上皮	腺瘤	腺癌	腺瘤多见于乳腺、甲状腺、胃、肠；腺癌见于胃、肠、乳腺、甲状腺等
	囊腺瘤	囊腺癌	卵巢
多形性腺瘤	恶性多形性腺瘤	涎腺	
移行上皮	乳头状瘤	移行细胞癌	膀胱、肾盂
二、间叶组织			
纤维组织	纤维瘤	纤维肉瘤	四肢
纤维组织细胞	纤维组织细胞瘤	恶生纤维组织细胞瘤	四肢
脂肪组织	脂肪瘤	脂肪肉瘤	前者多见于背、肩、颈等皮下组织；后者多见于下肢和腹膜后深部软组织
平滑肌组织	平滑肌瘤	平滑肌肉瘤	子宫、胃肠
横纹肌组织	横纹肌瘤	横纹肌肉瘤	肉瘤多见于头颈、生殖泌尿道及四肢
血管组织	血管瘤	血管肉瘤	皮肤和皮下组织
淋巴管组织	淋巴管瘤	淋巴管肉瘤	舌、唇等
骨组织	骨瘤	骨肉瘤	骨瘤多见于颅骨、长骨；骨肉瘤多见于长骨上下端，以膝关节上下尤为多见
软骨组织	软骨瘤	软骨肉瘤	软骨瘤多见于手足短骨；软骨肉瘤多见于盆骨、肋骨、股骨、肱骨及肩胛骨等
滑膜组织	滑膜瘤	滑膜肉瘤	膝、踝、腕、肩和肘等关节附近
间皮	间皮瘤	恶性间皮瘤	胸、腹膜

续表 11-1

组织来源	良性肿瘤	恶性肿瘤	好发部位
三、淋巴造血组织			
造血组织		白血病	淋巴造血组织
淋巴组织		淋巴瘤	颈部、纵隔、肠系膜和腹膜后淋巴结
四、神经组织			
神经鞘膜组织	神经纤维瘤	神经纤维肉瘤	全身皮肤、四肢、腹膜后神经
神经鞘组织	神经鞘瘤	恶性神经鞘瘤	头、颈、四肢等处神经
胶质细胞	胶质细胞瘤	恶性胶质细胞瘤	大脑
原始神经细胞		髓母细胞瘤	小脑
脑膜组织	脑膜瘤	恶性脑膜瘤	脑膜
交感神经节	节细胞神经瘤	神经母细胞瘤	前者多见于纵隔和腹膜后;后者多见于肾下腺髓质
五、其他肿瘤			
黑色素细胞		黑色素瘤	皮肤
胎盘组织	葡萄胎	绒毛膜上皮癌、恶性葡萄胎	子宫
性索	支持细胞、间质细胞瘤	恶性支持细胞、间质细胞瘤	卵巢、睾丸
生殖细胞		无性细胞瘤	卵巢
		精原细胞瘤	睾丸
		胚胎性癌	卵巢、睾丸
性腺或胚胎剩件中的全能细胞	畸胎瘤	恶性畸胎瘤	卵巢、睾丸、纵隔和骶尾部

第六节　良性肿瘤与恶性肿瘤的区别

良、恶性肿瘤的生物学特点有明显区别,对机体的影响差别甚大。良性肿瘤一般对机体的危害小,易于治疗,预后好;恶性肿瘤对机体的危害较大,治疗措施复杂,预后较差。如果把恶性肿瘤误诊为良性肿瘤,就会造成延误治疗或治疗不彻底导致复发和转移。相反,如果把良性肿瘤误诊为恶性肿瘤,可能导致过度治疗,使患者遭受不应有的痛苦、损害和精神心理负担。因此,区别良性肿瘤与恶性肿瘤,对于肿瘤的正确诊断和治疗具有重要的意义(表 11-2)。

笔记栏

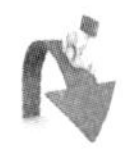

良、恶性肿瘤的区别是绝对的吗?

必须指出,良性肿瘤与恶性肿瘤之间的区别是相对的,并无绝对界限,往往需要结合具体肿瘤进行具体分析,才能做出正确的结论。如血管瘤为良性肿瘤但无包膜,常呈浸润性生长;皮肤基底细胞癌虽为恶性,却几乎不发生转移。有些肿瘤的组织形态和生物学行为介于良、恶性之间,称为交界性肿瘤,如卵巢浆液性乳头状囊腺瘤和黏液性囊腺瘤等。肿瘤的良、恶性也不是一成不变,有些良性肿瘤如不及时治疗,可转变为恶性肿瘤,称为恶性变,如结肠息肉状腺瘤,可恶变为腺癌。而极个别的恶性肿瘤(黑色素瘤),有时会随着机体免疫能力的增高等原因,可以停止生长甚至自然消退。

早期肺癌"弱爆了"

表 11-2　良性肿瘤与恶性肿瘤的区别

区别项目	良性肿瘤	恶性肿瘤
分化程度	分化好,异型性小,与原组织形态相似	分化差,异型性大,与原有组织的形态差别大
核分裂象	无或少,不见病理核分裂象	多见,并可见病理核分裂象
生长速度	缓慢	较快
生长方式	膨胀性和外生性生长,常有包膜形成,与周围组织一般分界清楚,通常可推动	浸润性和外生性生长,无包膜,一般与周围组织分界不清楚,通常不能推动
继发性改变	少见	常发生出血、坏死、溃疡形成等
转移	无转移	常有转移
复发	不复发或很少复发	易复发
对机体影响	较小,主要为局部压迫或阻塞	较大,除压迫、阻塞外,常破坏原发处和转移处的组织,引起坏死、出血、合并感染,甚至恶病质

第七节　癌前病变、上皮内瘤变和原位癌

恶性肿瘤的发生、发展是一个长期、复杂的过程。有些恶性肿瘤是由癌前病变历经上皮内瘤变,进一步发展为浸润癌的。正确认识癌前病变、上皮内瘤变是防止肿瘤发生、发展和早期诊治肿瘤的重要环节。

(一)癌前病变

癌前病变是指某些具有恶变潜在可能性的良性病变或疾病,长期存在有可能转变为恶性肿瘤。但应注意癌前病变并不是一定会发展为恶性肿瘤,早期发现及时治疗,对降低肿瘤的发病率有着重要的意义。常见的癌前病变有以下几种:

癌前病变一定会转变为恶性肿瘤吗?

1. 黏膜白斑　常发生在口腔、外阴、子宫颈、食管等处黏膜。鳞状上皮过度增生、过度角化,可出现一定异型性。大体观呈白色斑块,故称白斑。长期不愈可能转变为鳞状细胞癌。

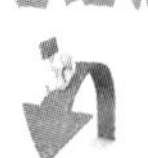
笔记栏

2. 慢性宫颈炎伴子宫颈糜烂　是育龄妇女常见的疾患。子宫颈阴道部被覆鳞状上皮，在慢性炎症基础上，鳞状上皮被来自子宫颈管内膜的单层柱状上皮取代，呈粉红色或鲜红色，状似黏膜缺损，称为“子宫颈糜烂”。随后，局部又可被再生的鳞状上皮替代，称为糜烂愈复。上述过程反复进行，少数病例可发展为子宫颈鳞状细胞癌。

3. 乳腺纤维囊性病　亦称乳腺囊性增生症。常见于40岁左右的妇女，与内分泌紊乱有关。主要表现为乳腺小叶导管和腺泡上皮细胞增生、导管囊性扩张。伴有导管内乳头状增生者较易发生癌变。

4. 结肠多发性息肉病　本病往往有家族史，多发性家族性腺瘤性息肉病，属遗传性癌前病变，癌变率几乎为100%。

5. 慢性萎缩性胃炎伴肠上皮化生　慢性萎缩性胃炎时，胃黏膜腺体发生肠上皮化生，久治不愈可发展为癌。另外，有研究发现，慢性幽门螺杆菌性胃炎可能与胃的黏膜相关淋巴组织来源的B细胞淋巴瘤有关。

6. 皮肤慢性溃疡　经久不愈的皮肤溃疡，由于长期慢性刺激，病灶周围鳞状上皮反复增生，可发生癌变。

癌中之王-来势汹汹

7. 慢性溃疡性结肠炎　是一种炎症性肠病。在反复发生溃疡和黏膜增生的基础上可发生结肠腺癌。

8. 肝硬化　尤其乙型、丙型肝炎导致的肝硬化，肝细胞变性、坏死，反复再生，可发生癌变。

(二)上皮内瘤变和原位癌

1. 上皮内瘤变(IN)　是指上皮从异型增生发展为原位癌的连续过程。异型增生(dysplasia)是指上皮细胞增生并呈现一定程度的异型性，但在诊断上还不能确定为癌，又称非典型增生。

根据异型性大小和累及的范围，可分三级。以被覆上皮为例，上皮内瘤变Ⅰ级(轻度异型增生)，异型性较小，累及上皮全层下1/3；上皮内瘤变Ⅱ级(中度异型增生)，异型性中等，累及上皮全层1/3～2/3；上皮内瘤变Ⅲ级(重度异型增生+原位癌)，异型性较大，累及全层上皮的2/3以上但未达到全层称重度异型增生，由于重度异型增生和原位癌二者难于截然划分，其处理原则基本一致，因此将原位癌也列入上皮内瘤变Ⅲ级。轻、中度异型增生在病因消除后可恢复正常；重度异型增生较难逆转，常发展为癌。

何谓原位癌？早期诊断原位癌有何临床意义？

2. 原位癌　是指上皮细胞异型性增生累及上皮全层，尚未突破基底膜向下浸润，局限于黏膜上皮层内、皮肤表皮层内和腺体内的非浸润性癌。原位癌是一种早期癌，一般可由重度异型增生发展而来，但因上皮内无血管和淋巴管，不发生转移，但原位癌继续进展可转变为浸润性癌。临床上肉眼不能辨认原位癌，只能通过病理组织学检查才能发现确诊，因此早期发现、早期诊断、早期治疗原位癌，可防止其继续发展为浸润性癌，可以提高肿瘤的治愈率(图11-6)。

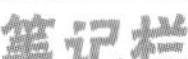
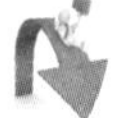

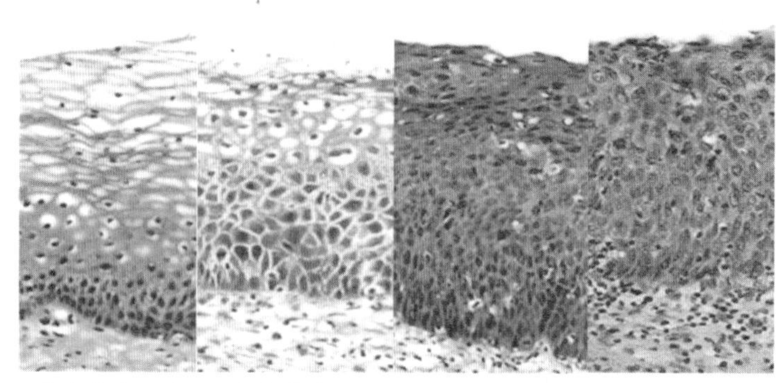

图 11-6　上皮内瘤变和原位癌

第八节　常见肿瘤举例

一、上皮组织肿瘤

上皮组织包括被覆上皮与腺上皮。上皮组织肿瘤最为常见。人体的恶性肿瘤大部分是上皮性肿瘤，对人类的危害也最大。

（一）上皮组织良性肿瘤

1. 乳头状瘤　是被覆上皮的良性肿瘤，好发于皮肤、口腔黏膜、膀胱、阴茎等部位，向表面呈外生性生长，形成许多乳头状或手指样突起，肿瘤的根部较狭窄，有蒂与正常组织相连。镜下观，每一个乳头的中央为含有血管和结缔组织的肿瘤的间质，表面覆有增生的上皮细胞，根据肿瘤的发生部位不同，可为鳞状上皮、移行上皮或柱状上皮。值得注意的是外耳道、阴茎、膀胱等处的乳头状瘤易发生恶变。

2. 腺瘤　是腺上皮的良性肿瘤，多见于甲状腺、乳腺、卵巢、胃肠道等处。肉眼见腺器官内的腺瘤呈结节状（如乳腺、甲状腺），常有完整包膜，边界清楚。黏膜表面的腺瘤多呈外生性生长，形成息肉状突起。镜下见腺瘤的腺体与相应的正常腺体形态相似，并具有一定的分泌功能，但腺瘤的腺体大小不一，形态不规则，排列较紧密，缺乏导管，腺腔可扩大并融合成囊腔（图 11-7）。

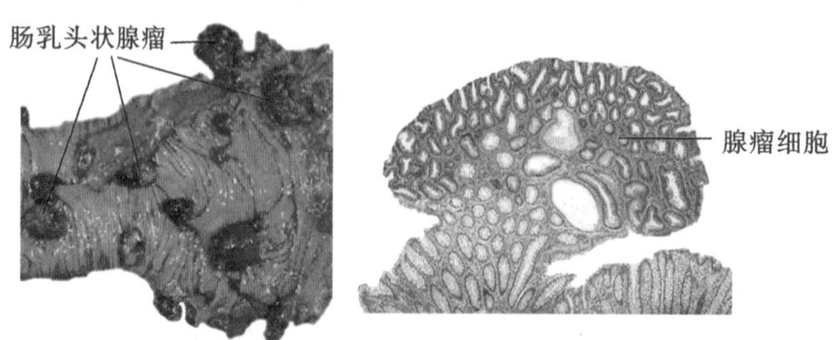

图 11-7　肠乳头状腺瘤

笔记栏

(二)上皮组织恶性肿瘤

起源于上皮组织的恶性肿瘤称为癌。多见于40岁以上人群,是人类最常见的一类恶性肿瘤。癌多呈浸润性、外生性生长,肉眼观切面常呈灰白色,较干燥,质硬。镜下见癌细胞可呈巢状排列,与间质分界一般较清楚。

什么是角化珠或癌珠?

1. 鳞状细胞癌　简称鳞癌,常发生于鳞状上皮覆盖的部位,如皮肤、口腔、食管、喉、宫颈、外阴等处,也可发生于非鳞状上皮覆盖但发生了鳞状化生的部位,如支气管、胆囊、肾盂等。肉眼观,肿瘤多呈菜花状,也可因坏死脱落而呈溃疡状,癌组织同时向深层浸润生长,与周围组织界限不清,切面呈灰白色,较干燥,质较硬。镜下观,分化好的鳞癌癌细胞形成不规则的片块状或条索状的癌巢,癌巢外层的细胞类似基底细胞,中层细胞似棘细胞,癌巢与间质分界清楚;癌细胞间可见细胞间桥,癌巢中央可见同心层状或圆形的角化物,称为角化珠(keratin pearl)或癌珠;分化差的鳞癌,癌细胞异型性明显,角化珠和细胞间桥少见,核分裂象多见(图11-8);中等分化的鳞癌,介于两者之间,有细胞角化现象,但无角化珠形成,可见细胞间桥。

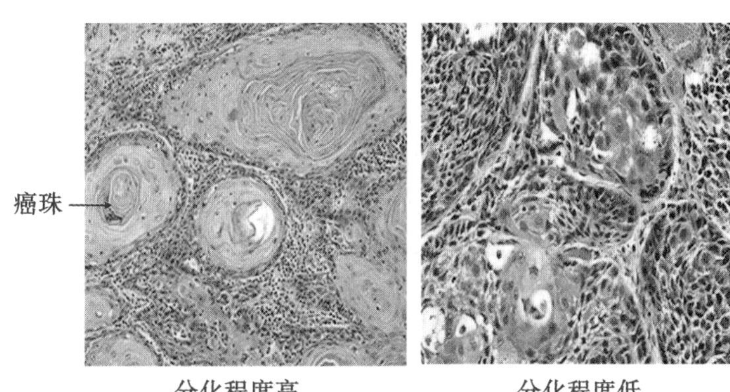

图11-8　鳞状细胞癌

2. 基底细胞癌　好发于老年人的面部,如眼睑、颊、鼻翼等处,由该处表皮原始上皮芽或基底细胞发生。肉眼观,基底细胞癌常在局部呈浸润性缓慢生长形成慢性侵蚀性溃疡。镜下观,癌巢由深染的基底细胞样癌细胞构成。该肿瘤很少转移,对放射治疗敏感,是一种低度恶性的肿瘤,预后较好。

鳞状细胞癌

3. 移行上皮细胞癌　也称尿路上皮癌,来源于膀胱或肾盂等处的尿路上皮,常呈乳头状,多发性,可形成溃疡或广泛浸润深层组织。镜下观,癌细胞似移行上皮细胞,呈多层排列,异型性明显。

4. 腺癌　来源于腺上皮的恶性肿瘤,好发于甲状腺、胃肠道、乳腺、肺、女性生殖系统等处。肉眼观,肿瘤常呈结节状、溃疡状、息肉状。镜下观,根据癌细胞的分化程度和形态结构,可分为:①管状腺癌,分化较好,癌细胞形成大小不等、形态不规则的腺管样结构,癌细胞常呈多层排列,核大,核分裂象多见。②实性癌,又称单纯癌,分化较差的腺癌,癌细胞不构成腺体,形成实体癌巢,无腺腔样结构,若癌巢小而少,间质成分多,其质地则硬,称为硬癌;若癌巢大而多,间质少,则其质地软似脑髓,称为髓样癌。③黏液癌,常见于胃和大肠,癌细胞可产生大量的黏液,潴留于细胞内,胞核受压而偏

笔记栏

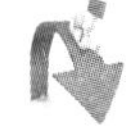

于细胞一侧，癌细胞在外观上似戒指，当印戒细胞构成癌的主要成分时称为印戒细胞癌（图11-9）。若黏液逐渐聚集在腺腔内，腺体崩解后形成黏液湖，癌细胞呈腺管状或条索状，漂浮于黏液湖中，癌组织呈灰白色半透明胶冻状，又称胶样癌。

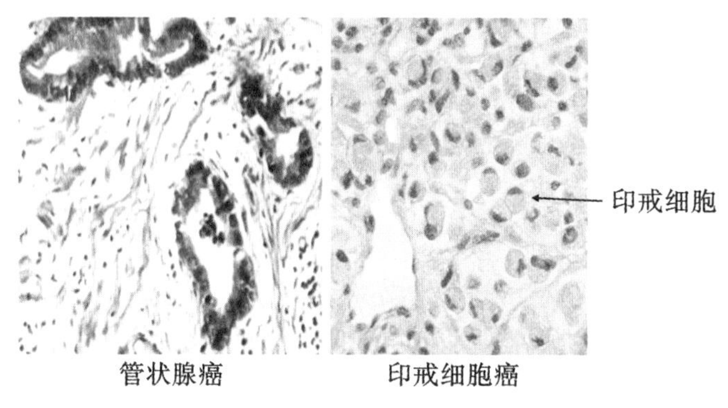

图11-9 胃癌

二、间叶组织肿瘤

间叶组织肿瘤的种类很多，包括脂肪组织、血管和淋巴管、平滑肌、横纹肌、纤维组织、骨组织等的肿瘤。骨肿瘤以外的间叶组织肿瘤又常称为软组织肿瘤。间叶组织肿瘤中，良性比较常见，恶性不常见。间叶组织有不少瘤样病变，形成临床可见的“肿块”，但不是真性肿瘤。有些瘤样病变可以状似肉瘤，容易造成诊断困难。

（一）间叶组织良性肿瘤

1. 纤维瘤　来源于纤维组织的良性肿瘤，好发于躯干及四肢的皮下。肉眼观，肿瘤呈结节状，有完整包膜，切面灰白色，可见编织状条纹，质地韧。镜下观，瘤细胞由分化好的成纤维细胞、纤维细胞和瘤细胞间的胶原纤维构成，胶原纤维排列成束，互相编织（图11-10），间质为少量血管和疏松结缔组织。肿瘤生长缓慢，手术切除后很少复发。

2. 脂肪瘤　起源于脂肪组织的良性肿瘤。主要发生在成人，是最常见的良性软组织肿瘤。脂肪瘤好发于背、肩、颈及四肢近端的皮下组织，多为单发，少数为多发。肉眼观，肿瘤呈分叶状或结节状，有完整的包膜，质地柔软，色淡黄，切面有油腻感，似正常脂肪组织。镜下观，肿瘤由分化好的脂肪细胞构成，有纤维间隔和完整包膜。一般无明显症状，手术易切除，不易复发。

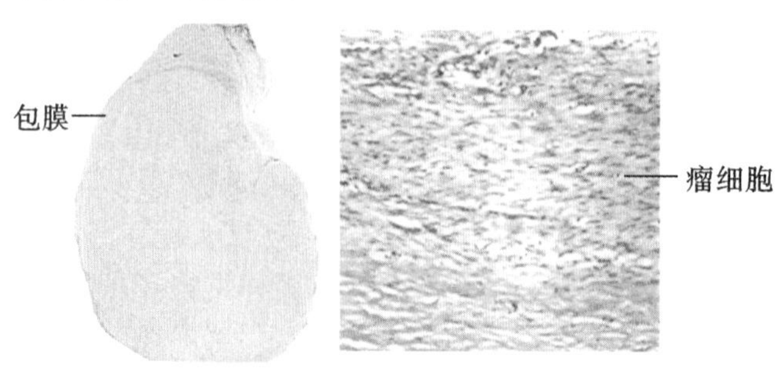

图11-10 纤维瘤

笔记栏

3. 脉管瘤　包括血管瘤和淋巴管瘤，以血管瘤多见。多为先天性脉管组织发育畸形而非真性肿瘤，常见于儿童的头面、颈部、唇、舌、口腔等的皮肤和黏膜，可随身体发育而长大，成年后即停止发展，甚至可以自然消退。

(1)血管瘤　肉眼观，皮肤或黏膜可呈突起的鲜红色肿块，或呈紫红或暗红色斑块，压之褪色，无包膜，形态不规则如地图状；内脏血管瘤以肝为多见，多呈结节状。血管瘤可分为：①毛细血管瘤，由增生的毛细血管组成；②海绵状血管瘤，由形态不规则的、腔大、壁薄的血窦构成；③混合型血管瘤，两者兼有。

血管瘤

(2)淋巴管瘤　由增生的淋巴管构成，内含淋巴液。若淋巴管扩张呈囊性并相互融合，内含大量淋巴液，称为囊性水瘤，多见于小儿颈部。

4. 平滑肌瘤　来源于平滑肌组织的良性肿瘤，最常见于子宫，其次是胃肠道等处。肉眼观，肿瘤多呈结节状，可单发或多发，边界清楚，切面灰白色，编织状质地较硬。镜下观，肿瘤组织由形态一致的梭形平滑肌细胞构成，细胞核呈长杆状，两端钝圆，瘤细胞排列成束状（同一束内的细胞核呈栅栏状排列），相互编织，核分裂象少见（图11-11）。术后不易复发，预后好。

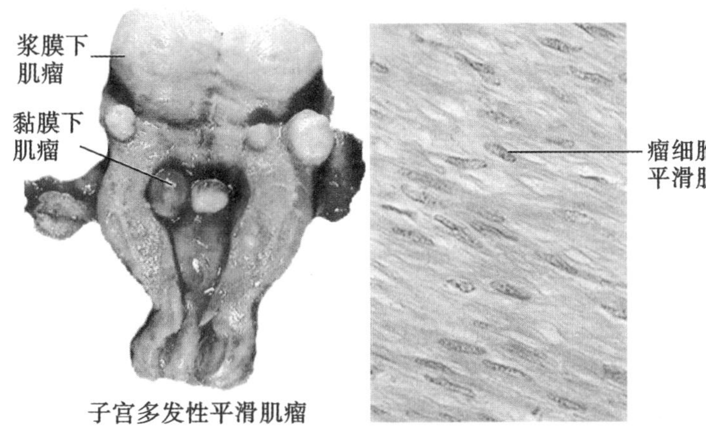

图11-11　子宫平滑肌瘤

5. 骨瘤　多见于颅面骨，一般为单发，肿瘤生长缓慢，常为无痛性的局部隆起，边界清楚。镜下观，肿瘤主要是由分化成熟的板层骨和编织骨构成，失去正常骨质的结构和排列方向。

6. 软骨瘤　一种为外生软骨瘤，来源于软骨膜；另一种为内生软骨瘤，发生于骨髓腔内。肉眼观，肿瘤切面呈淡蓝色或灰白色，半透明，可伴有钙化和骨化，也可发生囊性变。镜下观，肿瘤组织由分化成熟的透明软骨和软骨基质构成，呈不规则分叶状。发生于盆骨、胸骨、肋骨和四肢长骨的软骨瘤易恶变，而发生于手、足短骨的不易恶变。

(二)间叶组织恶性肿瘤

统称为肉瘤，较癌少见，但恶性程度相对较高，多发生于青少年。肿瘤间质血管丰富，故肉瘤更易血道转移。

癌与肉瘤同属于恶性肿瘤，两者的生物学特性、临床表现及病理变化均不相同。区别癌与肉瘤（表11-3），对临床诊断和治疗有着重要的意义。

表 11-3　癌与肉瘤的区别

区别项目	癌	肉瘤
组织来源	上皮组织	间叶组织
发病率、年龄	较常见，约为肉瘤的 9 倍，多发生于 40 岁以上的中老年人	较少见，多发生于青少年
大体特点	质地较硬，色灰白，干燥，呈粗颗粒状	质地较软，色灰红，湿润，细腻似鱼肉状
组织学特点	癌细胞呈实性条索、团块状结构（癌巢），实质与间质分界清楚，纤维组织常有增生	肉瘤细胞弥漫分布，实质与间质分界不清，间质中有丰富的血管，纤维组织较少
网状纤维	癌巢被网状纤维包绕，癌细胞间无网状纤维	肉瘤细胞间有网状纤维
转移	多经淋巴道转移	多经血道转移

1. 纤维肉瘤　起源于纤维组织的恶性肿瘤。主要以四肢及躯干皮下组织多见。肉眼观，可见肿瘤呈结节状或不规则形，早期与周围组织界限较清，但无完整包膜，晚期向周围组织浸润性生长；切面灰红色，质地湿润柔软、均匀细腻，呈鱼肉状。镜下观，分化程度高者，肉瘤细胞呈梭形，异型性较小，与纤维瘤相似，生长慢，转移与复发少见；分化程度低者，异型性明显，生长迅速，复发和转移多见（图 11-12）。

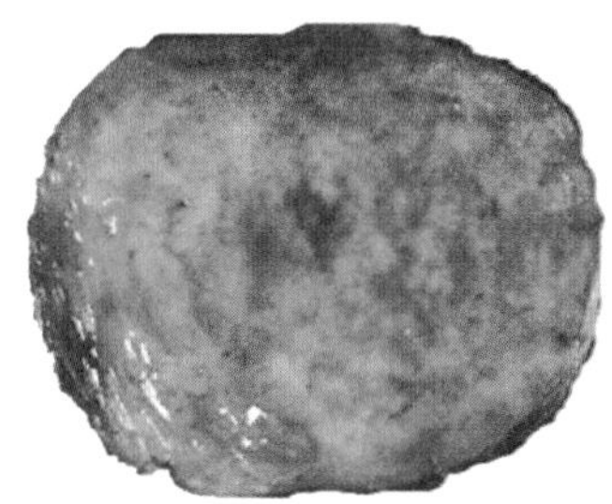
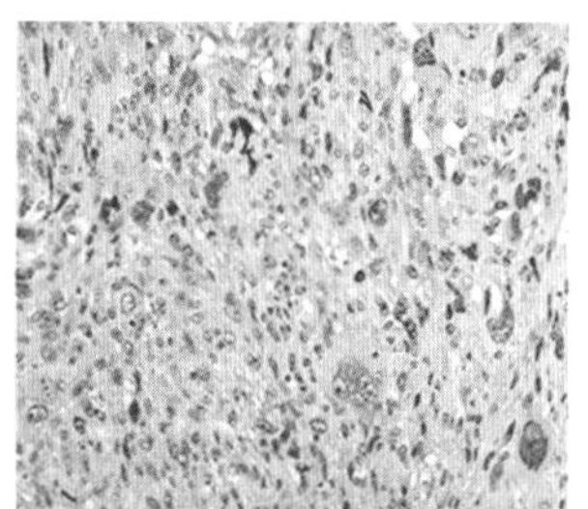

图 11-12　纤维肉瘤

2. 脂肪肉瘤　起源于原始间叶组织的恶性肿瘤。较常见，好发于 40 岁以上的成人，起始即具恶性，而非脂肪瘤恶变，多发于大腿及腹膜后的深部软组织。肉眼观，肿瘤呈结节状或分叶状，多数类似脂肪瘤，有时可呈黏液样或鱼肉样，表面常有一层不完整包膜。镜下观，肿瘤由分化程度不等的脂肪细胞和脂肪母细胞构成，脂肪母细胞可呈星形、梭形、小圆形或多形性，胞质内可见大小不等的脂肪空泡。有高分化脂肪肉瘤、黏液样型脂肪肉瘤、圆形细胞型脂肪肉瘤和多形性脂肪肉瘤，后两者恶性程度高，易复发和转移。

3. 横纹肌肉瘤　常见于 10 岁以下儿童和婴幼儿，少见于青少年和成人。好发于头颈部及泌尿生殖道等，偶可见四肢。肿瘤由分化程度不等的横纹肌母细胞构成。根据肿瘤细胞的分化程度和病理特点分为胚胎性横纹肌肉瘤、腺泡状横纹肌肉瘤和多形性横纹肌肉瘤。各型横纹肌肉瘤恶性程度均很高，生长迅速，易早期发生血道转移，预后极差。

4. 平滑肌肉瘤　中老年人多见，好发于子宫和胃肠道，偶可见腹膜后、肠系膜、大网膜或皮下软组织。肉眼观，肿瘤呈不规则的结节状，可有假包膜，切面呈编织状，颜色灰白或灰红，质地细腻似鱼肉状，可继发出血、坏死等。肿瘤细胞异型性、肿瘤细胞的凝固性坏死和核分裂象的多少对判断其恶性程度有十分重要的意义。恶性程度高者易早期血道转移，术后易复发。

5. 骨肉瘤（osteosarcoma）　为最常见的骨恶性肿瘤，好发于青少年，男性多见。常发于四肢长骨干骺端，尤其是股骨下端、胫骨和肱骨上端。肿瘤起源于骨膜的骨母细胞。肉眼观，肿瘤呈梭形膨大，切面灰白色，鱼肉状，常出血坏死。由于癌组织侵犯破坏骨皮质，掀起其表面的骨外膜，局部骨外膜产生大量新生骨，在肿瘤上下两端的骨皮质和掀起的骨外膜之间形成三角形隆起，构成 X 射线上所见的 Codman 三角（图 11-13）。由于骨膜被掀起，在骨外膜和骨皮质之间，可形成与骨表面垂直的放射状反应性新生骨小梁，在 X 射线上表现为日光放射状阴影。Codman 三角和日光放射状阴影是临床诊断骨肉瘤的重要依据。镜下观，肿瘤由异型性较大的肉瘤细胞及肿瘤样新生骨质构成，这是病理诊断骨肉瘤的重要组织学依据。骨肉瘤恶性程度很高，生长迅速，发现时常已有血道转移。

什么是骨肉瘤

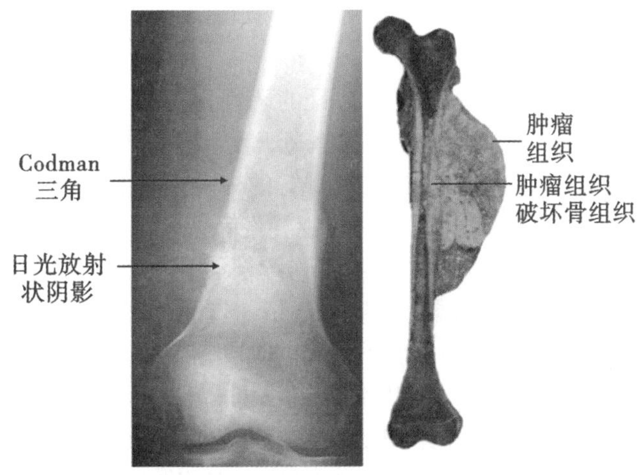

图 11-13　骨肉瘤

三、淋巴、造血组织肿瘤

（一）恶性淋巴瘤

恶性淋巴瘤（malignant lymphoma）又称淋巴瘤，是指原发于淋巴结和结外淋巴组织等处的淋巴细胞及其前体细胞的恶性肿瘤。根据瘤细胞的形态及组织结构特点，可分为霍奇金淋巴瘤和非霍奇金淋巴瘤。临床上常表现为无痛性、进行性淋巴结肿大，主要累及颈部和锁骨上淋巴结，其次为腋下、纵隔或腹膜后等淋巴结，患者可伴发热、乏力、消瘦、贫血和局部受压等症状。

1. 霍奇金淋巴瘤（HL）　又称霍奇金病（HD），多见于青少年，男性多于女性。好

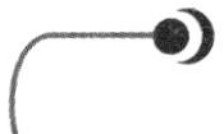

笔记栏

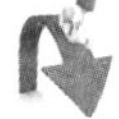

发于浅表淋巴结，以颈部和锁骨上最多见。肉眼观，病变从一个或一组淋巴结开始，逐渐向远处淋巴组织扩散；受累的淋巴结肿大，相邻的淋巴结彼此粘连、融合，形成不规则结节状肿块，不活动，切面灰白色，鱼肉状。镜下观，淋巴结正常结构被破坏，瘤组织在以淋巴细胞为主的多种反应性炎症细胞混合浸润的背景上，见数量不等、形态不一的R-S细胞及其变异细胞，R-S细胞是霍奇金淋巴瘤的诊断细胞。典型的R-S细胞特点是双核或多核的瘤巨细胞，核大、核膜厚、核内有明显嗜酸性核仁，周围有空晕，称为镜影细胞（图11-14）。瘤组织的多种炎症细胞浸润的背景在一定程度上反映了机体抗肿瘤状态，与HL的组织学分型和预后关系密切。

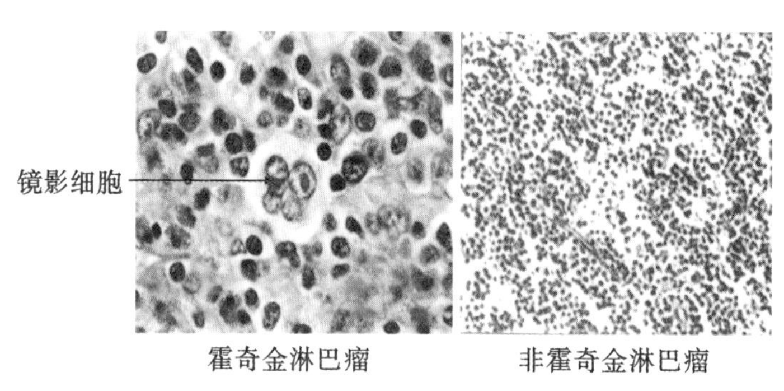

图11-14　恶性淋巴瘤

2. 非霍奇金淋巴瘤（NHL）　是最常见的恶性淋巴瘤，占所有淋巴瘤的80%～90%，好发于40～60岁的人群，男性发病率高于女性。其中约2/3原发于淋巴结，如颈部、纵隔、腋窝、腹股沟及腹腔等处的淋巴结，约1/3原发于淋巴结外器官或组织，如消化和呼吸道、肺、皮肤、涎腺、甲状腺和中枢神经系统等。NHL与HL不同之处在于发病部位的随机性或不定性、肿瘤扩散的不连续性、组织学分类的复杂性和临床表现的多样性。在某些情况下，淋巴瘤患者随着病情的进展，可以出现白血病像。因此，淋巴瘤和淋巴细胞白血病为同一疾病的不同发展阶段，形成一个连续的谱系。我国发生在成人淋巴结的NHL主要是弥漫大B细胞淋巴瘤；在儿童青少年则是急性淋巴母细胞白血病/淋巴瘤和Burkitt淋巴瘤；淋巴结外淋巴瘤主要有黏膜相关淋巴瘤（主要发生在胃肠道、涎腺和肺等）和NK/T细胞淋巴瘤（主要累及中线面部）。

（二）白血病

白血病（leukemia）是骨髓造血干细胞起源的恶性肿瘤，为儿童及青少年恶性肿瘤第一位。骨髓内造血干细胞异常增生并转化为异型性和幼稚性的肿瘤细胞，即白血病细胞。特征是骨髓内异常的白血病细胞弥漫增生取代正常骨髓组织，并随血流大量进入周围血液，使外周血中白血病细胞明显升高，常在15×10^9/L以上。亦可浸润肝、脾、淋巴结等全身各组织和器官，造成贫血、出血和感染。临床上常表现为发热、出血、贫血及脾、肝、淋巴结肿大，血常规示白细胞总数增多或不增多，幼稚的白细胞增多。骨髓涂片示原始及幼稚白细胞增多。

四、黑痣和黑色素瘤

1. 黑痣　来源于表皮基底层的黑色素细胞，为良性增生性病变，但有的可恶变成

笔记栏

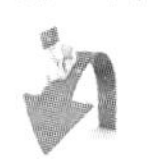

为黑色素瘤。根据其在皮肤组织内部位的不同,可分为交界痣(即痣细胞在表皮和真皮的交界处生长,形成多个细胞巢团,此型痣较易恶变为黑色素瘤)、皮内痣(是最常见的一种,痣细胞在真皮内呈巢状或条索状排列)和混合痣(即同时有交界痣和皮内痣的改变)三种。

2. 黑色素瘤　又称恶性黑色素瘤,是一种能产生黑色素的高度恶性肿瘤,大多见于30岁以上成人,发生于皮肤者以足底部、外阴和肛门周围多见,可以一开始即为恶性,但通常由交界痣恶变而来。凡黑痣色素加深、体积增大、生长加快或溃破、发炎和出血等常是恶变的征象。此瘤也可发生于黏膜和内脏器官。黑色素瘤的组织结构呈多样性,瘤细胞可呈巢状、条索状或腺泡样排列。瘤细胞可呈多边形或梭形,核大,常有粗大的嗜酸性核仁,胞质内可有黑色素颗粒,也可没有黑色素颗粒。

五、多种成分构成的肿瘤

1. 畸胎瘤　来源于性腺或胚胎剩件中的全能细胞的肿瘤,含有两到三个胚层的多种组织成分的肿瘤,称畸胎瘤(teratoma)。最常发生于卵巢和睾丸,偶可见骶尾部、纵隔及腹膜后等处。好发于20~30岁女性。可分为:①良性畸胎瘤,好发于卵巢,多为囊性,囊内充满毛发和油脂,有时可见牙齿,又称囊性畸胎瘤或皮样囊肿。常呈单房,囊壁呈颗粒状,壁上常有结节突入囊腔,可见骨质、牙齿、毛发等。镜下观,三个胚层成熟组织构成,皮肤、汗腺、脂肪、肌肉、骨、呼吸道上皮、甲状腺和脑组织等,但结构紊乱。②恶性畸胎瘤,多为实体性,好发于睾丸。镜下观,分化不成熟的胚胎样组织构成。可见未成熟的神经组织组成的原始神经管和菊形团,常见未成熟骨或软骨组织。

2. 癌肉瘤　是指在同一肿瘤组织中具有癌和肉瘤两种成分。癌的成分可为鳞癌、腺癌或未分化癌等,肉瘤成分可为纤维肉瘤、横纹肌肉瘤、骨肉瘤等,两种成分比例不定,少数情况下有两种以上肿瘤成分。发生机制不详。

第九节　肿瘤的病因和发病机制

(一)肿瘤的病因

肿瘤的病因十分复杂,包括外界环境致癌因素和影响肿瘤发生发展的内在因素。可以导致肿瘤形成的各种因素称为致瘤因子,可以导致恶性肿瘤发生的物质统称为致癌物;某些本身无致癌性的物质,可以增加致癌物的致癌性,称促癌物。致癌物在癌发生过程中起启动作用(激发作用),促癌物起促发作用。恶性肿瘤的发生常常要经过启动和促发这两个阶段。

1. 环境致瘤因素

(1)化学性致瘤因素　在人类恶性肿瘤的病因中占有重要地位。化学致癌因素主要与环境污染和职业接触有关。化学物质对动物有致癌作用有1 000多种,其中有部分对人类可能有致癌作用。多数化学物质需在体内(主要是在肝)代谢活化后才致癌,称为间接致癌物。少数化学物质不需在体内进行代谢转化即可致癌,称为直接致癌物。常见化学致癌物有以下几种:

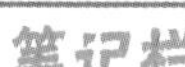
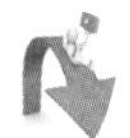

1)多环芳烃化合物　致癌性强的如3,4-苯并芘。主要存在污染的大气、煤焦油、烟草燃烧的烟雾中,这与近年来肺癌发生率增高有关。此外,熏、烤的肉类食品中也含有多环芳烃类物质,与胃癌的发生有一定的关系。

2)芳香胺类化合物　多为工业用品或燃料,如乙萘胺、联苯胺、4-氨基联苯等化工原料,与从事橡胶、印染等行业人员的膀胱癌发生率较高有关。

3)氨基偶氮染料　此类化合物有颜色,可作为纺织品、食品和饮料的染料。如过去食品中使用的奶油黄(二甲基氨基偶氮苯)、猩红等食品色素,可致实验性大白鼠肝细胞癌。

4)亚硝胺类化合物　这类致癌物具有致癌谱广、致癌性强的特点,可在许多实验动物诱发不同器官的各种肿瘤,可能引起人胃、肠道癌或其他肿瘤。亚硝酸盐普遍存在于水和食物中,在变质的蔬菜、食品及短期腌制的咸菜中含量较高。它们进入机体经胃酸作用后,转变为具有致癌性的亚硝胺类物质。此外,这类物质还可作为肉类食品的防腐剂和着色剂。我国河南省林州市是食管癌的高发区,与食物中的亚硝胺含量高有关。

5)真菌毒素　其中以黄曲霉素 B_1 致癌性最强。黄曲霉素广泛存在霉变的花生、玉米和谷物等食物中,黄曲霉素有多种,其中以黄曲霉素 B_1 的致癌性最强,HBV 感染和黄曲霉素 B_1 的协同作用,可能是我国肝癌高发地区的重要致肝癌因素。

6)其他化学致癌物　如环磷酰胺既是抗癌药物又是免疫抑制剂,临床上用于抗肿瘤治疗和抗免疫治疗,可诱发白血病,应谨慎应用。目前使用的聚氯乙烯与白血病、肺癌、肝血管瘤的发生有关;砷可导致皮肤癌、肝癌;镍、铬可引起鼻咽癌、肺癌等。

(2)物理性致瘤因素

1)电离辐射　包括 X 射线、γ 射线及镭、铀等放射性同位素的辐射。长期接触这些射线易致肺癌、白血病、皮肤癌等。

2)紫外线　紫外线长期照射,可以引起皮肤癌。如白种人、着色性干皮病患者(患者体内缺乏修复紫外线所致 DNA 损伤所需的酶)。

3)慢性刺激　临床上常可见到慢性皮肤溃疡导致的皮肤癌;长期接触石棉纤维易致肺癌。说明慢性刺激可促进肿瘤的发生。

(3)生物性致瘤因素

1)病毒　生物学致癌因素主要是病毒。导致肿瘤形成的病毒称为肿瘤病毒,分为 DNA 病毒和 RNA 病毒,主要与动物肿瘤有关。人类某些肿瘤也与病毒有关。目前发现与人类肿瘤发生关系密切的 DNA 肿瘤病毒有:人乳头状瘤病毒(HPV)与生殖器肿瘤的发生有关;EB 病毒与鼻咽癌、淋巴瘤的发生有关;乙型肝炎病毒与肝癌发生有关,研究发现 HBV 感染者肝细胞癌发病率是未感染者的200倍。RNA 肿瘤病毒是反转录病毒,发生在日本和加勒比海地区的人类 T 细胞白血病/淋巴瘤与人类 T 细胞白血病/淋巴瘤病毒Ⅰ有关。

2)细菌　幽门螺杆菌感染与胃黏膜淋巴瘤、胃癌的发生有关。

3)寄生虫　已知日本血吸虫病与结肠癌发生有关、埃及血吸虫病与膀胱癌有关、华支睾吸虫病与胆管型肝癌有关。

2. 内源性因素

(1)遗传因素　对致癌因子具有易感性,并在其他外界因素的作用下容易发生肿

笔记栏

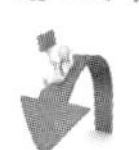

瘤。①常染色体显性遗传:如肾母细胞瘤、视网膜母细胞瘤等;②常染色体隐性遗传:如着色性干皮病易致皮肤癌,Bloom综合征(先天性毛细血管扩张性红斑及生长发育障碍)易发生白血病和其他恶性肿瘤;③多因素遗传:如乳腺癌、胃、肠道癌等。

(2)免疫因素　机体的抗肿瘤免疫反应主要是细胞免疫,参与杀伤肿瘤细胞。机体免疫能力低下时易患肿瘤,如免疫缺陷病和接受免疫抑制治疗的患者中恶性肿瘤发生率明显增加。

(3)激素因素　内分泌功能紊乱时,某些激素持续作用于敏感组织,可导致该组织细胞癌变。如乳腺癌、子宫平滑肌瘤与机体中雌激素水平增高有关。

(二)肿瘤的发病机制

肿瘤形成是一个十分复杂的过程,是细胞生长和增殖的调控发生严重紊乱的结果,具有复杂的分子学基础,包含原癌基因的激活、肿瘤抑制基因的灭活与丢失,凋亡调节基因、DNA修复基因、微小RNA(microRNA、miRNA)功能紊乱等。各种致瘤因素通过影响这些基因的结构和功能导致肿瘤。以下主要介绍原癌基因的激活和肿瘤抑制基因的失活。

1. 原癌基因的激活　原癌基因是指机体中编码对正常细胞的生长与分化起着重要的正性调节作用的蛋白基因,如编码细胞生长因子、生长因子受体、信号传导蛋白和核调节蛋白等蛋白基因。癌基因是指原癌基因在某些致癌因素作用下,被激活后可致正常细胞转变成癌细胞的基因。原癌基因转变为癌基因的过程,称为原癌基因的激活,途径包括基因突变、基因扩增和染色体易位。

2. 肿瘤抑制基因的失活　肿瘤抑制基因又称抑癌基因,是指机体中编码对正常细胞的增生起着重要的负性调节作用的蛋白基因。在致癌因素作用下抑癌基因可发生突变或缺失,使其对细胞增生负性调控作用减弱或消失,导致细胞过度增生和分化不成熟而发生恶性转化。

肿瘤的发生与发展是一个复杂过程。一般将致癌过程分为激发、促进和进展三个阶段。每个阶段都涉及多基因突变积累,即恶性肿瘤发生的多阶段突变学说。

第十节　肿瘤的预防原则

1. 一级预防　病因预防,目标是防止癌症的发生。针对化学、物理、生物等致癌因素和体内外致病条件,采取预防措施,加强环境保护、健康饮食、适宜体育,以增进身心健康。

2. 二级预防　临床前预防、“三早”预防,即早期发现、早期诊断、早期治疗。提高治愈率,降低死亡率,以阻止或减缓疾病的发展,恢复健康。①重视癌症十大危险信号:体表或表浅可触及的肿块逐渐增大;持续性消化异常;吞咽食物时胸骨不适感或哽噎感;持续性咳嗽、痰中带血;耳鸣、听力减退、鼻咽分泌物带血;月经期外或绝经期后的不规则阴道出血;大便潜血、便血、血尿;久治不愈的溃疡;黑痣、疣短期内增大、色泽加深、破溃等;原因不明的体重减轻。②广泛开展防癌普查。③治疗癌前病变。④加强对易感人群的监测。⑤肿瘤自检:定期进行自检。

3. 三级预防　临床期预防、康复性预防。其目标是防止病情恶化,防止残疾。正

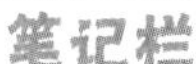
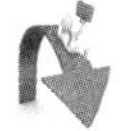

确选择合理的治疗方案，以尽早治愈疾病、恢复功能、促进健康，提高癌症患者的生活质量。

小 结

1. 肿瘤的概念　是指机体在各种致瘤因素作用下，局部组织的细胞在基因水平上失去对其生长的正常调控，导致克隆性异常增生而形成的新生物，常表现为局部肿块。

2. 肿瘤的特性

(1) 肿瘤的大体形态　包括肿瘤的数目、大小、形状、颜色、质地等，肿瘤的大体形态特点与其性质、组织来源、生长的方式、部位和时间，以及有无继发改变有关。

(2) 肿瘤的组织结构　肿瘤实质，指肿瘤细胞，能提示肿瘤的组织来源及性质；间质，指肿瘤中的结缔组织和血管，对肿瘤实质有支持和营养作用。

(3) 肿瘤的分化与异型性　肿瘤的异型性是指肿瘤无论在细胞形态和组织结构上，都与其起源的正常组织有不同程度的差异，包括细胞异型性和组织结构异型性。肿瘤异型性大小是临床上区别肿瘤性增生和非肿瘤性增生，诊断肿瘤的良、恶性及恶性程度高低的主要组织学依据。良性肿瘤异型性小，与其起源的正常组织相似，分化程度高；恶性肿瘤相反。

3. 肿瘤的生长和扩散

(1) 肿瘤的生长方式　膨胀性生长，良性肿瘤的生长方式；外生性生长：发生于体表、体腔、腔道器官表面的肿瘤，良、恶性肿瘤均可出现；浸润性生长：恶性肿瘤的生长方式。

(2) 肿瘤的生长速度　影响肿瘤生长速度的因素包括肿瘤的生长分数、生成/死亡、血管生成能力、演进与异质化。

(3) 肿瘤的扩散　两种方式，直接蔓延和转移；转移有三条途径：淋巴道转移、血道转移和种植性转移。

(4) 肿瘤的分级和分期　肿瘤的分级：以肿瘤细胞的异型性大小为依据，用于描述肿瘤的恶性程度。肿瘤的分期，对肿瘤情况的整体评判，是制订治疗方案和预后估计的重要参考，国际上采用 TNM 分期。一般而言，分级和分期越高，生存率越低，预后越差。

4. 肿瘤对机体的影响

(1) 良性肿瘤　对机体的影响较小，主要表现为局部的阻塞和压迫作用。

(2) 恶性肿瘤　破坏组织、器官的结构和功能；出血和感染；疼痛；发热；恶病质；副肿瘤综合征等。

5. 肿瘤的命名与分类

(1) 命名原则　一般命名原则，良性肿瘤：发生部位+组织来源+瘤；恶性肿瘤：上皮组织来源的恶性肿瘤：发生部位+组织来源+癌；间叶组织来源的恶性肿瘤：发生部位+组织来源+肉瘤。特殊命名，约定俗成。注意：并非所有诊断中带有“瘤”的都是肿瘤；并非所有带“瘤”的肿瘤都是良性肿瘤；诊断中带“母细胞”的肿瘤有良性也有恶性。

(2) 肿瘤的分类　依据肿瘤的组织或细胞类型和肿瘤的生物学行为进行分类；分

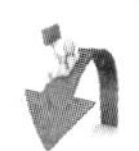

类的目的在于,统一诊断术语和便于同行的交流。

(3)良性肿瘤与恶性肿瘤的区别　良、恶性肿瘤的生物学特点有明显区别,对机体的影响差别甚大;区别良性肿瘤与恶性肿瘤,对于肿瘤的正确诊断和治疗具有重要的意义;良性肿瘤与恶性肿瘤之间的区别是相对的,并无绝对界限。

6. 癌前病变、上皮内肿瘤和原位癌

(1)癌前病变　指某些具有恶变潜在可能性的良性病变或疾病。

(2)异型增生　又称非典型性增生,指细胞增生并出现不同程度异型性,但还不足以诊断为恶性的病变。

(3)原位癌　是指上皮细胞异型性增生累及上皮全层,尚未突破基底膜向下浸润的早期癌。早期发现和治疗可防止发展为浸润癌。

7. 常见肿瘤

(1)上皮源性肿瘤　包括良性肿瘤(乳头状瘤、腺瘤)和恶性肿瘤(鳞状细胞癌、基底细胞癌、移行细胞癌、腺癌)。

(2)间叶组织肿瘤　包括良性肿瘤(脂肪瘤、血管瘤、淋巴管瘤、平滑肌瘤、软骨瘤等)和恶性肿瘤(脂肪肉瘤、横纹肌肉瘤、平滑肌肉瘤、骨肉瘤、软骨肉瘤等)。具体情况见教材,注意癌珠的概念,癌与肉瘤的区别。

8. 肿瘤的病因和发病机制

(1)肿瘤的病因　包括环境致瘤因素(化学致癌物、物理致癌因素、生物性因素等)和内源性因素(遗传因素、免疫因素、内分泌因素等)。

(2)肿瘤的发病机制　肿瘤的发生是一个多步骤的过程,是多分子事件,包括原癌基因的激活和肿瘤抑制基因的失活。在细胞恶性转化的过程中,会积累有多个基因的改变。

9. 肿瘤的预防原则　包括一级预防(病因预防)、二级预防(临床前预防、“三早”预防)三级预防(临床期预防、康复性预防)。

问题分析与能力提升

病例摘要　患者,女,59 岁。3 个月前胃痛,有胃灼热、吐酸水,近 1 个月有便血和呕血。入院后做胃肠透视证明胃体及幽门有肿物,锁骨上淋巴结大。考虑有转移,未能手术,只做化疗。患者逐渐消瘦,贫血,呈恶病质状态,入院 2 个月后死亡。

尸体解剖:腹水 2 055 mL,半透明状。纵隔淋巴结、肺门淋巴结、大网膜、肠系膜、腹后壁、肝门淋巴结均肿大、变硬,切面呈灰白色。胃小弯近幽门处有一椭圆形肿瘤,中间呈 4 cm×3 cm 溃疡,溃疡边缘呈不规则隆起,切面灰白色、质硬,溃疡底部凹凸不平。肝可见散在、多发、边界相对清楚的多个结节。镜下见大量腺癌癌巢侵入黏膜下层、肌层及浆膜层。

讨论:患者可能诊断为什么疾病?诊断依据是什么?

(任亚丽)

笔记栏
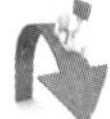

第十二章 心血管系统病理

学习目标

1. 掌握动脉粥样硬化、高血压病、风湿病、冠心病、心绞痛、心肌梗死等概念;动脉粥样硬化、高血压病、风湿病的基本病变;心力衰竭的概念、原因和诱因。

2. 熟悉动脉粥样硬化、高血压病、风湿病对机体的影响;心力衰竭时机体功能代谢变化。

3. 了解动脉粥样硬化、高血压病、风湿病的病因、发病机制。能解释常见心血管疾病的主要临床表现,能对相应患者进行健康教育,指导预防。

心血管系统疾病是指病变主要损害心血管的正常结构,从而导致循环功能障碍的一系列疾病。各种心血管疾病中,尤以冠状动脉粥样硬化、高血压病最为常见,而风湿性心脏病、感染性心内膜炎等在临床上也屡见不鲜。

发达国家人口中,心血管系统疾病的发病率高居首位,目前我国经济建设日益发展,人民生活水平不断提高,城市和农村的疾病谱正在变化,传染病已减少,人均寿命在延长,心血管疾病特别是高血压、脑卒中及冠心病的发病和死亡率较30年前有明显升高。因此,心血管系统疾病严重危害人民健康。

第一节 动脉粥样硬化

动脉硬化(arteriosclerosis)一般是指一组动脉的硬化性疾病,包括:动脉粥样硬化、动脉中膜钙化和细动脉硬化。其中动脉粥样硬化最常见,最重要。

动脉粥样硬化(atherosclerosis,AS)是一种与脂质代谢障碍有关的全身性疾病,其基本病变是在动脉内膜下脂质沉积,引起内膜灶性纤维性增厚及深部形成粥样物,从而使动脉壁变硬。

(一)病因及发病机制

动脉粥样硬化的病因尚未完全阐明,根据临床、流行病学调查及大量实验研究资

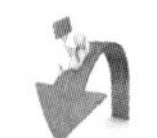

料表明，引起动脉粥样硬化的主要因素为高脂血症、高血压病、糖尿病和不良生活习俗（吸烟）等，这些因素称为易患因素或危险因素。

1. 高脂血症　高脂血症是动脉粥样硬化的重要危险因素。多食动物性脂肪的人群中血胆固醇含量较高，其动脉粥样硬化的发病率也较高。此外，高三酰甘油症也被认为是动脉粥样硬化和冠心病的危险因素。已知高三酰甘油是本病的独立危险因素。

动脉粥样硬化发病机制

2. 高血压　据统计，高血压患者与同年龄组、同性别的人相比较，其动脉粥样硬化发病较早，病变较重。高血压时血流对血管壁的冲击力较高，同时，高血压可引起内皮损伤和（或）功能障碍，从而造成血管张力增高、脂蛋白渗入内膜、单核细胞黏附并迁入内膜、血小板黏附及中膜平滑肌细胞迁入内膜等一系列变化，促进动脉粥样硬化发生。

3. 吸烟　大量吸烟可使血液中 LDL 易于氧化，并导致血内一氧化碳浓度升高，从而造成血管内皮缺氧性损伤；烟内含有一种糖蛋白，可激活凝血因子Ⅻ及某种致突变物质，后者可引起血管壁平滑肌细胞增生。吸烟可使血小板聚集功能增强及血液中儿茶酚胺浓度升高，但使不饱和脂肪酸及 HDL 水平降低。这些均有助于动脉粥样硬化的发生。

4. 性别　女性的血浆 HDL 水平高于男性，而 LDL 水平却较男性为低。女性在绝经期前动脉粥样硬化的发病率低于同龄组男性，但在绝经期后这种性别差异即告消失，这是由于雌激素能影响脂类代谢，降低血浆胆固醇水平的缘故。

5. 糖尿病及高胰岛素血症　糖尿病患者的血液 HDL 水平较低，而且由于高血糖可致 LDL 糖基化及高三酰甘油血症，后者可产生小而紧密的 LDL 颗粒，这种 LDL 较易氧化。这些修饰的 LDL 可促进血液单核细胞迁入内膜及转变为泡沫细胞。另外，胰岛素水平越高，冠状动脉性心脏病（冠心病）的发病率及死亡率越高，高胰岛素水平可促进动脉壁 SMC 增生，而且胰岛素水平与血 HDL 含量呈负相关。

6. 遗传因素　冠心病的家族聚集现象提示遗传因素是本病的危险因素。家族性高胆固醇血症（familial hypercholesterolemia，FH）患者由于细胞的 LDL 受体基因突变以致其功能缺陷，导致血浆 LDL 水平极度升高。

动脉粥样硬化的发病机制比较复杂。血脂升高为动脉粥样硬化发生的物质基础，而动脉壁的结构和功能的改变等则能促进动脉粥样硬化的发生，由于上述多种因素的作用，推动动脉粥样硬化的发生发展。

（二）病理变化

动脉粥样硬化主要累及全身的大动脉（如主动脉）和中等动脉（如冠状动脉、脑底动脉）。动脉杈、分支开口及血管弯曲的凸面为病变的好发部位。根据本病的发展过程可分为以下几个阶段：

1. 脂纹与脂斑　脂纹或脂斑是动脉粥样硬化的早期病变，属可逆性病变。肉眼观，主动脉脂纹常见于其后壁及分支开口处，为针头大小斑点及宽 1～2 mm、长短不一的黄色条纹，不隆起或稍微隆起于内膜表面。镜下见脂纹位于动脉内膜下，主要由大量胞质内含脂质的泡沫细胞聚集而成（图 12-1）。泡沫细胞来源于巨噬细胞和平滑肌细胞（图 12-2）。

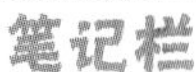

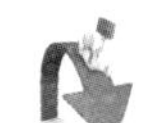

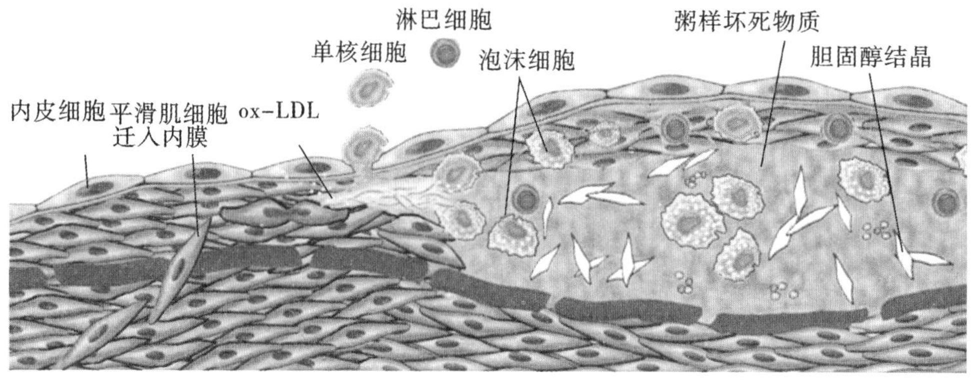

图 12-1 单核细胞迁入内膜及泡沫细胞形成模式图

LDL 渗入内皮下间隙，被氧化自由基氧化修饰；单核细胞（MC）迁入内膜；氧化的 LDL 与巨噬细胞表面的清道夫受体结合而被摄取，泡沫细胞形成

动脉粥样硬化斑块的形成是核心与重点内容。

2. 纤维斑块　纤维斑块是由脂纹和脂斑发展而来，肉眼观，纤维斑块为隆起于内膜表面的灰黄色斑块，随着斑块表层的胶原纤维不断增加及玻璃样变，脂质被埋于深层，斑块乃逐渐变为瓷白色。镜下观，斑块表面为一层纤维帽，乃由多量平滑肌细胞及大量细胞外基质（包括胶原、弹性纤维、蛋白聚糖及细胞外脂质）组成。纤维帽之下有不等量的平滑肌细胞、泡沫细胞、细胞外基质和炎症细胞。

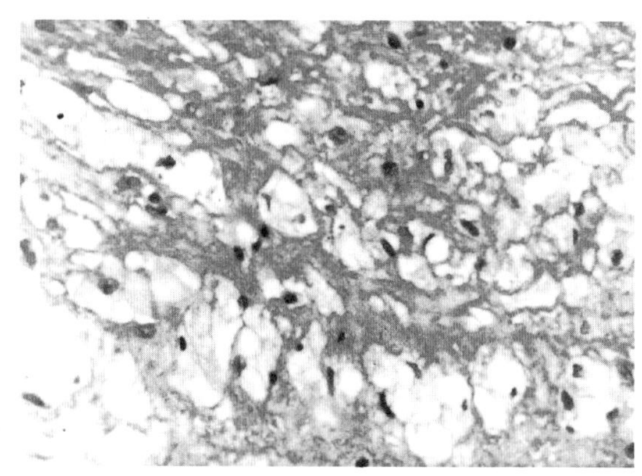

图 12-2 泡沫细胞

3. 粥样斑块　粥样斑块亦称粥瘤。肉眼观，为明显隆起于内膜表面的灰黄色斑块。切面，表层的纤维帽为瓷白色，深部为多量黄色粥糜样物质（由脂质和坏死崩解物质混合而成）（图 12-3）。镜检下，纤维帽下为大量无定形坏死物质，并见胆固醇结晶（石蜡切片上为针状空隙）、钙盐等（图 12-4）。底部和边缘可有肉芽组织增生，外周可见少许泡沫细胞和淋巴细胞浸润。病变严重者中膜平滑肌细胞呈不同程度萎缩，中膜变薄。外膜可见新生毛细血管、不同程度的结缔组织增生及淋巴细胞、浆细胞浸润。

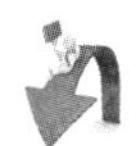

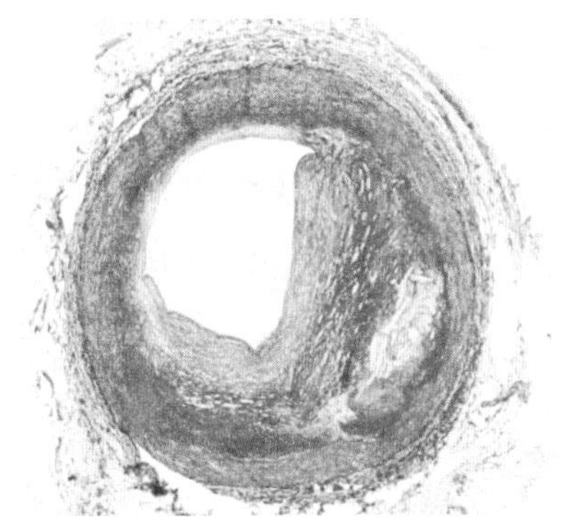

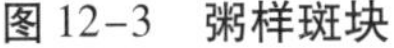
图 12-3 粥样斑块

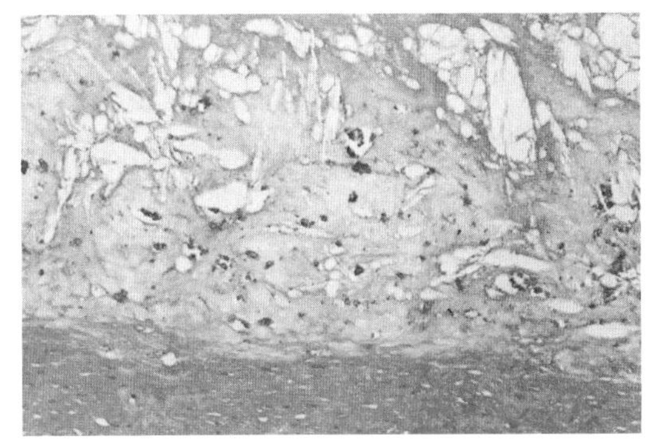
图 12-4 动脉粥样硬化的胆固醇结晶

粥样斑块形成后，常出现以下继发性改变：

1. 斑块内出血 斑块底部或边缘的新生血管破裂形成血肿，血肿造成斑块更加隆起，甚至使管腔完全闭塞（图 12-5）。

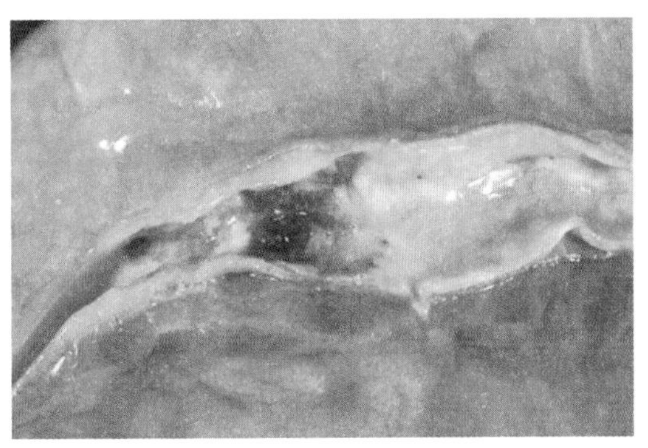
图 12-5 斑块内出血

2. 斑块破裂 为最危险的并发症，斑块破裂常形成溃疡（粥瘤性溃疡）及并发血栓形成；坏死性粥样物质可排入血流而造成胆固醇栓塞。

3. 血栓形成 破裂斑块造成的溃疡，由于胶原暴露，促进血栓形成，引起动脉阻塞而导致梗死。

4. 钙化 多见于老年患者，钙盐可沉积于坏死灶及纤维帽内，动脉壁因而变硬、变脆。钙化灶可进而发生骨化。

5. 动脉瘤形成 严重的粥样斑块底部的中膜 SMC 可发生不同程度的萎缩和弹性下降，在血管内压力的作用下，动脉壁局限性向外扩张，形成动脉瘤。另外，血流可从粥瘤性溃疡处侵入主动脉中膜，或中膜内血管破裂出血，均可造成中膜撕裂，形成夹层动脉瘤。动脉瘤及夹层动脉瘤的破裂可导致大出血。

（三）重要器官的动脉粥样硬化

1. 冠状动脉粥样硬化及冠心病 冠状动脉粥样硬化最常发生于左冠状动脉前降支，其次为右冠状动脉，再次是左旋支及左主干。病变多为节段性，上述 AS 的基本病变均可在冠状动脉中发生，粥样斑块多发生在血管的心壁侧，在横切面上斑块多呈新

笔记栏

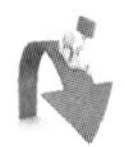

管腔狭窄程度的分级要牢记。

月形，管腔呈不同程度的狭窄。根据斑块引起管腔狭窄的程度可将其分为4级：Ⅰ级，管腔狭窄在25%以下；Ⅱ级，管腔狭窄在26%～50%；Ⅲ级，管腔狭窄在51%～75%；Ⅳ级，管腔狭窄在76%以上。

冠状动脉性心脏病（coronary heart disease，CHD），简称冠心病，是指因狭窄性冠状动脉疾病而引起的心肌缺氧（供血不足）所造成的缺血性心脏病。冠心病绝大多数由冠状动脉粥样硬化引起。

2. 主动脉粥样硬化　病变多发生于主动脉后壁和其分支开口处。腹主动脉病变最严重，其次是降主动脉和主动脉弓，再次是升主动脉。病变严重者，斑块破裂，形成粥瘤性溃疡，其表面可有附壁血栓形成。有的病例可形成主动脉瘤，主要见于腹主动脉。偶见动脉瘤破裂，发生致命性大出血。

3. 脑动脉粥样硬化　脑动脉粥样硬化发生较迟，一般在40岁以后才出现斑块。病变以Willis环和大脑中动脉最显著。

本病由于脑动脉管腔狭窄，脑组织因长期供血不足而发生萎缩。大脑皮质变薄，脑回变窄，脑沟变宽、加深，重量减轻。严重者常有智力减退，甚至痴呆。严重的脑动脉粥样硬化使管腔高度狭窄，常继发血栓形成而导致管腔阻塞，脑组织缺血而发生梗死（脑软化）。脑动脉粥样硬化病变可形成小动脉瘤，当血压突然升高时可破裂出血。

4. 肾动脉粥样硬化　病变最常见于肾动脉开口处或主干近侧端，多为纤维斑块，严重者可导致肾动脉高度狭窄，甚或因并发血栓形成而完全阻塞。前者引起肾血管性高血压，后者引起受累动脉供血区域的梗死，梗死灶机化后形成较大块的凹陷瘢痕。多个瘢痕使肾缩小，称为动脉粥样硬化性固缩肾。

第二节　冠状动脉性心脏病

一、心绞痛

心绞痛（angina pectoris）是冠状动脉供血不足和（或）心肌耗氧量骤增使心肌急剧的、暂时性缺血、缺氧所引起的临床综合征。主要表现为阵发性胸骨后或心前区疼痛或压榨感，并放射到左肩和左臂，持续数分钟，用硝酸酯制剂或稍休息后症状可缓解。

（一）病因及发病机制

心绞痛最基本的病因就是冠状动脉粥样硬化引起血管腔狭窄和（或）痉挛，导致心肌急剧短暂缺血、缺氧。造成酸性代谢产物堆积，刺激心脏局部的神经末梢，信号经1～5胸交感神经节和相应的脊髓段传至大脑产生痛觉，并引起相应的脊髓段脊神经分布的皮肤区域的压榨和紧缩感。

（二）类型

心绞痛根据引起的原因和疼痛的程度分为三种类型：

1. 稳定型心绞痛　稳定型心绞痛又称轻型心绞痛。一般不发作，可稳定数月。仅在体力活动或情绪激动（如愤怒、着急、过度兴奋等）时发作。多伴有较稳定的冠状动脉粥样硬化性狭窄，冠状动脉横切面可见斑块阻塞管腔>75%。

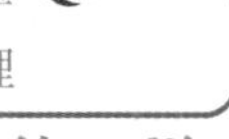
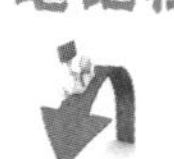

2. 不稳定型心绞痛　不稳定型心绞痛是一种进行性加重的心绞痛。多由冠状动脉粥样斑块复合性病变（如不稳定斑块内出血、纤维帽破裂、血小板的聚集与血栓形成等）和（或）冠状动脉痉挛导致管腔更狭窄或闭塞而引起。临床上颇不稳定，在休息或体力活动时均可发作。患者多有一支或多支冠状动脉病变。光镜下常可见到因弥漫性心肌坏死而引起的心肌纤维化。

注意与下要讲的心肌梗死相鉴别。

3. 变异型心绞痛　变异型心绞痛多无明显诱因，常在休息或梦醒时发作。发病时间集中在午夜至上午8点之间，常伴随ST段抬高表现。患者冠状动脉明显狭窄，亦可因发作性痉挛所致。常并发急性心肌梗死和严重的心律失常。

二、心肌梗死

心肌梗死（myocardial infarction，MI）是心肌缺血性坏死。为在冠状动脉病变的基础上，发生冠状动脉血供急剧减少或中断，使相应的心肌严重而持久地急性缺血导致心肌坏死。急性心肌梗死（AMI）临床表现有持久的胸骨后剧烈疼痛、发热、白细胞计数和血清心肌坏死标记物增高以及心电图进行性改变；可发生心律失常、休克或心力衰竭，属急性冠脉综合征的严重类型。

心肌梗死

（一）病因

基本病因是冠状动脉粥样硬化（偶为冠状动脉栓塞、炎症、先天性畸形、痉挛和冠状动脉口阻塞所致），造成一支或多支血管管腔狭窄和心肌血供不足，而侧支循环未充分建立。在此基础上，一旦血供急剧减少或中断，使心肌严重而持久地急性缺血达20～30 min及以上，即可发生急性心肌梗死。

大量的研究已证明，绝大多数的急性心肌梗死是由于不稳定的粥样斑块溃破，继而出血和管腔内血栓形成，而使管腔闭塞。少数情况下粥样斑块内或其下发生出血或血管持续痉挛，也可使冠状动脉完全闭塞。

促使斑块破裂出血及血栓形成的诱因有：①晨起6时至12时交感神经活动增加，机体应激反应性增强，心肌收缩力、心率、血压增高，冠状动脉张力增高。②在饱餐特别是进食多量脂肪后，血脂增高，血黏稠度增高。③重体力活动、情绪过分激动、血压剧升或用力大便时，致左心室负荷明显加重。④休克、脱水、出血、外科手术或严重心律失常，致心排血量骤降，冠状动脉灌流量锐减。

（二）心肌梗死的部位和范围

1. 部位和范围　心肌梗死的部位与阻塞的冠状动脉供血区域一致。其中左心室前壁、心尖部及室间隔前2/3，约占全部心肌梗死的50%，该区正是左冠状动脉前降支供血区；约25%的心肌梗死发生在左心室后壁、室间隔后1/3及右心室，此乃右冠状动脉供血区；此外见于左心室侧壁，相当于左冠状动脉回旋支供血区域。

心肌梗死的范围大小与阻塞的冠状动脉分支的大小和阻塞部位有关。根据梗死所占心壁厚度的不同，将心肌梗死分为三种：①薄层梗死（心内膜下心肌梗死），梗死范围仅限于心内膜下方，厚度不及心肌厚度的一半。②厚层梗死，梗死厚度超过心脏肌层厚度一半，但未达到心肌全层。③全层梗死，梗死自心内膜至心包腔层，累及整个心壁，梗死区域亦较大（图12-6）。

笔记栏

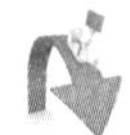

心肌梗死（案例）

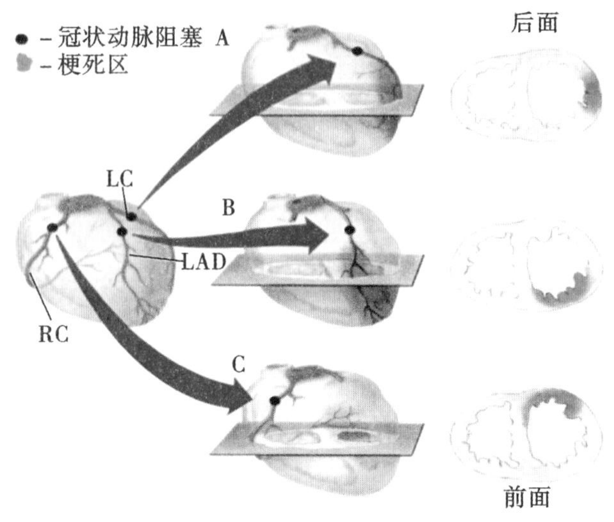

图 12-6　心肌梗死的部位及范围

三个主要冠状动脉阻塞引起的左心室心肌梗死部位：A. 示因左冠状动脉旋支（LC）阻塞而引起的左心室侧壁心肌梗死；B. 示左冠状动脉前降支（LAD）阻塞而引起的左心室前壁心肌梗死；C. 示右冠状动脉（RC）阻塞而引起左心室后壁心肌梗死

心肌梗死的部位与范围是重点内容。

2. 病理变化　心肌梗死属于贫血性梗死，梗死灶形状不规则。一般于梗死 6 h 后肉眼才能辨认，梗死灶呈苍白色，8 ~ 9 h 后呈黄色或土黄色，干燥，较硬，失去正常光泽。第 4 天在梗死灶周边出现明显充血、出血带。2 ~ 3 周后由于肉芽组织增生而呈红色。5 周后梗死灶逐渐被瘢痕组织取代，呈灰白色（陈旧性梗死灶）。镜下观，心肌梗死最常表现为凝固性坏死，心肌细胞胞质嗜伊红性增高，继而核消失。梗死灶及周围有中性粒细胞浸润。

（三）心肌梗死的生化改变

1. 起病 24 ~ 48 h 后　白细胞可增至（10 ~ 20）$\times 10^9$/L，中性粒细胞增多，嗜酸性粒细胞减少或消失；红细胞沉降率增快；C 反应蛋白（CRP）增高均可持续 1 ~ 3 周。起病数小时至 2 d 内血中游离脂肪酸增高。

2. 血心肌坏死标记物增高　心肌损伤标记物增高水平与心肌梗死范围及预后明显相关。①肌红蛋白起病后 2 h 内升高，12 h 内达高峰；24 ~ 48 h 内恢复正常。②肌钙蛋白 I（cTnI）或 T（cTnT）起病 3 ~ 4 h 后升高，cTnI 于 11 ~ 24 h 达高峰，7 ~ 10 d 降至正常，cTnT 于 24 ~ 48 h 达高峰，10 ~ 14 d 降至正常。这些心肌结构蛋白含量的增高是诊断心肌梗死的敏感指标。③肌酸激酶同工酶 CK-MB 升高。在起病后 4 h 内增高，16 ~ 24 h 达高峰，3 ~ 4 d 恢复正常，其增高的程度能较准确地反映梗死的范围，其高峰出现时间是否提前有助于判断溶栓治疗是否成功。

（四）心肌梗死的并发症及后果

1. 心脏破裂　较少见，占心肌梗死所致死亡例的 3% ~ 13%。常发生在心肌梗死

笔记栏

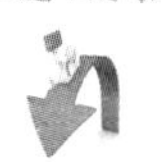

后1～2周内,主要由于梗死灶周围中性粒细胞和单核细胞释出的蛋白水解酶及坏死的心肌自身溶酶体酶使坏死的心肌溶解所致。好发部位为:左心室前壁下1/3处,心脏破裂后血液流入心包,引起心包压塞而致急性死亡;室间隔破裂,左心室血流入右心室,引起右心功能不全;左心室乳头肌断裂,引起急性二尖瓣关闭不全,导致急性左心衰竭。

2. 室壁瘤　10%～38%的心肌梗死病例合并室壁瘤,可发生于心肌梗死急性期,但更常发生在愈合期。多发生于左心室前壁近心尖处,可引起心功能不全或继发附壁血栓。

3. 附壁血栓形成　多见于左心室。由于梗死区心内膜粗糙,室壁瘤处及心室纤维性颤动时出现涡流等原因,为血栓形成提供了条件。血栓可发生机化,或脱落引起大循环动脉栓塞。

4. 心外膜炎　心肌梗死波及心外膜时,可出现无菌性纤维素性心外膜炎。

5. 心功能不全　梗死的心肌收缩力显著减弱以至丧失,可引起左心、右心或全心充血性心力衰竭,是患者死亡最常见的原因之一。

6. 心源性休克　有人认为,当左心室梗死范围达40%时,心室收缩力极度减弱,心输出量显著减少,即可发生心源性休克,导致患者死亡。

7. 机化瘢痕形成　心肌梗死后,若患者仍然存活,则梗死灶被机化修复而成瘢痕。小梗死灶约需2周,大梗死灶4～6周即可机化。

三、心肌纤维化

心肌纤维化(myocardial fibrosis)是由于中至重度的冠状动脉粥样硬化性狭窄引起心肌纤维持续性和(或)反复加重的缺血缺氧所产生的结果。肉眼观,心脏增大,所有心腔扩张,伴多灶性白色纤维条索,心壁厚度可正常,有时可见机化的附壁性血栓。镜下见,广泛而多灶性心肌纤维化,尤以心内膜下明显。临床上可以表现为心律失常或心力衰竭。

四、冠状动脉性猝死

冠状动脉性猝死(sudden coronary death)较为常见。以冬春好发,多见于30～49岁的人,男性比女性多3.9倍。发病有两种情况:①在某种诱因作用下发作,如饮酒、劳累、吸烟、运动、争吵、斗殴等。患者可突然昏倒在地、四肢肌肉抽搐、小便失禁,或突然发生呼吸困难、口吐泡沫、大汗淋漓,很快昏迷。症状发作后迅即死亡,或在1 h至数小时死亡。②在夜间睡眠中发病,多在家中或集体宿舍中死亡,且往往不被人察觉,所以多无目击者。

引起猝死的原因:多数病例在1支或2支以上冠状动脉有狭窄性动脉粥样硬化,其中有的病例并发血栓形成;部分病例冠状动脉仅有轻度,甚至无动脉粥样硬化病变,这部分病例猝死的发生可能是由于冠状动脉痉挛而引起。

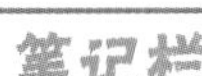
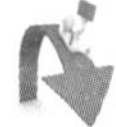

第三节 高血压

注意区分原发性高血压与继发性高血压。

高血压(hypertension)是以体循环动脉血压持续高于正常水平为主要表现的独立性全身性疾病,成年人高血压诊断:收缩压≥140 mmHg 和(或)舒张压≥90 mmHg。高血压可分为原发性和继发性两大类。继发性高血压较少,占5% ~10%,是继发于其他疾病(如肾动脉狭窄、肾炎、肾上腺和垂体肿瘤等)并作为一种症状出现的,故又称症状性高血压;原发性或特发性高血压统称高血压病,最多见,占90% ~95%。

原发性高血压多见于30 ~40 岁以后的中老年人,是以细小动脉硬化为基本病变的全身性疾病,绝大多数病程漫长,发展至晚期常引起心、脑、肾及眼底病变并有相应的临床表现,严重者因心、脑、肾病变而致死。

我国高血压的发病率呈上升趋势。在地理分布上,东北、华北平均高于西南、东南地区;东部高于西部地区。男女患病率无明显差异。

一、病因及发病机制

原发性高血压的病因及发病机制尚未完全明了,下列因素可能与其发生有关。

如何从日常饮食与生活上防控高血压?

1. 高钠摄入　一般而言,日均摄盐量高的人群,其血压升高百分率或平均血压高于摄盐量低者。世界卫生组织在预防高血压措施中建议每人每日摄盐量应控制在5 g以下。钙可减轻钠的升压作用,我国膳食普遍低钙,可能加重钠/钾对血压的作用,增加膳食钙摄量的干预研究表明,钙的增加使有些患者血压降低。

2. 社会心理因素　据调查表明,精神长期或反复处于紧张状态的人或从事相应职业的人,可使大脑皮质功能失调,失去对皮质下血管舒缩中枢的调控能力,当血管舒缩中枢产生持久的以收缩为主的兴奋时,可引起全身细、小动脉痉挛而使外周阻力增加,使血压升高。

3. 遗传因素　约75%的原发性高血压患者具有遗传素质,同一家族中高血压患者常集中出现。近年研究发现,患高血压的子代可获得父母的血管紧张素基因的拷贝。有这种遗传缺陷的高血压患者,血浆中血管紧张素的水平高于对照组。

4. 肾因素　长期的中枢神经功能紊乱引起全身细小动脉痉挛,肾血液供应减少;肾球旁细胞在缺血的刺激下分泌肾素增多,肾素活化血管紧张素原以致血管紧张素增多,血管紧张素既能使小动脉痉挛收缩,又能使肾上腺皮质分泌醛固酮导致钠水潴留,血容量增多,同时使血管壁对各种加压物质的敏感性增高,促进和维持高血压。

5. 神经内分泌因素　一般认为,细动脉的交感神经纤维兴奋性增强是本病发病的重要神经因素。交感神经节后纤维释放缩血管递质增加,或扩血管递质减少,均可引起高血压。

二、类型和病理变化

原发性高血压可分为良性高血压和恶性高血压两类。

笔记栏

（一）良性高血压

良性高血压（benign hypertension）又称缓进型高血压，占原发性高血压的95%。早期多无症状。晚期可因心力衰竭、心肌梗死或脑出血致死。

良性高血压按病变的发展可分为三期。

1. 功能障碍期（一期） 是高血压的早期，主要表现为全身细小动脉间断性痉挛，但血管无器质性病变。临床表现仅有血压升高，但处于波动状态，可伴有头昏、头痛，经适当休息或治疗，血压可恢复正常。

2. 血管病变期（二期）

（1）细动脉硬化 是高血压病最主要的病变特征。表现为细动脉玻璃样变，常累及视网膜动脉和肾入球动脉。由于细动脉反复痉挛，血管内压持续升高，管壁缺氧，内膜的通透性增高，血浆蛋白渗入内皮下方，同时内皮细胞和平滑肌细胞合成基底膜物质增多，血管壁逐渐由渗入的血浆蛋白和增多的基底膜物质所替代，正常管壁结构消失，而后凝固成均质的红染无结构的玻璃样物质，使管壁增厚变硬，动脉管腔狭窄甚至闭塞（图12-7）。

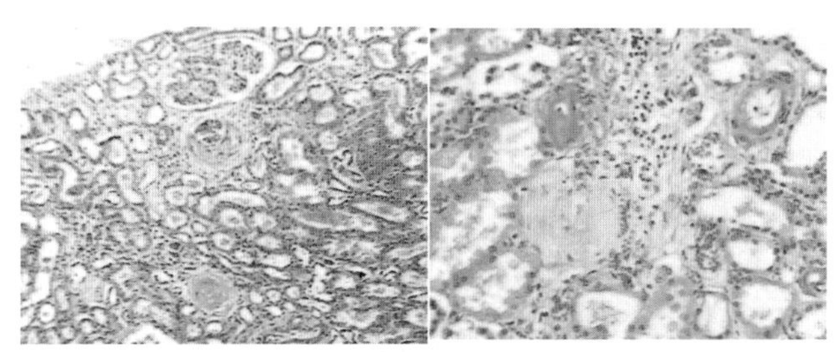

图12-7 原发性高血压的肾细动脉玻璃样变

（2）小动脉硬化 主要累及冠状动脉、脑动脉及肾动脉（弓形及小叶间动脉常被累及）。表现为内膜胶原纤维和弹性纤维增生，内弹力膜分裂；中膜平滑肌细胞肥大和增生、胶原纤维和弹性纤维及蛋白多糖增加，使血管壁增厚，管腔狭窄。

此期血压进一步升高，持续于较高水平上（舒张压 > 110 mmHg），失去波动性，常需降压药才能降低血压。

高血压病的常识

3. 内脏病变期（三期） 为高血压晚期，此期疾病进一步发展，多数器官受累，其中最重要的是心、肾、脑和视网膜。

（1）心脏的病变 主要为左心室肥大，这是对持续性血压升高，心肌工作负荷增加的一种适应性反应。在心脏处于代偿期时，肥大的心脏心腔不扩张，甚至略微缩小，称为向心性肥大。心脏重量增加，一般达400 g以上。肉眼观，左心室壁增厚，可达1.5～2.0 cm；左心室乳头肌和肉柱明显增粗（图12-8）。镜下观，肥大的心肌细胞变粗，变长，并有较多分支，细胞核较长、较大（可形成多倍体）。由于不断增大的心肌细胞与毛细血管供养之间的不相适应，加上高血压性血管病，以及并发动脉粥样硬化所致的血供不足，便导致心肌收缩力降低，逐渐出现心腔扩张，称为离心性肥大。严重者可发生心力衰竭。

（2）肾的病变 表现为原发性颗粒性固缩肾，为双侧对称性、弥漫性病变。

肉眼观，肾体积缩小，质地变硬，重量减轻，一侧肾重量一般小于100 g（正常成年

笔记栏

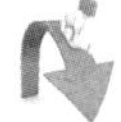

人一侧肾重约为150 g)。表面布满无数均匀的红色细颗粒。切面,肾皮质变薄,一般在2 mm左右(正常厚3～5 mm),髓质变化不明显,但肾盂和肾周围脂肪组织明显增生。临床上,可多年不出现肾功能障碍。晚期由于病变的肾单位越来越多,肾血流量逐渐减少,肾小球滤过率逐渐降低。患者可发生水肿、出现蛋白尿及管型。严重者可出现尿毒症的临床表现。

(3)脑的病变 由于脑内细小动脉的痉挛和病变,脑主要发生以下三种病变:

甘露醇降颅压的作用,课下重点自学。

1)脑水肿 由于脑内细小动脉发生广泛痉挛,毛细血管通透性增高,引起急性脑水肿和颅内压升高。患者出现剧烈头痛、恶心、呕吐,视物模糊、心悸多汗,甚至意识障碍、抽搐等症状,称为高血压危象,危象可发生在高血压各个时期,在短时间内病情显著恶化,血压急剧升高,如不及时抢救可导致死亡。

2)脑软化 由于脑的细小动脉痉挛和硬化,造成其供血区域脑组织缺血坏死,形成质地疏松的筛网状病灶,即微梗死灶。常发生于壳核、尾状核、视丘等处。由于软化灶较小,一般不引起严重后果。最终坏死组织被吸收,由胶质瘢痕修复。

3)脑出血 是高血压最严重的且往往是致命性的并发症。多为大出血灶,常发生于基底节、内囊,其次为大脑白质、脑桥和小脑。出血区域的脑组织完全被破坏,形成囊腔状,其内充满坏死的脑组织和凝血块。有时出血范围甚大,可破裂入侧脑室(图12-9)。

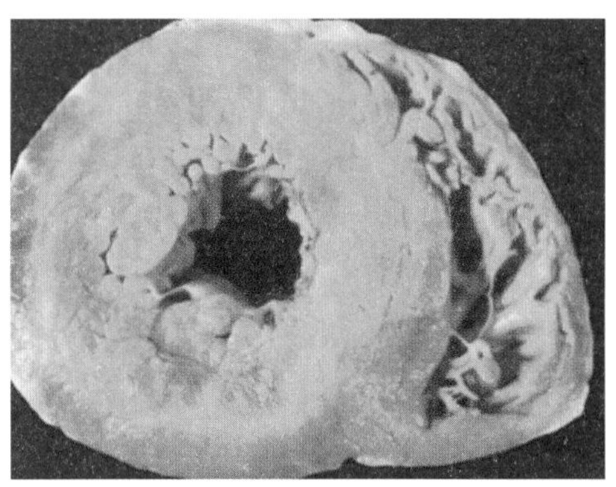

图12-8 原发性高血压左心室向心性肥大

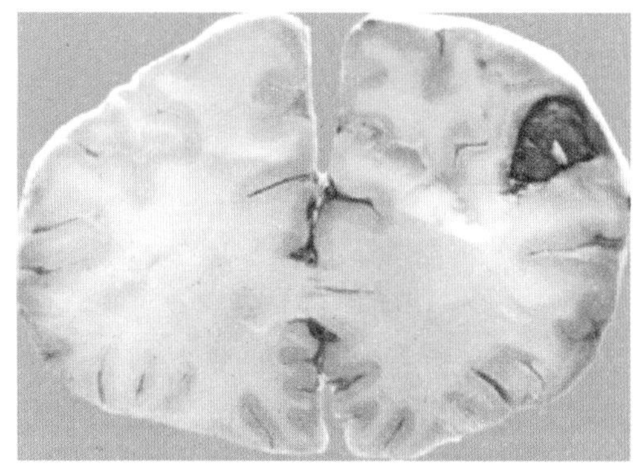

图12-9 高血压时脑出血

脑出血多发生于基底节区域(尤以豆状核最多见),供养该区的豆纹动脉从大脑中动脉呈直角分出,直接受到大脑中动脉压力较高的血流冲击,易使已有病变的豆纹动脉破裂出血;高血压患者脑内小动脉和细动脉管壁本身变硬、变脆,局部膨出分别形成小动脉瘤和微小动脉瘤,由于血压突然升高(如情绪激动时)亦易使动脉瘤破裂出血。

临床上,患者常骤然发生昏迷、呼吸加深和脉搏加快。严重者可发生陈施呼吸、瞳孔反射及角膜反射消失、肢体弛缓、肌腱反射消失、大小便失禁等症状。出血灶扩展至内囊时,引起对侧肢体偏瘫及感觉消失。出血灶破入侧脑室时,患者发生昏迷,常导致死亡。左侧脑出血常引起失语,脑桥出血可引起同侧面神经麻痹及对侧上下肢瘫痪。

(4)视网膜的病变 视网膜中央动脉亦常发生硬化。眼底镜检查可见这些血管迂曲,颜色苍白,反光增强,呈银丝样改变。动、静脉交叉处静脉呈受压现象。严重者

笔记栏

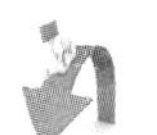

视盘水肿，视网膜渗出和出血，患者视物模糊。

（二）恶性高血压

恶性高血压（malignant hypertension）又称为急进型高血压，多见于青壮年，血压显著升高，尤以舒张压为明显，常大于 130 mmHg，病变进展迅速，较早即可出现肾功能衰竭。多为原发性，也可继发于良性高血压病。

病变主要累及肾。突出病变为增生性小动脉硬化和坏死性细动脉炎。动脉炎表现为内膜和中膜发生纤维蛋白样坏死。由于血管壁组织坏死，血浆成分渗入管壁，使管壁极度增厚，管腔高度狭窄。增生性小动脉硬化，内膜显著增厚，内弹力板分裂，管壁的平滑肌增生肥大，胶原纤维增多，使血管壁呈同心圆层状增厚，似洋葱皮状。

患者血压急剧增高，常超过 230/130 mmHg。可发生高血压脑病。常有持续蛋白尿、血尿及管型尿。患者多于一年内因尿毒症、脑出血或心力衰竭致死。

第四节　风湿病

风湿病（rheumatism）是一种与 A 组乙型溶血性链球菌感染有关的变态反应性疾病。病变主要累及全身结缔组织，常累及心脏、关节和血管，以心脏病变最为严重。急性期称为风湿热，临床上，除有心脏和关节症状外，常伴有发热、毒血症、皮疹、皮下结节、舞蹈症等症状和体征；血液检查，抗链球菌溶血素 O（antistreptolysin O，ASO）抗体滴度增高，红细胞沉降率加快等。

本病可发生于任何年龄，但多始发于 5～14 岁儿童，发病高峰为 6～9 岁。男女患病率无差别。常反复发作，急性期过后，可造成轻重不等的心瓣膜器质性病变。

风湿病多发生于寒冷地区，热带地区少见。在我国，以东北和华北发病较多，是一种常见病，以秋冬春季为多发。

（一）病因及发病机制

风湿病的病因及发病机制尚未完全清楚，一般认为本病的发生与 A 组乙型溶血性链球菌感染有关。其根据是：①多数患者在发病前 2～3 周，常有 A 组乙型溶血性链球菌感染史，如扁桃体炎、咽喉炎等。②风湿病与链球菌感染性疾病在地区分布和气候季节条件上是一致的。③应用抗生素预防和治疗链球菌感染，可减少本病的发生。

关于风湿病的发病机制，目前多数学者倾向于抗原抗体交叉反应学说，即链球菌细胞壁的 C 抗原（糖蛋白）引起的抗体可与结缔组织（如心脏瓣膜及关节等）的糖蛋白发生交叉反应，而链球菌壁的 M 蛋白与存在于心脏、关节及其他组织中的糖蛋白亦发生交叉反应，导致组织损伤。

（二）基本病理变化

病变发展过程大致可分为三期：

1. 变质渗出期　此期在心脏、浆膜、关节、皮肤等病变部位发生结缔组织基质的黏液样变性和胶原纤维的纤维素样坏死。此外，病灶中还有少量浆液和炎症细胞（淋巴细胞、个别中性粒细胞和单核细胞）浸润。此期持续约 1 个月。

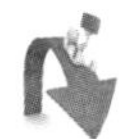

笔记栏

Aschoff 小体是重点掌握内容。

2. 增生期　亦称为肉芽肿期，其特点是形成具有诊断意义的风湿性肉芽肿，即 Aschoff 小体（图 12-10），多发生于心肌间质、心内膜下和皮下结缔组织；心外膜、关节和血管等处少见。在心肌间质内者多位于小血管旁，圆形或梭形，其中心部为纤维素样坏死灶，周围有成堆的风湿细胞：胞质丰富，嗜碱性，核大，呈卵圆形、空泡状。染色质集中于核的中央，核的横切面状似枭眼；纵切面上，染色质状如毛虫。外围是少量淋巴细胞、成纤维细胞和单核细胞。此期经过 2～3 个月。

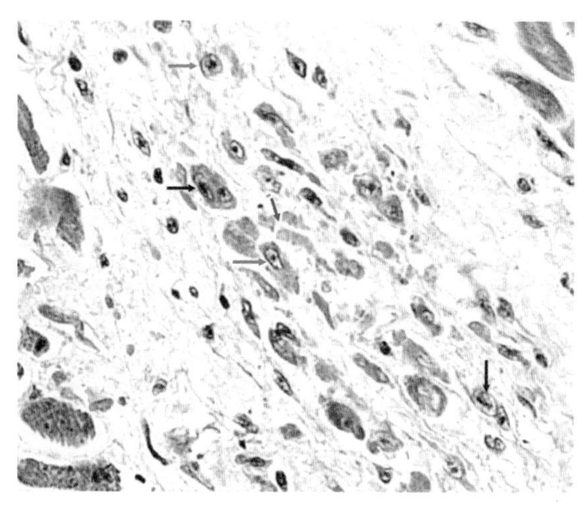

图 12-10　风湿病 Aschoff 小体

红箭头示纤维素样坏死，绿、蓝箭头分别示风湿细胞的横、纵切面

3. 瘢痕期（愈合期）　纤维蛋白样坏死物质逐渐被吸收，细胞成分减少，出现成纤维细胞，产生胶原纤维，并变为纤维细胞。整个小体变为梭形小瘢痕。此期经过 2～3 个月。

本病病变的自然经过为 4～6 个月，但常反复发作，因此，新旧病变常同时并存，可致较严重的纤维化和瘢痕形成，影响器官功能。

（三）风湿病的各器官病变

1. 风湿性心脏病　风湿病时病变常累及心脏各层（心内膜、心肌、心外膜），故称为风湿性全心炎，但各层的病变程度有所不同，可以某一层的病变为主。

（1）风湿性心内膜炎　风湿性心内膜炎常侵犯心瓣膜，其中二尖瓣最常被累及，其次为二尖瓣和主动脉瓣同时受累。三尖瓣和肺动脉瓣一般不被累及。腱索和左心房壁内膜有时也可被侵犯。

病变早期，受累瓣膜肿胀、透亮，间质发生黏液样变性和纤维素样坏死，浆液渗出和炎症细胞浸润，偶见风湿小体。病变瓣膜表面，尤以瓣膜闭锁缘受血流冲击面上形成单行排列的，直径为 1～2 mm 的疣状赘生物。此种心内膜炎又称为疣状心内膜炎（图 12-11）。这些疣赘物呈灰白色半透明，附着牢固，一般不易脱落。镜下疣赘物为由血小板和纤维素构成的白色血栓。

病变后期，疣赘物发生机化。由于风湿病常反复发作，瓣膜发生纤维化和瘢痕形成，致使瓣膜增厚、卷曲、缩短以及钙化，瓣叶之间可发生粘连和纤维性愈复，腱索增粗

笔记栏

和缩短，终致形成慢性心瓣膜病。

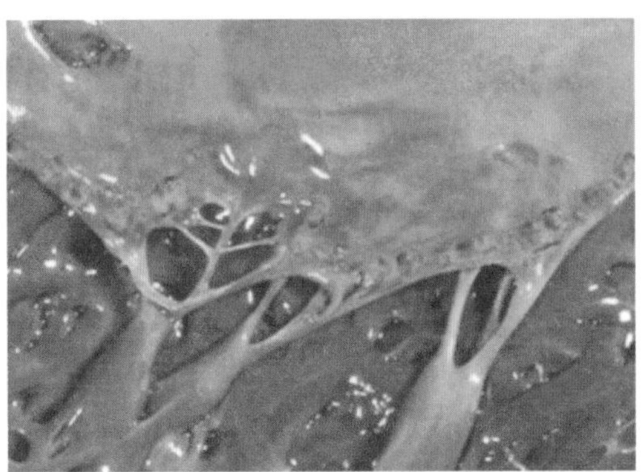

图 12-11 风湿性疣状心内膜炎

二尖瓣和主动脉瓣闭锁缘见呈单行排列整齐的细小赘生物

(2)风湿性心肌炎　主要累及心肌间质结缔组织。在心肌间质小血管旁可见 Aschoff 小体。病变最常见于左心室后壁、室间隔、左心房及左心耳等处。后期，小体发生纤维化，形成梭形小瘢痕。在儿童，渗出性病变特别明显，心肌间质发生明显水肿及弥漫性炎症细胞浸润。严重者常引起心功能不全。

(3)风湿性心包炎　病变主要累及心包脏层，呈浆液性或浆液纤维素性炎症，心外膜结缔组织可发生纤维素样变性。心包腔内可有大量浆液渗出(心包积液)。叩诊心界向左、右扩大，听诊时心音遥远，X 射线检查，心脏呈梨形。当有大量纤维蛋白渗出时，心外膜表面的纤维素因心脏的不停搏动而呈绒毛状，称为“绒毛心”。恢复期，浆液逐渐被吸收，纤维素亦大部被溶解吸收，少部分发生机化，致使心包的脏、壁两层发生部分粘连，极少数病例可完全愈复，形成缩窄性心包炎。

2. 风湿性关节炎　约 75% 风湿热患者早期出现风湿性关节炎。常累及大关节，最常见于膝和踝关节，其次是肩、腕、肘等关节。各关节常先后受累，反复发作，病变呈游走性、多发性。局部出现红、肿、热、痛和功能障碍。镜下，病变主要为浆液性炎，并有少量淋巴细胞和纤维素渗出，有时在关节周围结缔组织内可有少数 Aschoff 小体形成。愈复时，浆液性渗出物被完全吸收，一般不留后遗症。

3. 风湿性动脉炎　风湿性动脉炎可发生于冠状动脉、肾动脉、肠系膜动脉、脑动脉、主动脉和肺动脉等。急性期，血管壁发生黏液样变性和纤维素样坏死，伴有炎症细胞浸润，可有 Aschoff 小体形成，并可继发血栓形成。后期，血管壁因瘢痕形成而呈不规则增厚，管腔狭窄。

4. 皮肤病变

(1)渗出性病变　躯干和四肢皮肤出现环形红斑，为环形或半环形淡红色斑，1～2 d可消退，发生于风湿热的急性期，对急性风湿病有诊断意义。镜下，红斑处真皮浅层血管充血，血管周围水肿及炎症细胞浸润。

(2)增生性病变　皮下结节多见于肘、腕、膝、踝关节附近伸侧面皮下，直径 0.5～2 cm，圆形或椭圆形，质地较硬，活动，压之不痛。镜下观，结节中心为大片纤维素样坏死物质，其周围可见增生的成纤维细胞，伴有炎症细胞(主要为淋巴细胞)浸润。数周

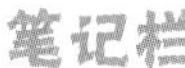

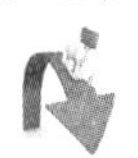

后，结节逐渐纤维化而变为瘢痕组织。风湿热时，皮下结节并不经常出现，但有诊断意义。

5. 中枢神经系统病变　多见于5～12岁儿童，女孩多于男孩。主要病变为风湿性动脉炎，可有神经细胞变性、胶质细胞增生及胶质结节形成。病变主要累及大脑皮质、基底节、丘脑及小脑皮质。当锥体外系统受累较重时，患儿出现肢体的不自主运动，称为小舞蹈症。

第五节　感染性心内膜炎

感染性心内膜炎（infective endocarditis ，IE）是由病原微生物经血行途径直接侵袭心内膜，特别是心瓣膜而引起的炎症性疾病，常伴有赘生物的形成。常见病原体为链球菌，近年来，由于心脏手术和介入性治疗的开展、抗生素的广泛应用、免疫抑制剂的应用及静脉内药物的滥用等，感染性心内膜炎致病菌的构成比也发生了变化，葡萄球菌（尤其金黄色葡萄球菌）和肠球菌呈增多趋势。

感染性心内膜炎根据病情和病程，分为急性和亚急性心内膜炎；根据瓣膜类型，可分为自体瓣膜（native valve）和人工瓣膜（prosthetic valve）心内膜炎。

（一）病因及发病机制

自体瓣膜感染性心内膜炎的病原体主要为链球菌，而葡萄球菌（尤其是金黄色葡萄球菌）和肠球菌有增多趋势。急性感染性心内膜炎以金黄色葡萄球菌最为多见，少数为肺炎球菌、A族链球菌、流感杆菌和淋球菌等。亚急性感染性心内膜炎仍以草绿色葡萄球菌最多见，肠球菌次之。人工瓣膜感染性心内膜炎占感染性心内膜炎的10%～15%，可分早期和晚期两种。早期是因手术期感染经由导管或静脉输液而累及心脏，主要致病菌为表皮葡萄球菌和金黄色葡萄球菌；晚期多由一过性菌血症所致。

（二）病理变化及临床病理联系

1. 急性感染性心内膜炎（acute infective endcarditis）　或称急性细菌性心内膜炎（acute bacterial endocarditis），主要是由于致病力强的化脓菌（如金黄色葡萄球菌、溶血性链球菌和肺炎球菌等）引起。通常病原体是在身体某部位发生感染，如化脓性骨髓炎、痈、产褥热等，当机体抵抗力降低时，细菌入血引起脓毒血症、败血症并侵犯心内膜。主要侵犯二尖瓣和主动脉瓣，引起急性化脓性心瓣膜炎，在受累的心瓣膜上形成赘生物。赘生物主要由脓性渗出物、血栓、坏死组织和大量细菌菌落混合而形成。赘生物体积庞大、质地松软、灰黄或浅绿色，破碎后形成含菌性栓子，可引起心、脑、肾、脾等器官的感染性梗死和脓肿。受累瓣膜可发生破裂、穿孔或腱索断裂，引起急性心瓣膜功能不全。此病起病急，病程短，病情严重，患者多在数日或数周内死亡。

2. 亚急性感染性心内膜炎（subacute infective endcarditis）　也称为亚急性细菌性心内膜炎（subacute bacterial endocarditis），主要由毒力相对较弱的草绿色葡萄球菌所引起（约占75%），还有肠球菌、革兰氏阴性杆菌、立克次体、真菌等均可引起此病的发生。这些病原体可自感染灶（扁桃体炎、牙周炎、咽喉炎、骨髓炎等）入血，形成菌血症，再随血流侵入瓣膜。也可因拔牙、心导管及心脏手术等医源性操作致细菌入血侵

笔记栏

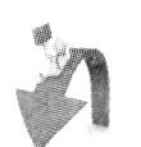

入瓣膜。

临床上，除有心脏体征外，还有长期发热、点状出血、栓塞症状、脾大及进行性贫血等迁延性败血症表现。病程较长，可迁延数月，甚至1年以上。

(1)心脏　此病最常侵犯二尖瓣和主动脉瓣，病变特点是常在有病变的瓣膜上形成赘生物。赘生物呈息肉状或菜花状，质松脆，易破碎、脱落。受累瓣膜易变形，发生溃疡和穿孔。光镜下，疣状赘生物由血小板、纤维蛋白、细菌菌落、坏死组织、中性粒细胞组成，溃疡底部可见肉芽组织增生、淋巴细胞和单核细胞浸润。瓣膜损害可致瓣膜口狭窄或关闭不全。临床上，可听到相应的杂音。瓣膜变形严重可出现心力衰竭。

(2)血管　由于细菌毒素和赘生物破裂脱落形成的栓子，引起动脉性栓塞和血管炎。栓塞最多见于脑，其次为肾、脾等。由于栓子不含菌或仅含极少的细菌毒力弱，常为无菌性梗死。

(3)变态反应　因微栓塞的发生引起局灶性或弥漫性肾小球肾炎。皮肤出现红色、微隆起、有压痛的小结节，称Osler小结。

(4)败血症　脱落的赘生物内有细菌，侵入血流，并在血流中繁殖，致患者长期发热、脾大、白细胞增多，皮肤、黏膜和眼底常有小出血点、贫血等表现。

第六节　心瓣膜病

心瓣膜病(valvular vitium of the heart)或心脏瓣膜病(valvular heart disease)是指心瓣膜受各种原因损伤后或先天性发育异常所造成的器质性病变，表现为瓣膜口狭窄和(或)关闭不全，最后导致心功能不全，引起全身血液循环障碍。是最常见的慢性心脏病之一。

瓣膜口狭窄(valvular stenosis)的原因是相邻瓣膜互相粘连、瓣膜增厚，其弹性减弱或丧失，瓣膜环硬化和缩窄。瓣膜开放时不能完全张开，导致血流通过障碍。瓣膜关闭不全(valvular insufficiency)是由于瓣膜增厚、变硬、卷曲、缩短或瓣膜的破裂和穿孔，亦可因腱索增粗、缩短和粘连，使心瓣膜关闭时瓣膜口不能完全闭合，使部分血液发生反流。瓣膜狭窄和关闭不全可单独存在，亦可合并存在，后者称为联合瓣膜病。

心瓣膜病主要为二尖瓣受累，约占70%、二尖瓣合并主动脉瓣病变者为20%～30%，单纯主动脉瓣病变者为2%～5%，三尖瓣和肺动脉瓣病变者少见。心瓣膜病可引起血流动力学的变化，失代偿时出现心功能不全，并发全身血液循环障碍。

(一)二尖瓣狭窄

二尖瓣狭窄为重点学习。

二尖瓣狭窄(mitral stenosis，MS)主要的病因是风湿热，由于风湿性心内膜炎反复发作，或多由反复链球菌感染所致的上呼吸道感染病史所致。少数由感染性心内膜炎引起。多见于20～40岁的青壮年，女性好发(占70%)。正常二尖瓣口面积为5 cm^2，可通过两个手指，因瓣膜病变，瓣膜口狭窄可缩小到1.0～2.0 cm^2，严重时可达0.5 cm^2。病变早期瓣膜轻度增厚，呈隔膜状；后期瓣叶增厚、硬化、腱索缩短，使瓣膜呈鱼口状(图12-12)。腱索及乳头肌明显粘连短缩，常合并关闭不全。二尖瓣狭窄的标志性病变是相邻瓣叶粘连。单纯性二尖瓣狭窄不累及左心室。

血流动力学及心脏变化：早期由于二尖瓣口狭窄，心脏舒张期从左心房流入左心

笔记栏

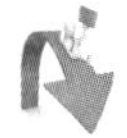

室的血流受阻，左心房代偿性扩张肥大，使血液在加压情况下快速通过狭窄口，并引起旋涡与震动，产生心尖区舒张期隆隆样杂音。后期左心房代偿失调，左心房内血液淤积，肺静脉回流受阻，引起肺淤血、肺水肿或漏出性出血。临床出现呼吸困难、发绀、咳嗽和咳出带血的泡沫状痰等左心衰竭症状。当肺静脉压升高（>25 mmHg）时，通过神经反射引起肺内小动脉收缩或痉挛，使肺动脉压升高。长期肺动脉高压，可导致右心室代偿性肥大，继而失代偿，右心室扩张，三尖瓣因相对关闭不全，最终引起右心房淤血及体循环静脉淤血。

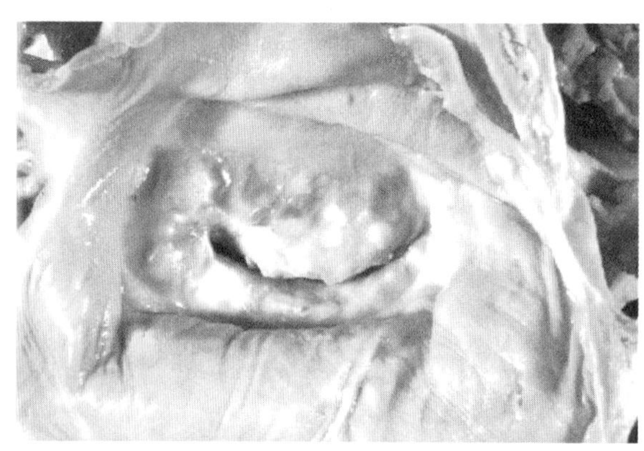

图 12-12　二尖瓣呈鱼口状狭窄

复习下生理学，深入掌握心脏瓣膜病变的各种病理生理学机制。

临床表现为颈静脉怒张，肝淤血肿大，下肢水肿及浆膜腔积液等心力衰竭症状。听诊心尖区可闻及舒张期隆隆样杂音。X 射线显示，左心房增大，晚期左心室缩小，呈“梨形心”。

（二）二尖瓣关闭不全

二尖瓣是由正常功能的瓣叶、瓣膜联合部、瓣环、乳头肌、腱索及左心室所构成的复杂结构，其正常组成中的一个或多个组分不良均可导致二尖瓣关闭不全（mitral insufficiency）。此病多为风湿性心内膜炎的后果，也可由亚急性细菌性心内膜炎等引起。另外，二尖瓣脱垂、瓣环钙化、先天性病变及腱索异常、乳头肌功能障碍等亦可导致此病的发生。

血流动力学及心脏变化：二尖瓣关闭不全，在左心收缩期，左心室部分血液通过未关闭全的瓣膜口反流到左心房内，并在局部引起旋涡与震动，产生心尖区全收缩期吹风样杂音。左心房既接受肺静脉的血液，又接受左心室反流的血液，致左心房血容量较正常增多，久之出现左心房代偿性肥大，继而左心房、左心室容积性负荷增加，使左心室代偿性肥大。右心室、右心房代偿性肥大，右心衰竭和大循环淤血。X 射线显示，左心室肥大，呈“球形心”。二尖瓣狭窄和关闭不全常合并发生。

（三）主动脉瓣关闭不全

主动脉瓣关闭不全（aortic valve insufficiency）主要由风湿性主动脉炎引起，亦可由感染性心内膜炎、主动脉粥样硬化、梅毒性主动脉炎引起。另外，类风湿性主动脉炎及马方综合征也可使主动脉环扩大而造成主动脉关闭不全。

血流动力学及心脏变化：在舒张期，主动脉瓣关闭不全，主动脉部分血液反流至左心室，使左心室血容量增加，发生代偿性肥大。久而久之，相继发生左心衰竭、肺淤血、

笔记栏

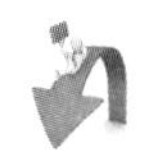

肺动脉高压，进而引起右心肥大，大循环淤血。主动脉瓣区听诊可闻及舒张期吹风样杂音。患者可出现颈动脉搏动、水冲脉、血管枪击音及毛细血管搏动现象。

（四）主动脉瓣狭窄

主动脉瓣狭窄（aortic valve stenosis）主要由风湿性主动脉炎引起，少数是先天性发育异常，动脉粥样硬化引起瓣膜钙化所致。

血流动力学及心脏变化：主动脉瓣狭窄后，左心室血液排血受阻，左心室发生代偿性肥大，室壁增厚，向心性肥大。后期左心代偿性失调，出左心衰竭，进而引起肺淤血、右心衰竭和大循环淤血。听诊主动脉瓣区可闻及粗糙、喷射性收缩期杂音。X 射线显示，心脏呈“靴形”，患者出现心绞痛、脉压减小等症状。

第七节　心力衰竭

一、心力衰竭的病因和分类

心功能衰竭（heart　failure）又称心力衰竭，是指心脏自身的泵血功能严重受损，表现为心输出量减少，不能满足组织的代谢需求，以及神经-体液调节活动异常的病理过程。

心泵功能受多种因素的影响，但心脏作为一个肌肉器官，导致其泵血功能严重受损的最根本机制是心肌收缩能力或（和）舒张性能的原发性或继发性降低。心力衰竭呈慢性经过时，由于钠水潴留和血容量增加，使静脉淤血及组织水肿，心腔也通常扩大，称为充血性心力衰竭。

心功能不全理论上是一个更广泛的概念，伴有临床症状的心功能不全称为心力衰竭，而有心功能不全者，不一定是心力衰竭。目前临床上“心功能不全”一词常用以表明经器械检查如超声心动图等提示心脏收缩或舒张功能已不正常，而尚未出现临床症状的状态。

（一）原因

所有类型的心脏、大血管疾病均可引起心力衰竭。心力衰竭反映泵血功能障碍，即心肌的舒缩功能不全。心肌舒缩功能障碍可分为由原发性心肌损害及由于心脏长期容量和（或）压力负荷过重，导致心肌功能由代偿最终发展为失代偿。

1. 原发性心肌损害　因心脏自身的结构性或代谢性损害，导致受累的心肌舒缩性能原发性降低。这是导致心力衰竭的最主要的原因。

心力衰竭

（1）心肌病变　心肌炎、心肌病、心肌梗死等可直接导致心肌变性、坏死和纤维化，使心舒缩功能原发性降低。

（2）心肌代谢障碍　心肌缺血、缺氧（如冠心病、肺心病、休克及严重贫血等）及严重的维生素 B_1 缺乏等，不仅可引起心肌能量代谢障碍，久之还可导致心肌病变，从而使心脏舒缩功能减弱。我国以糖尿病心肌病最为常见。

2. 心脏负荷过重

（1）压力负荷过重（后负荷过重）　是指心室收缩时所承受的阻抗负荷增加，即心

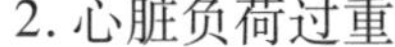

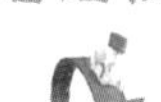

脏射血时所遇到的阻力增加，使收缩期心室内压力过高而加重心负荷。临床上左心室压力负荷过重常见于高血压、主动脉瓣狭窄、主动脉缩窄等；右心室压力负荷过重常见于肺动脉高压、肺动脉瓣狭窄等。

(2)容量负荷过重(前负荷过重)　是指心室舒张末期容量过度增加。见于以下三种情况：①心脏瓣膜关闭不全，血液反流，如主动脉瓣关闭不全、二尖瓣关闭不全等；②左、右心或动静脉分流性先天性心血管病，如室间隔缺损、动脉导管未闭等；③伴有全身血容量增多或循环血量增多的疾病，如慢性贫血、甲状腺功能亢进等，心脏容量负荷必然增加。

3. 心室充盈障碍　因心活动受限，使心室舒张期充盈障碍。常见原因如心包压塞、缩窄性心包炎等。此外，二尖瓣或三尖瓣狭窄所致的心室充盈不良，也可使心排血量减少。因此型患者心肌本身的舒缩功能多是正常，一旦解除病因，心力衰竭的症状和体征可迅速消失。

总之，几乎所有类型的心脏、大血管疾病均可引起心功能不全，但并不一定立即引起心力衰竭，常有代偿阶段，使心脏泵血功能可在一定阶段时间内维持相对正常水平。若病因持续存在，各种心脏病最终均可能发展为心力衰竭。

(二)诱因

心力衰竭症状的出现或加重常可由某些因素所诱发，称为诱因。据统计约有90%的心力衰竭病例可找到明显的诱因。常见的诱因有：

1. 感染　呼吸道感染是最常见、最重要的原因，其次如心内膜感染、全身感染等。因为感染可引起发热、心率加快、使心肌耗氧量增加、心负荷加重及毒素直接损伤心肌而诱发心力衰竭。呼吸道感染还可因肺通气和换气障碍，加重心肌缺氧，同时使肺血管阻力升高，右心室负荷加重诱发心力衰竭。

2. 心律失常　心房颤动是诱发心力衰竭最重要因素，其他各种类型的快速心律失常及严重的缓慢性心律失常均可诱发心力衰竭。心率过快，舒张期缩短，使心室充盈障碍，冠状动脉供血不足，同时增加心肌耗氧量，易诱发心力衰竭。心率过缓(40 次/min)可减少每分心输出量；严重的房室传导阻滞引起房室活动协调性紊乱，影响心脏射血能力，可诱发心力衰竭。

3. 血容量增加　如摄入钠盐过多，静脉输液过多、过快等。

4. 过度体力劳累或情绪激动　如妊娠后期及分娩、暴怒等。

5. 治疗不当　如不恰当停用洋地黄类药物或降血压药等。

6. 水电解质、酸碱平衡紊乱　如脱水、高钾血症等。

7. 原有心脏病变加重或并发其他疾病　如冠心病发生心肌梗死，风湿性心瓣膜病出现风湿活动，合并甲状腺功能亢进或贫血等。

(三)分类

1. 根据心力衰竭发生的部位分类

(1)左心衰竭　多见于高血压性心脏病、冠心病、主动脉瓣狭窄或关闭不全、二尖瓣关闭不全等，引起左心室搏出功能障碍，导致肺淤血、水肿。

(2)右心衰竭　多见于急、慢性肺疾病所致的肺源性心脏病，也见于三尖瓣或肺动脉瓣病变，或继发于左心衰竭等。此时右心室排出量减少，引起体循环淤血。

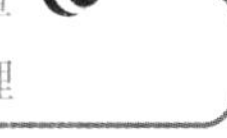

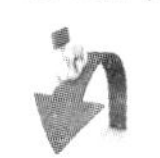

(3)全心衰竭　多数由持久的左心衰竭使右心负荷长期加重发展到右心衰竭,也可因病变同时侵犯左、右心室(如风湿性心肌炎、心肌病、严重贫血等)所至,患者既有肺淤血,也有体循环淤血。

2. 按心力衰竭发生的速度分类

(1)急性心力衰竭　发病急骤,心输出量急剧减少,常因机体来不及代偿而并发心源性休克。多见于急性心肌梗死、严重心肌炎等。

(2)慢性心力衰竭　发病缓慢,多经过较长的心肌肥大等代偿阶段后发生,患者长期处于一种持续的心力衰竭状态,并伴有钠水潴留、静脉淤血和水肿。多见于原发性高血压、心瓣膜病和肺动脉高压等。

3. 根据心力衰竭的程度分类

心力衰竭的程度分类要牢记。

Ⅰ级:体力活动不受限制,日常活动不引起乏力、心悸、呼吸困难等症状。

Ⅱ级:体力活动轻度受限。休息时无症状,日常活动可引起上述症状,休息后很快缓解。

Ⅲ级:体力活动明显受限。休息时无症状,轻于日常活动即可引起上述症状,休息较长时间后方可缓解。

Ⅳ级:不能从事任何活动。休息时亦有症状,体力活动后加重。

4. 根据心输出量分类

(1)低输出量性心力衰竭　心力衰竭的患者心输出量低于正常值。常见于心肌缺血、心肌炎、心肌病、高血压病和心瓣膜病引起的心力衰竭。

(2)高输出量性心力衰竭　在甲状腺功能亢进、严重贫血、维生素 B_1 缺乏等疾病时,血流速度加快,静脉回流增加,心输出量相应增加,超过正常状态称为高动力循环状态。这些患者一旦发生心力衰竭,其心输出量从心力衰竭前的高水平下降,但其绝对值仍接近或高于正常水平。

二、心力衰竭发生过程中机体的代偿功能

心力衰竭是否发生,发生的速度和病情的轻重在很大程度上取决于机体的代偿反应。机体存在着避免心输出量减少的多种代偿机制,各种病因导致心功能不全后,通过机体的代偿反应,可能出现以下 3 种情况:①心输出量能满足机体正常活动的需要,不出现心功能不全的临床表现,称为完全代偿。②心输出量只能满足机体安静状态下的需要,轻度体力活动即出现心功能不全的临床表现,称为不完全代偿。③心输出量明显减少,甚至不能满足机体安静状态下的需要,出现明显而严重的心力衰竭的临床表现,称为失代偿或代偿失调。

(一)心脏的代偿

1. 心率加快　心率加快是一种快速的代偿机制,在一定范围内可增加心输出量,对维持动脉血压,保证心、脑的血供有积极意义。但当心率过快(成人>180 次/min)时,由于冠状动脉灌流量减少,心室充盈不足,心肌耗氧量增加等因素,反而导致心输出量减少,诱发或加重心力衰竭的发生。

2. 心脏扩张　心功能不全时心脏的扩张有两种:一种是有代偿作用的紧张源性扩张,另一种是失代偿后的肌源性扩张。①紧张源性扩张,是指心肌的肌节长度(正常

笔记栏
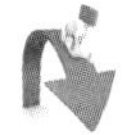

初长度1.7～2.1 μm)适度增加(≤最适长度2.2 μm),使心脏容量增大、心肌收缩力增强的心脏扩张。这是急性心功能不全的一种重要代偿机制。②肌源性扩张,是指心肌的肌节长度过度增加(>最适长度),使心脏容量明显增大,而不伴有心肌收缩力增强的心脏扩张。这是代偿失调的后果,没有代偿意义。

3. 心肌肥大　心肌肥大是指心肌细胞体积增大,心脏的重量增加(成人≥500 g),可伴有心肌细胞数量上的增多。心肌肥大可增强心肌收缩力,提高心输出量,是心脏的一种慢性代偿机制。但心肌过度肥大可因缺氧、能量代谢障碍、心肌收缩性减弱等而代偿失调。根据是否伴有心腔的扩张,心肌肥大可分为两种:①向心性肥大,是指心脏在长期压力负荷作用下(如高血压病等),使心肌细胞呈并联性增生,肌纤维变粗,心室壁增厚而心腔无明显扩大。②离心性肥大,是指心脏在长期容量负荷作用下(如主动脉瓣关闭不全等),使心肌细胞呈串联性增生,肌纤维变长,心腔明显扩张。

(二)心脏以外的代偿

1. 血容量增加　心力衰竭时机体通过心脏本身及肾的代偿而增加血容量。这可以增加心输出量,维持动脉血压等。但水钠潴留也可引起心性水肿的发生,并增加心脏的负荷和心肌耗氧量。

2. 血流重分布　心力衰竭时由于交感-肾上腺髓质系统兴奋,出现血流重分布,周围器官血管收缩,血流减少,以保证重要器官心、脑的血供。但是外周血管长期收缩,则可因外周阻力增加而使心脏后负荷加大,同时长期供血不足也可导致周围器官的功能不足甚至衰竭。

3. 红细胞增多　心力衰竭时由于血流缓慢,发生缺氧,刺激肾生成红细胞生成素,促进骨髓造血而使红细胞增多,这有助于改善供氧。但红细胞过多则可因血液黏滞性增大而增加心脏负荷。

4. 组织细胞利用氧的能力增强　心力衰竭时由于对组织细胞的供氧减少,细胞通过对自身结构、功能和代谢的调整而进行代偿。如慢性心力衰竭时细胞内线粒体数量增多,与呼吸链有关的酶活性增强等,这有助于一定程度上改善细胞的内呼吸功能。

三、心力衰竭的发生机制

心力衰竭的发生机制比较复杂,但其基本机制是心肌舒缩功能障碍。

(一)心肌收缩性减弱

1. 收缩相关蛋白的破坏　当心肌细胞因各种损伤性因素作用而发生变性、坏死或凋亡时,细胞溶酶体破裂,释放大量溶酶体酶而发生自溶,与收缩有关的蛋白质也被破坏,心肌收缩力随之下降。

2. 心肌能量代谢障碍　ATP是心肌唯一能够直接利用的能量形式,心肌细胞必须不断合成ATP以维持正常的泵血功能和细胞活力。因此,凡是干扰心肌能量代谢的因素,都可影响心肌的收缩功能。

(1)心肌能量生成障碍　主要见于缺血、缺氧性疾病,如休克、冠心病和严重贫血等。缺血、缺氧导致心肌有氧氧化障碍,ATP产生可迅速减少,不能满足心肌收缩功能的需要。因此,心肌收缩性减弱。

(2)心肌能量利用障碍　临床上,长期的心脏负荷过重而引起心肌过度肥大时,

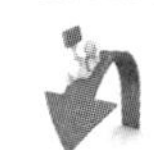

ATP 酶活性降低，导致心肌的化学能向机械能转换过程障碍，心肌收缩性减弱。

3. 心肌兴奋收缩耦联障碍　心肌的兴奋是电活动，而收缩是机械活动，将两者耦联在一起的是 Ca^{2+}。任何影响 Ca^{2+} 转运、分布的因素都会导致心肌兴奋收缩耦联异常，心肌兴奋的电活动不能转化为机械活动，导致心肌的收缩性减弱。

（二）心室舒张功能障碍和顺应性降低

心脏收缩后，如果没有正常的舒张，心室便没有足够血液充盈，心输出量必然减少。心肌舒张功能障碍可能与下列因素有关：

1. Ca^{2+} 复位延缓　心肌缺血缺氧时，ATP 供应不足，肌浆网钙泵不能将 Ca^{2+} 重新摄回，肌膜的钙泵不能将 Ca^{2+} 排到细胞外，使心肌的舒张功能下降。

2. 肌球-肌动蛋白复合体解离障碍　ATP 缺乏时，肌球-肌动蛋白复合体不能解离，导致心肌舒张功能障碍而诱发心力衰竭。

3. 心室舒张势能减少　心室收缩可产生一种促进心室复位的舒张势能。心肌收缩性下降，降低心室的舒张势能。

4. 心室顺应性降低　心室顺应性下降意味着心室舒张末期容量稍有增加，从而引起心室的扩张充盈受到限制，导致心输出量减少，进而引起静脉系统淤血。心室顺应性降低主要见于心肌肥大、心肌炎、间质增生和心肌纤维化等。

（三）心室各部分活动不协调

正常情况下心脏各部分之间，包括左右心之间、房室之间和心室壁各区域之间的活动处于高度的协调状态，以保证有足够的心输出量。当心肌受损时，其病变区与非病变区的心肌在兴奋性、传导性、自律性及收缩性方面发生很大差异，导致心脏各部在空间和时间上舒缩活动不协调，使心输出量减少。

总结心力衰竭的发生机制如图 12-13 所示。

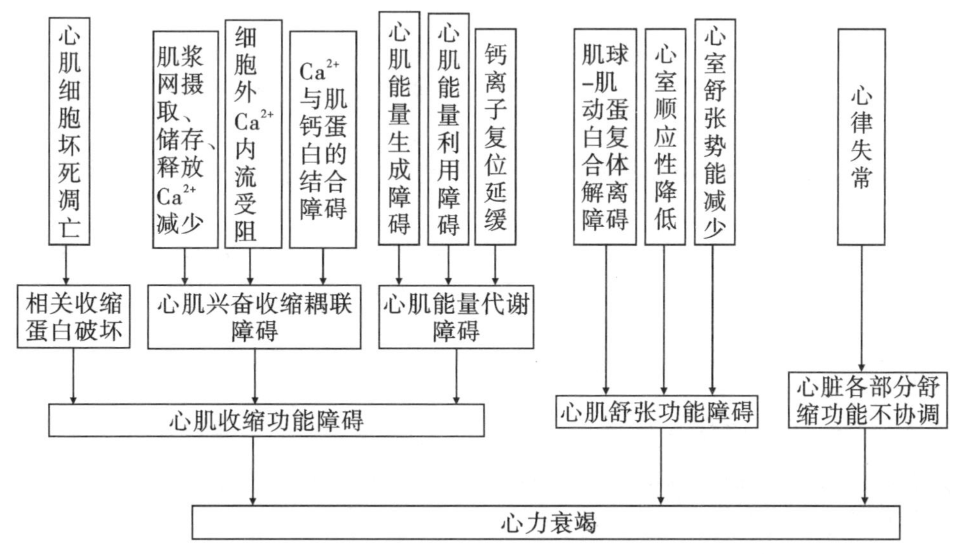

图 12-13　心力衰竭的发生机制

笔记栏

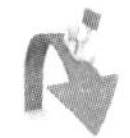

注意区分肺循环淤血与体循环淤血机制的不同与联系。

四、心力衰竭时机体的代谢、功能变化

(一)肺循环淤血

左心衰时,可引起不同程度的肺循环淤血,主要表现为呼吸困难和肺水肿。

1. 劳力性呼吸困难　指随体力活动而发生的呼吸困难,休息后可减轻或消失。其发生机制是:①体力活动时机体需氧增加。②体力活动时心率加快,舒张期缩短,冠脉灌注量减少,加重心肌缺氧。③体力活动时,回心血量增多,肺淤血加重。

2. 端坐呼吸　指患者被迫采取端坐或半卧位以减轻呼吸困难的程度。其发生机制是:①端坐位时部分血液因重力关系转移到身体下部,减轻肺部淤血。②端坐位时膈肌位置相对下移,增加胸腔容积,改善通气。③端坐位可减少下肢水肿液的吸收,缓解肺淤血。

3. 夜间阵发性呼吸困难　患者夜间入睡后因突然感觉气闷而惊醒,在端坐咳喘后缓解,称为夜间阵发性呼吸困难。若发作时伴有哮鸣音,则称为心性哮喘。其发生机制为:①因平卧位使膈肌上移,肺淤血加重。②入睡后迷走神经兴奋性升高,支气管平滑肌收缩,肺通气阻力增大。③睡眠时中枢神经处于抑制状态,$PaO_2 \leqslant 60$ mmHg 刺激呼吸中枢,患者因呼吸困难而惊醒。

4. 肺水肿　是急性左心衰竭最严重的表现。由于肺淤血,引起肺毛细血管流体静压升高、毛细血管壁通透性增加,导致肺泡、肺间质水肿。与此同时,肺泡内的水肿液使肺泡表面张力加大,加重肺水肿。临床上主要表现为突发严重的呼吸困难、发绀、端坐呼吸、咳嗽、咳粉红色泡沫样痰等。

(二)体循环淤血

右心衰或全心衰的患者可表现为体循环静脉系统过度充盈,压力增高,内脏器官充血、水肿等。

1. 静脉淤血、静脉压升高　由于右心衰竭,静脉回流障碍,体循环静脉系统有大量血液淤积。临床主要表现为颈静脉怒张、臂肺循环时间延长、肝-颈静脉回流征阳性等。

2. 水肿　是全心衰,特别是右心衰的主要表现之一。可表现为皮下水肿、腹水和胸水。

3. 肝大、压痛和肝功能异常　主要是由于右心房压升高和静脉系统淤血,使肝静脉压上升,导致肝淤血水肿,牵张肝包膜,引起疼痛和压痛。长时间淤血水肿,肝细胞变性坏死,导致肝功能异常。

(三)心输出量不足

心力衰竭最具特征性的血流动力学变化是心输出量绝对或相对减少。当心输出量明显下降时会出现一系列外周血液灌注不足的症状与体征。

1. 皮肤苍白或发绀　由于心输出量不足,加上交感神经兴奋,使皮肤血管收缩、血流减少,患者皮肤苍白。当血中还原血红蛋白浓度超过 50 g/L,还会出现发绀。

2. 疲乏无力、失眠、嗜睡　心力衰竭时身体各部分肌肉的血供减少,能量代谢水平下降,因此患者常感疲乏无力。心力衰竭失代偿后,脑血流量下降,对缺氧十分敏感,中枢神经系统出现功能障碍,患者有头痛、失眠等症状。严重者则会出现嗜睡,甚至是

笔记栏
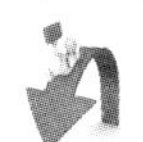

昏迷。

3. 尿量减少　心力衰竭时，由于心输出量下降，加上交感神经兴奋使肾动脉收缩，灌流减少，肾小球滤过率下降，肾小管重吸收功能增强，导致尿量减少。

4. 心源性休克　急性或严重心力衰竭时，由于心输出量急剧减少，动脉血压也随之下降，组织微循环的灌流量显著减少，机体就会陷入休克状态。

五、心力衰竭的防治原则

1. 防治原发病、消除诱因　是心力衰竭防治的重要原则。如高血压病引起的心衰，应及时、适当的降血压。同时应避免体力活动过剧、精神过度紧张并预防感染等。

2. 改善心肌的舒缩功能　因心肌收缩性减弱引起的心衰可适当应用强心药物如洋地黄和地高辛等，提高心肌收缩性。另一方面可选择适当的治疗措施提高心肌的顺应性，从而改善心肌的舒张功能。

3. 调整心肌的前、后负荷　一方面降低心脏的后负荷，提高心脏的搏出量；另一方面调整心脏前负荷，减轻心脏负担，维持一定的心输出量。

4. 控制水肿和降低血容量　是治疗慢性充血性心力衰竭的重要措施。通过适当限制食盐的摄入量和应用利尿药物，可排出多余的水钠、降低血容量。

5. 改善组织供氧　吸氧是心力衰竭患者的常规治疗措施。

小　结

高血压和动脉粥样硬化症是严重危害人类健康的常见病，前者基本病变是细动脉玻璃样变性，小动脉纤维增生增厚而引起管壁变硬，管腔狭窄，导致外周阻力增加，组织供血不足，以致心脏向心性肥大，形成原发性颗粒型固缩肾、脑软化或脑出血，脑出血是高血压最常见的死因。动脉粥样硬化主要是脂类物质沉积在大、中动脉内膜下，形成粥样斑块，其主要危害性在于冠状动脉粥样硬化使得心肌缺血，引起心绞痛、心肌梗死、心肌硬化，严重威胁人类健康。

风湿病是与A组乙型溶血性链球菌感染有关的变态反应性疾病，病变主要累及全身结缔组织。心脏以外的病变是患者就医的首要因素，但心脏的病变后果尤为严重，特别是心瓣膜的病变，由于病变反复发作，瘢痕组织增加，造成瓣膜狭窄或关闭不全，形成慢性心瓣膜病。

所有类型的心脏、大血管疾病均可引起心力衰竭。心力衰竭反映泵血功能障碍，即心肌的舒缩功能不全。心肌舒缩功能障碍可分为由原发性心肌损害及由于心脏长期容量和(或)压力负荷过重，导致心肌功能由代偿最终发展为失代偿。

问题分析与能力提升

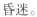

病例摘要　1. 患者，男性，72岁。间歇性胸骨后疼痛2年，间有气促、心悸。近2个月来症状加重。入院前13 h，劳累后突感剧烈心绞痛，向左肩、臂部放射，急诊入院。心电图检查证实为心肌梗死，救治无效死亡。

讨论：如果要对死者进行尸解应该注意观察哪些组织器官？为什么？

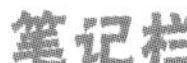
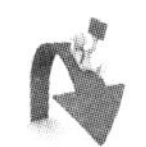

病例摘要 2.患者,男性,58岁,教师。十余年来常感头昏、头痛,在情绪激动及工作紧张时加重。近1年来,时觉心累,心悸,尿量增多,BP 200/130 mmHg。尿蛋白(+),胸片示:心脏增大呈靴形。死前1 d,突然在工作中昏倒,肢体瘫痪,抢救无效死亡。

讨论:本例患者诊断是什么?死亡的直接原因是什么?

病例摘要 3.患者,女性,11岁,不规则发热伴游走性大关节肿痛3个月,近半个月来心悸、气短伴咳嗽,1周来不能平卧且下肢水肿。体格检查:HR 180次/min,R 50次/min,肺部听诊呼吸音粗糙并有细湿啰音,肝肋下3 cm,有压痛。

病理检查:肉眼观受累瓣膜肿胀、增厚,在瓣膜的闭锁缘上可见单行排列、直径1~2 mm的疣状赘生物,灰白色、半透明,与瓣膜附着牢固,不易脱落。镜下观瓣膜组织疏松水肿,可见黏液样变性和纤维素样坏死。赘生物由血小板和纤维蛋白构成(白色血栓),基底部有少量炎症细胞浸润。

讨论:本例患者的诊断是什么?若病变反复发作会有什么严重后果?

(杨少龙)

笔记栏

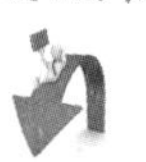

第十三章 呼吸系统病理

学习目标

1. 掌握慢性阻塞性肺气肿、支气管扩张症、慢性肺源性心脏病、呼吸功能不全的概念,大叶性肺炎的病理变化及病理临床联系。

2. 熟悉慢性支气管炎、慢性阻塞性肺气肿、支气管扩张症、慢性肺源性心脏病的发病机制及病理变化。

3. 了解肺硅沉着症的病因、病理变化、分期及并发症。

呼吸系统包括鼻、咽、喉、气管、支气管和肺。以喉环状软骨为界分为上呼吸道和下呼吸道。

呼吸系统与外界直接相通、环境中的有害气体、粉尘、病原微生物及某些致敏原等均可随空气吸入呼吸系统引起疾病,但呼吸系统特有净化防御装置可防止有害因子的侵入和损害。气管、支气管黏膜上皮细胞、杯状细胞和腺体构成黏液-纤毛排送系统,可将吸入空气中直径2~10 μm的粉尘微粒及病原体以咳痰形式排出体外。小于2 μm的有害粉尘微粒进入肺泡腔,可被肺泡巨噬细胞吞噬。肺泡巨噬细胞还能合成分泌多种生物活性物质如干扰素γ、溶菌酶等加强对病原物的杀灭作用;并能摄入抗原物质将抗原信息呈递给呼吸道的淋巴细胞,激发细胞免疫和体液免疫反应。当机体抵抗力和免疫力下降,或者呼吸道的自净和防御功能削弱时,就会导致呼吸系统疾病的发生。

第一节 慢性支气管炎

慢性支气管炎(chronic bronchitis)是一种常见于老年人的慢性呼吸系统疾病。通常由急性支气管炎反复发作逐渐发展而成,也可开始即为慢性。病变特点是支气管黏膜上皮的损伤、杯状细胞增生和黏膜下层黏液腺增生、肥大、浆液腺黏液腺化生及管壁的慢性非特异性炎症。临床上以病程长、反复发作、迁延不愈为特征。临床主要表现为反复咳嗽、咳痰,重症患者常伴有喘息,且症状每年至少持续3个月,连续两年以上。随病情进展,晚期常并发阻塞性肺气肿、肺源性心脏病等。

笔记栏

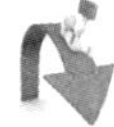

慢性支气管炎常为多种因素长期综合作用的结果，在多种因素中，感染因素是较为重要的原因。

（一）病因及发病机制

病因尚未完全阐明。一般认为是多方面原因综合作用的结果。

1. 理化因素　①吸烟：烟叶内含有焦油、尼古丁、镉等有害物质，不仅能损伤纤毛上皮，而且促使黏液腺体增生、分泌增加，支气管平滑肌痉挛，使气道阻力增加，同时，因巨噬细胞的抗菌能力降低，减弱了呼吸道的自净及免疫功能，从而容易发生感染或使病变迁延难愈。②大气污染：长期吸入有害的刺激性粉尘和烟雾，如 SO_2、NH_3 等，可损伤黏膜上皮，从而诱发和加重慢性支气管炎。③寒冷：冷空气促使气道平滑肌痉挛、腺体分泌增加，导致气道阻力增加，降低纤毛排送黏液的能力。

2. 感染因素　包括病毒、细菌、支原体等。慢性支气管炎常与感冒有关，凡能引起感冒的病毒，均可引起本病的发生或复发，其中以鼻病毒和腺病毒较为多见。细菌感染在发病中也非常重要，当机体免疫功能降低时，呼吸道的常驻菌如奈瑟球菌、甲型链球菌、流感嗜血杆菌、肺炎球菌等都可引发本病，尤其是流感嗜血杆菌被认为是本病最重要的病原菌。

3. 过敏因素　有些患者对诸如食物、粉尘、烟草、羊毛等过敏而发病，特别是喘息型患者，常有过敏史。

4. 其他　副交感神经兴奋性较高的人，由于支气管黏液腺体分泌增加、平滑肌痉挛、纤毛运动减弱，容易引起感染而致病。

（二）病理变化

慢性支气管炎（图 13-1）是呼吸系统慢性非特异性炎症，各级器官均可受累，病变开始首先侵犯大、中型支气管，晚期向纵深发展累及细小支气管甚至肺泡。

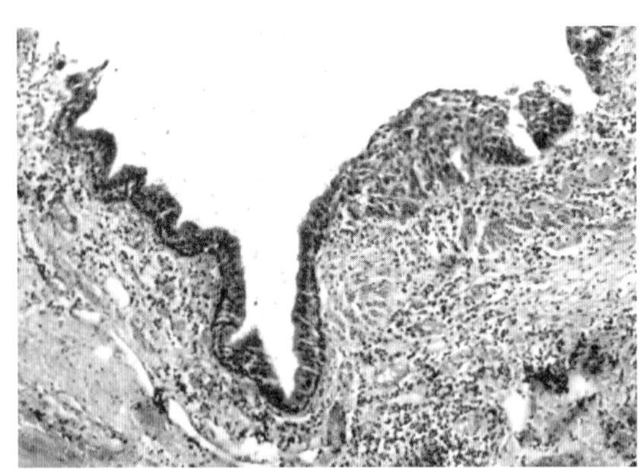

图 13-1　慢性支气管炎

黏膜上皮变性、坏死、鳞状化生，各层均有充血、水肿，淋巴细胞、浆细胞浸润

1. 黏膜上皮的损伤与修复　在各种致炎因子作用下，气管、支气管黏膜表面有大量炎性渗出物和黏液分泌物，使黏膜上皮的纤毛因负荷加重而发生粘连、倒伏或脱失；上皮细胞发生变性、坏死、脱落，轻者由基底细胞再生修复，若病变严重或持续时间过久，可发生柱状上皮的鳞状上皮化生。上述病变损害了呼吸道黏液-纤毛排送系统，易发生感染，加重病变，这也是慢性支气管炎反复发作和不易治愈的原因之一。

2. 腺体变化　各种有害刺激因素均可引起气管、支气管腺体的变化，表现为黏液

笔记栏

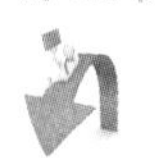

腺增生、肥大，浆液腺出现黏液化，黏膜上皮杯状细胞增多，致使黏液分泌亢进，甚至在小、细支气管内形成黏液栓。若病变迁延不愈，分泌亢进的细胞逐渐衰竭，腺体发生萎缩甚至消失，黏膜及黏膜下层变薄，气道内黏液减少，甚至无黏液分泌。

3. 其他病变　早期支气管壁充血、水肿，淋巴细胞、浆细胞浸润，在急性期或慢性支气管炎急性发作时，中性粒细胞浸润明显。炎症反复发作，病变晚期可使支气管壁弹力纤维及平滑肌断裂，甚至破坏软骨，使软骨萎缩、纤维化、钙化。慢性支气管炎反复发作，病变向纵深发展，细支气管受累后，由于管壁很薄，容易引起细支气管周围炎和纤维闭塞性细支气管炎，是引起慢性阻塞性肺气肿的病变基础。

（三）临床病理联系

慢性支气管炎因杯状细胞和黏液腺增多，黏液分泌亢进，痰液增多，患者出现咳痰，痰多呈白色、黏液泡沫状，不易咳出，并发化脓菌感染时，痰呈脓性。痰液和炎症刺激支气管黏膜引起反射性咳嗽。因支气管黏膜肿胀，痰液阻塞，气道狭窄，气流通过时产生干啰音；若气流通过较稀薄的渗出液时，产生湿啰音。喘息型患者，因支气管壁平滑肌痉挛而呈哮喘样发作，两肺布满哮鸣音。

第二节　慢性阻塞性肺气肿

慢性阻塞性肺气肿是由细支气管阻塞性通气障碍引起，气体呼出困难，使末梢肺组织含气量增加，肺泡过度扩张而形成肺气肿。

（一）病因及发病机制

目前认为，慢性阻塞性肺气肿是多种因素形成的。引起慢性支气管炎的各种因素如吸烟、大气污染、感染、职业性粉尘及有害气体的长期吸入等，均可使细支气管产生慢性炎症，管腔不全阻塞，管壁不同程度破坏。因而慢性阻塞性肺气肿的基本发病机制如下：

1. 支气管腔不全阻塞　慢性支气管炎时，由于细、小支气管痉挛或平滑肌等组织被破坏而引起纤维组织增生，管壁增厚，管腔内黏液栓形成，引起细、小支气管不全阻塞。吸气时细、小支气管扩张尚能进入部分气体，呼气时因支气管回缩，阻塞加重难以呼出足够的气体，使肺泡内残气量增加。

2. 细支气管壁和肺泡壁结构破坏　细支气管壁周围炎症，使细支气管壁和肺泡壁结构破坏、弹性减退、支撑力下降，影响到肺的排气能力，末梢肺组织因残气量不断增加而发生扩张，肺泡间孔扩大，肺泡间隔断裂，扩张的肺泡相互融合形成气肿囊腔。

在通常情况下，慢性阻塞性肺气肿是两种机制共同作用的结果。近年来发现 α_1-抗胰蛋白酶的缺乏与肺气肿有关。此酶对多种蛋白水解酶有抑制作用。α_1-抗胰蛋白酶缺乏的患者，弹性蛋白酶的活性相对增高，使肺组织容易遭到由中性粒细胞、肺泡巨噬细胞释出的弹性蛋白酶的破坏而致肺气肿。这类 α_1-抗胰蛋白酶缺乏所致肺气肿有明显的种族差异，在我国极为少见。

（二）病理变化

肉眼：慢性阻塞性肺气肿的肺显著膨胀，边缘圆钝，色泽灰白，肺组织柔软、弹性

笔记栏

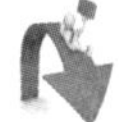

差，指压痕不易消退，并可见肺气囊泡形成。

镜下观：可见肺泡高度扩张，肺泡间隔变窄、断裂，相邻肺泡相互融合，形成较大囊腔。肺泡间隔内毛细血管床数量减少，间质内肺小动脉内膜纤维性增厚，小支气管和细支气管可见慢性炎症改变图（图 13-2）。

（三）临床病理联系

肺气肿时，患者为何有缺氧的表现？

患者除咳嗽、咳痰等慢性支气管炎症状外，常因阻塞性通气障碍而出现呼气性呼吸困难；由于大量肺泡间隔的变窄、断裂，使呼吸面积和肺泡壁毛细血管床大大减少，造成换气严重障碍，出现缺氧和二氧化碳潴留等一系列症状，如胸闷、气促、发绀等。严重者因长期处于过度吸气状态使肋骨上抬，胸廓前后径增大，肋间隙增宽，形成桶状胸。听诊时呼吸音减弱，呼气延长。叩诊呈过清音，心浊音界缩小或消失，肝浊音界下降。触诊语音震颤减弱。X 射线检查见肺野扩大，横隔下降、透明度增加。肺气肿一旦形成，则很难恢复正常，随着发病次数的增加而不断加重，因此，必须防止病变的继续发展。

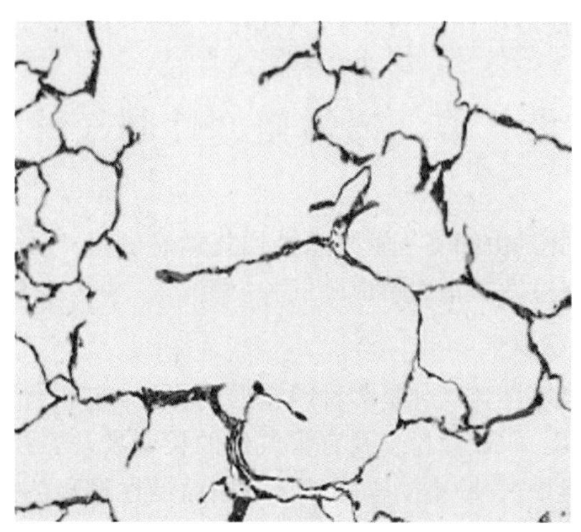

图 13-2　慢性阻塞性肺气肿

肺泡扩张，间隔变窄、断裂，扩张的肺泡相互融合，形成较大囊腔

第三节　支气管扩张症

支气管扩张症（bronchiectasis）是指肺内支气管的持久而不可复性的扩张，伴有管壁纤维性增厚的一种慢性化脓性疾病。患者多为中老年男性，但起病于儿童和青少年时期。临床以长期咳嗽、大量脓痰和反复咯血为主要特征。

（一）病因及发病机制

1. 支气管感染　为最常见的原因。因慢性炎症使支气管壁平滑肌和弹力纤维甚至软骨遭到破坏，管壁支撑力下降。当吸气和咳嗽时，管腔内压增高并在胸腔负压的牵引下引起支气管扩张，而呼气时又因管壁弹性回缩力降低而不能充分回缩，久之，则

笔记栏

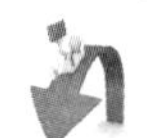

逐渐形成支气管持久性扩张状态。在小儿,因管壁发育不全更易发生扩张。

2. 支气管阻塞　支气管腔不全阻塞,呼气量小于吸气量,使管腔内压升高,易于扩张。

此外,若肺实变或肺纤维化,则该部位肺组织失去对胸腔负压牵拉的缓冲作用,可使受损的支气管更易被牵拉而扩张。

(二)病理变化

病变主要发生在肺段以下支气管。由于左肺下叶支气管较细长,引流不畅而易感染,故病变多见于左肺下叶。扩张的支气管可呈柱状、囊状或混合状,腔内常有脓性渗出物。镜下可见,支气管壁呈慢性炎症改变,并有不同程度的组织破坏,或仅见不完整的平滑肌、弹力纤维或软骨片,甚至完全消失,支气管黏膜上皮常有鳞状化生,纤维组织也明显增生并逐渐纤维化。

(三)临床病理联系

支气管扩张的典型症状为长期咳嗽、大量脓痰及反复咯血。

1. 咳嗽、咳痰　主要与黏液、脓性分泌物的刺激及慢性炎症的作用有关。尤其是在体位改变时,痰液引流刺激管壁出现剧烈阵咳,咳出大量脓性痰液,以清晨和夜间为重。

2. 咯血　为支气管壁的血管受炎性损伤所致,表现为痰中带血或大咯血。

3. 发热、盗汗、食欲不振　为肺部慢性化脓性炎症引起的中毒症状。

第四节　慢性肺源性心脏病

慢性肺源性心脏病(chronic cor pulmonale)指肺、胸廓和(或)肺动脉血管的病变,引起肺循环阻力增加、肺动脉高压以致右心室肥大、扩张为特征的心脏病,称慢性肺源性心脏病,简称肺心病。我国发病率较高,特别是气候寒冷的北方和潮湿的西南地区。患病年龄多在40岁以上,严重危害人类健康。

(一)病因及发病机制

我国90%以上的肺心病是由慢性支气管炎并发阻塞性肺气肿所致。其次为支气管哮喘、支气管扩张症、重症肺结核、尘肺等肺内疾病所致。肺动脉血管病变主要指原发性肺动脉高压症、结节性全动脉炎等。胸廓病变包括胸廓成形术后、胸膜纤维化、胸廓和脊柱畸形使肺的伸展及胸廓运动受限等,均可导致肺心病。

上述不同病因其共同致病环节是肺动脉高压,其发病机制为:

1. 肺毛细血管床显著减少　慢性肺气肿或肺广泛纤维化,使肺泡壁毛细血管受压、管腔狭窄、闭塞,甚至消失,因而肺泡壁毛细血管数量减少,肺循环阻力增加,肺动脉压升高,导致右心室肥大和扩张。

2. 肺通气和换气功能障碍　慢性肺部疾病和胸廓病变可引起肺的通气和换气功能障碍,从而导致缺氧。缺氧又可引起:①肺小动脉痉挛,肺循环阻力增加;②骨髓红细胞生成增多,血液黏滞度增加,肺循环阻力增加;③心排出量增加,除直接加重右心负担外,还可加重肺动脉高压。

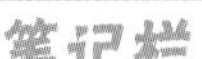
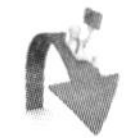

3. 肺内血管分流　慢性肺部疾病和胸廓病变使肺循环阻力增加,肺动脉和支气管动脉之间吻合支开放,加重肺动脉高压。

(二)病理变化

慢性肺源性心脏病是多种慢性肺部疾病的晚期并发症,因此病变主要是肺部原发性疾病及心脏的改变。

1. 肺部病变　除原有的慢性支气管炎、肺气肿、肺间质纤维化等病变外,主要病变是肺小动脉的变化,特别是肺腺泡内小血管的构型重建,包括无肌型细动脉肌化及肌型小动脉中膜平滑肌增生、肥大,内膜纤维组织增生,以致管壁增厚,管腔狭窄。

2. 心脏病变　以右心室的病变为主。因肺动脉高压,使右心室心肌肥大、室壁增厚、心尖钝圆,肺动脉圆锥显著膨隆,心脏体积增大,重量增加。通常以肺动脉瓣下2 cm 处的右心室壁厚度超过 5 mm(正常为 3 ~4 mm)作为病理诊断慢性肺源性心脏病的主要依据。镜下可见右心室壁心肌细胞肥大,核大染色深;也可见缺氧引起的部分心肌纤维萎缩、肌浆溶解、横纹消失,间质水肿和胶原纤维增生等。

(三)临床病理联系

慢性肺源性心脏病进程缓慢,临床上主要表现为肺部原发性疾病及右心功能不全两方面,如呼吸困难、发绀、心悸、肝大、下肢水肿及颈静脉怒张等。

重症患者,发生呼吸衰竭时,因缺氧严重和二氧化碳潴留,可影响神经系统功能,出现头痛、烦躁、抽搐、震颤、嗜睡甚至昏迷,称肺性脑病。肺性脑病为慢性肺源性心脏病患者重要死亡原因。

如果能积极治疗肺部原发性疾病,及时控制呼吸道感染,加强锻炼,增强体质,改善通气功能,纠正缺氧状态,可延缓肺动脉高压的形成,对已形成的肺动脉高压也可起缓解作用。

第五节　肺炎

肺炎(pneumonia)是指肺组织发生的急性渗出性炎症,是呼吸系统常见疾病。可以是原发的独立性疾病,也可以是其他疾病的并发症,前者多发生于健康或无其他肺部疾病者,后者多见于机体防御功能低下者。

肺炎可按致病因子、病变性质、累及范围不同分类。按致病因子可分为细菌性肺炎、病毒性肺炎、支原体性肺炎、霉菌性肺炎等;按病变性质可分纤维素性炎、化脓性炎等;按累及范围和部位可分为大叶性肺炎、小叶性肺炎及间质性肺炎。本节主要介绍几种常见的细菌性肺炎、支原体肺炎和病毒性肺炎。

一、细菌性肺炎

(一)大叶性肺炎

大叶性肺炎(lobar pneumonia)是一种以纤维素渗出为主的急性渗出性炎症,病变开始于肺泡并迅速波及肺段或肺大叶,故称为大叶性肺炎。临床表现为起病急、寒战、高热、咳嗽、胸痛、咯铁锈色痰、呼吸困难及肺实变体征等。典型病程为 7 d 左右,一般

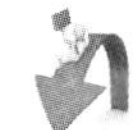
笔记栏

体温骤退并较快痊愈。本病多见于青壮年,冬春季好发。

1. 病因及发病机制　大叶性肺炎的病原菌 90% 以上主要是肺炎球菌,少数由肺炎杆菌、溶血性链球菌、金黄色葡萄球菌及流感嗜血杆菌等引起。本病主要经呼吸道感染。肺炎球菌存在正常人体的鼻咽部,当病原菌进入气道后,常被呼吸系统的防御功能所清除,可不发病。只有机体抵抗力及呼吸道防御功能下降,或包藏在黏液中的肺炎球菌未被杀灭而乘虚进入肺内繁殖,引起大叶性肺炎。在病毒感染、寒冷、酗酒、胸部外伤、乙醚麻醉等情况下,由于局部或全身抵抗力显著降低,成为大叶性肺炎的诱因。

当含菌黏液被吸入肺泡后,肺炎球菌在肺泡内生长繁殖,引起肺组织变态反应,表现为肺泡壁毛细血管扩张,基底膜损伤,血管壁通透性增高,浆液和大量纤维素渗出。由于呼吸、重力和咳嗽等因素,渗出物沿肺泡间孔和支气管向邻近肺组织迅速蔓延、扩散而形成一个肺段或整个肺大叶的病变。

2. 病理变化及病理临床联系　肺炎球菌所致的大叶性肺炎是一种纤维素性炎症,以左肺或右肺下叶多见,有时也见于左肺上叶,通常只侵犯一侧。大叶性肺炎典型的病变发展过程可分四期:

大叶性肺炎典型的病变发展过程是什么?

(1)充血水肿期　开始发病的第 1 ~ 2 天,肺泡壁毛细血管扩张、充血,肺泡腔内有大量水肿液、少量红细胞与中性粒细胞。病原菌在蛋白性液体中迅速生长繁殖,故渗出液中常可检出肺炎球菌。大体观察,病变肺组织肿胀,重量增加,色暗红,切面能挤出较多泡沫状液体(图 13-3)。

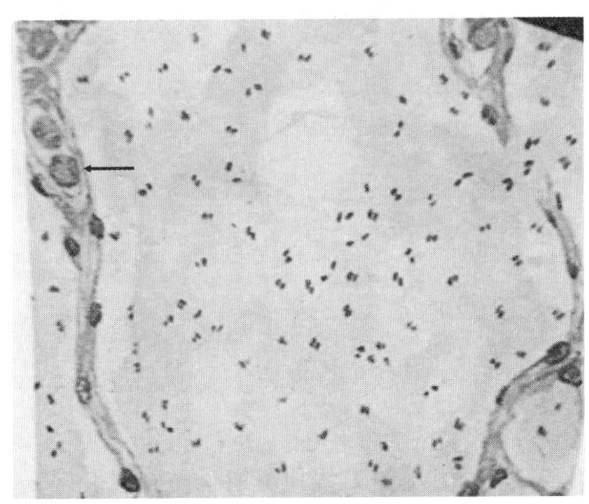

图 13-3　大叶性肺炎(充血水肿期)

肺泡壁毛细血管扩张、充血,肺泡腔内有大量水肿液

大叶性肺炎典型的病变发展过程

临床表现为高热、寒战、中性粒细胞增多,咳嗽、咳淡红色泡沫状痰或痰中带血丝,听诊可闻及湿啰音;渗出物中可检出肺炎球菌。肺部 X 射线检查病变处显示淡薄而均匀的阴影。

(2)红色肝样变期(实变早期)　在发病的第 2 ~ 4 天。随着炎症发展,肺泡腔中炎性渗出物增多,肺泡含气减少。肺泡壁毛细血管明显扩张、充血,肺泡腔内除有大量红细胞外,还有中性粒细胞、巨噬细胞及逐渐增多并连接成网状的纤维素。有的纤维

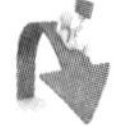
笔记栏

大叶性肺炎患者在红色肝样变期咳什么痰?

素通过肺泡间孔与邻近肺泡腔内的纤维素相连。纤维素有利于中性粒细胞吞噬病原菌及防止肺炎球菌的扩散。大体观察,病变肺叶肿胀,色暗红,质地变实如肝,故称红色肝样变(图 13-4)。在病变肺叶的胸膜面常有纤维素渗出覆盖。肺切面略呈颗粒状,是肺泡腔内炎性渗出物凸出于切面所致。

临床表现为咳铁锈色痰,由于肺泡腔内红细胞被巨噬细胞吞噬后,形成含铁血黄素,随痰液咳出。病变波及胸膜,患者常感胸痛,并随深吸气或咳嗽加重。由于肺实变区范围大,实变区内的大量静脉血未能氧合便流入左心,引起静脉血掺杂,因而此期缺氧、发绀表现比较明显。因病变肺叶实变,叩诊胸部呈浊音,听诊可闻及支气管呼吸音;渗出物中可检出大量肺炎球菌。X 射线检查可见大片致密阴影。

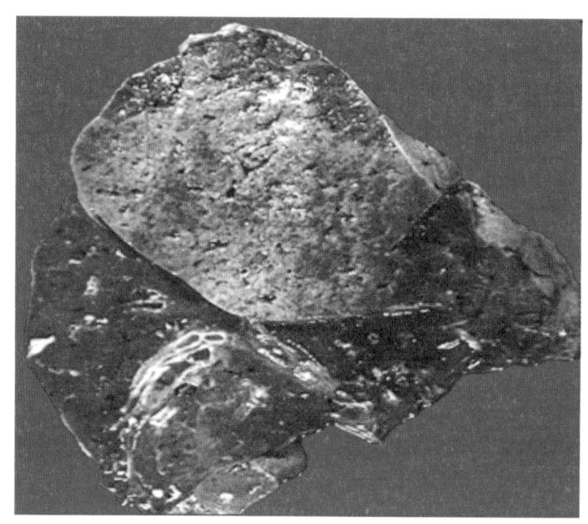

图 13-4　大叶性肺炎(红色肝样变期)

(3)灰色肝样变期(实变晚期)　在发病的第 4～6 天,肺泡腔内纤维素及中性粒细胞继续增多,肺泡内红细胞逐渐被病原菌释放的溶血素溶解,或被巨噬细胞吞噬。纤维素通过肺泡间孔互相连接的现象更为明显,肺泡腔内压增高,压迫肺泡壁毛细血管,充血减轻(图 13-5)。肺胸膜血管扩张充血,表面仍有纤维素渗出。大体观察,病变肺叶仍肿胀、质实,由于充血减退,颜色由暗红逐渐变灰白,切面干燥,颗粒状,故称灰色肝样变。

临床表现为上胸部叩、听诊及 X 射线检查所见与红色肝样变期基本相同。但痰呈脓性。此期虽病变区仍无气体,但因肺泡壁毛细血管受压,流过实变区血液大为减少,因此,只有很少未经氧合的静脉血流入左心,故缺氧状态有所改善。由于抗体的产生和吞噬作用的加强,球菌大多被吞噬、消灭,在渗出物中不易检出病原菌。

(4)溶解消散期　约在发病的第 7 天,中性粒细胞大多变性、坏死,纤维素逐渐被中性粒细胞崩解后释出的蛋白水解酶所分解,但巨噬细胞增多,呈活跃的吞噬现象。溶解后的渗出物经细支气管咳出或经淋巴管吸收,一部分被巨噬细胞所吞噬清除。此时,肺组织逐渐恢复原有的结构与功能。相应的胸膜面上的纤维素也被溶解吸收。大体观察,肺组织质地变软,颜色由灰白变灰红。切面,颗粒状外观消失,挤压时有脓样混浊液体溢出。

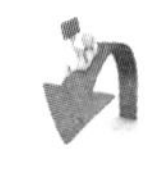
笔记栏

临床表现为由于肺泡壁渗出物的溶解、液化，咳痰量增多，呈稀薄状。听诊可闻及湿啰音，实变体征逐渐消失。X 射线检查显示实变区阴影密度减低，透亮度增加。

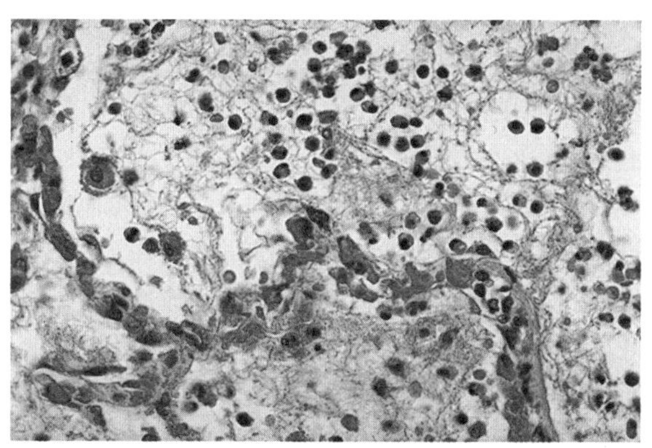

图 13-5　大叶性肺炎（灰色肝样变期）

肺泡隔内毛细血管扩张充血，肺泡腔内充满纤维素及中性粒细胞

大叶性肺炎的病变由近肺门部肺组织开始，然后向周围肺组织蔓延、扩散并波及肺段或大叶。因此，在大叶性肺炎病变发展的某一阶段中，病变肺叶内的改变可不一致。以上分期不是绝对的，实际上各期的发展是连续的，并无明显界限。近年来，由于医疗条件的改善及抗生素的广泛应用，上述典型经过多不存在。

3. 结局及并发症　大多数患者预后良好，经及时治疗，一般可以痊愈，其自然病程约为 7 d，但炎性渗出物完全吸收消散、正常结构与功能完全恢复需 6 周左右。若治疗不及时，其并发症有：

（1）中毒性休克　由严重毒血症引起，此时，呼吸系统症状可不明显，但周围循环衰竭表现较为突出，如面色苍白、四肢湿冷、神志不清、体温降低、血压下降等。中毒性休克是大叶性肺炎的严重并发症，如不及时抢救可引起死亡。

（2）败血症　肺炎球菌性肺炎患者，少数可并发肺炎球菌性败血症。表现为化脓性脑膜炎、关节炎、腹膜炎、心内膜炎及脑脓肿等。

（3）肺脓肿及脓胸　皆少见。主要见于病原菌毒力强、机体抵抗力差的情况，并且大多由于混合感染，肺组织坏死、化脓而形成肺脓肿。在重症病例，纤维素性胸膜炎可发展成纤维素性化脓性胸膜炎，甚至形成脓胸。

（4）肺肉质变　在炎症过程中，若中性粒细胞渗出过少，释出蛋白水解酶不足，以致不能及时溶解和清除肺泡腔内的纤维素等炎性渗出物时，渗出物发生机化，使局部肺组织变成较坚韧的褐色肉样纤维组织，称为肺肉质变。

发生肺肉质变的根本原因是什么？

（二）小叶性肺炎

小叶性肺炎（lobular pneumonia）是以细支气管为中心累及周围肺泡组织的急性化脓性炎症。其病变范围相当于一个肺小叶。又因其病变常以细支气管为中心，故又称支气管肺炎。临床上有发热、气急、咳嗽、啰音和周围循环衰竭等表现。多见于儿童、老人及体质衰弱者，一岁以内的婴幼儿更常见。儿童常为原发的独立性疾病，成人常为其他疾病的并发症，如慢性支气管炎、肺气肿、肺源性心脏病、心功能不全和肾

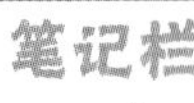

炎等。

1. 病因及发病机制　小叶性肺炎病因较复杂，多数由感冒引起。常见的病原菌是致病力较弱的肺炎球菌，其次是葡萄球菌、链球菌、流感嗜血杆菌等，但更多见的是混合感染。凡能引起支气管炎的一些病原菌几乎都能引起小叶性肺炎。

本病的发病大多由病原菌经呼吸道到达肺组织引起。少数经血道发病。因肺炎球菌、葡萄球菌等均为健康人上呼吸道的常驻菌，当呼吸道的自净机制或机体免疫功能降低时，就可进入细支气管并生长繁殖，继而引起小叶性肺炎。

长期卧床的慢性患者（如昏迷、偏瘫），在两肺背部，由于血液本身重力等原因，肺组织淤血、水肿，局部抵抗力降低，感染病原菌而引起肺炎，称坠积性肺炎。由于新生儿喉头反射差，易将含病菌的黏液、呕吐物吸入肺内引起吸入性肺炎。

2. 病理变化　小叶性肺炎大多为吸入性感染，病变常见于两肺下叶，以右肺下叶多见。病变特点是以小叶为单位，以细支气管为中心的化脓性炎症。

镜下可见，病变细支气管壁黏膜充血、水肿，大量中性粒细胞弥漫性浸润，支气管腔内充满浆液、中性粒细胞、脓细胞和脱落崩解的黏膜上皮（图 13-6）。病变细支气管周围的肺泡壁毛细血管扩张充血明显，肺泡腔内也充满上述炎性渗出物，有时可见红细胞和少量纤维素。肺泡壁可发生变性坏死。重症病例，相邻病灶可互相融合，呈大片实变区，形成融合性小叶性肺炎。在病灶周围可见代偿性肺气肿。

大体观察，两肺各叶可见散在的灰黄色实变病灶，以两肺下叶多见。病灶大小不一，多数约 1 cm（相当于一个肺小叶范围）。若互相融合，可波及一个肺段甚至整个大叶。切面灰白，质实，境界可不明显，在病灶中，常可见细支气管断面，挤压时有脓性物溢出。胸膜一般不受侵犯。

3. 病理与临床联系　小叶性肺炎时，支气管壁受炎症刺激，黏液分泌增多。发热、咳嗽、咳黏液脓性痰是小叶性肺炎较早的临床表现。因细支气管腔及肺泡腔内有炎性渗出物积聚，呼吸时经气流冲击产生啰音。若病变范围较广，融合实变范围达 3 ~ 5 cm及以上时，可出现实变体征。因通气和换气功能障碍而出现呼吸困难、缺氧、发绀等表现。X 射线检查，可见两肺内散在不规则小片状或斑点状模糊阴影。由于病变部位细支气管和肺泡腔内含有渗出物，听诊可闻及湿啰音。

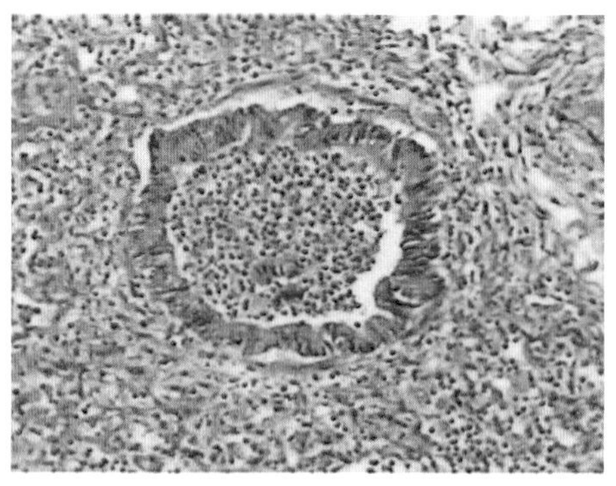

图 13-6　小叶性肺炎

细支气管及其周围肺泡内充满以中性粒细胞为主的炎性渗出物

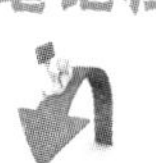

4.结局及并发症　小叶性肺炎经及时治疗，多数可以痊愈。若有其他疾病并存时，则容易出现并发症。

(1)呼吸衰竭　如病灶发生大片融合，可严量影响肺的通气和换气功能，引起呼吸衰竭，造成缺氧及二氧化碳潴留，严重者可出现烦躁、抽搐、嗜睡、昏迷等肺性脑病表现。

(2)心力衰竭　因肺部炎症、充血，使肺循环阻力增加，加重心脏负担；又因缺氧及毒血症，使心肌受到损害，可导致急性心力衰竭。

(3)肺脓肿、脓胸　较少见。一般在机体抵抗力差，毒力强的葡萄球菌或混合感染时发生。

(4)支气管扩张　若支气管壁炎症病变严重，未能有效控制而发展成慢性，管壁结构遭到破坏，并且附近肺组织纤维化牵拉，可导致支气管持久扩张。临床表现为慢性咳嗽、大量脓性痰及反复咯血等症状。

大叶性肺炎与小叶性肺炎的比较见表13-1。

表13-1　大叶性肺炎与小叶性肺炎比较

比较	大叶性肺炎	小叶性肺炎
病因	肺炎双球菌	混合细菌
年龄	青壮年	老弱病小
病变性质	纤维素性炎	化脓性炎
病理变化	肺泡—肺大叶； 分期：充血水肿、红色肝变、灰色肝变、溶解消散	细支气管—肺小叶 不分期
痰液特点	咳铁锈色痰	咳黏液脓痰
结局及并发症	可不治自愈。并发症少，如肺肉质变、肺脓肿、中毒性休克等	预后差。并发症多，如肺脓肿及脓胸、心力衰竭、呼吸衰竭、败血症等

二、支原体肺炎

支原体肺炎(mycoplasmal pneumonia)是由肺炎支原体引起的一种间质性肺炎。多见于儿童及青少年，近年来发现婴幼儿发病率逐渐升高。主要经飞沫传播，常为散发，偶尔流行。

1.病理变化　肺炎支原体可侵犯整个呼吸道黏膜，有时引起全呼吸道炎。病变为肺间质急性非化脓性炎。大体观察，病变常侵犯一叶肺组织，以下叶多见。炎症主要发生在肺间质，胸膜光滑。镜下可见，肺泡壁充血、水肿，有淋巴细胞、单核细胞浸润，以致肺泡壁明显增厚，肺泡腔内很少有渗出物；支气管、细支气管及血管周围的间质也可充血、水肿，炎症细胞浸润。

2.病理与临床联系　临床上起病缓慢，多有低热、咽痛、倦怠、头疼等症状，但最突出的症状是剧烈咳嗽，是由急性炎症刺激所引起。由于肺泡内渗出物很少，故常为干咳；肺实变体征不明显，X射线检查，可见肺纹理增粗，小范围的片状较浅的阴影。

三、病毒性肺炎

病毒性肺炎(viral pneumonia)常常是因上呼吸道病毒感染向下蔓延所致。引起病毒性肺炎的病毒最常见的是腺病毒,其他有呼吸道肠道病毒、流感病毒、麻疹病毒等。该病主要经呼吸道感染,临床上多为散发,偶有流行情况。

1. 病理变化　病毒性肺炎的形态变化常不一致,多数表现为间质性肺炎,重症病例表现为间质性支气管肺炎。后者常因继发细菌感染所致。

发病早期,支气管、细支气管壁、小叶间隔以及肺泡壁等肺的间质充血、水肿,淋巴细胞、单核细胞浸润,肺泡腔内偶见少量浆液。随着病情发展,肺泡受累,腔内除浆液外,尚可见少量纤维素、红细胞、巨噬细胞等。有时,由于渗出浆液较多并浓缩,受空气挤压,在肺泡腔内表面形成一层红染的膜样物,称透明膜。流感肺炎除出现透明膜外,还常伴有出血,有的可引起细支气管及肺泡上皮细胞增生、肥大并有多核巨细胞形成。这些上皮细胞和多核巨细胞中常可发现病毒包涵体。

重症病例,除上述病变外,还可出现坏死性支气管炎和坏死性支气管肺炎。

2. 病理与临床联系　因炎症刺激和缺氧,患者可出现剧烈咳嗽、呼吸困难、发绀,晚期合并细菌感染时,肺部可有实变体征。重症病例,中毒症状明显,甚至导致中毒性脑病。坏死性支气管肺炎时,因支气管壁及肺组织遭不同程度损害,修复时常有纤维瘢痕形成,易导致支气管扩张症。

第六节　肺尘埃沉着病

肺尘埃沉着病曾称为尘肺,是因长期吸入有害粉尘在肺内沉着,引起以粉尘结节和肺纤维化为主要病变的常见职业病。常伴有慢性支气管炎、肺气肿和肺功能障碍。按沉着粉尘的化学性质不同可将其分为无机尘肺(如硅沉着病、石棉肺)和有机尘肺两类,后者多由吸入植物粉尘和动物羽毛、排泄物而引起,如农民肺、棉尘肺等。在国内最常见的无机肺尘埃沉着病,主要有硅沉着病、石棉沉着症和煤矿工人肺尘埃沉着症等,在此主要介绍我国最常见的硅沉着病。

硅沉着病简称硅肺,是因长期吸入大量含游离二氧化硅的粉尘沉着于肺部引起的一种常见的职业病。长期从事开矿、采石等作业的工人易患本病。

(一)病因及发病机制

在生产和使用含有二氧化硅粉尘的过程中,若不注意防护措施而长期吸入硅尘,就可能引起硅沉着病。二氧化硅粉尘粒子越小,致病性越大。大于 5 μm 的粉尘,95%以上被呼吸道的防御功能所阻挡、排出或消灭。通常小于 5 μm 的粒子,因重量轻,在空气中飘浮时间长,被吸入的机会多,进入肺泡的数量也多。其中小于 35 μm 的粒子致病力最大。

目前硅沉着病的发病机制还没有一致的认识,有以下两种学说:

1. 化学毒性学说　含二氧化硅的粉尘吸入肺内后,被巨噬细胞吞噬,形成吞噬体,与溶酶体融合后,形成吞噬溶酶体。溶酶体破裂,水解酶释放,使细胞自溶崩解,崩解

笔记栏

产物及释放出的二氧化硅一方面可刺激更多巨噬细胞增生，聚集于局部，再吞噬二氧化硅；另一方面可刺激成纤维细胞增生及产生胶原并玻璃样变；逐渐形成硅结节。

2. 免疫学说　该学说认为巨噬细胞的崩解产物中，部分具有抗原性，使机体产生相应的抗体。抗原抗体反应导致组织和细胞变性坏死，纤维组织增生，引起肺组织纤维化和硅结节形成。

（二）病理变化

硅肺的基本病变是硅结节形成和间质弥漫性纤维化（图 13-7）。

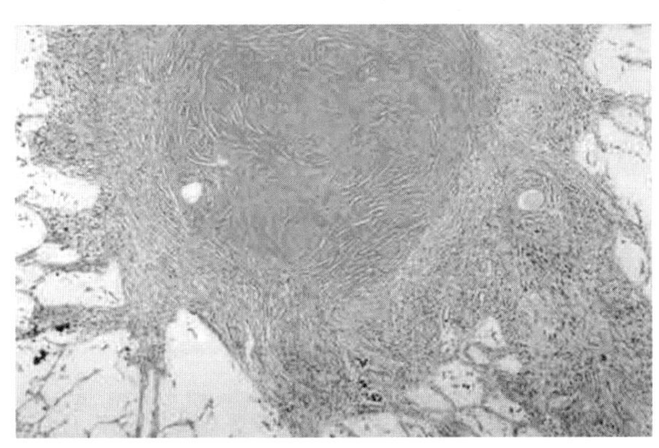

图 13-7　硅肺

硅结节形成，肺间质弥漫性纤维化

尘肺病的预防

1. 硅结节形成　早期硅结节为细胞性硅结节，由吞噬硅尘的巨噬细胞组成，多位于肺小动脉周围。继而结节发生纤维化和玻璃样变，成为胶原性硅结节。镜下可见，典型的硅结节中，玻璃样变的胶原纤维组织呈同心圆状排列，似洋葱切面，中央常有闭塞的小血管（或淋巴管）及巨噬细胞，周围可有成纤维细胞、纤维细胞组成。大体观察，硅结节呈圆形或椭圆形、灰白色、质硬有砂粒样感。晚期，硅结节可融合成团块，并发生坏死，形成空洞。

2. 弥漫性肺纤维化　这是尘肺共有的病变，表现为肺泡壁及小叶间隔增厚，肺内血管及支气管周围纤维组织增多，呈网络状。

（三）硅肺的分期和病变特征

硅沉着病分期按病变进程及严重程度可分为三期：

第一期（早期）：硅尘微粒比其他微粒更易进入淋巴管，故此期病变主要局限于淋巴系统，双侧肺门淋巴结肿大、变硬，淋巴结内有硅结节形成。临床上一般无明显症状。X 射线检查时，可见肺门阴影增大，密度增加，两肺中下叶有时可见硅结节阴影。

第二期（中期）：病变已扩展到淋巴系统以外的肺组织。硅结节数量增多、增大，形成直径超过 0.5 cm 的融合性结节，散布于全肺，但仍以肺门周围的中、下叶较密集。病变范围不超过全肺的 1/3。X 射线检查时，肺叶内可见密集的硅结节阴影。

第三期（晚期）：病变更加广泛而严重，硅结节密集融合而成肿瘤样团块。X 射线胸片上见结节直径超过 2 cm 时就可诊断为三期硅沉着病。病变范围超过全肺的 2/3。此期，肺重量及硬度均显著增加。肺切面，在团块中央部，有时可见大小不等、形态多样的硅肺性空洞。此外，尚可见肺气肿及胸膜增厚。临床上有明显的呼吸困难、

笔记栏

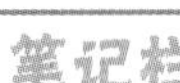

胸痛，甚至肺心病表现。

（四）并发症

1. 肺结核　硅沉着病患者同时伴有肺结核者称硅肺结核病。其发病率随病变的加重而增多，据统计为 36% ~75%，这可能是二氧化硅的毒性作用损害了肺巨噬细胞对结核杆菌的吞噬和抑制能力；也可能是由于肺组织的血液、淋巴液循环障碍，降低了肺组织对结核杆菌的抵抗力所致。硅沉着病并发肺结核，常为患者死因之一。

2. 肺气肿　硅沉着病患者晚期常合并不同程度的弥漫性肺气肿，并可出现自发性气胸。

3. 肺心病　肺内硅结节、间质的弥漫性纤维化、肺气肿等病变均可引起通气与换气功能障碍，促使肺动脉压力增高，使右心肥厚、心腔扩张而发生肺心病。重症患者可因右心衰竭而死亡。

第七节　呼吸功能不全

呼吸的主要功能是不断地给机体提供氧气并从机体排出多余的二氧化碳。完整的呼吸包括三个基本过程：①外呼吸，指肺通气（肺与外界的气体交换）和肺换气（肺泡与血液之间的气体交换）两个环节；②气体在血液中的运输；③内呼吸，指血液与组织细胞间的气体交换，以及细胞内生物氧化的过程。

呼吸功能不全又称呼吸衰竭（respiratory failure），是指外呼吸功能严重障碍，以致在静息时出现动脉血氧分压（PaO_2）低于 60 mmHg，或伴有动脉血二氧化碳分压（$PaCO_2$）高于 50 mmHg，并出现相应的功能代谢和形态结构异常的病理过程。判断呼吸衰竭的标准是：PaO_2 低于 8 kPa（60 mmHg）或 $PaCO_2$ 高于 6.67 kPa（50 mmHg）。

呼吸衰竭的分类方法很多，通常根据血气的变化把呼吸衰竭分为低氧血症型（Ⅰ型呼吸衰竭）和低氧血症伴高碳酸血症型（Ⅱ型呼吸衰竭）；根据主要的发病机制不同，也可将呼吸衰竭分为通气性和换气性两大类；根据病程经过不同还可将呼吸衰竭分为急性呼吸衰竭和慢性呼吸衰竭。

一、原因及发生机制

外呼吸包括通气和换气两个基本环节。凡能引起肺通气和（或）换气过程发生严重障碍的任何原因均可导致呼吸衰竭。

（一）肺通气功能障碍

肺泡通气量即有效通气量，正常成人静息时约为 4 L/min。除无效腔通气量增加可直接减少肺泡通气量外，凡能减弱呼吸的动力或增加胸壁与肺的弹性阻力或非弹性阻力的任何原因，都可引起肺泡通气不足而导致呼吸衰竭。

1. 限制性通气不足　吸气时肺泡扩张受限所引起的肺泡通气不足称为限制性通气不足，其发生机制如下：

（1）呼吸肌活动障碍　呼吸中枢抑制；呼吸肌本身的病变如重症肌无力症、多发性肌炎、肌营养不良等；低钾血症所致呼吸肌无力等，均可导致呼吸肌收缩功能障碍，

笔记栏

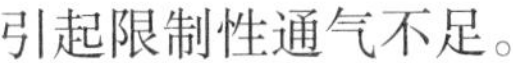

引起限制性通气不足。

(2)胸壁和肺的顺应性降低　胸廓顺应性降低见于胸廓畸形、胸膜增厚;肺顺应性降低见于肺纤维化、肺泡表面活性物质减少、肺不张等。

2. 阻塞性通气不足　呼吸道狭窄或阻塞引起的肺泡通气不足称为阻塞性通气不足。影响气道阻力的因素有气道内径、长度和形态、气流速度和形式等,其中最主要的是气道内径。气道管壁痉挛、肿胀或纤维化,管腔被黏液、渗出物、异物或肿瘤等阻塞,肺组织弹性降低以致对气道管壁的牵引力减弱等,均可使气道内径变窄或不规则而增加气流阻力,引起阻塞性通气不足。气道阻塞分为中央性气道阻塞和外周性气道阻塞。

(1)中央性气道阻塞　指气管分叉处以上气道阻塞。急性阻塞较慢性多见,可立即威胁生命。阻塞若位于胸外,因吸气时气道内压明显小于大气压,使气道狭窄加重;呼气时因气道内压力大于大气压而使阻塞减轻,患者表现为吸气性呼吸困难。阻塞如位于中央气道的胸内部分,则由于吸气时气道内压大于胸膜腔内压,可使阻塞减轻,用力呼气时则可因胸膜腔内压大于气道内压而加重阻塞,患者表现为呼气性呼吸困难。

(2)外周性气道阻塞　又称小气道阻塞。慢性阻塞性肺疾患主要侵犯小气道,使狭窄阻塞。肺泡壁的损害还可降低对细支气管的牵引力,因此,小气道阻力增加,患者主要表现为呼气性呼吸困难。

(二)肺换气功能障碍

1. 弥散障碍　肺泡与血流经肺泡-毛细血管膜(简称肺泡膜)进行气体交换的过程是一个物理性弥散过程。弥散障碍(diffusion impairment)可发生于下列情况:

(1)肺泡膜面积减少　正常成人肺泡总面积约为 80 m^2,静息呼吸时参与换气的肺泡表面积仅 35～40 m^2,运动时增加。当肺泡膜面积极度减少时,才会引起换气功能障碍,肺泡膜面积减少可见于肺实变、肺不张、肺叶切除等。

(2)肺泡膜厚度增加　肺泡膜的薄部为气体交换的部位,当肺水肿、肺泡透明膜形成、肺纤维化等时,都可因肺泡膜厚度增加或弥散距离加大而影响气体弥散。

(3)血液与肺泡接触时间过短　正常静息时,血液流经肺泡毛细血管的时间约为 0.75 s,由于肺泡膜很薄,与血液的接触面又广,只需 0.25 s 血红蛋白即可完全氧合。当血液流经肺泡毛细血管的时间过短时,气体弥散量将下降。

2. 肺泡通气与血流比例失调　正常成人在静息状态下,肺泡通气量(V)约为 4 L/min,肺血流量(Q)约为5 L/min,二者的比率(V/Q)约为 0.8 左右。大多数呼吸系统疾病时肺泡通气量和血流量比例严重失调,不能保证有效的换气而导致呼吸衰竭。肺泡通气血流比例失调有以下两种基本形式:

(1)V/Q 比率降低　气道阻塞或狭窄性病变,以及肺与胸廓顺应性降低,引起病变部位肺泡通气明显降低而血流无相应减少甚至增多,即 V/Q 比率降低,流经这部分肺泡的静脉血未经充分氧合便掺入动脉血内。这种情况类似肺动静脉短路,故称功能性分流,又称静脉血掺杂。

(2)V/Q 比率增高　某些肺部疾患,V/Q 比率增高。患部肺泡血流少而通气多,吸入的空气没有或很少参与气体交换,肺泡通气不能充分利用,犹如增加了肺泡无效腔气量,故这种情况又称无效腔样通气。

3. 肺循环短路增加　生理情况下,肺内有一部分静脉血经支气管静脉和极少数的

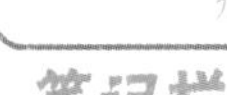
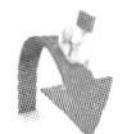

肺内动-静脉交通支直接流入肺静脉，称“短路”(shunt)或右-左分流。这些属解剖分流，其血流量占心输出量的2%～3%。支气管扩张(伴支气管血管扩张)、先天性肺动脉瘘、肺内动静脉短路开放等病变，可增加解剖分流而引起血液气体异常。

呼吸衰竭的发病机制中，单纯的通气不足、弥散障碍、肺内短路增加或肺泡通气与血流比例失调是较少的，这些因素往往同时存在或相继发生作用，如成人呼吸窘迫综合征(adult respiratory distress syndrome，ARDS)。①由于肺水肿、肺不张等使肺顺应性降低而引起限制性通气障碍，也可因支气管痉挛和气道内液体增加而导致阻塞性通气障碍。②肺泡膜增厚引起弥散障碍。③肺小动脉内微血栓或脂肪栓塞，使部分肺泡血流不足，形成无效腔样通气。另一方面，因肺顺应性降低、肺不张、肺泡内充满水肿液或气道受阻等原因，使部分肺泡通气减少而血流未相应减少，故可造成大量肺内短路或功能性分流增加，导致肺泡的通气与血流比例失调(图13-8)。

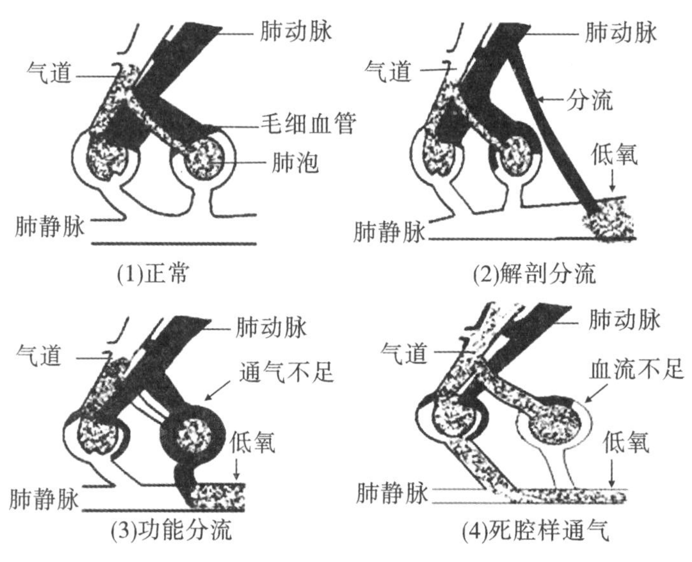

图13-8　肺泡通气与血流关系的模式图

二、呼吸衰竭时机体的代谢和功能变化

外呼吸功能障碍引起的直接效应是血液气体的变化，即 PaO_2 降低或同时伴有 $PaCO_2$ 增高或降低。呼吸衰竭时机体各系统的功能变化的最重要的原因就是低氧血症，高碳酸血症和酸碱平衡紊乱。低氧血症和高碳酸血症对机体的影响取决于其发生的急缓、程度、持续的时间及机体原有的功能代谢状况等。在发病过程中，尤其是在病程迁延的慢性呼吸衰竭患者，常出现一系列代偿适应反应，可改善组织的供氧，并调节酸碱平衡，或改变组织器官的功能代谢以适应新的环境。严重时，呼吸系统以外的器官也可发生功能紊乱，甚至成为死亡的直接原因。

(一)酸碱平衡及电解质紊乱

呼吸衰竭时，可引起呼吸性酸中毒、呼吸性碱中毒、代谢性酸中毒或呼吸性酸中毒合并代谢性酸中毒。

笔记栏

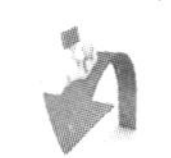

1. 呼吸性酸中毒　Ⅱ型呼吸衰竭时，因通气功能障碍，导致大量二氧化碳潴留，可造成原发性血浆碳酸过多。发病急骤者，往往代偿不全而出现失代偿性呼吸性酸中毒，如发病较缓慢，则可出现代偿性呼吸性酸中毒。此时血液电解质主要变化为：①血清钾浓度增高。②血清氯浓度降低，当血液中二氧化碳潴留时，红细胞中生成并进入血浆的碳酸氢根增多，同时发生氯转移，血浆中氯离子进入红细胞增多，因此血清氯离子减少而碳酸氢根增加。另一方面，较多氯离子随尿排出，因而可引起血清氯离子减少。

2. 代谢性酸中毒　呼吸衰竭时都有低氧血症，由于严重缺氧，无氧代谢加强，酸性代谢产物（乳酸等）增多，引起代谢性酸中毒。如患者合并肾功能不全，则因肾排酸保碱功能障碍加重代谢性酸中毒。

3. 呼吸性碱中毒　Ⅰ型呼吸衰竭的患者，因缺氧引起代偿性过度通气，二氧化碳排出过多，$PaCO_2$ 明显下降，使血浆碳酸浓度过低而发生呼吸性碱中毒。由于发病急骤，故多为失代偿性呼吸性碱中毒。此时，因细胞外钾离子进入细胞内，可发生血清钾浓度降低。二氧化碳排出过多，血浆中碳酸氢根移入红细胞增多，氯离子则转移至红细胞外，血清氯浓度增高。

4. 代谢性碱中毒　Ⅱ型呼吸衰竭时，如使用人工呼吸机不当，过度排出大量二氧化碳，使原来代偿性增加的碳酸氢根又不能迅速排出，使血浆碳酸氢根浓度增高，发生代谢性碱中毒。

（二）呼吸系统的变化

呼吸衰竭时造成的低氧或高碳酸血症可进一步影响呼吸功能。PaO_2 降低作用于颈动脉体与主动脉体化学感受器（其中主要是颈动脉体化学感受器），反射性增加通气，但此反应要 PaO_2 低于 8.0 kPa（60 mmHg）时才明显。二氧化碳潴留主要作用于中枢化学感受器，使呼吸中枢兴奋，从而引起呼吸加深加快，增加肺泡通气量。但 PaO_2 低于 4.0 kPa（30 mmHg）时或 $PaCO_2$ 超过 12.0 kPa（90 mmHg）时，将损害或抑制呼吸中枢。

在慢性Ⅱ型呼吸衰竭患者，随着低氧血症和高碳酸血症发展的逐渐严重，其呼吸调节也将发生变化。如果给予高浓度的氧吸入，虽可缓解低氧血症，但却因此解除了缺氧反射性兴奋呼吸中枢的作用，故易招致呼吸进一步的抑制，使通气更减弱而二氧化碳的潴留更加重。

应该注意的是呼吸衰竭患者的呼吸功能变化，很多是由原发疾病引起的。中枢性呼吸衰竭可出现呼吸浅慢，或出现潮式呼吸、抽泣样呼吸等呼吸节律紊乱。

（三）循环系统的变化

一定程度的缺氧可反射性兴奋心血管运动中枢，使心率加快，心输出量增加，皮肤及腹腔内脏血管收缩，因而发生血液重分布和血压轻度升高。严重低氧血症时，因循环中枢与心血管受损，抑制心脏活动，心收缩力降低、血压下降。

呼吸衰竭可伴发心力衰竭，尤其是右心衰竭，其发生原因为肺动脉高压和心肌受损。

1. 肺动脉高压　①缺氧可引起肺血管收缩，若合并二氧化碳潴留，血液氢离子浓度增高，更增加肺血管对缺氧的敏感性，使肺血管收缩进一步加重，从而大大增加肺循

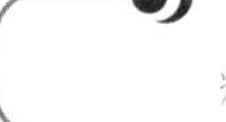

笔记栏

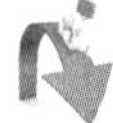

环的阻力,右心负担加重。②慢性缺氧,使肺小动脉长期处于收缩状态,引起肺血管平滑肌细胞和成纤维细胞肥大、增生,使肺小动脉壁增厚、管腔狭窄,形成持续的肺动脉高压。③慢性呼吸衰竭患者血液中的红细胞增多,因而血液黏滞性增高,肺血管阻力增加,也是肺动脉高压发生的一个因素。

2. 心肌受损　缺氧、高碳酸血症、酸中毒和电解质代谢紊乱均可损害心肌。长期持续缺氧还可引起心肌变性、坏死、纤维化等病变。心肌受损加上负荷过重,可导致右心衰竭。

(四)中枢神经系统的变化

中枢神经对缺氧很敏感,故最易受损。PaO_2 低于 8.0 kPa(60 mmHg)时可出现智力和视力轻度减退。如 PaO_2 迅速降至 5.33 ~ 6.66 kPa(40 ~ 50 mmHg)以下时,就会引起一系列神经精神症状,如头痛、不安、定向与记忆障碍、精神错乱、嗜睡,以致惊厥和昏迷,PaO_2 低于 2.67 kPa(20 mmHg)时,只需几分钟就可造成神经细胞的不可逆性损害。

由呼吸衰竭引起的中枢神经系统功能障碍,出现一系列神经精神症状称为肺性脑病。其可能的作用机制如下:

1. 二氧化碳直接作用于脑血管,使之扩张　一般认为 $PaCO_2$ 升高 1.33 kPa(10 mmHg),脑血流量约可增 50%;由此可以影响脑循环,并引起毛细血管通透性增高,其结果是脑血管充血、间质水肿、颅内压升高和视神经盘水肿。严重时还可导致脑疝形成。

2. 对脑细胞的影响　正常脑脊液的 pH 值较血液低(7.33 ~ 7.40),而 PCO_2 却比动脉血的高。Ⅱ型呼吸衰竭患者的脑脊液中二氧化碳增多,使神经细胞的功能发生障碍,细胞膜结构受损,通透性增高。这些变化一方面改变神经细胞内外离子分布,另一方面使溶酶体膜稳定性降低,释出的各种水解酶,促使蛋白分解与细胞死亡。细胞内外离子分布的改变和细胞内蛋白分解又可使细胞内渗透压升高,促使脑细胞肿胀,颅内压升高。

(五)肾功能变化

呼吸衰竭时肾功能也可遭到损害,轻者尿中出现蛋白、红细胞、白细胞及管型等。严重时可发生急性肾功能衰竭,出现少尿、氮质血症和代谢性酸中毒等变化。此时肾结构往往无明显变化,故常为功能性肾功能衰竭。只要外呼吸功能好转,肾功能就可较快恢复。肾功能衰竭的基本发病机制在于缺氧与高碳酸血症反射性引起肾血管收缩,从而使肾血流量严重减少。

(六)胃肠道变化

严重缺氧使胃壁血管收缩,降低胃黏膜的屏障作用。二氧化碳潴留增强胃壁细胞碳酸酐酶活性,使胃酸分泌增多,可出现胃肠道黏膜糜烂、坏死、出血与溃疡形成等变化。

三、呼吸衰竭的防治和护理原则

1. 防治原发疾病　寻找病因,并针对不同的病因采取防治措施,尤其要控制感染、

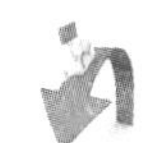

清除气管异物、解除气道痉挛、改善气道弥散功能等。

2. 纠正缺氧　呼吸衰竭患者必有缺氧，应该尽快纠正缺氧。低氧血症型缺氧呼吸衰竭患者可吸入高浓度氧（一般不超过 50%）；高碳酸血症型呼吸衰竭患者可吸入低浓度（30%）、低流量（1 ~ 2 L/min）氧，以防止因吸入高浓度氧，停止了低氧对呼吸中枢的刺激作用而导致呼吸停止。

3. 改善肺通气　改善肺通气是治疗通气性呼吸衰竭患者最重要的措施之一。注意保持呼吸道通畅，清除呼吸道分泌物；解除气道痉挛，给予呼吸中枢兴奋剂；必要时考虑行气管切开术；正确而恰当地使用机械辅助通气。

4. 密切监护　观察神志和唇、指（趾）发绀等变化，防止发生严重的并发症，更重要的是血气监测，以此指导呼吸机参数的调整和酸碱紊乱的处理。

5. 改善内环境及保护重要器官功能　及时纠正酸碱平衡紊乱和电解质代谢异常，对严重呼吸衰竭且病程较长者，要预防发生弥散性血管内凝血，且要重视营养支持和心、脑、肾等各器官功能的保护。

小　结

慢性支气管炎的病因主要有空气污染、吸烟、病毒和细菌感染及过敏等，咳嗽、咳痰、喘为主要症状。主要病理改变为支气管黏膜上皮细胞变性、坏死，杯状细胞增生，鳞状上皮化生；腺体增生、肥大、黏液化及管壁纤维组织增生，炎症细胞浸润。

慢性阻塞性肺气肿是由细支气管阻塞性通气障碍引起，气体呼出困难，使末梢肺组织含气量增加，肺泡过度扩张而形成肺气肿，并伴有肺泡壁的破坏。

支气管扩张症是指肺内支气管的持久而不可复性的扩张，伴有管壁纤维性增厚的一种慢性化脓性疾病。患者多为中老年男性，但起病于儿童和青少年时期。临床以长期咳嗽、大量脓痰和反复咯血为主要特征。

慢性肺源性心脏病指肺、胸廓和（或）肺动脉血管的病变，引起肺循环阻力增加、肺动脉高压以致右心室肥大、扩张为特征的心脏病。病变主要是肺部原发性疾病及心脏的改变。

肺炎是指肺组织发生的急性渗出性炎症，是呼吸系统常见疾病。肺炎可按致病因子、病变性质、累及范围不同分类。按累及范围和部位可分为大叶性肺炎、小叶性肺炎及间质性肺炎。

肺尘埃沉着病曾称为尘肺，是因长期吸入有害粉尘在肺内沉着，引起以粉尘结节和肺纤维化为主要病变的常见职业病。常伴有慢性支气管炎、肺气肿和肺功能障碍。按沉着粉尘的化学性质不同可将其分为无机尘肺（如硅沉着病、石棉肺）和有机尘肺两类。我国最常见的是硅沉着病。硅沉着病简称硅肺，是因长期吸入大量含游离二氧化硅的粉尘沉着于肺部引起的一种常见的职业病。硅肺的基本病变是硅结节形成和间质弥漫性纤维化。

呼吸功能不全又称呼吸衰竭（respiratory failure）是指外呼吸功能严重障碍，以致在静息时出现动脉血氧分压（PaO_2）降低，或伴有动脉血二氧化碳分压（$PaCO_2$）增高的病理过程。判断呼吸衰竭的标准是：PaO_2 低于 8 kPa（60 mmHg）、$PaCO_2$ 高于 6.67 kPa（50 mmHg）。

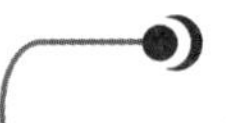

笔记栏

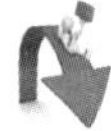

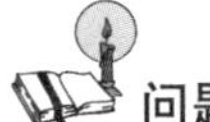

问题分析与能力提升

病例摘要　患者杨某，男，20岁，学生。酗酒后遭雨淋，于当天晚上突然起病，寒战、高热、呼吸困难、胸痛，继而咳嗽，咳铁锈色痰，其家属急送当地医院就诊。听诊，左肺下叶有大量湿啰音；触诊语颤增强；血常规：白细胞 17×10^9/L；X射线检查，左肺下叶有大片致密阴影。入院经抗生素治疗，病情迅速好转，各种症状逐渐消失；X射线检查，左肺下叶有3 cm×2 cm大小不规则阴影，周围边界不清，怀疑为“支气管肺癌”即做左肺下叶切除术。病理检查，肺部肿块肉眼为红褐色肉样，镜下为肉芽组织。

讨论：①患者临床诊断是什么？有何依据？②主要脏器可能有哪些病变？③试分析患者患病的原因和疾病的发展演变经过。

（王军利）

笔记栏

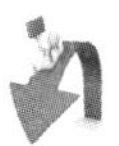

第十四章 消化系统病理

学习目标

1. 掌握溃疡病的病因、病理变化及并发症,急性阑尾炎的常见并发症,病毒性肝炎的病因、基本病理变化、临床病理类型及病变特点、门脉性肝硬化的病理变化及临床病理联系;肝硬化、假小叶、肝性脑病的概念。

2. 熟悉慢性胃炎的病理类型,急性阑尾炎的病理变化,肝硬化的病因及肝性脑病的诱发因素。

3. 了解阑尾炎的病因、肝性脑病的发病机制。

消化系统(digestive system)由消化道和消化腺两大部分组成。消化道包括口腔、咽、食管、胃、小肠(十二指肠、空肠、回肠)和大肠(盲肠、阑尾、结肠、直肠、肛管)等部分。消化腺有小消化腺和大消化腺两种。小消化腺散在分布于消化管各部的管壁内,大消化腺有三对唾液腺(腮腺、下颌下腺、舌下腺)、肝和胰,它们均借助导管,将分泌物排入消化管内。由于饮食习惯不良或其他原因,消化系统是体内易于发生疾病的部位,其发生的疾病类型也很为多见。胃炎、胃溃疡、病毒性肝炎、阑尾炎、肝硬化和肝性脑病及消化系统各器官的肿瘤都是常见病和多发病。

第一节 慢性胃炎

慢性胃炎是一种常见病、多发病,是胃黏膜的慢性非特异性炎症。其发病率居胃病之首。

(一)病因及发病机制

慢性胃炎的发病和以下因素有关:

胃炎有哪些症状?

1. 长期慢性刺激　急性胃炎反复发作、喜食热烫辛辣等刺激性食物、长期饮酒吸烟、滥用水杨酸类药物等。

2. 幽门螺杆菌感染　幽门螺杆菌(Hp)是一种革兰氏阴性杆菌,慢性胃炎的患者幽门螺杆菌的检出率是63.6%。幽门螺杆菌既能适应胃内的高酸环境,又能降解胃

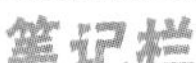

笔记栏

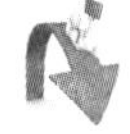

黏膜表面的黏液,被认为是慢性胃炎的病原体。

3. 自身免疫性损伤　部分患者血中抗壁细胞抗体和抗内因子抗体阳性。

4. 十二指肠液和胆汁反流　十二指肠液和胆汁反流入胃内破坏胃黏膜的屏障作用。

(二)类型和病理变化

慢性胃炎根据病理变化的不同分为慢性浅表性胃炎、慢性萎缩性胃炎、肥厚性胃炎和疣状胃炎四种类型。其中以慢性浅表性胃炎最为多见,占半数以上。

1. 慢性浅表性胃炎　慢性浅表性胃炎又称慢性单纯性胃炎。纤维胃镜检出率可达20%～40%。以胃窦部病变最为多见,病变呈多灶状或弥漫性。

病理变化:病变主要位于黏膜浅层。胃镜检查:病变胃黏膜充血、水肿、呈淡红色,伴有点状出血或糜烂;表面覆盖灰黄色或灰白色黏液样渗出物,有时可见深红色的充血区和淡红色的水肿区形成红白相间的花斑状外观。组织学观察:黏膜浅层水肿、充血、有时可见点状出血和浅表上皮坏死脱落,并见有淋巴细胞和浆细胞浸润,胃固有腺体保持完整。依据炎症细胞的浸润程度可分为轻、中、重度三级,轻者病变局限于黏膜层上1/3,中度病变局限于黏膜层上1/3～2/3之间,重度者超过黏膜层2/3或达黏膜全层。

大多数患者经合理饮食和治疗而痊愈,少数演变为慢性萎缩性胃炎。

2. 慢性萎缩性胃炎　一般由慢性浅表性胃炎发展而来,也有部分属于自身免疫性疾病,多见于中年以上患者,病变也以胃窦部最为多见。以黏膜固有腺体萎缩伴肠上皮化生为特征。

根据发病是否与自身免疫有关及是否伴有恶性贫血,可将慢性萎缩性胃炎分为A、B两型(表14-1)。A型与自身免疫有关,多发生于胃体部。B型多发生于胃窦部,不伴有恶性贫血,我国患者多属于B型。

表14-1　A型和B型慢性萎缩性胃炎的比较

项目	A型慢性萎缩性胃炎	B型慢性萎缩性胃炎
病因及发病机制	自身免疫疾病	烟、酒、感染、滥用药等
发病情况	国外多见	我国多见
好发部位	胃底、胃体为主	胃窦为主
抗内因子抗体	阳性	阴性
抗胃壁细胞抗体	阳性	阴性
恶性贫血	有	无
维生素 B_{12} 吸收障碍	有障碍	无障碍
与癌变关系	不明显	密切

病理变化:

哪种胃炎与胃癌关系密切?

(1)肉眼观察　胃黏膜薄而平滑,皱襞变浅,有的几乎消失。黏膜表面呈细颗粒状。

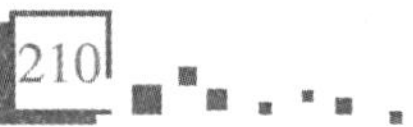

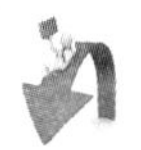
笔记栏

(2)胃镜检查　①正常胃黏膜的橘红色色泽消失,代之以灰色或灰绿色;②萎缩的胃黏膜明显变薄,与周围的正常胃黏膜界限明显;③萎缩处黏膜下血管分支清晰可见。

(3)镜下检查　①腺上皮不同程度的萎缩,腺体数目减少呈囊状扩张,胃小凹变平;②在黏膜固有层有不同程度的淋巴细胞和浆细胞浸润,病程长者可有淋巴细胞聚集和淋巴滤泡形成;③假幽门腺化生及肠上皮化生,胃体及胃底病变处,主细胞和壁细胞消失,并被类似幽门腺的黏液分泌细胞所取代即假幽门腺化生,胃窦病变区,幽门腺萎缩消失,出现肠上皮才有的杯状细胞,帕内特细胞(曾称潘氏细胞)和肠吸收细胞等(图 14-1),研究发现胃黏膜肠上皮化生与胃癌有密切关系。

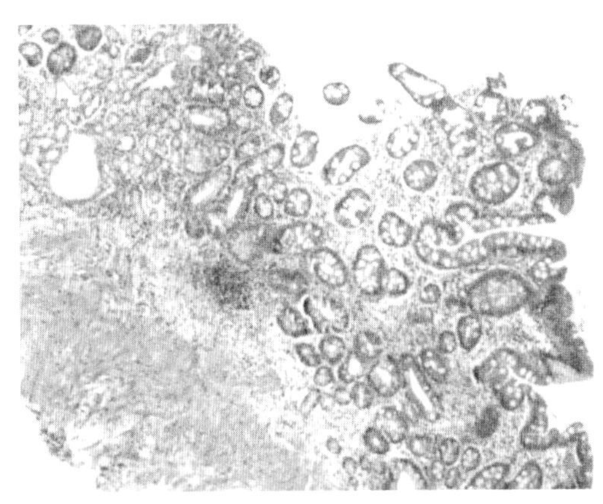

图 14-1　慢性萎缩性胃炎

胃黏膜上皮被肠型腺上皮替代,出现肠上皮化生

3. 肥厚性胃炎　病变常发生于胃体和胃底。

胃炎、胃溃疡会导致癌变吗

病理变化:①肉眼观察,胃黏膜肥厚,皱襞加深变宽似脑回状。②镜下观察,黏膜层增厚,腺体肥大增生有时穿过黏膜肌层,腺管延长,增生的腺细胞以黏液分泌细胞为主,分泌液增加。壁细胞和主细胞可有减少,固有膜内炎细胞浸润不明显。

4. 疣状胃炎　疣状胃炎是一种特征性病变的胃炎,病灶主要分布在幽门窦部,病变处胃黏膜表面有许多疣状突起,突起的上皮常发生一些大小不等的糜烂,其周围黏膜隆起,因而形成中心凹陷的病灶,形如痘疹。活动期可见胃黏膜上皮变性、坏死和脱落及炎性渗出物覆盖于病灶表面。病变修复时,可见上皮再生修复或伴有不典型增生。本病病因不明,国内报道在胃切除标本中的检出率可达 7.7%。

(三)病理临床联系

慢性浅表性胃炎因病变较轻,常无明显的症状,有时可出现消化不良,上腹不适或隐痛。慢性萎缩性胃炎由于胃腺萎缩,壁细胞和主细胞减少或消失,胃液分泌减少,患者常出现食欲缺乏、消化不良、上腹不适或疼痛等胃肠道症状。A 型患者因内因子缺乏,维生素 B_{12} 吸收障碍,常发生恶性贫血。慢性肥厚性胃炎因胃酸分泌减少,黏液形成增多而导致消化不良,大量蛋白质从胃液中丢失而导致低蛋白血症。疣状胃炎以上腹部隐痛为主。

笔记栏

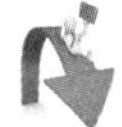

(四)结局及并发症

慢性胃炎可以治愈。其中肠上皮化生和异型增生的萎缩性胃炎有时可发生癌变。

第二节　溃疡病

溃疡病亦称消化性溃疡(ulcer disease),以胃或十二指肠黏膜形成慢性溃疡为主要病变的常见病,在Hp发现以前,认为其与胃液的自我消化作用有关。故又称消化性溃疡,沿用至今。十二指肠溃疡比胃溃疡多发,前者约占70%,后者约占25%,二者并存称为复合型溃疡,约占0.5%。患者多为青壮年,男性多于女性,本病易反复发作,呈慢性过程。主要表现为周期性上腹部疼痛、反酸、嗳气等症状。

(一)病因及发病机制

溃疡病的病因及发病机制目前尚不完全清楚,主要认为和下列因素有关。

1. 胃液的消化作用　经多年的研究证实,胃或十二指肠溃疡形成的直接原因是胃或十二指肠黏膜抗消化能力降低,被胃酸和胃蛋白酶消化。十二指肠溃疡时可见分泌胃酸的壁细胞增多,胃酸分泌增加。

正常的胃及十二指肠黏膜具有防御屏障功能,包括黏液屏障和黏膜上皮细胞屏障。上皮细胞分泌黏液避免和减少胃液与胃黏膜的直接接触,保护胃黏膜不受胃酸和胃蛋白酶的消化,而分泌碳酸氢盐可中和胃酸,且上皮细胞中的脂蛋白阻止胃液中的H^+逆向弥散且有快速再生能力,1～3 d更新一次从而保证了黏膜上皮的完整性。当许多因素破坏黏膜屏障的功能,分泌至胃腔内的氢离子得以弥散至胃黏膜(逆向弥散)导致溃疡的发生。氢离子由胃腔进入胃黏膜的弥散能力在胃窦部为胃底部的15倍,而十二指肠又为胃窦部的2～3倍,故溃疡好发于十二指肠及胃窦部。

2. 幽门螺杆菌感染　近年来发现Hp感染与溃疡的发生关系十分密切。在70%～100%的溃疡病患者胃黏膜中可检出Hp。幽门螺杆菌会破坏胃黏膜的防御屏障功能,有资料显示85%～100%的十二指肠溃疡患者和65%的胃溃疡患者有慢性胃炎,这些损伤的黏膜富于营养的渗出液更有利于细菌的生长。

结合周围溃疡病患者说说溃疡的原因。

3. 神经、内分泌功能失调　溃疡病患者常有精神过于紧张或焦虑、抑郁等不良的刺激使大脑皮质功能失调,皮质下中枢及自主神经功能失调。十二指肠溃疡患者胃酸分泌增多的原因是迷走神经的过度兴奋,空腹时,由于迷走神经功能亢进,直接刺激胃腺分泌使胃酸增多,消化作用增强而引起空腹胃酸增多现象。而胃溃疡患者胃酸分泌增多是由于迷走神经兴奋性降低,胃蠕动减弱,食物在胃内潴留直接刺激胃窦部,使胃酸分泌增多,出现餐后胃酸分泌增多而致溃疡,两者虽都是胃液的增多但发病机制不相同。

4. 其他因素　长期服用非类固醇类药物(如阿司匹林),除了直接刺激胃黏膜外还可抑制黏膜前列腺素合成,影响黏膜血液循环;胆汁可以改变胃黏膜表面黏液层的特性而损害胃黏膜的防御屏障功能。因此,胆汁反流入胃也是溃疡病发生的重要原因。O型血的人溃疡病的发病率高于其他血型者1.5～2.0倍,说明可能与遗传因素有关。长期使用肾上腺皮质激素,可使溃疡病加重;引起胃黏膜损害的原因还有酗酒、吸烟及慢性胃炎等。

总之,溃疡病的原因及发病机制较为复杂,是综合因素作用所致。

(二)病理变化

1. 部位　胃溃疡好发于胃小弯侧靠近幽门处,尤其胃窦部多见(约占75%)。十二指肠溃疡好发于十二指肠起始部(球部)的前壁或后壁。

2. 特点

(1)肉眼观察　溃疡通常只有一个,圆形或椭圆形,直径多在2 cm以内,少数可达4 cm,溃疡边缘整齐,状如刀切。底部较为平坦,溃疡一般较深,底部通常穿越黏膜下层,深达肌层甚至浆膜层。溃疡周围的黏膜皱襞呈放射状向溃疡集中(图14-2)。切面有时呈斜漏斗状,贲门侧较深,呈潜掘状,幽门侧较浅,呈阶梯状。此与胃蠕动方向有关。胃溃疡和溃疡型胃癌的大体形态鉴别见表14-2。

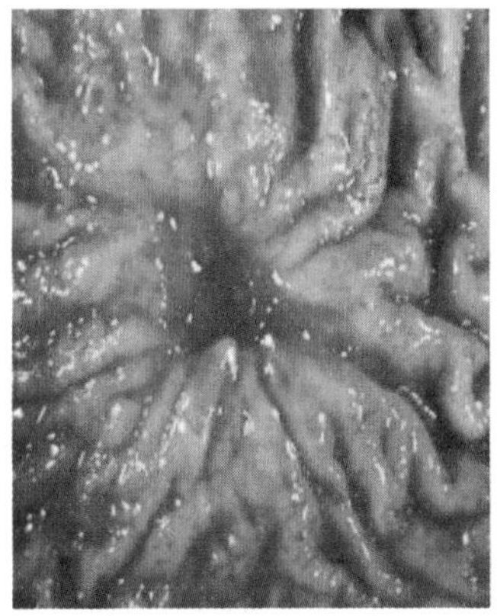

图14-2　胃溃疡大体病变

表14-2　胃溃疡和溃疡型胃癌的鉴别

项目	良性溃疡(胃溃疡)	恶性溃疡(溃疡型胃痛)
外形	圆形或椭圆形不整形	皿状或火山口状
大小	溃疡直径一般<2 cm	溃疡直径常>2 cm
深度	较深	较浅
边缘	整齐、不隆起	不整齐、隆起
底部	较平坦	凹凸不平,有坏死出血
周围黏膜皱襞	向溃疡集中	黏膜皱襞中断,呈结节状肥厚

十二指肠溃疡的形态与胃溃疡相似,发生部位多在十二指肠球部的前壁或后壁。溃疡形态与胃溃疡相似,一般较胃溃疡小而浅,直径多在1 cm以内。

(2)镜下观察　溃疡是坏死组织脱落后形成的组织缺损,大致由4层结构组成:由内而外依次为渗出层、坏死层、肉芽组织层和瘢痕层。

渗出层:由少量炎性渗出物覆盖,有炎症细胞、纤维蛋白等。

坏死层:为红染无结构的坏死组织,伊红染色。

肉芽组织层:主要为新生的肉芽组织。

瘢痕层:由肉芽组织逐渐移行为致密的纤维结缔组织,胶原纤维增粗发生玻璃样变。位于瘢痕组织内的小动脉常有增殖性动脉内膜炎,使小动脉管壁增厚,管腔狭窄或有血栓形成。此种血管变化可引起局部血液循环障碍,妨碍组织再生使溃疡不易愈合。但这种变化却可防止溃疡底血管破溃、出血(图14-3)。另外,溃疡底部的神经节细胞及神经纤维常发生变性和断裂。有时神经纤维断端呈小球状增生,这种变化可能是患者产生疼痛症状的原因之一。

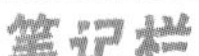

笔记栏

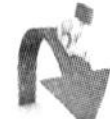

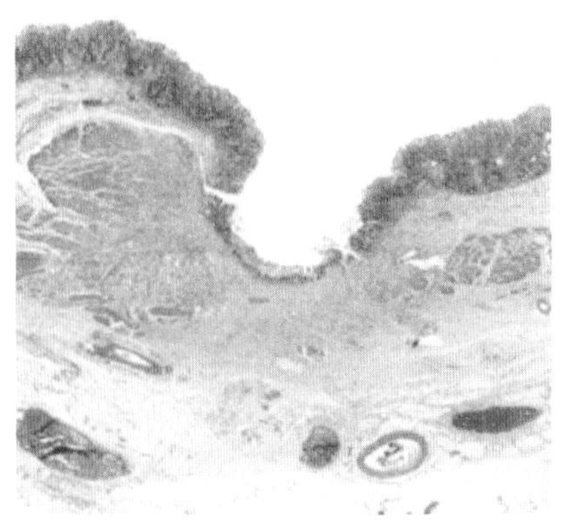

图 14-3　胃溃疡镜下结构

(三)病理临床联系

溃疡病疼痛的规律是什么？为什么？

1. 节律性上腹部疼痛　疼痛与饮食有明显关系，胃溃疡多在饭后 0.5 ~ 2.0 h 痛，下次餐前消失，系因进食后食物刺激，使胃泌素分泌亢进，胃酸分泌增多，刺激溃疡面和局部神经末梢或胃壁平滑肌痉挛所致。十二指肠溃疡多出现在饥饿和午夜时，进食后可缓解或消失。使用抑酸药或解痉药可缓解疼痛。这是因为夜间和饥饿时，迷走神经兴奋性增高，胃酸分泌增多刺激溃疡底部神经末梢，引起疼痛。进食后胃酸被稀释或被中和，疼痛减轻或缓解。大多数多见于秋冬季，发作期间患者上腹部疼痛症状明显，缓解期疼痛减轻或消失，常间隔 1 ~ 2 个月再发。

2. 反酸、呕吐、嗳气和上腹部饱胀感　由于胃酸刺激，幽门括约肌痉挛及胃的逆蠕动，酸性胃内容物反流至食管和口腔而出现反酸和呕吐。嗳气和上腹部饱胀感系因幽门括约肌痉挛，胃内容物排空较难、滞留于胃使食物引起发酵及消化不良所致。

3. X 射线检查　钡餐造影，可见龛影。

(四)结局及并发症

1. 愈合　当溃疡不再发展，渗出物和坏死组织逐渐被吸收、排出，溃疡由肉芽组织增生填满，进而逐渐纤维化形成瘢痕，同时由周围的黏膜上皮再生，覆盖溃疡面而愈合。

2. 并发症

(1)出血　最常见的并发症，发生率约为 35%。溃疡底部毛细血管破裂可致大便潜血阳性；较大血管被侵蚀破裂发生上消化道大出血，患者出现黑便及呕血等。严重者可发生失血性休克。

(2)穿孔　发生率大约 5%。由于溃疡底部组织不断被侵蚀，使溃疡穿透胃或十二指肠壁而发生穿孔，是最危险的并发症。大多发生于十二指肠前壁溃疡，穿孔后胃或十二指肠内容物流入腹腔，引起急性弥漫性腹膜炎，称为急性穿孔。除腹部压痛尤其是反跳痛外，气腹征是胃肠道穿孔的最直接证据。当溃疡波及浆膜层并与邻近器官(脾、肝、胰、大小网膜)粘连后发生的胃慢性穿孔，常形成局限性腹膜炎或脓肿。

(3)幽门狭窄　约占 3%。经久的溃疡易形成大量瘢痕，由于瘢痕收缩及溃疡周围充血水肿和幽门括约肌痉挛引起幽门狭窄，严重者导致幽门梗阻，使内容物通过困

笔记栏

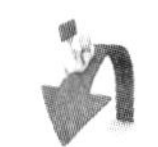

难，继发胃扩张，患者出现反复呕吐，呕吐物含有宿食和胃的蠕动波是其特点。

(4)癌变　十二指肠溃疡一般不恶变，胃溃疡患者中发生癌变者≤1%。对于长期慢性胃溃疡患者，年龄在45岁以上，症状顽固而内科治疗无效，且大便隐血持续阳性者，应做进一步检查排除癌变的可能。

第三节　阑尾炎

阑尾炎是一种常见的外科疾病。临床上有转移性右下腹痛、体温升高、呕吐和血中性粒细胞增多等表现。各种年龄均可发病，但以青壮年居多，约占70%。

(一)病因及发病机制

细菌感染和阑尾腔的阻塞是阑尾炎发病的两个主要因素。正常存在于阑尾腔的细菌(如大肠杆菌、肠球菌、链球菌)，在阑尾黏膜发生损伤或阑尾腔阻塞时引起阑尾炎。

阑尾是一条细长的盲管，管腔狭窄而不规则。阑尾壁内富有神经末梢，阑尾根部有类似括约肌的结构，这些解剖生理特点使阑尾易于阻塞。机械性阻塞的原因为粪石或粪块、寄生虫(蛔虫、蛲虫和鞭虫等)、异物(谷粒、较小的果核和毛发等)。阑尾括约肌痉挛，可造成阑尾腔功能性阻塞。阑尾腔阻塞后，阑尾内的分泌物排除困难，导致腔内压力增高，压迫阑尾壁，使静脉回流受阻，组织缺氧，阑尾壁营养障碍，黏膜受损。细菌易于侵入而发生炎症。此外，细菌也可通过血行侵入阑尾，但很少见。

(二)基本病理变化

根据病理过程，可将阑尾炎分为急性阑尾炎和慢性阑尾炎两种。

1. 急性阑尾炎

(1)急性单纯性阑尾炎　这是早期的阑尾炎，病变多限于阑尾黏膜层或黏膜下层(表浅性阑尾炎)，也包括一些轻度波及肌层、浆膜层的阑尾炎。炎症常在阑尾远端的黏膜开始，细菌首先侵入阑尾黏膜的隐窝中，引起黏膜浅层发炎。

肉眼观，阑尾外观可能正常或轻度肿胀，浆膜充血。这种轻度的炎症病变如能及时适宜地采用非手术疗法即可治愈。否则，炎症继续向阑尾各层扩展而成为急性蜂窝织炎性阑尾炎。

镜下观，一处或多处阑尾黏膜上皮坏死脱落，形成缺损，黏膜内充血、水肿、中性粒细胞浸润和纤维素渗出。黏膜下层则有炎性水肿。

(2)急性蜂窝织炎性阑尾炎　或称急性化脓性阑尾炎，常由急性单纯性阑尾炎发展而来。

肉眼观，阑尾显著肿胀，浆膜高度充血，表面覆以纤维素性渗出物。

镜下观，炎症病变呈扇形由表浅层向深层扩展，直达肌层和浆膜层，阑尾壁各层均有大量中性粒细胞浸润，并可见炎性水肿及纤维素渗出。阑尾浆膜面为渗出的纤维素和中性粒细胞组成的薄膜所覆盖，即有阑尾周围炎和局限性腹膜炎表现。

(3)急性坏疽性阑尾炎　是一种重型阑尾炎。因阑尾内腔阻塞、积脓、腔内压力增高及阑尾系膜静脉受炎症波及而发生血栓性静脉炎等，均可引起阑尾壁血液循环障

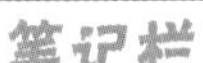

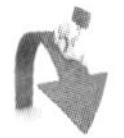

碍,以致阑尾壁发生坏死。阑尾壁出现全层坏死、变薄而失去组织弹性,局部呈暗紫色或黑色,可局限在一部分或累及整个阑尾,极易破溃穿孔。穿孔后感染扩散可引起弥漫性腹膜炎或门静脉炎、败血症等。化脓或坏疽的阑尾被大网膜或周围肠管粘连包裹,脓液局限于右下腹而形成阑尾周围脓肿或炎性肿块(图 14-4)。

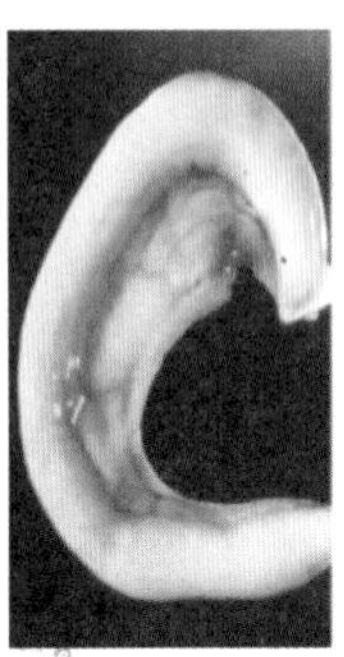

正常阑尾

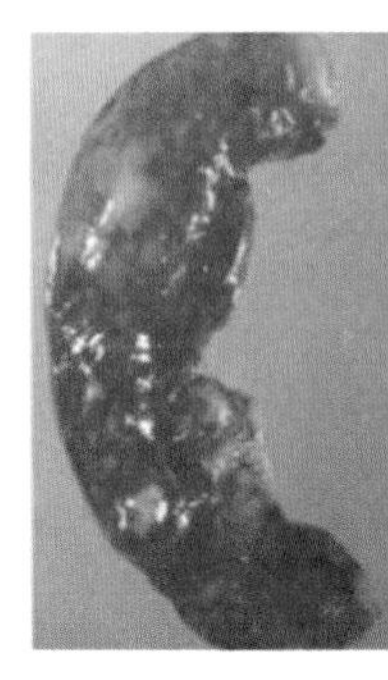

单纯性阑尾炎

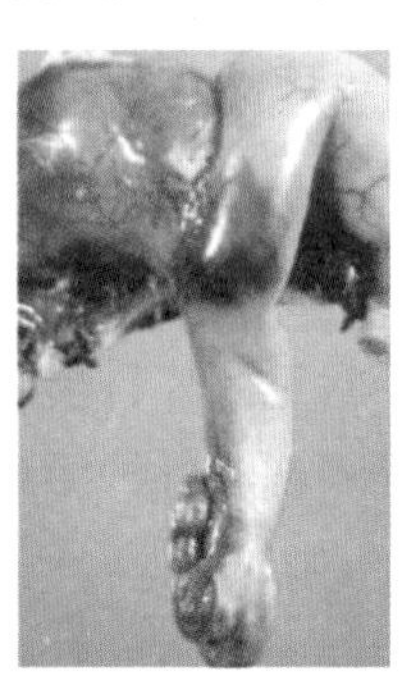

坏疽性阑尾炎

图 14-4　急性阑尾炎

2. 慢性阑尾炎　慢性阑尾炎多由急性阑尾炎转变而来,但也可以一开始就是慢性过程。慢性阑尾炎时,镜下见,阑尾壁内有纤维结缔组织增生和慢性炎症细胞浸润,有时黏膜下层可见脂肪组织增生。阑尾腔可发生狭窄甚至闭塞。阑尾萎缩变小并常与周围组织发生粘连。临床表现为右下腹疼痛。慢性阑尾炎可急性发作,此时阑尾壁内又出现大量中性粒细胞浸润。

如阑尾腔近端闭锁,则在远端可发生扩张而形成囊状,其中有黏液潴留,即形成所谓阑尾黏液囊肿。

(三)临床病理联系

1. 腹痛　为转移性的腹痛。但是刚开始没有转移,开始时腹痛出现在上腹或脐周(牵涉痛),数小时后才转移并固定在右下腹。70% ~80% 有这种转移性腹痛,并不是所有的都有。

急性单纯性阑尾炎——轻度隐痛;急性化脓性阑尾炎——阵发性胀痛和剧痛;急性坏疽性阑尾炎——持续性剧烈腹痛;阑尾穿孔——穿孔后,压力骤减,腹痛暂时减轻,出现腹膜炎后,又加剧。

2. 胃肠道症状　恶心、呕吐、腹泻、便秘程度较轻。

3. 全身症状　早期有乏力、头痛等。炎症加重时可有全身感染中毒症状。腹膜炎时可出现畏寒、高热。如发生门静脉炎可出现黄疸。

(四)结局及并发症

急性阑尾炎经过外科治疗,预后良好。只有少数病例因治疗不及时或机体抵抗力过低,出现并发症或转变为慢性阑尾炎。

常见的并发症如下:

1. 急性弥漫性腹膜炎　较少见。急性蜂窝织炎性阑尾炎和急性坏疽性阑尾炎均可发生穿孔,引起急性弥漫性腹膜炎。

2. 阑尾周围脓肿　当阑尾炎穿孔发展缓慢、机体抵抗力较强时,大网膜及肠袢可

笔记栏

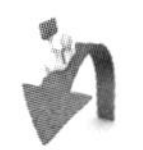

将进入腹腔的细菌及炎性渗出物包裹,互相粘连,使炎症局限于阑尾周围,形成阑尾周围脓肿或局限性腹膜炎。如脓肿进一步发展,可穿入腹腔而形成弥漫性腹膜炎。

3. 肝脓肿　阑尾炎时阑尾系膜中静脉受累可发生血栓性静脉炎,进而可波及门静脉的较大分支,尤其是肠系膜上静脉的分支,细菌或脱落的含菌栓子随门静脉血入肝,可引起细菌性肝脓肿。有时还可引起脓毒血症。

第四节　病毒性肝炎

病毒性肝炎是由一组肝炎病毒引起的以肝实质细胞变性坏死为主要病变的常见传染病。现已知肝炎病毒有甲型、乙型、丙型、丁型、戊型和庚型 6 种。主要临床表现为食欲缺乏、厌油腻、乏力、肝区疼痛及肝功能异常等。肝炎在世界各地均有发病和流行,且发病率有不断上升的趋势。其发病无性别差异,各种年龄均可患病。我国病毒性肝炎发病率比较高,以乙型肝炎最为常见。其次是丙型和甲型。其中,乙型和丙型肝炎与肝硬化、肝癌的发生有密切关系。

(一)病因及发病机制

1. 病因和传播途径　肝炎病毒有 6 种,分别是甲型肝炎病毒(HAV)、乙型肝炎病毒(HBV)、丙型肝炎病毒(HCV)、丁型肝炎病毒(HDV)、戊型肝炎病毒(HEV)和庚型肝炎病毒(HGV)。各型肝炎病毒特点见表 14-3。

表 14-3　各型肝炎病毒特点

肝炎病毒	病毒大小、性质	潜伏期	传播途径	转成慢性肝炎
HAV	27 nm,单链 RNA	2 ~ 6 周	肠道	无
HBV	43 nm,DNA	4 ~ 26 周	输血、注射,密切接触	5% ~ 10%
HCV	30 ~ 60 nm,单链 RNA	2 ~ 26 周	输血、注射,密切接触	>70%
HDV 缺陷性	RNA	4 ~ 7 周	输血、注射,密切接触共同感染	<5%
HEV	32 ~ 34 nm,单链 RNA	2 ~ 8 周	肠道合并妊娠	20%
HGV 单链 RNA	不详	输血	注射无	

2. 发病机制

(1)肝炎病毒在肝内繁殖　直接引起肝细胞损伤(HAV,HDV)。

免疫力对病毒性肝炎有何影响?

(2)细胞毒性免疫反应　乙型肝炎的发生与机体对病毒的细胞毒性免疫反应有密切关系。病毒在释出肝细胞过程中,有可能将 HBsAg 的某些成分遗留在肝细胞膜上,或使 HBsAg 携带了肝细胞膜的成分。病毒入血后,致敏的淋巴细胞识别和攻击附有病毒抗原的肝细胞,使肝细胞受损,B 淋巴细胞产生的抗体与附有病毒抗原的肝细胞膜发生免疫反应,而使受病毒感染的肝细胞发生变性、坏死。

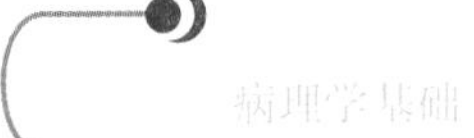

笔记栏

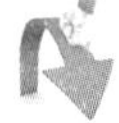

由于人体的免疫反应和感染的病毒的数量和毒力不同，引起肝细胞的损伤程度也不同，从而表现出不同的临床病理类型：①免疫功能正常，感染病毒数量较少，毒力较弱时，引起急性（普通型）肝炎；②免疫功能正常，感染病毒数量极少，毒力很弱时，则表现为亚临床型肝炎；③免疫功能过强，感染病毒数量多，毒力强时，则发生重型肝炎；④免疫功能不足，部分病毒未被杀灭，在肝细胞内反复复制，则造成慢性肝炎；⑤免疫功能缺陷或耐受时，病毒与宿主共存，受感染的肝细胞不受损伤，宿主成为无症状病毒携带者。

（二）基本病理变化

炎症的病理类型有哪些？

各种肝炎的病理变化均属于变质性炎，以肝细胞变性、坏死为主，有不同程度的炎症细胞浸润、肝细胞再生和纤维组织增生。基本病理变化如下：

1. 肝细胞变性、坏死

（1）肝细胞变性　①细胞水肿：最常见的病变，肝细胞体积增大，胞质疏松呈网状，半透明即胞质疏松化，进一步发展，气球样变。②嗜酸性变：多散发在小叶内，累及单个或几个肝细胞，病变肝细胞体积变小，胞质脱水而浓缩嗜酸性增强，颗粒消失，呈均匀致密的深红色。另外，丙型肝炎时肝细胞脂肪变性比较明显。

上述病变一般可恢复，若进一步加重可发生坏死。

（2）肝细胞坏死　①溶解性坏死：由严重的肝细胞水肿发展而来。病变肝细胞高度肿胀，包膜溶解，核溶解破裂或者消失。②嗜酸性坏死：单个细胞的坏死即细胞凋亡，由嗜酸性变性发展而来，胞质进一步浓缩，胞核也浓缩消失逐渐只剩下均匀红染的深红色圆形小体称为嗜酸性小体。

按照坏死的范围和程度不同，肝细胞坏死可分为以下四种。①点状坏死：指单个或几个相邻肝细胞的坏死，同时在该处伴有炎症细胞浸润。见于急性普通型肝炎。②碎片状坏死：指肝小叶周边部界板肝细胞的灶性坏死和崩解呈带片状或灶状连接，伴有炎症细胞的浸润，常见于慢性肝炎。③桥接坏死：指中央静脉与汇管区，两个汇管区之间，或两个中央静脉之间的相互连接的坏死带，坏死处伴有肝细胞不规则再生及纤维组织增生，后期则成为纤维间隔而分割小叶，常见于中度与重度慢性肝炎。④大片坏死：几乎累及整个肝小叶的大范围肝细胞坏死，常见于重度肝炎。

2. 炎症细胞浸润　在肝小叶内或汇管区处常有不同程度的炎症细胞浸润，主要是淋巴细胞、单核细胞、浆细胞及中性粒细胞。

3. 间质反应性增生和肝细胞再生

（1）肝细胞再生　肝细胞坏死时，邻近的肝细胞可通过直接或间接分裂而再生修复。再生的肝细胞体积较大，核大染色较深，可见双核。坏死范围小时，肝小叶内网状支架未塌陷，再生的肝细胞沿残存的网状纤维支架完全修复；若坏死范围较大，小叶内网状支架塌陷，再生的肝细胞不能恢复原来的排列结构而呈团块状排列，称为结节状再生。

（2）间质反应性增生　①Kupffer 细胞增生肥大：受炎症刺激，库普弗细胞可发生反应性增生，并可脱入肝窦内成为游走的吞噬细胞，参与炎症细胞浸润。②间叶细胞及成纤维细胞的增生：间质细胞具有多向分化潜能，存在于肝细胞质内，肝炎时可分化为组织细胞参与炎症细胞浸润。在反复发生严重坏死的病例，由于大量成纤维细胞增生可发展成肝纤维化及肝硬化。

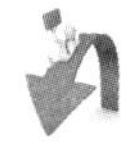

(三)临床病理类型

各种肝炎病毒引起的肝炎其病理变化基本相同。目前常用的病毒性肝炎分类方法如下:

1. 急性(普通型)肝炎　临床最常见,根据患者是否出现黄疸,分为黄疸型和无黄疸型肝炎。我国以无黄疸型肝炎多见,且主要为乙型肝炎,部分为丙型肝炎。

(1)病理变化　肉眼观:肝体积略增大,表面光滑,质地较软。镜下观,病变以肝细胞变性与坏死为主,无纤维化。病变特征为:①广泛的肝细胞变性,以胞质疏松化和气球样变最为普遍。②坏死轻微,肝小叶内可有散在的点状坏死和嗜酸性小体。③坏死灶及汇管区有炎细胞浸润,主要为淋巴细胞和单核细胞。④黄疸型肝炎毛细胆管内可见明显的淤胆现象和胆栓形成(图 14-5)。

在较重的急性病毒性肝炎,除以上病变外,可见桥接坏死,并伴有较多淋巴细胞浸润,临床症状较重。

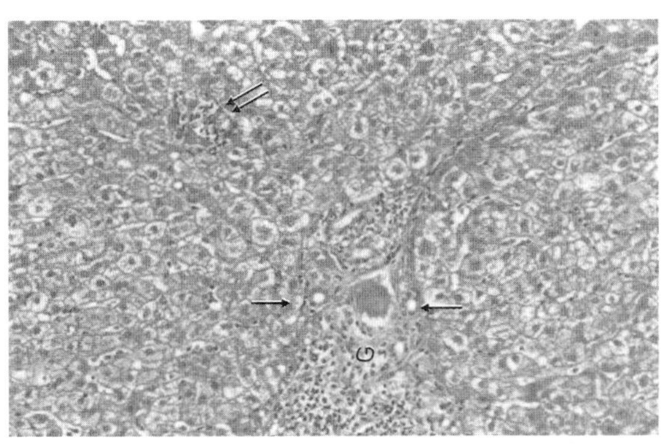

图 14-5　急性普通型肝炎

双箭头为点状坏死

(2)结局　本型肝炎患者多数在 6 个月内治愈。5% ~10% 的乙型肝炎、70% 的丙型肝炎可转为慢性肝炎。

2. 慢性(普通型)肝炎　急性病毒性肝炎病程持续半年以上者转为慢性肝炎,其中以乙型肝炎占绝大多数,丙型和丁型也可转为慢性,但甲型很少转为慢性。

病理变化:根据病变程度不同可分为轻、中、重度三类。

(1)轻度慢性(普通型)肝炎　有点灶状坏死。偶见轻度碎片状坏死,汇管区慢性炎细胞浸润,少量纤维组织增生。肝小叶界板无破坏,小叶结构完整清楚。

(2)中度慢性(普通型)肝炎　肝细胞坏死明显,除灶状带状坏死外,有中度碎片状坏死及特征性的桥接坏死。小叶内有纤维间隔形成,但小叶结构大部分保存。

(3)重度慢性(普通型)肝炎　肝细胞坏死重且广泛,有重度碎片状坏死与大范围的桥接坏死,坏死区出现肝细胞结节状再生,小叶周边与小叶内细胞坏死区间形成纤维条索连接,纤维间隔分割肝小叶结构。

晚期可致小叶结构紊乱而逐渐形成假小叶。此时肝表面不光滑,呈颗粒状,质地较硬。此类慢性肝炎有时在原有病变基础上出现大片新鲜的肝细胞坏死而变为重型肝炎。本型肝炎积极治疗,病情可持续稳定,重度慢性肝炎可发展为肝硬化。

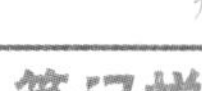

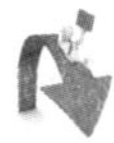

3. 重型病毒性肝炎　根据其发病急缓和病变程度不同，可分为急性重型、亚急性重型和慢性重型肝炎三类。

(1)急性重型肝炎　起病急，病程多为 10 d 左右，病情危重，死亡率高，故又称为“暴发性肝炎”。

病理变化：肉眼观，肝体积显著缩小，尤以左叶为甚，重量减轻，重量可减轻至 600～800 g(正常成人为 1 300～1 500 g)质地柔软，被膜皱缩。又称急性黄色肝萎缩或急性红色肝萎缩。镜下观，肝细胞坏死严重而广泛，肝组织大片溶解性坏死，坏死面积超过肝实质的 2/3。坏死多自肝小叶中央部位开始，肝细胞再生不明显。肝窦明显扩张、充血。Kupffer 细胞增生肥大。坏死区及汇管区有淋巴细胞和巨噬细胞为主的炎症细胞浸润。

哪些类型的肝炎易转化为肝硬化？

结局：该型肝炎预后极差。多数患者死于肝功能衰竭，消化道大出血等疾病，少数幸存者可发展为亚急性重型肝炎。

(2)亚急性重型肝炎　多由急性重型肝炎转变而来，或一开始起病较缓，病程一般数周到数月。

病理变化：肉眼观，肝体积有不同程度缩小，被膜皱缩，病程长者形成大小不等的结节，质地变硬。切面呈黄绿色(淤胆)。镜下观，既有大片的肝细胞坏死，又有肝细胞结节状再生。坏死区网状支架塌陷、融合及胶原化，形成较宽的纤维组织间隔。小叶内有炎细胞浸润，肝细胞与小胆管内常有淤胆现象。

结局：亚急性重型肝炎患者恢复后常进入慢性活动性肝炎或肝硬化。

(3)慢性重型肝炎　此型肝炎如及时治疗有可能治愈或停止发展，病程长者(1年)可过渡为坏死后性肝硬化。镜下观，在慢性肝炎或肝硬化病变的背景上，肝细胞出现大块或亚大块新鲜坏死，同时可见碎片状坏死、桥接坏死及纤维组织增生而形成的纤维间隔。本型及时治疗，病情可停止发展，有治愈可能。多数逐渐发展为坏死后性肝硬化。

(四)病理临床联系

1. 消化道症状　因肝细胞损伤，胆汁分泌排出障碍，患者可出现食欲缺乏、厌油腻、呕吐、腹泻等症状。

2. 肝大、肝区疼痛　急慢性肝炎因肝细胞变性、肝细胞再生、结缔组织增生及炎症细胞浸润等使肝大，肝包膜紧张牵拉导致患者肝区疼痛或不适。

3. 黄疸　因肝细胞变性坏死，胆红素肝内代谢障碍，使血液中胆红素含量增高、出现黄疸。肝细胞坏死，毛细胆管破裂，胆红素反流入淋巴窦或肝窦，细小胆管阻塞使脂型胆红素反流入血，肝细胞损害愈严重，黄疸愈明显。重度急性肝炎患者皮肤黏膜呈金黄色，且进行性加重。

4. 血清转氨酶升高　肝细胞变性坏死，细胞内转氨酶大量入血，导致血清转氨酶升高。

5. 出血倾向　重症肝炎多见，肝细胞损害，合成凝血因子障碍，重型肝炎时发生血管内凝血，患者可有牙龈出血、鼻出血、皮下瘀斑瘀点，甚至呕血和便血。

6. 肝性脑病　可见于重型肝炎。严重的肝细胞损伤，使肝解毒功能降低，毒素作用于脑组织，引起一系列精神神经综合征，甚至昏迷，也是患者死亡的主要原因。

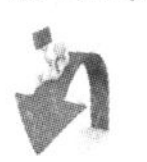

第五节　肝硬化

肝硬化(liver cirrhosis)是一种常见的慢性肝病,可由多种原因引起。肝细胞弥漫性变性坏死,继而出现纤维组织增生和肝细胞结节状再生,这三种病变反复交错进行,结果导致肝小叶结构被分割而形成假小叶,肝内血液循环途径逐渐被改建,而最终使肝变形、变硬。本病早期可无明显症状,后期临床常表现有不同程度的门静脉高压和肝功能障碍。

按国际肝病研究会(IASL)分类方法,肝硬化按病因可分为:病毒性肝炎、酒精性、代谢性、胆汁淤积性、肝静脉回流受阻、药物、毒物性、营养不良性等。按形态分类为:小结节型、大结节型、大小结节混合型及不全分割型肝硬化(又称肝炎后肝硬化,为肝内小叶结构尚未完全改建的早期肝硬化)。我国常用结合病因及病变的综合分类法,分为门脉性、坏死后性、胆汁性、淤血性、寄生虫性和色素性肝硬化等。其中门脉性肝硬化最常见,其次为坏死后性肝硬化,其他类型较少。

一、门脉性肝硬化

门脉性肝硬化是肝硬化中最常见的一种类型,在欧美国家因长期酗酒是引起本型肝硬化的主要原因,在我国病毒性肝炎是主要原因。

(一)病因及发病机制

1. 病毒性肝炎　慢性病毒性肝炎,尤其是乙型和丙型肝炎是门脉性肝硬化的主要原因,故又称为肝炎后肝硬化。

2. 慢性酒精中毒　长期大量酗酒是引起肝硬化的一个重要因素,在欧美国家因酒精中毒引起的肝硬化者占门脉性肝硬化的40% ~50%。我国近年因酗酒而引起肝硬化者也在逐渐增加。

3. 营养缺乏　作为肝硬化因素尚有争议。在生活贫困、营养不良的地区和国家,肝硬化发病率较高。动物实验表明,缺乏胆碱或蛋氨酸食物的动物,可经脂肪肝发展为肝硬化。

4. 毒物中毒　某些化学毒物如砷、四氯化碳、黄磷等慢性中毒可引起肝硬化。

由于以上各种因素作用,导致肝细胞的变性坏死、肝细胞结节状再生及炎症改变,继而在汇管区成纤维细胞、增生并分泌胶原纤维。早期纤维组织较少,可被吸收,如果病变继续进展,增生的纤维组织不断分割正常小叶和再生肝细胞团,肝内血液循环重新改建而形成假小叶,导致肝硬化。

(二)基本病理变化

肉眼观,早、中期肝体积正常或略增大,质地稍硬。后期肝体积缩小,重量减轻,由正常的1 500 g左右减至1 000 g以下。肝的硬度增加,包膜明显增厚,表面呈结节状,结节大小较一致,直径多在0.1 ~0.5 cm之间,切面可见无数圆形或卵圆形的岛屿状结节,大小与表面结节相似,弥漫地分布于全肝。结节的周围有灰白色增生的纤维组织分隔包绕,界限清楚,形成窄而均匀的纤维间隔(图14-6)。

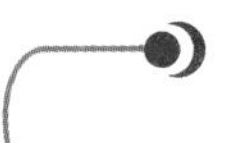

笔记栏

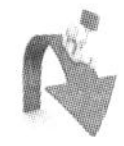

镜下观，正常肝小叶结构被破坏，由广泛增生的纤维组织将肝细胞再生结节分隔包绕成大小不等、圆形或椭圆形的肝细胞团，称为假小叶（图14-7）。假小叶形成是肝硬化的重要形态标志，其特点为：①肝细胞索排列紊乱，肝细胞可出现不同程度的变性、坏死；②小叶内中央静脉缺如、偏位或多个；③再生的肝细胞体积增大，核大，染色深，可见双核细胞；④纤维间隔内有淋巴细胞、浆细胞浸润，小管内有淤胆现象，并见增生的小胆管和无管腔的假胆管（假胆管来源于胆管上皮）。

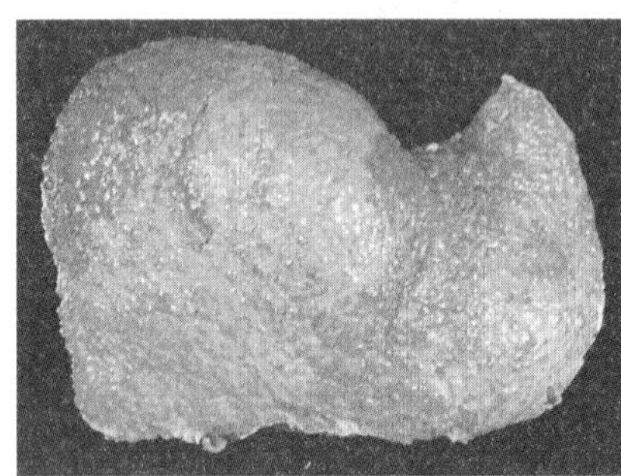

图14-6　门脉性肝硬化（大体）

肝体积明显缩小，表面呈颗粒状或小结节状，结节大小相仿

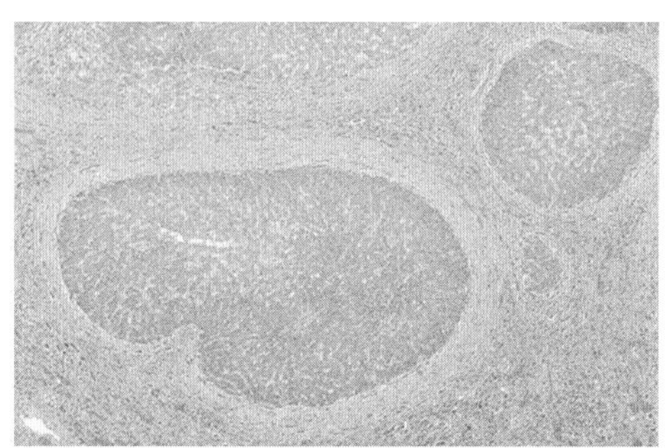

图14-7　门脉性肝硬化（镜下）

增生的纤维组织将肝小叶分割包绕，形成假小叶

（三）临床病理联系

在肝硬化早期，肝功能处于代偿期，临床症状轻，主要表现为全身乏力，食欲缺乏，肝脾轻度肿大，肝功能无明显异常；进入失代偿期，患者出现门脉高压症和肝功能障碍。

1. 门脉高压症　肝硬化时门静脉压可升至25.5 cmHg（正常为8～12 cmH_2O）以上。门静脉压升高的原因如下：①窦后阻塞，由于假小叶形成及肝实质纤维化的压迫，使小叶下静脉、小叶中央静脉及肝静脉窦受压，致门静脉的回流受阻。②窦前吻合，肝动脉与门静脉分支在进入肝窦前形成异常吻合，压力高的动脉血进入门静脉，使门静脉压增高。③肝窦阻塞，即肝硬化形成过程中，肝窦受纤维组织压迫而扭曲变形，中央静脉闭塞及硬化，使肝窦内压增加，门静脉回流障碍。④肝内血管网的破坏、减少均能增加静脉回流阻力，致使门静高压形成。

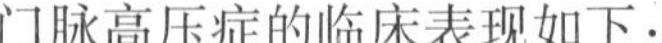

门脉高压症

门脉高压症的临床表现如下：

（1）脾大　门静脉压力升高后，脾静脉回流受阻，因长期慢性淤血而肿大。脾重量可达400～500 g（正常140～180 g），严重者可达1 000 g以上，并有结缔组织增生，质硬，脾窦扩张淤血，脾小体萎缩，脾功能亢进。临床上出现贫血、出血倾向、免疫力低下，主要由于红细胞、白细胞、血小板在脾破坏增加所引起。

（2）胃肠道淤血水肿　胃肠静脉回流受阻，黏膜淤血、水肿，引起消化吸收功能障碍，临床出现食欲缺乏、腹胀、腹泻、消化不良等症状。

（3）腹水形成　肝硬化晚期腹腔内可聚集大量淡黄色透明液体（漏出液），腹水量达500 mL以上腹部明显膨隆。腹水形成的机制：①由于门静脉压力升高，管壁缺氧而通透性增加，液体漏入腹腔；②肝细胞受损后，合成白蛋白功能降低，致使血浆胶体渗

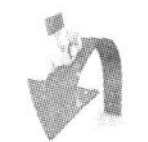

笔记栏

透压降低；③肝灭活功能减退，抗利尿激素、醛固酮等在肝内分解减少，在血液内水平增高，导致钠水潴留；④假小叶压迫小静脉或小叶中央静脉，导致肝窦内压力升高，致使液体从窦壁漏出，部分经肝被膜漏入腹腔。腹水形成后又进一步压迫胃肠道管壁，使消化功能进一步减退。

(4) 侧支循环形成　门静脉高压使部分静脉血经门-体静脉吻合支绕过肝直接回到右心。主要侧支循环及其并发症有：①食管下段静脉和胃冠状静脉曲张，食管下段静脉丛曲张，破裂后常可引起大量呕血，是肝硬化患者常见的死因之一。②直肠静脉丛曲张，直肠静脉丛曲张形成痔核，破裂后常引起便血，长期便血可引起贫血。③腹壁及脐周围静脉曲张，在脐周围和腹部皮下形成脐周静脉曲张网，临床出现“海蛇头”现象，是门静脉高压的重要体征之一（图 14-8）。

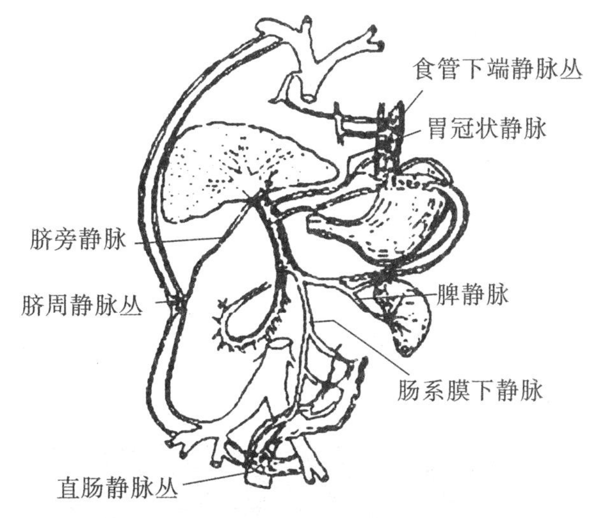

图 14-8　肝硬化时侧支循环模式图

2. 肝功能障碍　由于肝实质长期、反复受到破坏，肝细胞大量变性、坏死而减少，出现肝功能障碍，主要表现如下：

肝硬化患者上消化道出血的原因有哪些？

(1) 血浆蛋白变化　肝合成白蛋白的能力降低，血浆中白蛋白减少，白蛋白和球蛋白的比例减小或倒置，严重时血浆总蛋白量亦减少。

(2) 出血倾向　主要因肝合成凝血因子及纤维蛋白原减少及脾大、脾功能亢进，使血小板破坏增多而致。患者可有鼻、牙龈、黏膜、浆膜出血及皮下瘀斑等。

(3) 肝灭活功能低下　肝硬化时，肝对雌激素的灭活能力降低。其主要表现：①男性乳腺发育，睾丸萎缩，性欲减退；②女性可有月经不调、闭经、不孕等；③蜘蛛痣，多数肝硬化患者有此体征，是因小动脉末梢扩张所致，多见于面部、胸部、前臂、手背等处。有的患者也可出现肝掌，即两手掌大、小鱼际呈潮红色。

(4) 黄疸　后期患者可能有黄疸，多因肝内胆管的不同程度阻塞及肝细胞坏死所致。

(5) 肝性脑病　这是肝功能极度衰竭的结果，主要由于肝内含氮物质不能在肝内解毒而引起的氨中毒，成为肝硬化患者的死因之一。

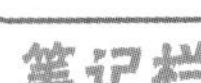

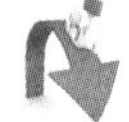

（四）结局及并发症

肝硬化时肝组织已被增生的纤维组织改建，不易从结构上恢复正常，但由于肝有强大的代偿能力，只要及时治疗，常使疾病处于相对稳定状态，可维持相当长时期。当肝硬化发展至晚期肝功能失代偿期时，可引起一系列并发症甚至是死亡。主要死亡原因有肝性脑病、食管静脉丛破裂出血、合并感染及肝癌等。

二、坏死后性肝硬化

坏死后性肝硬化相当于大结节型肝硬化和大小结节混合型肝硬化，是在肝实质发生大片坏死的基础上形成的。

（一）病因及发病机制

1. 肝炎病毒感染　大多为 HBV 感染，也有 HBV 与 HDV 复合感染。孕妇有时可见 HEV 感染。主要由重度慢性病毒性肝炎和亚急性重型肝炎转变而来。

2. 某些药物或化学毒物中毒　抗结核、抗癌、抗炎药物及某些化学物质可引起肝实质受到严重损害，大片肝细胞坏死，纤维网状支架塌陷，继之肝细胞发生结节状再生和纤维组织增生，由此形成坏死后性肝硬化。

（二）基本病理变化

肉眼观，肝体积缩小，重量减轻，质地变硬。表面有较大且大小不等的结节，最大结节直径可达 6 cm。由于体积大小不等的结节常使肝变形。切面见结节由较宽大的纤维条索包绕，结节呈黄绿色或黄褐色（图 14-9）。

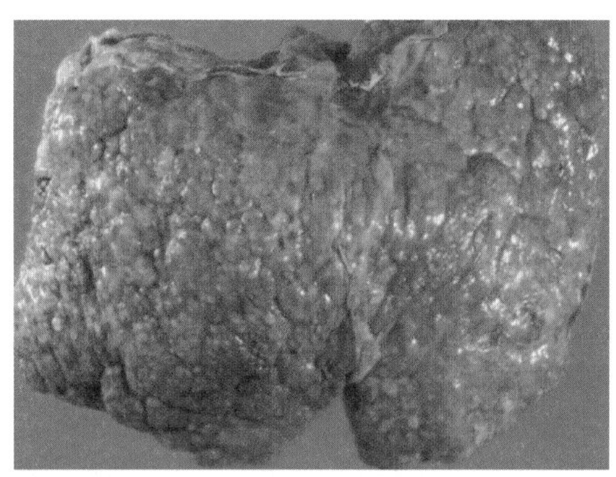

图 14-9　坏死后性肝硬化（大体）

肝表面结节较大且大小不等

镜下观，肝细胞坏死区大小不等，分布不规则，假小叶的形状、大小不一致，有的假小叶较大，形态不规则，如半月形、地图状等。假小叶内肝细胞变性坏死和胆色素沉着均较重，假小叶间的纤维间隔厚薄不均，其中可见显著的炎症细胞浸润和小胆管增生，这些均与门脉性肝硬化有显著的差异。

本型肝硬化坏死较严重，故病程短且肝功能障碍较早也较突出，癌变率较高，预后差。

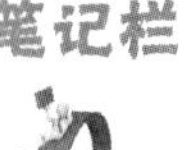
笔记栏

第六节　肝性脑病

肝是人体最大的消化腺，承担着消化、代谢、解毒、分泌及免疫等多种生理功能。肝功能不全是指各种因素引起肝代谢、分泌、合成、解毒及免疫功能障碍，机体出现黄疸、出血、继发感染和重要器官功能紊乱的病理生理过程。肝功能衰竭属于肝功能不全的晚期，是指肝功能严重障碍引起的一系列临床综合征，主要表现为肝性脑病和肝肾综合征。大多数肝功能衰竭者都以肝性脑病而告终。

肝性脑病（俗称"肝昏迷"）——是指排除其他已知脑疾病前提下，继发于肝功能障碍的神经精神综合征，其主要临床表现从早期轻微的人格改变，行为失常，扑翼样震颤，到出现意识障碍乃至昏睡、昏迷甚至死亡。临床上按神经精神症状的轻重将肝性脑病分为四期：①一期称前驱期，有轻微的性格、行为改变，昼夜颠倒，轻微扑翼样震颤；②二期又称昏迷前期，出现语言和书写障碍、嗜睡、淡漠、人格障碍、行为异常和明显的扑翼样震颤等；③三期又称昏睡期，以昏睡能唤醒、语无伦次、明显精神错乱为主；④四期又称昏迷期，患者完全丧失神志，昏迷不能唤醒，对疼痛刺激无反应。

一、病因和分型

肝性脑病按肝病变、神经病学的症状和体征及病程分为 A、B、C 三型，A 型为急性肝衰竭相关性肝性脑病，B 型为门体旁路相关性肝性脑病，C 型为肝硬化伴门脉高压或门体分流相关的肝性脑病。

1. A 型肝性脑病　起病急，病情凶险，无明显诱因，常由急性重型病毒性肝炎，急性中毒性肝病、急性药物性肝病所致，因肝细胞广泛坏死，肝功能急剧下降，患者迅速发生昏迷、预后差。

2. B 型肝性脑病　少见，纯粹由门-体静脉分流术引起，肝结构正常且无器质性肝病。

3. C 型肝性脑病　常继发于各种慢性肝病。见于门脉性肝硬化、严重的病毒性肝炎、原发性肝癌、严重胆道感染、慢性药物性肝病、肝豆状核变性等。

二、发病机制

肝性脑病的发病机制尚未完全明确。一般认为氨中毒、假性神经递质、血浆支链氨基酸与芳香族氨基酸比例失调、氨基丁酸或其他来自肠道的许多毒性代谢产物，未被肝解毒和清除，经侧支进入体循环，透过血-脑屏障而至脑部，引起大脑功能代谢障碍。每种机制都能从一定角度解释肝性脑病的发生发展，并为临床治疗提供理论依据，但并不能解释全部。

（一）氨中毒

在进食大量高蛋白或口服较多含氮物质后血氨水平升高，并可出现肝性脑病的各种临床表现。而限制蛋白摄入可缓解病情。临床上，肝性脑病发作时，多数患者血液及脑脊液中氨水平升高至正常的 2～3 倍，约占 80%。且降血氨治疗有效。正常情况

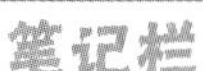
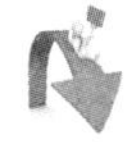

下，人体氨的生成与清除之间维持着动态平衡，血氨含量不超过 59 μmol/L。当氨生成过多而清除不足时，血氨升高，进入脑内作为神经毒素引起肝性脑病，氨中毒学说是肝性脑病发病机制的中心环节。

1. 氨水平升高　氨生成过多或清除不足均可致血氨水平升高。

血氨的来源：主要来源于肠道产氨，肠道细菌释放的氨基酸氧化酶分解氨基酸产氨，尿素酶分解经肠肝循环弥散入肠的尿素产氨，正常时肠道每天产氨 4 g，其次肾小管上皮细胞水解谷氨酰胺产氨，肌肉收缩时腺苷酸分解代谢增强氨产生过多。血氨的去路绝大部分在肝经鸟氨酸循环合成尿素，再从肾排出或经肠壁渗入肠腔，通常肝合成一分子尿素可清除 2 分子氨，少部分氨与谷氨酸合成谷氨酰胺。若生成过多或排出过少，血氨水平就会升高。

（1）氨产生过多　①肝功能严重障碍时，由于门静脉血流受阻、门脉高压，致使肠道黏膜淤血、水肿，由于胆汁分泌减少，肠蠕动减慢，食物消化、吸收和排空都发生障碍，未经消化吸收的蛋白质在肠道潴留，同时肠内细菌大量繁殖，使肠道氨的生成显著增多；如果合并上消化道出血，血液蛋白质在肠内细菌作用下产氨增多。②肝硬化晚期可因合并肾功能障碍而发生氮质血症，使弥散至肠道的尿素大增，产氨剧增。③肝性脑病患者在前驱期出现烦躁不安与躁动，导致肌肉中腺苷酸分解代谢增强而产氨增多。④肠道中氨的吸收率与肠道内 pH 值有密切关系，当肠道属于酸性环境时，形成 NH_4^+ 随粪便排出体外。反之，当肠道内处于碱性环境时，肠道吸收氨增多，促使血氨升高。因而临床上常用口服乳果糖，在肠道细菌分解下产生乳酸、醋酸，从而降低肠腔内 pH 值，减少氨的吸收。

（2）氨清除不足　①血氨水平升高多因肝清除氨的能力降低所致。见于严重肝疾患。使尿素合成能力显著降低导致氨清除不足。②在已建立肝内、外侧支循环的肝硬化患者和门-体静脉吻合术后的病例，来自肠道的氨有一部分或大部分通过分流未经肝清除直接进入体循环，成为血氨升高的主要原因。

2. 氨对脑组织的毒性作用　氨可以通过血-脑屏障进入脑内。当细胞因子、自由基等使血-脑屏障通透性增高时，即使血氨不增高，进入脑内的氨也会增多。氨可以产生以下毒性作用：

（1）干扰脑组织能量代谢　脑内能量主要来源于葡萄糖的生物氧化。脑细胞的正常代谢是保持意识清醒和精神正常的基本条件。氨入脑可干扰葡萄糖的生物氧化过程，影响能量代谢，使 ATP 生成减少，消耗过多，不能维持中枢神经系统的兴奋活动，从而发生功能紊乱乃至昏迷。

（2）氨使脑内神经递质发生改变　脑内氨水平升高可影响神经递质的水平及神经传递。①干扰脑内兴奋性递质谷氨酸的浓度及谷氨酸能神经的传递，肝性脑病一方面使谷氨酸与氨结合生成谷氨酰胺增多，另一方面使三羧酸循环受抑制，两者均使脑内兴奋性递质谷氨酸减少，神经传递障碍。②使丙酮酸氧化脱羧障碍，乙酰辅酶 A 生成减少，中枢兴奋性递质乙酰胆碱生成减少。③抑制性递质如 γ-氨基丁酸、谷氨酰胺等增加，导致抑制性神经元活动增强。

（3）干扰脑神经细胞膜离子转运　氨可干扰神经细胞膜 Na^+-K^+ ATP 酶的活性，影响细胞内外 Na^+-K^+的分布，从而影响正常静息电位和动作电位的产生，使神经的兴奋和传导过程受到干扰。

笔记栏

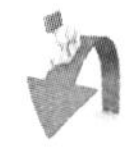

(二)假性神经递质学说

脑干网状结构上行激动系统的主要功能是保持清醒状态或维持唤醒功能,去甲肾上腺素和多巴胺是脑干网状结构中传递冲动的主要递质,当这些递质被假性神经递质所取代,这一系统的唤醒功能将不能被维持。

1. 假性神经递质形成的原因　神经冲动的传导是通过递质来完成的。神经递质分兴奋和抑制两类,正常时两者保持生理平衡。兴奋性神经递质有儿茶酚胺中的多巴胺和去甲肾上腺素、乙酰胆碱、谷氨酸和门冬氨酸等;抑制性神经递质有 γ-氨基丁酸、甘氨酸等只在脑内形成。

食物中的芳香族氨基酸,经肠菌脱羧酶的作用分别转变为酪胺和苯乙胺。正常时这两种胺在肝内被单胺氧化酶分解清除,在肝功能障碍或存在门-体静脉分流时,清除发生障碍,此两种胺可进入脑组织,在脑内经 β 羟化酶的作用分别形成羟苯乙醇胺和苯乙醇胺。这两种物质的化学结构与正常神经递质去甲肾上腺素和多巴胺相似,但其效果相当于肾上腺素的 1/10 因此称为假性神经递质。

2. 假性神经递质的致病机制　当假性神经递质被脑细胞摄取并取代了突触中的正常递质,则神经传导发生障碍,兴奋性冲动不能正常地传至大脑皮质而产生异常抑制;出现意识障碍与昏迷。此外,因黑质-纹状体中抑制性递质多巴胺被假性神经递质取代,故出现扑翼样震颤。

(三)血浆氨基酸失衡学说

研究发现,在肝性昏迷发生之前或发生之中,脑内假性神经递质和(或)抑制性神经递质增多,这种变化与血浆中氨基酸的改变有关。血浆支链氨基酸/芳香族氨基酸的比值在正常人为 3.0~3.5,而肝性脑病患者血中氨基酸含量有明显的改变,表现为支链氨基酸减少,而芳香族氨基酸增多,两者比值为 0.6~1.2。若用中性氨基酸混合液将此比值矫正到 3.0~3.5,中枢神经系统功能即会得到改善。

1. 血浆氨基酸失衡的原因　肝功能衰竭时,胰岛素和胰高血糖素的灭活减少,血中胰高血糖素的升高比胰岛素的升高更快更明显,而胰高血糖素致使蛋白质分解代谢增强,大量芳香族氨基酸由肝和肌肉释放入血。

2. 血浆氨基酸失衡的致病机制　在生理情况下,芳香族氨基酸和支链氨基酸同属电中性的氨基酸,借同一载体转运系统通过血-脑屏障并被脑细胞摄取。因此两者在通过血-脑屏障时相互竞争,必然使芳香族氨基酸尤其是苯丙氨酸和络氨酸进入脑细胞增多。而增多的苯丙氨酸和络氨酸分别生成假性神经递质苯乙醇胺和羟苯乙醇胺。因此,血浆氨基酸失衡使脑内产生大量的假性神经递质,同时抑制了正常神经递质的合成,最终导致昏迷。

临床上,对肝性脑病患者补充支链氨基酸仅能缓解部分患者的神经精神症状,却不能改变患者的生存率,由此可见,血浆氨基酸失衡学说是假性神经递质学说的补充和发展。

总之,肝性脑病的发病机制较为复杂,应指出的是对不同类型的肝性脑病应做动态观察和研究。在慢性肝性脑病,高血氨是主要发病机制,进而引起血浆氨基酸失衡。在暴发型肝性脑病时,与肝细胞急性大量坏死,代谢障碍造成氨基酸失衡有更重要的直接关系。因此,对于不同类型的肝性脑病要具体分析,研究其发生发展规律,制订出

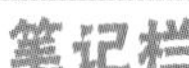
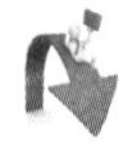

相应的治疗措施。

三、诱因和防治原则

(一)诱发因素

1. 上消化道大出血　肝硬化患者因食管下段胃底静脉曲张破裂引起的上消化道出血是本病最常见的诱因。

2. 麻醉、镇静剂使用不当　此类药物对脑有直接的抑制作用,并加重脑组织的缺氧状态,因此诱发肝性脑病。

3. 利尿剂的使用不当　肝硬化患者使用利尿剂后可诱发肝性脑病,主要和低钾性碱中毒使血氨升高,血容量下降使尿素肝肠循环增强致产氨增多有关。

4. 便秘　主要原因是肠道产氨和其他含氨毒性物质的产生和吸收增多。

肝性脑病防治的原则是什么?

5. 其他　包括进食过量的蛋白质、大量放腹水、手术、输注含氨较多的库存血、严重创伤、酗酒、感染等,均可诱发本病。

(二)防治原则

肝性脑病是肝功能不全发展至晚期失代偿阶段的最终临床表现,死亡率高。因此防治措施也应是综合性的,其中去除诱因和防治并发症尤为重要。

1. 治疗原发病　肝性脑病通常是严重肝功能障碍引起,首先应针对原发病如肝炎、肝硬化等进行积极的治疗。

2. 消除诱因　谨防诱因的出现,无论对尚未发生肝性脑病的肝功能严重障碍的患者,亦或是已经发生肝性脑病的病例,都是十分重要的。主要措施有:①严格限制蛋白质摄入量每天每千克体重不应超过0.5 g且为优质蛋白质,在限制蛋白质的同时可增加葡萄糖和维生素等营养物质;②为防止食管下端静脉破裂出血,应严禁患者吃粗糙食物;③慎用镇静剂和麻醉剂及利尿剂,即使使用最低量,也要警惕药物蓄积的可能;④预防感染,防止排放腹水过多过快,保持大便通畅。

3. 降低血氨、控制肠道产氨　减少肠源性氨的吸收和降血氨,可用生理盐水或弱酸性溶液灌肠,以减少和防止氨的吸收。必要时选用合适的抗生素,以控制肠道菌产氨。

4. 增强正常神经递质的功能　补充正常神经递质,目前多采用左旋多巴,因为它易于通过血-脑屏障进入中枢神经系统,并转变为正常神经递质而发挥效应。此外,也可应用含有高支链氨基酸、低芳香族氨基酸再加精氨酸的混合氨基酸制剂,通过恢复血氨基酸平衡来治疗肝性脑病。

5. 其他　如有低血糖时酌情补充葡萄糖。脑水肿时治疗脑水肿。

小　结

慢性胃炎中常见的有慢性浅表性胃炎和慢性萎缩性胃炎。慢性萎缩性胃炎的病变特点有:胃黏膜内腺体数量减少,体积缩小,黏膜变薄;固有膜内大量淋巴细胞和浆细胞浸润,重者形成淋巴滤泡;出现上皮化生,一种为肠上皮化生,另一种为假幽门腺化生。

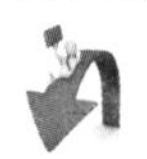

溃疡病又称消化性溃疡，分胃溃疡与十二指肠溃疡两种。胃溃疡多见于胃小弯近幽门处，溃疡呈圆形或椭圆形，直径在 2 cm 以内。溃疡边缘整齐，状如刀切，底部平坦，溃疡周边黏膜呈放射状向中心集中。胃溃疡切面贲门侧呈潜掘状，幽门侧较浅呈阶梯状。镜下主要由四层结构组成：渗出层、坏死层、肉芽组织层及瘢痕组织层。十二指肠溃疡多位于球部前、后壁，直径在 1 cm 以内，形态与胃溃疡相似。溃疡病的并发症有出血、穿孔、幽门狭窄、癌变。

阑尾炎分为急性单纯性、急性蜂窝织炎性和坏疽性阑尾炎三类。穿孔是阑尾炎最常见的并发症。急性阑尾炎可转变为慢性阑尾炎。

病毒性肝炎根据病程分为急性、慢性、重型。①急性病毒性肝炎最常见，以肝细胞广泛变性和点状坏死为主。②慢性病毒性肝炎分为轻度慢性、中度慢性和重度慢性。肝细胞坏死由点状坏死逐步发展到桥接坏死，坏死区域出现肝细胞不规则再生、小叶内纤维间隔形成，坏死灶周围有不同程度的淋巴细胞及单核细胞浸润。③重型病毒性肝炎分为急性重型、亚急性重型和慢性重型。急性重型肝炎肝体积明显缩小，肝细胞大片坏死、再生不明显；亚急性重型肝炎既可见大片肝细胞坏死，又有明显的肝细胞再生、炎症细胞浸润及较宽的纤维间隔形成；慢性重型肝炎如治疗及时则有可能痊愈，若病程超过一年则可发展为坏死后性肝硬化。

我国门脉性肝硬化最常见，病毒性肝炎是其发病的主要原因，假小叶的形成是其特征性的病变，肝硬化有门脉高压症和肝功能障碍两大表现。

肝性脑病是肝功能衰竭的临床主要表现，患者可表现为人格改变、行为异常、扑翼样震颤甚至出现意识障碍、昏迷和死亡。主要发病机制是氨中毒，而进食过量的蛋白质、上消化道大出血、便秘、大量利尿、大量放腹水、手术、麻醉、镇静剂、感染、缺氧等可以诱发肝性脑病。

问题分析与能力提升

病例摘要 患者，男，32 岁，教师。周期性节律性上腹部疼痛 5 年，因“突然剧烈疼痛伴呕吐 1 小时”入院。5 年前开始每年天气转冷季节发生上腹部隐痛，天气转暖后缓解，疼痛多发生在上午 11 时左右，下午 4～5 时，进食后缓解，常有夜间疼痛。有时有反酸、胃灼热感。入院当日中餐后突然上腹部剧烈疼痛，伴恶心呕吐，吐出胃内容物，急诊入院，半年前曾做纤维胃镜检查，十二指肠球部溃疡，椭圆形，中心覆盖白苔，周围潮红，有炎症性水肿。入院体检：T 37.2 ℃，P 100 次/min，R 22 次/min，BP 124/80 mmHg。急性病容，板状腹，上腹部压痛明显，有反跳痛。叩诊肝浊音界消失。实验室检查：血常规，白细胞计数 14.0×10^9/ L，白细胞分类计数，嗜中性粒细胞 0.85，腹部 X 射线透视膈下有游离气体，经外科急诊手术治愈出院。

讨论：①请做出诊断并说明诊断依据。②叙述消化性溃疡的病理变化、临床表现及并发症。

（王玉霞）

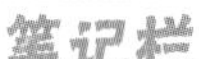

笔记栏

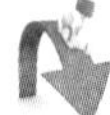

第十五章 泌尿系统病理

学习目标

1. 掌握急性、急进性肾小球肾炎基本病理变化及临床表现；急、慢性肾盂肾炎的病变特点及临床病理联系。

2. 熟悉膜性、轻微病变性肾小球肾炎的病变及临床特点。

3. 了解肾小球肾炎的病因、发生机制；肾盂肾炎的病因、发生机制。

肾除了泌尿还有哪些功能？

泌尿系统的组成主要包括肾、输尿管、膀胱和尿道四个部分。肾是泌尿系统中最重要的脏器，主要功能是排泄代谢产物。在调节体内水与电解质和维持血液的酸碱平衡方面有很重要的作用，同时能够维持机体内环境的相对稳定，使机体保持一种动态平衡。此外，肾还具有内分泌功能，例如分泌的主要激素有肾素、促红细胞生成素、前列腺素、1,25-二羟胆钙化醇（维生素 D），这些激素主要参与调节血压、红细胞的生成和钙的吸收。

肾的剖面结构

肾的各组成部分之间联系比较密切。损伤时常相互影响，肾疾病晚期各个部分都会被破坏。肾小球不能再生，损伤后只能由留存的肾单位肥大来代偿损失的功能，所以肾小球发生弥漫性病变时可造成严重后果。肾小管的再生能力很强，发生损伤时，如及时再生可恢复功能。肾有很大的代偿储备能力，在肾功能障碍比较严重时病变才可表现出来，甚至有些已到疾病晚期症状才有所表现。

泌尿系统的病变类型包括炎症、肿瘤、代谢性疾病、尿路梗阻、血管疾病和先天性畸形等。本章主要介绍肾小球疾病、肾小管-间质性炎及肾功能不全。不同部位病变引起的易感性和早期临床表现也常有较大区别。如肾小球疾病，引起损伤的原因主要是由免疫介导引起，而肾小管和肾间质主要由中毒或感染引起。

第一节 肾小球肾炎

一、概述

肾小球肾炎，简称肾炎，又称为肾小球肾病，是一组以肾小球病变为主的变态反应

笔记栏

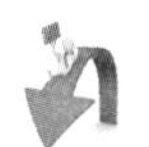

性炎症，比较常见。肾炎可分为原发性和继发性两类，原发性肾炎是指原发于肾的独立性疾病，肾为唯一或主要受累的器官。继发性肾炎是一些全身性疾病引起肾小球病变，往往继发于其他疾病，包括自身免疫病、血管性疾病、代谢性疾病等。肾小球肾炎病因复杂，类型多样。肾炎是一种较为常见的疾病，主要表现血尿、蛋白尿、管型尿、尿量改变（少尿或多尿）、水肿及高血压等。晚期可导致肾功能衰竭。按病变范围主要包括弥漫性和局灶性两种类型。其中弥漫性肾炎表现为两侧肾的绝大多数肾小球发生炎症病变，而局灶性肾炎病变仅累及少数或部分肾小球。一般所指的肾炎，即原发性肾小球肾炎。

（一）病因及发病机制

肾小球肾炎（简称肾炎）的病因及发病机制尚未完全阐明。大量实验和临床研究证明肾炎的大多数（90%以上）类型都是抗原抗体反应引起的免疫性疾病，是由于体液免疫反应引起肾小球的损伤。

1. 引起肾小球肾炎的抗原物质　大致可分为外源性和内源性两大类。

（1）外源性抗原　有细菌（链球菌、肺炎球菌、葡萄球菌、脑膜炎球菌、伤寒杆菌等）、病毒（流感病毒、乙型肝炎病毒、EB病毒、水痘病毒、麻疹病毒等）、霉菌（白念珠菌）、药物（青霉胺、金和汞制剂）、异种血清（类毒素）和寄生虫（疟疾，Manson血吸虫，丝虫）等。

（2）内源性抗原　有核抗原、DNA、免疫球蛋白、免疫复合物、肿瘤抗原、甲状腺球蛋白抗原、肾小球基底膜抗原（层连蛋白、Goodpasture抗原，Ⅳ型胶原羧基端球状部的一种多肽）、肾小球毛细血管上皮细胞的Heymann抗原（一种膜糖蛋白）、内皮细胞膜抗原、系膜细胞膜抗原、肾小管刷状缘抗原、肿瘤抗原及甲状腺球蛋白等。

2. 免疫复合物形成　引起肾小球肾炎基本上有两种方式：①抗体与肾小球内固有的不溶性肾小球抗原或植入在肾小球内的非肾小球抗原，在肾小球原位结合形成免疫复合物。②血液循环内形成的可溶性抗原-抗体复合物沉积于肾小球。抗原-抗体复合物主要通过两种形式引起肾小球肾炎：肾小球原位免疫复合物的形成和循环免疫复合物的沉积，两者既可单独进行，也可共同作用，从而引起肾小球肾炎。两种发病机制引起的肾小球肾炎都可表现为急性或慢性过程，病变也可有轻有重。引起肾小球损伤的主要介质包括抗体、补体、中性粒细胞、单核吞噬细胞、血小板、系膜细胞和凝血系统等。

（1）原位免疫复合物形成　抗体直接与肾小球内固有或植入在肾小球内的抗原成分直接发生反应，导致原位免疫复合物的形成，引起肾小球损伤。近年来的研究证明，肾小球原位免疫复合物形成在肾小球肾炎的发病中起主要作用。由于抗原性质不同所引起的抗体反应也不同，可引起不同类型的肾小球肾炎（图15-1）。

1）抗肾小球基底膜肾炎　抗肾小球基底膜抗体引起的肾炎又称为抗肾小球基底膜性肾炎，是一种自身免疫性疾病。这类肾炎在人类较少见，约占人类肾小球肾炎的5%。

讨论原位免疫复合物形成的过程。

肾小球基底膜本身的成分为抗原，机体内产生抗自身肾小球基底膜抗体，这种自身抗体直接与肾小球基底膜结合形成免疫复合物，通过免疫荧光法可见免疫复合物沿肾小球基底膜沉积呈连续的线状荧光。抗肾小球基底膜抗原引起的肾炎称为抗肾小球基底膜性肾炎，是一种自身免疫性疾病。机体产生抗自身肾小球基底膜抗体的原因

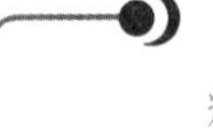
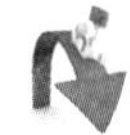

可能是在感染或某些因素的作用下,基底膜的结构发生改变而具有抗原性,同时刺激机体产生自身抗体。或某些细菌、病毒或其他物质与肾小球基底膜有共同抗原性,这些抗原刺激机体产生的抗体可与肾小球毛细血管基底膜起交叉反应。

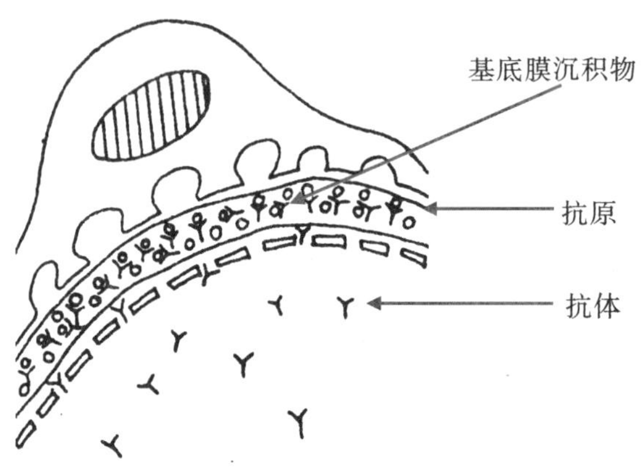

图 15-1　肾小球肾炎时原位免疫复合物形成示意

2)Heymann 肾炎　除肾小球基底膜外,肾小球内其他成分如系膜细胞膜抗原Thy-l和上皮细胞的 Heymann 抗原等也可引起肾小球原位免疫复合物的形成。目前已知这种刷状缘抗原即 Heymann 抗原,是一种分子量为 330 kD 的糖蛋白(gp330),主要位于近曲小管刷状缘和肾小球。肾小球的 gp330 由脏层上皮细胞合成,合成后集中在上皮细胞足突底部表面与毛细血管基底膜相邻处。抗体与足突底部的 gp330 抗原结合,在毛细血管表面形成多数小丘状免疫复合物,免疫荧光染色呈不连续的颗粒状荧光。电子显微镜下可见肾小球毛细血管基底膜表面上皮细胞下有多数小丘状电子致密物沉积。

3)抗体与种植抗原的反应　非肾小球性抗原可与肾小球内的成分结合,形成植入性抗原,从而引起抗体形成。抗体与植入抗原在肾小球内原位结合形成免疫复合物引起肾小球肾炎。免疫检查通常有不连续的颗粒状荧光显示。

(2)循环免疫复合物沉积　循环免疫复合物沉积引起的抗原为非肾小球性,它们不属于肾小球的组成成分,主要包括外源性(如感染产物、异种蛋白、药物等)和内源性(如 DNA、甲状腺球蛋白及肿瘤抗原等)。非肾小球抗原刺激机体产生相应抗体后,对肾小球的成分无免疫特异性,抗原抗体在血液循环内通过结合形成抗原-抗体复合物。当抗原-抗体复合物随血液运行流经肾时,沉积在肾小球内引起肾小球损伤。当抗原量明显超过抗体时,形成的小分子免疫复合物易通过肾小球滤出;相反情况下,则形成大分子免疫复合物常被巨噬细胞吞噬而清除。上述两种复合物均不引起肾损伤。只有抗体稍多于抗原所形成的可溶性中等大小复合物能在血液循环中保持较长时间,当其随血流入肾时,可在肾小球内沉积而引起肾小球损伤。

抗原、抗体及其免疫复合物在肾小球内的沉积部位与免疫复合物的大小有关,抗原、抗体与免疫复合物的电荷有关。主要变现为含大量阳离子的抗原易通过肾小球基底膜,在基底膜外侧上皮细胞下则形成免疫复合物。若含大量阴离子的大分子物质,则不易通过基底膜,往往在内皮细胞下进行沉积,或被吞噬和清除,此时不引起肾炎。

笔记栏

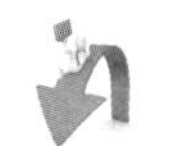

若分子接近中性,则形成的免疫复合物往往容易沉积于系膜内。抗原和抗体的性质、肾小球的结构与形态以及系膜细胞和单核巨噬细胞等都其发生免疫复合物形成的部位和肾组织病变类型有密切关系。

免疫复合物在血液循环时沉积在肾小球或在肾小球原位形成后,可激活补体系统,从而产生各种生物活性物质引起肾炎。补体成分中 C3a 与 C5a 可使肥大细胞脱颗粒释放组胺,此时血管通透性增高;C3a、C5a 和 C567 也可吸引白细胞;中性粒细胞于肾小球内集聚并崩解释放出溶酶体酶,其作用是损伤毛细血管内皮和基底膜,使基底膜暴露胶原,引起血小板集聚,激活凝血系统和激肽系统,其结果是毛细血管微血栓形成和毛细血管通透性增高,出现渗出性病变,同时内皮细胞、系膜细胞及上皮细胞增生。

肾小球原位免疫复合物形成和循环免疫复合物沉积的形成并非完全互不相关。两者既能单独进行,也能共同作用从而引起肾小球肾炎。两种类型都可表现为急性或慢性过程,病变也都有轻有重。与抗原和抗体的数量、性质、免疫复合物沉积的量及持续时间的长短有关。同时也跟机体的免疫状态和反应性有关。

(3)引起肾小球肾炎的介质　免疫复合物沉积在肾小球后,可以导致肾小球损伤的介质主要包括抗体、补体、中性粒细胞、单核巨噬细胞、血小板、系膜细胞和凝血系统等。

抗体可以通过各种途径使肾小球内的抗体引起肾小球损伤。大量实验表明豚鼠体内的抗肾小球基底膜抗体和补体的作用于上皮细胞膜后,可引起上皮细胞的改变,使上皮细胞与基底膜脱离或损伤基底膜引起肾炎。

活化补体造成损伤有两种方式:①吸引中性粒细胞和单核细胞;②补体的末端成分(C5b~C9)引起肾小球损伤。补体成分 C3a、C5a 具有过敏毒素作用,可以使血管通透性增加。同时,C3a、C5a 和 C567 还具有化学趋向性,吸引中性粒细胞。C3b 可增强粒细胞的吞噬作用、促进免疫吸附。中性粒细胞可释放炎症介质、氧代谢活性产物,破坏毛细血管内皮细胞和基底膜。在补体末端,形成的膜攻击复合物在没有中性粒细胞参与下,也可引起肾小球损伤。C5b~C9 可刺激肾小球脏层上皮细胞,作用是产生氧代谢活性产物和蛋白酶等炎症介质导致基底膜损伤,并能有效刺激系膜细胞产生蛋白酶、氧自由基、IL-1 和前列腺素,最终导致肾小球损伤。

中性粒细胞可释放血小板活化因子、血小板源性生长因子、白细胞三烯。肾炎时,肾小球内有单核细胞浸润,活化的单核细胞可产生多种生物活性物质如蛋白酶、白细胞三烯、前列腺素、IL-1、血小板源性生长因子和凝血因子,它们都与肾小球炎症有关。血小板通过补体作用,在肾小球内集聚释放血栓素 A_2,另外血小板活化因子,花生四烯酸和生长因子等可促进白细胞释放蛋白分解酶和促使系膜细胞增生引起肾小球炎症。

系膜细胞在免疫复合物、补体、内毒素和生长因子等作用下增生并被活化。活化的系膜细胞可产生炎症介质。凝血系统内皮细胞损伤,胶原暴露激活Ⅻ因子。活化的Ⅻ因子可激活凝血系统、激肽系统及纤维蛋白溶酶系统引起炎症。

(二)基本病理变化

肾小球肾炎基本病理学的特点有哪些?

1. 变质性改变　肾小球肾炎时,因各种蛋白溶解酶和细胞因子的作用,使基底膜通透性增加,肾小球固有细胞变性,从而导致纤维素样坏死。

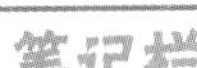
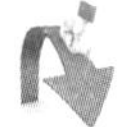

2. 渗出性改变　肾小球肾炎时常有白细胞渗出，主要包括中性白细胞和单核细胞两大类。中性白细胞释放蛋白水解酶，破坏内皮细胞、上皮细胞和基底膜。此外，也有红细胞漏出现象，其数量多少不等，当大量漏出时，可见肉眼血尿；小量漏出时仅见镜下血尿。肾小球内有时也可见纤维素渗出。

3. 增生性改变　肾小球内细胞数目增多是各种肾小球肾炎的特征性之一。主要是肾小球固有细胞的增生。可表现为以系膜细胞和内皮细胞增生为主，在毛细血管内以细胞增生和毛细血管外肾小囊上皮细胞增生为主，后者常形成新月体。肾小球肾炎的后期，系膜基质增多，导致肾小球硬化。

（三）肾小球肾炎的分类

肾小球肾炎的命名和分类方法较多，因分类基础和依据各不相同，存在有一定的分歧。但肾炎的基本病理变化与临床发展有着密切联系，把握了肾小球肾炎的病理分类对临床治疗和预后都有很大帮助。

1. 肾小球轻微病变。

2. 局灶性/节段性肾小球硬化。

3. 局灶性/节段性肾小球肾炎。

4. 弥漫性肾小球肾炎　①膜性肾小球肾炎（膜性肾病）；②系膜增生性肾小球肾炎；③毛细血管内增生性肾小球肾炎；④膜性增生性肾小球肾炎（系膜毛细血管性肾小球肾炎）Ⅰ型及Ⅲ型；⑤致密沉积物性肾小球肾炎（致密沉积物病；膜性增生性肾小球肾炎Ⅱ型）；⑥新月体性（毛细血管外增生性）肾小球肾炎。

5. 未分类肾小球肾炎　根据肾炎时病变的范围不同，可将肾小球肾炎分为局灶性和弥漫性。病变累及肾组织全部或绝大部分肾小球者称为弥漫性肾小球肾炎；病变仅累及少数或部分肾小球者称为局灶性肾小球肾炎。根据肾小球病变情况，每个肾小球的病变可分为球性和节段性两大类。整个肾小球皆受累者称为球性，病变仅累及肾小球的一部分或少数毛细血管袢者称为节段性。

临床分类是根据临床表现做出诊断，病理分类则依据组织学形态特点进行，因此二者概念范畴不同，但彼此之间又有联系。如急性肾炎见于毛细血管内增生性肾炎，急进型肾炎多见于新月体性肾炎；慢性肾炎后期病理上多为硬化性肾炎；肾病综合征可与轻微病变性肾炎、系膜增生性肾炎、膜性增生性肾炎、膜性肾炎等多种病理类型有关。总之，不同病理类型引起的临床过程、治疗效果和预后不尽相同。因此，病理分类对指导治疗和评价预后具有实际意义。

（四）临床表现

肾小球肾炎因病因的不同而使临床表现有所差异。但是其病变类型与临床表现有密切关系。例如：症状相似但是由不同的病变引起，病变相似可引起的症状不同。同时，肾小球肾炎的临床表现与病变的严重程度、发病机制、持续时间、发病急缓等都有一定关系。一般可将肾炎的临床表现大致分为以下几个类型（表 15-1）。

表 15-1 各种肾炎的临床表现

分类	临床表现
急性肾炎综合征	起病比较急，常突然出现血尿、程度不同的蛋白尿、少尿、水肿、高血压
快速进行性肾炎综合征	突然或急骤出现血尿、少尿、蛋白尿、贫血，快速进展为肾功能衰竭
复发性或持续性血尿	起病缓慢或急骤，常表现为肉眼或镜下血尿，可伴有轻度蛋白尿。一般没有其他肾炎症状
慢性肾炎综合征	起病缓慢，逐渐发展为慢性肾功能不全，可伴有蛋白尿、血尿和高血压
肾病综合征	表现为大量蛋白尿、严重水肿、低蛋白血症，常有高脂血症

二、肾小球肾炎的常见病理类型

肾小球肾炎的分类比较复杂，为了便于理解，现根据各型肾炎的病变特点简介如下。

（一）弥漫性毛细血管内增生性肾小球肾炎

1. 病因　弥漫性毛细血管内增生性肾小球肾炎较为常见，病变为弥漫性，以肾小球内细胞增生为主，两侧肾几乎全部肾小球皆受累，同时伴有不同程度的变质和渗出性改变。多见于学龄期儿童。

常发生于感染以后，成人较少见，故有感染后肾小球肾炎之称。临床多表现为急性肾炎表现，起病急，常有血尿、蛋白尿、少尿、水肿、高血压。本病病因最常见的为A组乙型溶血性链球菌感染，发病机制多由变态反应所致，其中以12型、4型、1型及49型与肾炎的关系最为密切。一般发生在链球菌感染后1～3周，是链球菌感染引起的变态反应性疾病，称为链球菌感染后肾炎，发病前1～3周常有扁桃体炎、咽喉炎、皮肤化脓性感染史；发病后，血、尿和肾组织中无病菌，血中抗链球菌溶血素O滴定度增高，补体量降低等改变。除链球菌外，其他细菌如葡萄球菌、肺炎球菌和某些病毒及寄生虫等也可引起这种类型的肾炎。

2. 病理变化　病变为弥漫性，两侧肾同时受累，累及双侧肾的大多数肾小球。病变进展较快，主要变化为肾小球毛细血管内皮细胞和系膜细胞明显肿胀与增生，中性粒细胞和单核细胞浸润，使肾小球内细胞数量明显增多，肾小球毛细血管因受压阻塞而引起肾小球缺血。肾小球内有红细胞、浆液及纤维素性渗出物（图 15-2）。

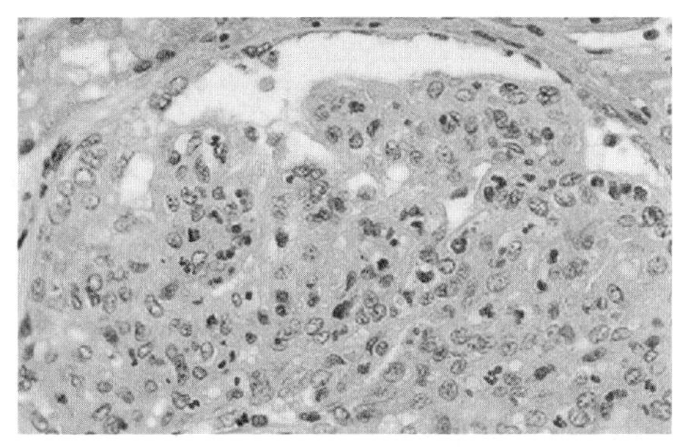

图 15-2　毛细血管内增生性肾小球肾炎

笔记栏

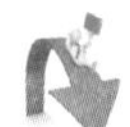

试描述毛细血管内增生性肾小球肾炎的病理学特点。

早期，肾小球毛细血管充血，内皮细胞和系膜细胞增生和少量中性粒细胞浸润。毛细血管通透性增加，有血浆蛋白质滤过并进入肾球囊。患者的尿液中常有蛋白、红细胞及白细胞存在。轻型患者，病变可不再发展，并逐渐痊愈；严重的病例，当继续发展时肾小球内细胞增生加重。增生的细胞主要包括系膜细胞和内皮细胞。增生细胞压迫毛细血管，使毛细血管腔狭窄、闭塞，肾小球呈缺血状。同时，肾小球内有多数炎症细胞浸润，主要是中性粒细胞，有时见少数嗜酸性粒细胞、单核细胞、红细胞、浆液和纤维素性渗出液。镜下观可见肾小球内细胞数量增多，体积增大。病变严重时，毛细血管腔内可有血栓形成，毛细血管壁可发生纤维素样坏死。坏死的毛细血管袢可出现破裂出血，大量红细胞进入肾球囊及肾小管腔内，从而引起明显的血尿。不同的病例病变表现形式可能不同。有的以渗出为主，称为急性渗出性肾小球肾炎。有些病变严重，肾小球毛细血管袢坏死，有大量出血者称为出血性肾小球肾炎（图 15-3）。

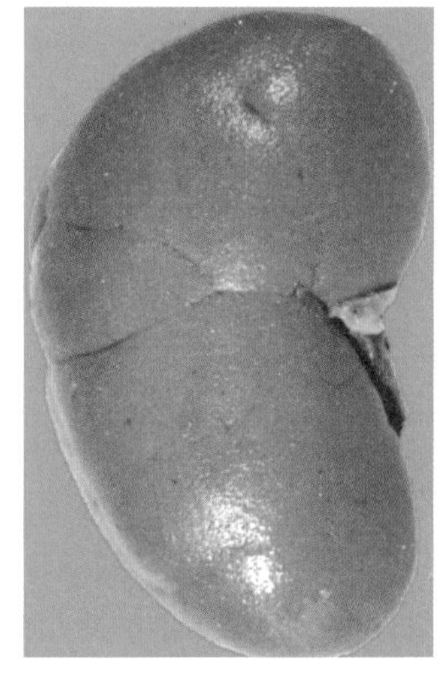

图 15-3　急性弥漫性毛细血管内增生性肾小球肾炎

大红肾与蚤咬肾如何进行鉴别？

大体观，早期变化不明显。以后两侧肾呈对称性轻度或中度肿大、充血、包膜紧张，肾表面光滑、色较红，故称大红肾。若肾小球毛细血管破裂出血，肾表面及切面有散在的小出血点，如蚤咬状，称蚤咬肾。切面可见皮质由于炎性水肿而增宽、增厚，条纹模糊与髓质分界明显。

3. 临床病理联系　这种肾炎的主要临床症状为尿的变化、水肿和高血压。由于肾小球毛细血管损伤，通透性增加，故常有血尿、蛋白尿、管型尿等。血尿常可反映肾小球毛细血管损伤情况。轻度血尿显微镜下可发现。严重的血尿，肉眼可见尿呈鲜红色。若尿中红细胞溶解，血红蛋白在酸性尿中转变成酸性血红素，使尿呈棕红色。蛋白尿程度不同，一般不很严重，但少数患者尿中可有大量蛋白质。在肾小管内凝集形成的管型随尿液排出，尿液内可出现各种管型，称为管型尿。肾小球细胞增生肿胀，压迫毛细血管，管腔狭小，肾血流受阻，肾小球滤过率降低，而肾小管再吸收无明显障碍，可引起少尿，使水钠潴留。严重者可引起氮质血症。水肿患者可表现为轻度或中度水肿，首先出现在组织疏松的部位如眼睑。其主要是肾小球滤过减少，肾小管再吸收功能相对正常，导致水钠潴留。此外，也可能与变态反应所引起的全身毛细血管痉挛和通透性增加有关。高血压患者常有轻至中度高血压，主要原因可能与水钠潴留引起的血量增加有关。严重时可导致心力衰竭及高血压性脑病。

4. 结局　本型肾炎的预后与年龄和病因有一定关系，预后较好，尤以儿童链球菌感染后的肾炎预后更好，多数病例常在数周或数月内痊愈。少数患者（占 1% ~2%）临床症状消失，但病变持续不退，症状可反复，逐渐发展为慢性硬化性肾小球肾炎。极少数严重患者，发展较快，有明显的肾球囊上皮细胞增生，形成大量新月体，可发展为新月体性肾小球肾炎，这些患者常迅速发生急性肾功能衰竭，预后差。还有极少数（<1%）患者病变严重，发展迅速，可在短期内发生肾功能衰竭，或因血压过高而并发高血压脑病和心力衰竭。

成人患肾小球肾炎后预后较差，发生肾衰和转变为慢性肾炎者较多。此外，由其

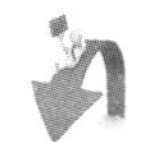
笔记栏

他感染引起的肾炎转变为慢性肾小球肾炎者，比链球菌感染后肾炎转为慢性者多见，预后也较差。

（二）弥漫性毛细血管外增生性肾小球肾炎

1. 病因　弥漫性毛细血管外增生性肾小球肾炎又称弥漫性新月体性肾小球肾炎，起病急、进展快、病情重，又称快速进行性肾炎，比较少见，大多见于青年人和中年人，儿童与老年人也可发生。病变特点肾小球毛细血管基底膜损伤，导致纤维蛋白渗出，进而刺激球囊壁层上皮细胞增生，肾小球内有大量新月体形成。病变严重，进展很快。临床主要症状为血尿，并迅速出现少尿、无尿、高血压和氮质血症。如不采取措施，常在数周至数月内发生肾功能衰竭，患者多死于尿毒症，故又称快速进行性肾小球肾炎。这种肾炎可与其他肾小球疾病伴发，如严重的毛细血管内增生性肾小球肾炎，肺出血肾炎综合征（Goodpasture 综合征）或系统性红斑狼疮，过敏性紫癜等。但多数原因不明，为原发性。

2. 病理变化　病变为弥漫性。镜下可见大部分肾小球内有新月体形成。新月体主要组成为增生的肾小球上皮细胞和渗出的单核细胞。肾小球上皮细胞主要是壁层上皮细胞增生显著，堆积成层，在肾球囊内毛细血管丛周围呈新月形或环状，故称为新月体或环状体（图 15-4）。新月体进展很快，可在发病后数日内形成。新月体内增生的上皮细胞间可见红细胞、中性粒细胞和纤维素性渗出物，严重者毛细血管壁发生纤维素样坏死和出血。肾球囊内有大量纤维蛋白可刺激上皮细胞增生，是促使新月体形成的主要原因。早期主要由增生的上皮细胞和单核细胞组成，称为细胞性新月体。在新月体内增生的上皮细胞之间可逐渐出现纤维细胞，以后逐渐形成纤维细胞性新月体。最后在新月体内细胞和渗出物完全由纤维组织替代，称为纤维性新月体。

讨论新月体性肾小球肾炎的病变特点及临床病理变化。

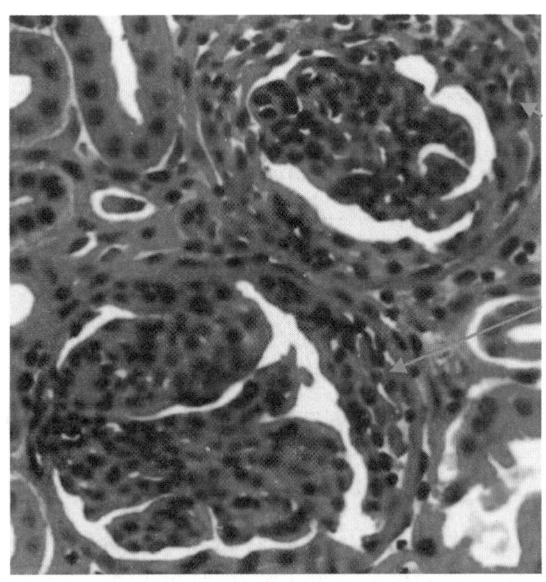

图 15-4　新月体性肾小球肾炎

新月体形成后，可压迫毛细血管丛，使管腔塌陷与闭塞而引起肾小球缺血，同时肾球囊增厚与球丛粘连，使肾球囊腔闭塞，肾小球的结构和功能严重破坏，影响血浆从肾

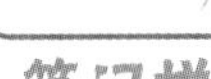

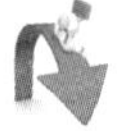

小球滤过,影响原尿生成。最后毛细血管丛萎缩、纤维化,整个肾小球纤维化玻璃样变,功能丧失。

电镜下,可见肾小球毛细血管基底膜不规则增厚,常有裂孔或缺损,部分变薄,有时在基底膜上、膜内或膜下可见电子密度高的沉积物。增生的上皮细胞形成的新月体,可见纤维蛋白条索。

免疫荧光检查结果不一,与致病原因有关,主要为肾小球内的颗粒状荧光或线形荧光。有些病例在肾小球毛细血管基底膜下呈现连续的线形荧光,可能与抗肾小球基底膜性肾炎有关。除肾小球病变外,肾小管上皮细胞常有水肿和脂肪变,腔内的蛋白凝固而形成的透明管型。当肾小球纤维化时,肾小管也萎缩消失。间质内纤维增生,有多数淋巴细胞、单核细胞等炎症细胞浸润。肉眼观可见双侧肾体积增大,苍白色,皮质内有时可见散在的点状出血。

3. 临床病理联系　快速进行性肾小球肾炎患者多出现血尿、蛋白尿,并迅速出现少尿,甚至无尿和氮质血症。因常发生在坏死性肾小球肾炎的基础上,病变进展快,肾小球毛细血管坏死,基底膜缺损和出血,常出现明显血尿,蛋白尿相对较轻,水肿不明显。大量新月体形成后,多数阻塞肾球囊腔,肾小球滤过障碍,血浆不能滤过,故迅速出现少尿甚至无尿。代谢废物在体内潴留不能排出,引起氮质血症,并快速进展为尿毒症。大量肾单位纤维化,玻璃样变,肾组织缺血,通过肾素-血管紧张素-醛固酮系统的作用加上钠、水潴留,可发生高血压。由于病变广泛,代谢产物的堆积,水电解质和酸碱平衡调节紊乱,最后可导致肾功能衰竭。

4. 结局　快速进行性肾小球肾炎预后与新月体形成的多少有关,由于病变广泛,发展迅速,预后较差,如不及时采取措施患者往往于数周至数月内死于尿毒症。肾内80% ~90% 肾小球皆有新月体形成者往往不能恢复;50% ~80% 有新月体形成病变程度较轻者进展较慢,存留的肾小球可保留部分功能,患者可维持较长时间。

(三)膜性肾小球肾炎

膜性肾小球肾炎是引起成人肾病综合征的最常见的原因。老年多见,病理上变化为肾小球毛细血管基底膜均匀增厚,有弥漫性上皮下免疫复合物沉积,不伴有明显细胞增生的独立性疾病。临床上以大量蛋白尿或肾病综合征为主要表现。

1. 病因及发病机制　本病为多病因所致,为免疫复合物长期、缓慢沉积于上皮细胞下(又称慢性免疫复合物沉积病),通过补体的终末成分 C3b ~ C9 是补体的攻膜系统,导致基底膜损伤。基底膜上皮侧免疫复合物主要原位形成,抗原可为事先“植入”,脏层上皮细胞表面糖蛋白与相应的抗体在上皮细胞表面形成免疫复合物,脱落在基底膜上。免疫荧光显示有颗粒状 IgG、C3 沉积于肾小球基底膜。特发性膜性肾病占成人肾病综合征的一半左右。引起膜性肾病的各种原因主要有:①药物,青霉胺、卡托普利等;②结缔组织病,如系统性红斑狼疮;③混合性结缔组织病等;④感染抗原及某些寄生虫,如血吸虫、疟疾等;⑤肝炎病毒,乙肝病毒所致乙肝相关性肾炎(HBV-ASGN)、丙肝病毒性膜性肾病;⑥恶性实体肿瘤,癌性相关性肾炎中,最常见为膜性肾病,占60% ~70% 。

“钉突”还可出现在哪个肾炎?

2. 病理变化　光镜:膜性肾病的特征性改变为肾小球毛细血管袢基底膜病变。肾小球无增生性和炎症渗出性病变;早期肾小球体积正常或稍增大,毛细血管轻度扩张,PASM-Masson 和 Masson 三色染色上皮侧可见颗粒状的嗜复红物沉积,沉积物间可见

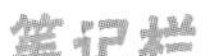

笔记栏

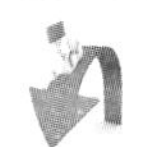

基底膜增殖，向外延伸形成“钉突”。进一步发展，肾小球毛细血管基底膜增厚、僵硬。GBM“钉突”与“钉突”融合，致 GBM 增厚不规则。晚期 GBM 内嗜复红物溶解、吸收，基底膜呈“链条样”改变。此期可出现系膜区增宽和节段性细胞增生；也可表现为肾小球毛细血管袢节段塌陷、废弃，甚至整个肾小球毁损。在原发性膜性肾病肾小球系膜区和内皮下，一般无免疫复合物沉积。因膜性肾病起病年龄多为中老年，常见动脉透明变性和弹力层分层。免疫病理可见 IgG 呈颗粒状沿肾小球毛细血管袢分布。

电镜下依据肾小球毛细血管袢基底膜上皮侧见电子致密物沉积主要表现（表 15-2）和临床病理分期（表 15-3）。

表 15-2　肾小球毛细血管襻基底膜上皮侧见电子致密物沉积

分期	主要表现
Ⅰ期	上皮侧电子致密物较小，散在分布，基底膜结构完整
Ⅱ期	上皮侧致密物增多，基底膜样物质增生，向上皮侧突起起形成钉突
Ⅲ期	基底膜样物质进一步包绕电子致密物至膜内，基底膜明显增厚，不规则分层
Ⅳ期	基底膜内电子致密物开始吸收，出现透亮区，基底膜虫蚀样改变

表 15-3　肾小球毛细血管病理分期主要表现

分期	临床表现及分期
膜性肾病Ⅰ期	光镜：H-E、PAS 染色时肾小球毛细血管壁基本正常，PASM 染色时可见节段分布的细小的上皮下嗜复红物，未见“钉突”，内皮细胞、系膜细胞及袢腔多不受累。免疫荧光：病变明显，可见免疫球蛋白及补体沿基膜分布，有时呈假线性改变。电镜：上皮下电子致密物小，形态不规则，稀疏分布，基膜致密层正常，钉突不明显，壁层上皮细胞改变明显，胞质富细胞器，邻近致密层的脏层上皮足突增宽，内见较多聚集的微丝。在膜性肾病出现症状之后就要及时地进行治疗，以免病情恶化
膜性肾病Ⅱ期	光镜：肾小球毛细血管袢基膜弥漫均匀一致增厚，上皮侧梳齿状“钉突”形成，弥漫分布。免疫荧光：同Ⅰ期病变一样，免疫复合物呈颗粒状弥漫分布于基膜上皮侧，高倍镜观察有时呈纤细的颗粒，因此可呈假线性样分布。电镜：上皮侧电子致密物及钉突显而易见，大小、形态多较规则，均匀一致分布
膜性肾病Ⅲ期	光镜：肾小球毛细血管袢基膜明显增厚，“钉突”较大，多数区域融合，连接成片，好像一层新形成的基膜将沉积物包绕。免疫荧光：肾小球毛细血管袢上皮侧沉积物体积增大，散在分布，逐渐融合。电镜：肾小球基膜致密层明显增厚，外侧缘（上皮侧）不规则，增厚的致密层中及上皮侧仍可见电子致密物。脏层上皮细胞足突融合，微绒毛化均较Ⅱ期病变明显
膜性肾病Ⅳ期	光镜：H-E、PAS 染色时肾小球毛细血管壁基本正常，PASM 染色时可见节段分布的细小的上皮下嗜复红物，未见“钉突”，内皮细胞、系膜细胞及袢腔多不受累。免疫荧光：病变明显，可见免疫球蛋白及补体沿基膜分布，有时呈假线性改变。电镜：上皮下电子致密物小，形态不规则，稀疏分布，基膜致密层正常，钉突不明显，壁层上皮细胞改变明显，胞质富细胞器，邻近致密层的脏层上皮足突增宽，内见较多聚集的微丝

笔记栏

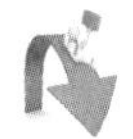

3. 临床病理联系　大多数患者以肾病综合征起病，约 20% 的患者表现为无症状、非肾病范围的蛋白尿。膜性肾病患者尿蛋白定量很少超过 15 g/d，如超过，要注意微小病变性肾病或局灶节段性肾小球硬化的可能。膜性肾病患者尿蛋白每天定量波动很大，与患者蛋白摄入、体位和活动量有关。约有一半患者有镜下血尿，大量镜下血尿不是膜性肾病的特征。膜性肾病起病较隐匿，在常规体检时发现有蛋白尿。突然起病，要警惕继发性膜性肾病的存在（感染、药物和毒物）。膜性肾病患者，特别是肾病综合征，静脉血栓的发生率明显高于其他肾小球疾病患者。蛋白尿的程度和持续时间与患者预后关系密切。症状在年龄 40 岁以上患者多见，起病较隐匿；临床表现为肾病综合征（大量蛋白尿、低蛋白血症、高度水肿、高脂血症），或无症状、非肾病范围的蛋白尿，可伴少量镜下血尿，部分患者伴高血压和（或）肾功能损伤。患者可出现双下肢或颜面水肿，严重时可出现腹腔积液、胸腔积液。

（四）轻微病变性肾小球肾炎

如何鉴别脂性肾病与毛细血管内增生性肾小球肾炎？

1. 病因　轻微病变性肾小球肾炎又称脂性肾病，病变特点是在光学显微镜下肾小球无明显变化或病变轻微。又因本病在肾小管上皮细胞内常有大量脂质沉积，故又称为脂性肾病。临床上常表现为肾病综合征。脂性肾病多见于 2～4 岁的小儿，是引起小儿肾病综合征最常见的原因，成人患者较少。在小儿肾病综合征中多数是由脂性肾病引起。成人肾病综合征由脂性肾病引起者占 10%～30%。该种病变可完全恢复，对皮质激素治疗效果很好。

该病的轻微病变与其他类型肾炎不同，电镜观察未找到沉积物，免疫荧光检查也未发现肾小球内有免疫球蛋白或补体。应用皮质激素及免疫抑制剂治疗有效，患者 HLA-B12 或 HLA-DRW7 的检出率高，患者的 T 淋巴细胞与肾组织培养可产生淋巴因子样物质，具有损伤基底膜的作用，病因及发病机制尚不清楚，认为本病的发生与遗传因素和 T 淋巴细胞功能异常有关。

2. 病理变化　光学显微镜下，肾小球表现常正常，无明显变化或偶见轻度节段性系膜增生，基底膜轻度增厚。近曲小管上皮细胞内可见大量脂质沉积和玻璃样小体、肾小管管腔内有透明管型，电镜下见弥漫性肾小球脏层上皮细胞足突消失，细胞内高尔基体和内质网增多，并可见脂滴。细胞表面常有多数微绒毛形成。足突消失不仅见于脂性肾病，也常见于其他原因引起的大量蛋白尿和肾病综合征。经过治疗或蛋白尿等症状缓解后，脏层上皮细胞的变化可恢复正常。肾小管上皮细胞内有多数玻璃样小滴和脂类沉积，是由于肾小球毛细血管通透性增加，大量脂蛋白通过肾小球滤出，而在肾小管被重吸收所致。肾小管腔内可有透明管型。这些变化常与蛋白尿的程度平行。肉眼观，肾肿胀，两侧肾较正常体积较大，色苍白、浅灰色或黄色。由于大量脂类沉着，切面可见黄色条纹。

3. 临床病理联系　脂性肾病患者临床上大多表现为肾病综合征，出现大量高选择性蛋白尿和严重水肿，与膜性肾小球肾炎不同的是，主要含小分子蛋白，如白蛋白。出现的原因可能为脏层上皮细胞损伤，合成的基底膜物质结构异常，致使基底膜通透性增高所致。也可能因肾小球基底膜和脏层上皮损伤后其表面阴离子减少，使排斥其他阴离子物质（如白蛋白）的能力减弱。导致白蛋白从肾小球大量滤出。低蛋白血症可引起高度水肿，并继发高脂血症。肾小球的病变轻微，故一般无血尿和高血压。

4. 结局　大多数患者对皮质激素治疗效果甚佳，预后良好。90% 以上儿童可以完

笔记栏

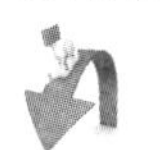

全恢复,病变在数周内消失。成人预后也很好。少数患者可有反复,一般不发展成慢性。

（五）弥漫性硬化性肾小球肾炎

1.病因　弥漫性膜性肾小球肾炎的主要病变是弥漫性肾小球毛细血管基底膜增厚,常伴有大量蛋白尿,是引起肾病综合征的主要原因之一。起病较缓慢,病程较长,多见于青年和中年人,儿童患者较少。由于肾小球无明显炎症现象,故又称为膜性肾病。

2.病理变化　病变为弥漫性分布,镜下肾小球毛细血管壁增厚,通透性增加,早期病变较轻,不易察觉,易与轻微病变性肾小球肾炎混淆。病变进一步发展,管壁增厚逐渐加重。肉眼观,早期可见肾肿胀,体积增大,色苍白。切面有皮质明显增宽。晚期,肾体积缩小,表面呈细颗粒状。电镜下毛细血管基底膜表面,上皮细胞下,有多数细小的小丘状沉积物。基底膜表面许多钉状突起插入小丘状沉积物之间。银染色可见基底膜及钉状突起呈黑色。钉状突起与基底膜垂直相连形如梳齿。免疫荧光法可见沉积物内含免疫球蛋白和补体,多为 IgG 和 C3,呈颗粒状荧光。早期沉积物和基底膜钉状突起少而细小,后期逐渐增多、增大,基底膜增厚,钉状突起伸向沉积物表面将沉积物包围,最后大量沉积物被埋藏在基底膜内,此时基底膜高度增厚。沉积物在增厚的基底膜内逐渐溶解,使基底膜呈虫蚀状。由于基底膜高度增厚,故毛细血管腔狭小、阻塞、膜硬化,使整个肾小球被玻璃样变。

弥漫性膜性肾小球肾炎Ⅰ期:基底膜表面小形丘状沉积物;Ⅱ期:基底膜表面形成钉状突起插入沉积物之间,银染色形似梳齿状;Ⅲ期:沉积物被基底膜包围,埋藏于基底膜内;Ⅳ期:基底膜增厚,部分沉积物消散,呈虫蚀状,肾小球毛细血管损伤,同时伴有通透性增加,由肾小球滤过大量蛋白进入肾小管,部分被肾小管再吸收。近曲小管上皮细胞浊肿,胞质内常有玻璃样变颗粒和大量脂肪空泡。晚期肾小球病变加重,肾小管萎缩,间质纤维组织增生,炎症细胞浸润较少。

3.临床病理联系　膜性肾小球肾炎为引起肾综合征最常见的原因之一。成人肾病综合征由膜性肾小球肾炎引起。膜性肾小球肾炎时,基底膜损伤,通透性增加,大量大分子蛋白可由肾小球滤过引起严重的非选择性蛋白尿。大量蛋白由尿中排出,血浆白蛋白降低,引起低蛋白血症,血浆胶体渗透压降低,血管内液体渗入组织间隙,引起水肿。血容量减少使肾小球血流量和滤过减少,醛固酮和抗利尿激素分泌增加,引起水钠潴留。水肿为全身性,以眼睑和身体下垂部分最明显,严重者可有胸水和腹水。

高脂血症可能与低蛋白血症刺激肝合成各种血浆蛋白包括脂蛋白增多有关,因此患者有高脂血症和高胆固醇血症。因血脂过高,血浆内的脂蛋白也可由肾小球滤过。

膜性肾小球肾炎时早期,毛细血管不狭窄,血流通畅,故血尿不多见,无明显氮质血症,血压不高。晚期,毛细血管阻塞,肾小球硬化,可引起高血压和肾功能衰竭。

4.结局　膜性肾小球肾炎起病缓慢,病程长。病变轻者,症状可消退或部分缓解。多数则反复发作,对皮质激素治疗效果不显著。发展到晚期,大量肾单位纤维化、硬化,可导致肾功能衰竭和尿毒症(表 15-4)。

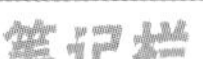

笔记栏

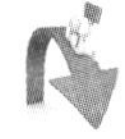

表 15-4　肾小球肾炎的特点

类型	发病机制	组织学特点	主要临床表现
急性弥漫性增生性肾炎	循环或植入的抗原引起	弥漫性系膜细胞和内皮细胞增生	急性肾炎综合征
新月体性肾小球肾炎	抗肾小球基膜型、免疫复合物型、免疫反应不明显型	大部分肾小球内有新月体形成	快速进行性肾炎综合征
膜性肾小球肾炎	原位抗体与抗原反应	弥漫性肾小球基底膜增厚、钉突形成	肾病综合征
IgA 肾病	不明	局灶性阶段性系膜增生或弥漫性系膜增宽	反复发作的血尿或蛋白尿
慢性硬化性肾小球肾炎	与原发肾炎类型一致	肾小球纤维化、硬化和玻璃样变	临床表现多样，晚期主要表现为慢性肾炎综合征

第二节　肾盂肾炎

肾盂肾炎（pyelonephritis）是一种常见的以肾小管、肾盂和肾间质的为主的化脓性炎症。任何年龄均可发病，但以 20～40 岁的女性多见，其发病率为男性的 9～10 倍。急性期临床表现有高热、寒战、腰区酸痛、血尿、菌尿和脓尿等。慢性晚期可出现高血压和肾功能衰竭。按病变特点和病程可分为急性和慢性两类。

病因及发病机制：绝大多数肾盂肾炎由细菌感染所致。肾组织和尿液中都可培养出致病菌。引起肾盂肾炎的致病菌主要为革兰氏阴性菌，多数为大肠杆菌，占 60%～80%，其次为副大肠杆菌、变形杆菌、产气杆菌、肠球菌、葡萄球菌、粪链球菌，也可由其他细菌或霉菌引起，少数为铜绿假单胞菌，偶见霉菌等感染。急性肾盂肾炎常为一种细菌单独感染，而慢性肾盂肾炎多为几种细菌的混合感染。

上行性感染的途径有哪些？

本病感染途径主要有两种：①上行性感染，常由尿道炎、膀胱炎时病菌自尿道经输尿管或沿输尿管周围的淋巴管上行至肾盂，引起肾组织一侧或两侧的炎症。当有膀胱输尿管尿液反流时，更容易发生上行性感染。此感染途径最为多见。②血源性感染，病原菌以葡萄球菌为多见，常以葡萄球菌或链球菌由体内某处感染灶侵入血流而至肾，这种肾盂肾炎可以是全身脓毒血症的一部分。双侧肾常同时发生受累，首先侵犯肾皮质，后经髓质蔓延到肾盂引起肾盂肾炎。血源性感染较少见。一般多发生于有输尿管阻塞，体质虚弱和免疫力低下的患者。上行性感染最多见，细菌引起上行性感染，首先要能在尿道黏膜停留繁殖（表 15-5）。

致病菌能否引起疾病，与机体的防御有关。正常人体的泌尿系统仅尿道外口附近有少量细菌，其他部位能保持无菌状态。其原因是：①膀胱黏膜产生局部抗体（分泌

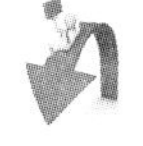
笔记栏

型 IGA),有抗菌作用;②尿液经常排出有冲洗作用;③膀胱内的白细胞具有吞噬和杀菌作用;④男性前列腺有抗菌作用;⑤输尿管斜行进入膀胱壁,可阻止尿液反流。当这些防御功能削弱时,致病菌即可乘虚而入引起肾盂肾炎。

肾盂肾炎感染途径

表 15-5　肾盂肾炎不同感染途径的比较

项目	上行感染	血源性感染
途径	泌尿道逆行	血液循环
病因	大肠杆菌 G^-	葡萄球菌 G^+
发病因素	梗阻逆流	脓毒血症,抵抗力↓
部位	单侧多	双侧多
病变特点	肾盂炎症较重,向皮质条索状蔓延	肾小球或间质化脓性炎,向髓质、肾盂蔓延

本病常见的诱发因素有:①尿路的完全或不完全阻塞。它是引起尿液潴留的最重要因素。尿流不畅引起尿液潴留,有利于细菌感染、繁殖,对肾盂肾炎的发生有重要作用。如泌尿道结石、泌尿道瘢痕狭窄、前列腺肥大、妊娠子宫或肿瘤压迫、泌尿器官先天畸形等均可造成尿路狭窄而引起尿液潴留。②医源性因素,导尿术、膀胱镜检查、其他泌尿道手术等引起的尿路黏膜损伤,可成为细菌生长繁殖的场所或因消毒不严致使细菌侵入泌尿系统而发生感染,可将细菌带入膀胱,并易损伤尿道黏膜引起感染,诱发肾盂肾炎,故留置导尿管时,应注意严格灭菌和掌握使用指征。③常人输尿管斜行穿过膀胱壁,壁内的斜行部分可起瓣膜作用,当排尿时膀胱内压增高,压迫该部输尿管,可阻止膀胱内的尿液反流,膀胱三角区发育不良、输尿管畸形、下尿道梗阻等造成排尿时从膀胱输尿管反流,是细菌由膀胱进入肾组织最常见的途径,有利于细菌侵入肾组织而引起炎症。此外,女性尿道短,上行性感染机会较多,故上行性感染较男性更多见。此外,妊娠子宫压迫输尿管时可引起不完全梗阻;黄体酮可降低输尿管张力,蠕动减弱,易引起尿滞留。男性前列腺液含有抗菌物质,故女性肾盂肾炎发病率较高。慢性消耗性疾病如糖尿病和截瘫等全身抵抗力低下时也可并发肾盂肾炎。

(一)急性肾盂肾炎

1. 病因　是一组以细菌感染而引起的肾间质和肾小管为主的急性化脓性炎症。

2. 病理变化　主要病变特点为肾间质的化脓性炎和肾小管坏死。病变分布不规则,一侧或两侧肾均可累及。肉眼观,肾肿大充血,表面散在多数大小不等的脓肿,呈黄色或黄白色,周围有紫红色充血或出血带环绕,切面见肾盂黏膜充血、水肿,表面覆盖脓性渗出物。严重病例数个小化脓灶可融合成大小不等的较大脓肿,不规则地分布在肾组织各部。髓质内可见黄色条纹病灶及融合成大小不等的脓肿灶向皮质伸展。有些和条纹融合形成小脓肿。肾盂黏膜充血、水肿,可有散在的小出血点,有时黏膜表面有脓性渗出物覆盖,肾盂腔内可有脓性尿液。重者,肾组织可遭严重破坏,肾实质和肾盂内充满脓液。

简述急性肾盂肾炎的病理变化特点。

上行性感染引起的急性肾盂肾炎首先肾盂炎症开始。镜下观可见炎症始发于肾盂,可见肾盂黏膜充血、水肿,并有大量中性粒细胞等炎症细胞浸润。以后炎症沿肾小

笔记栏

管及其周围组织扩散。肾小管腔内充满脓细胞和细菌，故常有脓尿和蛋白尿。尿培养可找到致病菌。早期肾小球多不受影响，病变严重时大量肾组织坏死，肾小球也可遭破坏。

血源性感染时，特点是肾组织内有多数散在的小脓肿，血源性化脓性病变可首先累及肾小球或肾小管周围的间质，并可逐渐扩大，继而炎症扩散、破坏邻近组织，也可破入肾小管蔓延到肾盂（图15-5）。

3. 临床病理联系　本型起病急，突然出现发热、寒战、血中白细胞增多等全身症状。由于肾肿大和化脓性病变使被膜紧张，常引起腰部酸痛和尿的变化，如脓尿、蛋白尿、管型尿、菌尿，有时还有血尿等，炎症累及肾周围组织时可引起腰痛和肾区叩击痛（图15-6）。由于膀胱和尿道受急性炎症的刺激可出现尿频、尿急、尿痛等症状。肾盂肾炎病变为不规则灶性，早期肾小球往往无明显病变或病变较轻，一般肾功能无明显变化，无氮质血症和高血压。

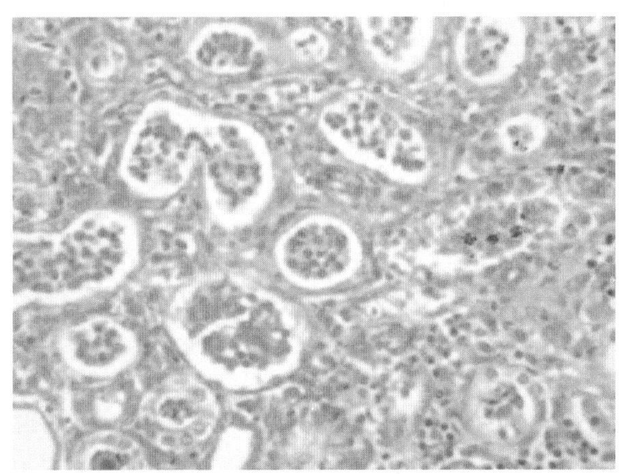
图15-5　急性肾盂肾炎所致的肾间质化脓性炎

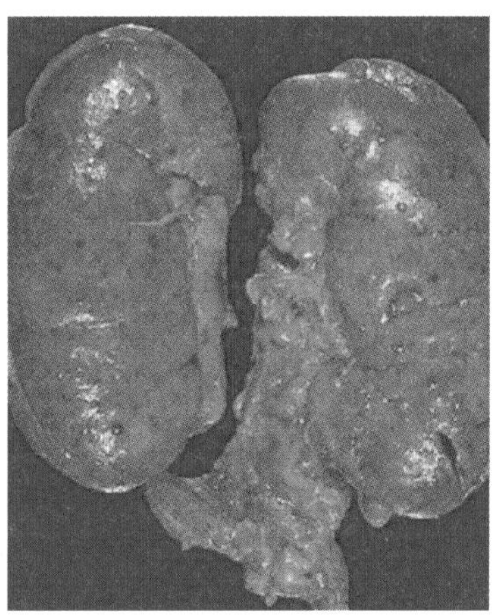
图15-6　急性肾盂肾炎（大体）

急性坏死性乳头炎时常有血尿。严重时肾小管破坏，相应的肾小球被阻塞可引起少尿和氮质血症。乳头坏死组织脱落可阻塞肾盂，有时坏死组织碎块通过输尿管排出可引起绞痛（表15-6）。

表15-6　肾小球肾炎与肾盂肾炎的鉴别

项目	肾小球肾炎	肾盂肾炎
病因	由多种抗原引起	细菌，上行性感染为主
病变性质	变态反应性炎	化脓性炎
发病机制	免疫复合物形成	细菌直接作用
病变特点	弥漫性肾小球损伤，双肾同时受累	肾盂、肾间质化脓性炎，双侧肾不对称性病变
临床表现	急性肾炎综合征或肾病综合征等	高热、寒战、腰痛、脓尿、蛋白尿、膀胱刺激征

4. 并发症

（1）急性坏死性乳头炎主要见于糖尿病或有尿路阻塞的患者。病变可单侧也可

笔记栏

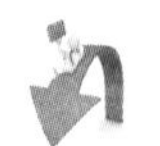

双侧。肉眼观可见肾切面乳头部坏死,范围大小不等。坏死区可呈灰黄色,周围有充血带,与邻近组织分界明显。镜下有坏死区,是典型的缺血性凝固性坏死,在坏死区内可见肾小管轮廓,有时可见细菌集落,周围有充血和血细胞浸润。

(2)高位完全性尿路阻塞时,肾盂积脓有严重尿路阻塞,脓性渗出物不能排出,淤积充满在肾盂、肾盏和输尿管内,引起肾盂积脓。严重者肾组织受压,使整个肾组织萎缩变薄,整个肾可变成一个充满脓液的囊。

(3)肾组织内的化脓性炎症可穿过肾包膜扩展到肾周围的组织中,导致肾周围脓肿。

肾盂肾炎急性期后,肾组织内的中性粒细胞浸润由单核细胞、巨噬细胞、淋巴细胞及浆细胞取代。破坏的肾组织纤维组织修补,形成瘢痕,可见萎缩的肾小管和多数淋巴细胞浸润。肾盂、肾盏因瘢痕收缩而变形。

5. 结局　急性期如能及时彻底治疗,大多数病例可以获治愈;如治疗不彻底或尿路阻塞持续未消除,则易反复发作而转为慢性。如有严重尿路阻塞,可引起肾盂积水或肾盂积脓。

(二)慢性肾盂肾炎

1. 病因　急性肾盂肾炎未及时彻底治疗时可转变成慢性肾盂肾炎,或因尿路梗阻持续存在、膀胱输尿管反流、病变迁延等原因,导致反复发作从而转为慢性。有些慢性肾盂肾炎患者,多次尿液培养虽然皆为阴性,但肾病变仍可反复发作,迁延不愈,可能与免疫反应有关。慢性肾盂肾炎患者在肾组织检查中有细菌抗原持续存在,可在体内引起免疫反应,使炎症继续发展。细菌的 L 型(原生质体)可在肾髓质的高渗环境中长期生存。青霉素等抗菌药物作用于细菌的细胞壁,对细菌 L 型无效。

2. 病理变化　肾小管和肾间质活动性炎症是慢性肾盂肾炎的好发的部位,肾组织纤维化瘢痕形成,肾盂和肾盏发生变形。病变可累及一侧或两侧肾组织。病变不规则的灶性或片状,分布不均匀。肉眼可见双侧肾不对称,大小不等,体积明显缩小,质地变硬。肾表面高低不平,有不规则的凹陷性瘢痕。切面观察可见皮髓质界限模糊,肾乳头萎缩。肾盂、肾盏因瘢痕收缩而变形。肾盂黏膜增厚、粗糙。

讨论急、慢性肾盂肾炎病理变化的区别有哪些?

镜下肾内有不规则片状病灶,以肾间质和肾小管病变较重。瘢痕区的肾组织破坏,肾间质和肾盂黏膜纤维组织大量增生,有大量淋巴细胞、浆细胞、单核细胞、中性粒细胞等浸润。其间的小血管出现管壁增厚,管腔狭小。病变处多数肾小管、肾小球萎缩、变性、坏死及纤维化,部分肾小管表现为代偿性扩张,腔内充满匀质红染的蛋白管型,上皮细胞因受压呈扁平。有些肾小管腔扩张,腔内有均匀红染的胶样管型,形似甲状腺滤泡。病灶周围的肾组织内肾小球尚完好,有些肾小球的球囊壁增厚、纤维化。有些肾单位可呈代偿性肥大、肾小球毛细血管丛相对正常,肾球囊壁增厚、纤维化,部分肾小管萎缩消失和部分肾小管扩张,腔内有胶样管型;间质纤维组织增生而使黏膜增厚,上皮坏死脱落,有大量淋巴细胞等炎症细胞浸润(图 15-7)。

3. 临床病理联系　反复急性发作是慢性肾盂肾炎的常见表现。发作时,尿中有多数白细胞、蛋白质和管型,症状与急性肾盂肾炎相似。由于肾小管病变较重,早期即可出现肾小管浓缩功能降低,可出现多尿和夜尿。肾小管重吸收功能降低,电解质如钠、钾等和碳酸氢盐丧失过多,可导致低钠、低钾血症和代谢性酸中毒。晚期由于肾组织纤维化和血管硬化,肾组织缺血,肾素分泌增加,血管紧张素活性增强,通过肾素-血

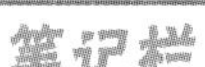
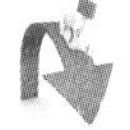

管紧张素的作用引起高血压。肾乳头萎缩,肾盂肾盏因瘢痕收缩而变形,X 射线造影检查可清晰显示,对临床诊断有一定意义。晚期因大量肾组织破坏,泌尿功能严重障碍,可引起氮质血症和尿毒症。

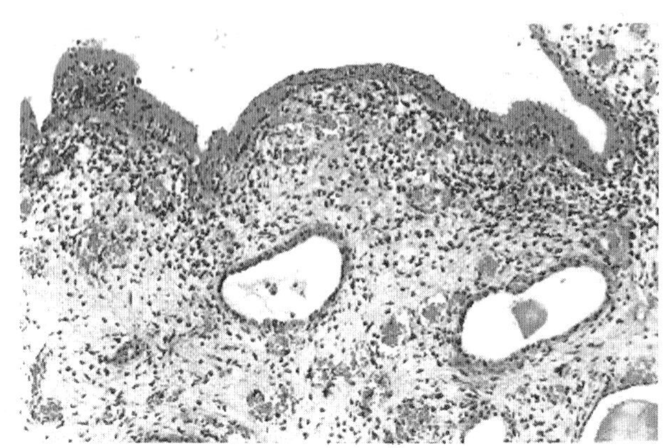

图 15-7　慢性肾盂肾炎肾盂黏膜慢性炎症细胞浸润

4. 结局　本型病变可迁延多年,除去诱因及时治疗,可控制病变发展,肾功能可以得到代偿,不引起严重后果。若病变广泛累及双肾时,最终可引起高血压和慢性肾功能衰竭等严重后果,因此去除诱因和早期彻底治疗非常重要。

第三节　肾功能不全

肾的主要功能是排泄代谢产物和毒性物质,调节体内水、电解质和酸碱平衡,以维持人体内环境的稳态。肾内和肾外疾病引起肾泌尿功能严重障碍可引起肾功能衰竭(renal failure),导致代谢产物不能充分排出而蓄积在体内,并伴有水、电解质和酸碱平衡失调及内分泌功能障碍。根据发病的急缓和病程长短,可将肾功能衰竭分为急性和慢性两类。又根据发病后尿量多少的不同,将急性肾功能衰竭分为少尿型与非少尿型两种。急、慢性肾功能衰竭进一步发展到最严重阶段,临床上常出现自体中毒症状,称为尿毒症。

一、急性肾功能不全

急性肾功能衰竭(ARF)是指各种原因引起肾的泌尿功能急剧降低,机体内环境严重紊乱的病理过程。临床主要表现为少尿或无尿、低渗尿或等渗尿,氮质血症、高钾血症和代谢性酸中毒等。

(一)病因和分类

引起急性肾功能衰竭的原因可分为三类:

1. 肾前性　在早期,常见于大失血、重度脱水、急性心力衰竭等引起的休克。因有效循环血量的不足,血液重新分配,肾灌流量急剧减少,导致肾小球滤过率明显降低而发生急性肾功能衰竭。这种因仅有肾缺血而无肾实质的损害所引起的改变是一种功

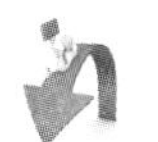

能性 ARF。若及时抢救,积极恢复有效循环血量,肾血流量和泌尿功能可迅速恢复。若肾过久、持续缺血,则导致急性肾小管坏死,可转为器质性 ARF。

2. 肾性　因肾的器质性病变而引起的急性肾功能衰竭。最常见原因是肾持续性缺血和中毒所导致的急性肾小管坏死。致肾中毒的物质有重金属(如汞、铅)、药物(如新霉素、卡那霉素、庆大霉素、多黏菌素、先锋霉素、甲氧西林、磺胺)、含碘的 X 射线造影剂、有机毒物(如有机磷)、生物性毒物(如蛇毒、毒蕈、血红蛋白、肌红蛋白)等。这些毒物在经肾排泄时可直接引起肾小管的损伤。

3. 肾后性　由肾后性因素引起的急性肾功能衰竭,是由肾以下尿路(从肾盏到尿道口)的梗阻所致。如输尿管结石或肿瘤、前列腺肥大、盆腔肿瘤等引起。早期,肾实质并无器质性损害,但梗阻持续过久时,则因管腔内压不断增高,挤压肾实质而导致肾的器质性病变。

结石有可能导致肾前性肾功能衰竭吗?

(二)发病机制

急性肾功能衰竭发病机制众多。下面主要阐述肾在缺血和肾毒物时引起少尿型急性肾功能衰竭的发病机制。

1. 持续性肾缺血　是多数 ARF 的主要发病机制,也是发生少尿、无尿的重要发病环节。持续性肾缺血主要是肾皮质缺血,主要原因如下:

(1)交感　肾上腺髓质系统兴奋,机体在休克和肾毒物中毒时,因受强烈刺激使交感-肾上腺髓质系统兴奋,儿茶酚胺分泌增多,肾皮质血管因对儿茶酚胺敏感而发生强烈收缩,造成肾皮质缺血。

(2)肾素-血管紧张素系统　有效循环血量不足或因肾毒物的直接损伤均可使肾近曲小管功能障碍,对钠重吸收减少,远曲小管的尿液钠浓度增高可刺激致密斑,使近球细胞释放肾素量增多。通过肾素使血管紧张素使肾入球小动脉收缩,肾小球有效滤过压降低;同时也使出球小动脉收缩而致肾小管缺血坏死。

(3)肾内舒血管物质减少　肾缺血和肾毒物使肾组织损伤,有舒血管作用的前列腺素 E_2 减少,使肾组织缺血加重。

(4)肾血管阻塞　急性肾功能衰竭伴肾内 DIC 形成和内皮细胞因缺氧,肿胀时能使血管狭窄而加重肾缺血。

2. 肾小管坏死与功能障碍　肾小管坏死也是造成 ARF 少尿、无尿的重要原因。其中主要因素是:①持续性肾缺血,肾小管的血液供应来自出球动脉,当持续缺血或出球小动脉持续痉挛时均可导致肾小管上皮缺血缺氧而发生变性、坏死。②肾中毒,各种毒物经肾小球滤出后可直接损伤近曲小管,造成肾小管变性、坏死。肾小管变性坏死后通透性增高,出现破口,可引起尿量减少和肾间质水肿,内压增高,压迫肾小管,使肾小球囊腔内压增高。此时肾小球滤过率进一步减少,肾间质内压升高,压迫了肾小管周围的小血管,加重肾小管缺血坏死。广泛肾小管变性坏死可使肾小管重吸收、分泌和排泄功能出现障碍,也使尿质发生明显的改变。

尿的生成

3. 肾小管阻塞　异型输血、严重挤压伤、磺胺等引起的 ARF,可见到肾小管管腔被血红蛋白和肌红蛋白管型或磺胺结晶等阻塞,肾小管阻塞可妨碍尿液排出和促进或加重肾小管损伤。

肾血流灌注不足在发病机制中起重要作用。肾缺血使肾小管损伤和功能障碍,肾小管损伤又促使肾小球缺血进一步加重,形成恶性循环。肾缺血、肾小管坏死和肾小

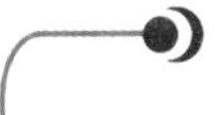

笔记栏

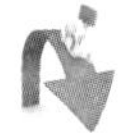

管阻塞等因素造成肾小球滤过率大大降低和泌尿功能障碍，导致机体发生氮质血症、代谢性酸中毒和高钾血症。

（三）急性肾功能不全时机体的功能和代谢变化

1. 少尿型急性肾功能衰竭　根据发病过程一般可分为少尿期、多尿期和恢复期。

少尿期发病后尿量迅速减少，甚至无尿，机体发生内环境紊乱。可持续数日至数周，是病情最危险的阶段。

儿童期，少尿、无尿的标准是什么？

（1）尿的变化　早期可迅速出现少尿、无尿。每 24 h 尿量少于 400 mL（每小时少于 17 mL）者称为少尿；少于 100 mL/24 h 者称为无尿。原因主要与持续性肾缺血和肾小管受损等有关。早期功能性急性肾功能衰竭阶段尿比重、尿钠含量低，尿蛋白多阴性；急性肾小管坏死后因肾小管上皮细胞重吸收功能障碍，尿液浓缩减弱而出现尿比重降低。肾小球滤过功能障碍及肾小管上皮坏死脱落时，尿中可出现白蛋白、红细胞、白细胞、上皮细胞及各种管型。

（2）水中毒　少尿、无尿和体内分解代谢增强均能使内生水增多或因输液过多等原因引起体内水潴留，形成稀释性低钠血症。细胞外液被稀释，渗透压降低，水分向渗透压高的细胞内转移引起细胞水肿。

（3）氮质血症　少尿、无尿时肾不能充分排出蛋白代谢产物，使尿素、肌酐、尿酸等非蛋白氮物质在血中的含量高于正常，形成氮质血症。感染、中毒、烧伤、创伤等原因使组织分解代谢增强或进食过多高蛋白，可加重氮质血症。严重的氮质血症可引起自身中毒而发生尿毒症，应给予低蛋白、高碳水化合物的饮食，防止加重氮质血症。

（4）代谢性酸中毒　肾小球滤过率降低、肾小管产氨和泌氢功能下降，体内酸性代谢产物蓄积，引起代谢性酸中毒。发热、组织破坏等体内分解代谢增强时可加重酸中毒。酸中毒可引起中枢神经系统和心血管系统的功能障碍，合并高钾血症，必须及时予以纠正。

（5）高钾血症　是急性肾功能衰竭最危险的病变。原因有排尿量减少、肾小管损伤使排钾功能减低，组织损伤、缺氧、酸中毒等引起细胞内钾外逸。同时摄入含钾量高的饮食，服用含钾或保钾的药物及输入含高浓度钾的库存血或液体等也会引起高钾。高血钾可引起传导阻滞和心律失常。

（6）高镁血症　与镁随尿排出减少和组织破坏使细胞内镁外逸增多有关。可抑制心血管系统和神经系统的功能。少尿期一般持续 7～14 d，短者 2～7 d。

多尿期是经过少尿期后，尿量逐渐增多，当每日尿量超过 400 mL 时，即进入多尿期。尿量逐渐增加每日可达 2 500～3 000 mL 及以上，且尿比重低。多尿的出现是病情好转的标志。肾血流量不断增加，肾小球滤过功能逐渐恢复正常，肾小管的阻塞被解除和肾间质水肿消失等而使原尿量生成增多；损伤修复后的肾小管浓缩功能低下，少尿期潴留于体内的尿素等物质大量滤出，产生渗透性利尿作用，故出现多尿和尿比重低。

恢复期尿量将逐渐减少而恢复到正常范围，氮质血症、水和电解质及酸碱平衡紊乱得到纠正。肾小管浓缩和酸化功能低下状况需经数月至 1 年后才能恢复正常。

2. 非少尿型急性肾功能衰竭　发病机制是由于肾小球滤过率降低程度和肾小管损害程度均比少尿型 ARF 为轻，主要为浓缩功能障碍，故尿量减少不明显（>600 mL/d），而尿渗透压明显降低。肾衰竭严重时出现肺、脑水肿及心衰，是急性肾

笔记栏

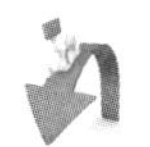

功能衰竭的重要死因之一。因此,对患者应细致观察和记录出入水量,严格控制补液量和补液速度,防止水中毒的发生和发展。多尿早期,体内潴留的代谢产物仍保持在较高水平,所以高钾血症、酸中毒和氮质血症仍继续存在,多尿后期会逐渐消失。长期多尿,易发生脱水和低钠、低钾血症,应及时发现给予补充纠正,患者因疾病的消耗,出现蛋白缺乏,抵抗力降低和并发感染。

二、慢性肾功能不全

慢性肾功能衰竭(CRF)是由慢性肾疾病引起肾实质进行性破坏,有功能的肾单位逐渐减少,出现泌尿功能严重障碍和内环境紊乱,表现为代谢产物和毒物在体内潴留,水、电解质和酸碱平衡失调及肾分泌物质功能障碍的病理过程。晚期代谢废物和毒性物质在体内蓄积过多,临床出现一系列自体中毒的症状时,称为尿毒症期,常导致患者死亡。

(一)病因

慢性肾功能衰竭以弥漫性硬化性肾炎为最常见,其次为慢性肾盂肾炎、肾小动脉硬化症、先天性多囊肾、狼疮性肾炎和肾结核等。

(二)发病过程及其机制

尿毒症的发病机制与某些毒素潴留有关。尿素代谢产物有毒性作用,在血中浓度升高时,可抑制酶的活性。尿素从肠黏膜排出,经细菌分解产生氨,刺激黏膜引起肠炎。尿酸蓄积可并发心包炎。尿毒症患者体内有许多系统都会被损害。

慢性肾功能衰竭能够进行性地由肾功能逐步减退发展而形成。根据其病变发展过程分为以下四期。

1. 代偿期　内生肌酐清除率在正常值的30%以上,肾小球滤过率降低,机体内环境基本维持稳态,无临床症状。

2. 肾功能不全期　内生肌酐清除率下降,肾不能维持机体内环境的稳态。正常饮食情况下,可出现轻、中度氮质血症和轻度贫血;肾的浓缩功能减退,常伴有多尿和夜尿。

3. 肾功能衰竭期　可出现疲乏、恶心、呕吐、腹泻症状;有轻或中度代谢性酸中毒,钠水潴留等。

4. 尿毒症期　中毒症状明显加重,出现水、电解质和酸碱平衡失调,多器官功能障碍,形成尿毒症综合征。

(三)慢性肾功能不全时机体的功能和代谢变化

1. 肾小球滤过率逐渐降低　使血中NPN含量随之升高,出现氮质血症,严重程度可随肾小球滤过功能逐步减退而加重。患者出现感染时,蛋白分解代谢增强,或进食高蛋饮食时,氮质血症进一步加重。轻度对机体影响较小,中、重度可出现呕吐、腹泻,甚至昏迷等表现。

2. 尿的改变　肾单位的破坏,CRF早期出现多尿、尿比重低,晚期转为少尿。

(1)多尿　尿量超过2 500 mL/d称为多尿,主要由于大量肾单位丧失,滤过面积减少,入肾血液集中流入残存的肾小球,使肾小球血流量增加,泌尿负荷增强,原尿生成量增多,通过肾小管时尿液的流速也相应加快。尿液与肾小管接触时间缩短,减少

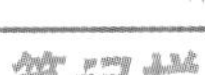
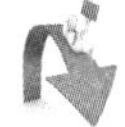

了肾小管重吸收的机会,最终导致尿量增多;其次,滤出的原尿内溶质(如尿素)增多,导致渗透性利尿效应。肾小管上皮细胞受损,尿液浓缩的功能和对抗利尿激素的敏感性降低,使对水的重吸收减少。

(2)夜尿　正常成人每日尿量约1 500 mL。增多情况下与平卧后肾血流量增加致原尿生成增多和肾小管对水的重吸收减少有一定关系。

(3)低渗尿和等渗尿　肾小管浓缩功能降低,水重吸收减少,出现低比重尿或低渗尿。病情加重时,肾的浓缩和稀释功能均丧失,终尿渗透压接近血浆渗透压,尿比重固定在1.010~1.012(正常尿比重为1.003~1.035),称为等渗尿。

(4)少尿　CRF晚期,功能性肾单位极度减少,原尿生成多,终尿少于400 mL/d。

3.慢性肾功能衰竭　水、电解质及酸碱平衡失调,可出现相应的临床表现和由此引起的不良后果。

(1)水代谢失调　肾的浓缩和稀释功能障碍,对水代谢调节能力降低,不能适应水负荷的突然变化。若限制水的摄入,则又因不能减少水的排泄而引起血容量减少,甚至发生脱水,重者血压降低。

(2)钠代谢失调　①残存肾小球滤出的原尿中溶质浓度较高,影响钠的重吸收。②水肿或长期限制钠盐的摄入丢失过多的钠盐。③利钠激素抑制肾小管对钠的重吸收。

(3)钾代谢失调　CRF初期,血钾可维持正常水平。当持续多尿、长期使用失钾性利尿剂、呕吐、腹泻等导致钾丢失过多或摄入过少时,可出现低钾血症。临床表现为肌无力、尿潴留、心律失常等。晚期可发生严重的高钾血症。

(4)钙、磷代谢失调与骨病　出现高磷、低钙血症及骨质营养不良。

(5)镁代谢障碍　患者可出现肌肉无力、血管扩张及中枢神经抑制等。

(6)代谢性酸中毒　可使细胞内钾、镁离子外逸,骨盐溶解而致骨骼脱钙。

(四)尿毒症

肾功能出现严重障碍时,代谢废物不能正常排出体外,以致大量含氮代谢产物及毒性物质在体内蓄积,导致水、电解质代谢及酸碱平衡紊乱,使机体内环境的相对稳定被破坏,由此所引起的自身中毒和产生的综合病症称为尿毒症。临床常表现为氮质血症,血尿素氮和肌酐显著升高,并伴有胃肠、神经肌肉和心血管系统的症状,如恶心、呕吐、腹泻、头痛、无力、淡漠、失眠、抽搐、嗜睡以至昏迷等症象。有多种原因可引起尿毒症:例如肾本身的疾病,如慢性肾小球肾炎、肾盂肾炎等;全身性疾病引起的肾疾病如高血压性肾硬化、系统性红斑狼疮等;尿路阻塞等引起肾实质严重损伤,大量肾单位破坏,造成严重肾功能障碍时都可出现尿毒症。

1.病因及发病机制　出现尿毒症时含氮代谢产物和其他毒性物质均不能排出体外,仍在体内蓄积,此时水、电解质和酸碱平衡紊乱,引起多个器官和系统的病变。

(1)尿素在消化道堆积,在肠内经细菌尿素酶的作用形成氨,可刺激胃肠黏膜引起纤维素性炎症,形成溃疡和出血。病变范围广,整个消化管道都可受累。以尿毒性食管炎、胃炎和结肠炎较为常见。患者常有恶心、呕吐、腹痛、腹泻、便血等症状。

尿毒症的毒素主要来源于哪里?

(2)心、肺病变,水钠潴留、肾缺血、肾素分泌增加引起的高血压,长期作用于心可引起心力衰竭。血液内,尿素过高渗入时,心包和胸膜可引起纤维素性心包炎和纤维素性胸膜炎,听诊时可听到心包摩擦音和胸膜摩擦音。心衰可引起肺水肿。血尿素从

笔记栏

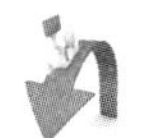

呼吸道排出可引起呼吸道炎症，有时沿肺泡壁可有透明膜形成；肺毛细血管通透性增加，肺泡腔内有大量纤维蛋白及单核细胞渗出，很少中性粒细胞，称为尿毒症性肺炎。

（3）造血系统主要变化为贫血和出血。贫血原因：①肾组织病变使促红细胞生成素产生不足；②蓄积在体内的代谢产物可抑制骨髓的造血功能，另一些毒物如胍及其衍生物可缩短红细胞生存期，使红细胞破坏加速并可引起溶血；③转铁蛋白从尿中丧失，造成体内铁的运输障碍，尿毒症患者常有出血倾向，可表现为牙龈出血、鼻出血、消化道出血等。出血的主要原因：①毒性物质抑制骨髓，减少了血小板的生成；②有些患者有出血倾向，可能是由于血液内胍类毒性物质造成血小板功能障碍，使血小板凝聚力减弱和释放血小板第3因子的作用降低所致。

（4）尿毒症时常有低血钙。原因是：①肾排泄磷酸盐功能下降，血中磷酸盐浓度升高，钙浓度下降。②体内蓄积的磷酸盐在肠内与食入的钙结合成不溶解的磷酸钙，使钙吸收减少，排出增多。③1,25-二羟胆钙化醇是维生素D在肠道内促进钙吸收的活动形式，在肾内合成。慢性肾疾病时，1,25-二羟胆钙化醇合成障碍，小肠的钙吸收不良，引起低血钙。

长期尿毒症时血钙减少，甲状旁腺功能亢进，引起骨组织普遍脱钙，称为肾性骨营养不良，其形态与骨软化和囊状纤维性骨炎相似。临床上运用1,25-二羟胆钙化醇及其类似药物治疗这些与肾疾病有关的钙代谢障碍效果很好。

（5）皮肤：尿毒症患者皮肤常呈灰黄色并有瘙痒，皮肤的颜色与贫血和尿色素（urochrome）在皮肤内积聚有关。体内蓄积的尿素可通过汗腺排出，在皮肤表面形成结晶状粉末称为尿素霜，常见于面部、鼻、颊等处。瘙痒的原因不清楚，可能与尿素对神经末梢的刺激有关。

（6）神经系统：脑组织中尿素大量沉积，渗透压增高，引起脑水肿，有时有点状出血和小软化灶。毒性物质并可损伤神经细胞引起神经细胞变性，血管通透性增高，加重脑水肿。晚期患者可出现昏睡、抽搐、木僵、昏迷等。

探讨尿毒症的危害及预防措施。

（五）慢性肾功能不全与尿毒症的防治原则

慢性肾功能不全患者首先要做好初级预防（一级预防），即防止慢性肾功能不全的发生。对已患人群，要做好二级预防，即延缓、遏止或逆转肾功能不全的发展。

1. 调整生活方式　戒烟、控制体重、限制盐的摄入等。

2. 基础肾病的防治　防治基础肾病，防治各种原发性肾疾病、消除或控制引起肾损害的危险因素。

3. 积极、合理地控制高血压　尿毒症患者，血压一般控制在140/90 mmHg以下。

4. 严格控制血糖　糖尿病患者血糖目标值是空腹水平5.0～7.0 mmol/L。

5. 控制蛋白尿　患者蛋白尿控制在0.3 g/24 h以下是改善患者长期预后的重要环节之一。

6. 保持肾灌注，维持电解质和酸碱平衡　避免和及时纠正血容量不足或及时纠正严重肾动脉狭窄或肾局部血供急剧减少。

7. 低蛋白饮食　肾小球滤过率<60 mL/min时，可应用低蛋白、低磷饮食，同时补充适量的必需氨基酸，改善患者蛋白营养状况、减轻高磷血症。

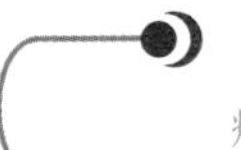

笔记栏

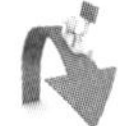

小　结

肾小球肾炎是由变态反应引起的非化脓性炎症,病变主要累及肾小球。引起肾小球肾炎的抗原很多,但免疫复合物的形成和沉积于肾小球,从而引起肾小球的免疫损伤是发病的关键,各种类型肾小球肾炎的病理特点和临床表现有所不同,如急性弥漫性肾小球肾炎是以肾小球毛细血管内皮细胞和系膜细胞增生为主,临床以急性肾炎综合征为主要表现;快速进行性肾小球肾炎是以肾小球内形成上皮新月体为病变特征,临床表现为快速进行性肾炎综合征;慢性肾小球肾炎是各种类型肾炎的终末表现,以大量肾单位的纤维化、玻璃样变为特征,临床预后差,常出现慢性肾衰竭。

肾盂肾炎是由大肠杆菌感染为主的细菌性化脓性炎症,主要累及肾盂和肾的间质,以上行性感染为其主要感染方式,女性患者远多于男性。急性肾盂肾炎在病理学上表现为典型的急性化脓性炎;慢性肾盂肾炎以纤维化、瘢痕化为主,并在慢性炎症的基础上常出现急性化脓性炎的病理表现。

肾的疾病发展到最后都出现肾功能不全,当各种病因引起肾功能障碍时,多种代谢产物在体内蓄积,并出现水、电解质和酸碱平衡紊乱,以及肾内分泌功能障碍等一系列病理变化,称为肾功能不全。根据发病的急缓和病程长短,可将肾功能不全分为急性和慢性两种。

问题分析与能力提升

病例摘要　病史摘要患者,女性,48 岁,家庭妇女。因“体弱、疲乏 3 年,终日思睡伴恶心、呕吐、食欲缺乏 1 个月”入院。3 年前开始出现乏力、身体虚弱,常有低热,且小便逐渐频繁。近 2 个月来,皮肤瘙痒,1 个月前出现终日思睡,感恶心,偶伴呕吐,1 周前气促,呼出气中有氨味。

体格检查:慢性病容、嗜睡,面色苍白,T 37.9 ℃,P 112 次/min,R 23 次/min,BP 135/75 mmHg。多处皮肤瘙痒抓痕,浅表淋巴结无异常,双肺散在湿鸣,胸骨柄两侧可闻及心包摩擦音。腹部:无异常发现。神经系统检查未引出病理反射。血培养:无细菌生长。尿液:蛋白(+),比重 1.008,查见白细胞、红细胞及管型。尿培养:大肠杆菌生长。X 射线检查:两肺野呈不规则片状模糊阴影,以下部多见。心界不增大。肾影稍缩小。

入院后予以支持及对症治疗,但体温不退。2 周后体温升高,且不规则,住院期间输血数次,病情无好转。入院后第 20 日神志不清,第 24 日抢救无效死亡。尸检摘要:双肺重 1 550 g,切面见部分区域实变,但挤压时仅少量液体溢出,镜下见肺水肿、淤血,肺泡腔内大量纤维蛋白及少许单核细胞,特殊染色未查见病原体。心包上有纤维蛋白附着,心脏各瓣膜未见畸形和赘生物,组织切片检查:心肌纤维变性,心外膜大量纤维蛋白附着,其间少量淋巴细胞浸润。肾:左肾 64 g,右肾 76 g,双肾表面见大小不一的颗粒状改变,并见多个不规则分布的凹陷性瘢痕,切面皮髓质分界不清,肾盂黏膜粗糙。组织切片见多数肾小球纤维化、透明变性,相应肾小管消失,代之以大量纤维组织并有多量淋巴细胞及少许嗜中性粒细胞浸润,部分肾小球呈代偿性肥大,相应肾小管高度扩张,管腔内有管型。脑重 1 478 g,脑沟变浅,脑回增宽,小脑扁桃体疝形成,组织切片见部分神经细胞变性,脑水肿。

讨论:①诊断、死因是什么?②请用病理学特点解释临床症状。

（徐　凯）

笔记栏

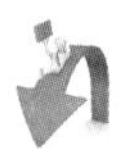

第十六章 女性生殖系统病理

学习目标

1. 掌握慢性宫颈炎、子宫颈癌、滋养层细胞肿瘤、乳腺癌的病理变化特点及临床病理联系。

2. 熟悉子宫内膜增生症、乳腺增生性疾病的病理变化，慢性宫颈炎、子宫颈癌的病因及发病机制。

3. 了解子宫内膜癌和卵巢常见肿瘤的病理变化，乳腺癌的病因及发病机制。

第一节 子宫颈疾病

一、慢性宫颈炎

慢性宫颈炎是育龄女性最常见的妇科疾病，是子宫颈慢性非特异性炎症，临床上主要表现为白带增多，可伴有下腹部坠痛和腰骶部胀痛等症状。

什么叫糜烂？子宫颈糜烂是真的糜烂吗？

（一）病因

本病常由链球菌、葡萄球菌、大肠埃希菌、淋球菌、单纯疱疹病毒和人乳头状瘤病毒等引起。此外，分娩、机械损伤、性生活不洁是慢性宫颈炎的诱因。

（二）病理变化及类型

慢性宫颈炎的病程较长，常见的病理类型有以下几种：

1. 子宫颈糜烂　是慢性宫颈炎最常见的病理改变。

肉眼观，宫颈外口病变处呈边界清楚的鲜红色，这一改变起初是由于宫颈阴道部鳞状上皮坏死脱落，形成表浅缺损，称为真性糜烂；继而糜烂区被新生的柱状上皮覆盖，由于柱状上皮较薄，上皮下血管易见，故肉眼观仍呈鲜红色，看上去像糜烂，称为假性糜烂。临床上常见的宫颈糜烂是假性糜烂。镜下观，糜烂处只有一层柱状上皮覆盖，间质充血、水肿，伴有以淋巴细胞、浆细胞为主的慢性炎症细胞浸润。长期慢性的

笔记栏

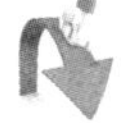

刺激可导致局部出现鳞状上皮化生。

2. 子宫颈腺囊肿　纳博特囊肿，慢性炎症长期刺激，使腺体分泌亢进，同时由于增生的结缔组织或鳞状上皮覆盖子宫颈腺管开口，压迫、阻塞腺管，使腺体分泌物引流受阻，在腺腔内潴留，导致腺体逐渐扩大呈囊，称纳博特囊肿（Nabothian cyst），又称子宫颈腺体囊肿。

纳博特囊肿是肿瘤吗？

肉眼观，宫颈外口可见单个或多个大小不一的灰白色透明囊泡，囊泡直径多在1 cm以内，内有透明黏液；镜下观，腺体呈囊性扩张，囊壁被覆单层扁平、立方或柱状上皮，腔内充满黏液（图16-1）。

3. 子宫颈息肉　慢性炎症刺激导致子宫颈黏膜上皮、腺体及间质纤维组织、血管局限性增生，并向黏膜表面突出形成带蒂肿物，称为子宫颈息肉。

肉眼观，息肉常为单个或多个，直径数毫米到数厘米不等，鲜红色，质软，呈舌形，湿润、易出血，有细蒂与基底部相连；镜下观，息肉由增生的腺体和结缔组织构成，间质充血、水肿伴慢性炎症细胞浸润，息肉表面被覆单层柱状上皮和（或）鳞状上皮（图16-2）。

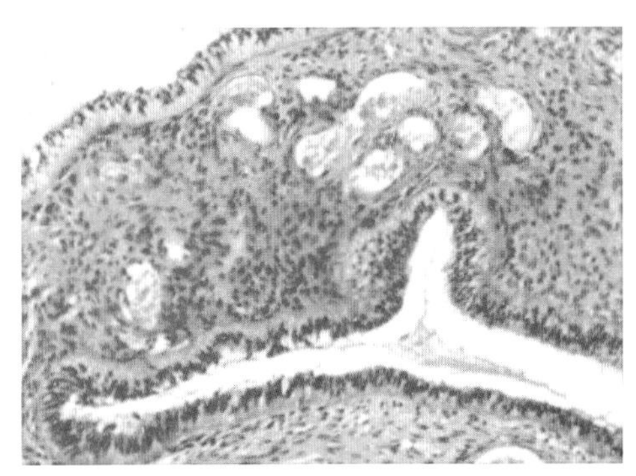

图16-1　子宫颈纳博特囊肿

腺体囊性扩张，囊壁被覆柱状上皮，腔内有黏液

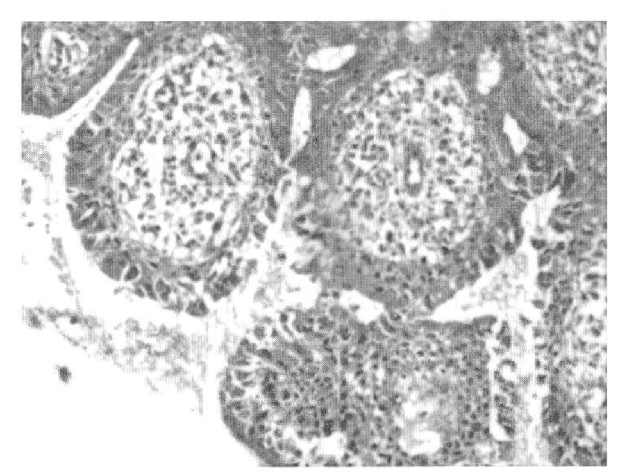

图16-2　子宫颈息肉伴鳞化

息肉表面可见鳞状上皮化生，间质充血、水肿，见大量淋巴细胞浸润

慢性宫颈炎的病理变化是重点内容，临床上多种类型的病理变化可同时出现。

4. 子宫颈肥大　子宫颈慢性炎症刺激导致宫颈和宫颈管黏膜及黏膜下组织充血、水肿，腺体及纤维组织明显增生，导致子宫颈均匀性增大、变硬，称为子宫颈肥大。肉眼观，子宫颈体积增大，质地变硬，表面黏膜光滑、苍白色，有时可见子宫颈腺体囊肿突起。镜下观，子宫颈腺体增生，间质纤维组织增生，淋巴细胞浸润，表面可见鳞状上皮增厚。

二、子宫颈上皮内肿瘤

子宫颈上皮内肿瘤（cervical intraepithelial neoplasia，CIN）是宫颈上皮非典型增生至原位癌的一系列病变过程的统称，属癌前病变，其发生与人乳头状瘤病毒感染有关。非典型增生是宫颈上皮部分被异型增生的细胞取代，根据非典型增生的程度和范围，CIN分为Ⅰ、Ⅱ、Ⅲ级，CINⅠ级指异型细胞仅限于上皮层下1/3（图16-3）；CINⅡ级指异型细胞占上皮层下1/3～2/3；CINⅢ级细胞异型性明显，核质比例增加，极性稍乱，

笔记栏

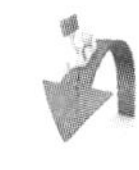

异型细胞超过上皮层下2/3，乃至上皮全层，但尚未突破基底膜。

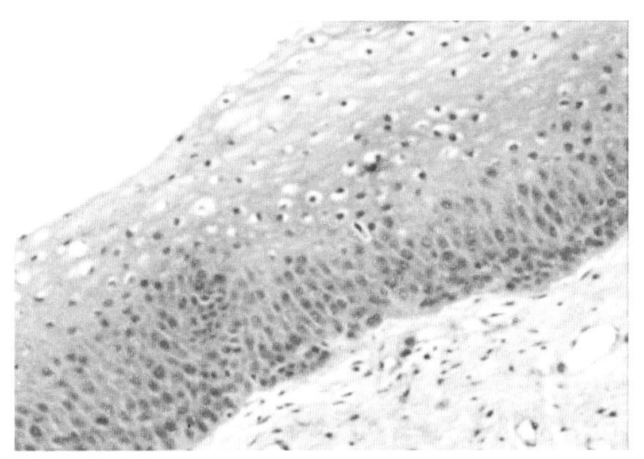

图16-3　慢性宫颈炎伴宫颈CIN Ⅰ级

子宫颈鳞状上皮空泡变性，细胞异型增生可达上皮下1/3

三、子宫颈癌

子宫颈癌是发生于子宫颈被覆上皮或腺上皮的恶性肿瘤，是女性常见生殖系统恶性肿瘤之一，多见于40～60岁女性。近年来，国内外广泛开展子宫颈脱落细胞学检查和人乳头瘤病毒（HPV）检测，许多癌前病变和早期癌能够及时发现，做到早诊断、早治疗，晚期癌的发生率降低，5年生存率和治愈率明显提高。

（一）病因

目前认为，子宫颈癌与早婚、多产、局部卫生不良、宫颈裂伤、包皮垢刺激、性生活紊乱和感染等因素有关。其中HPV感染，尤其是HPV16、18型等高危型感染与子宫颈癌的发生关系密切，此外，吸烟和免疫缺陷可增加致癌风险。

HPV可分为高危型和低危型两种。低危型HPV主要引起生殖道、肛门周围皮肤疣类病及低度子宫颈上皮内瘤变。

（二）类型及病理变化

子宫颈癌肉眼观分为四种类型：

1. 糜烂型　肉眼观与子宫颈糜烂相似，病变区域黏膜潮红、粗糙或呈颗粒状，质脆，触之易出血。组织学上属于原位癌或早期浸润癌，临床上通过病理切片或脱落细胞学检查才能确诊。

2. 内生浸润型　癌组织向子宫颈管壁深部浸润性生长，使宫颈前、后唇增厚、变硬，表面常较光滑，容易漏诊。后期常可见子宫颈呈不均匀增大，局部结节状突起。

3. 外生菜花型　癌组织向子宫颈表面生长，在子宫颈外口处呈乳头状或菜花状突起（图16-4），质脆，触之易出血，表面常有坏死和溃疡形成。

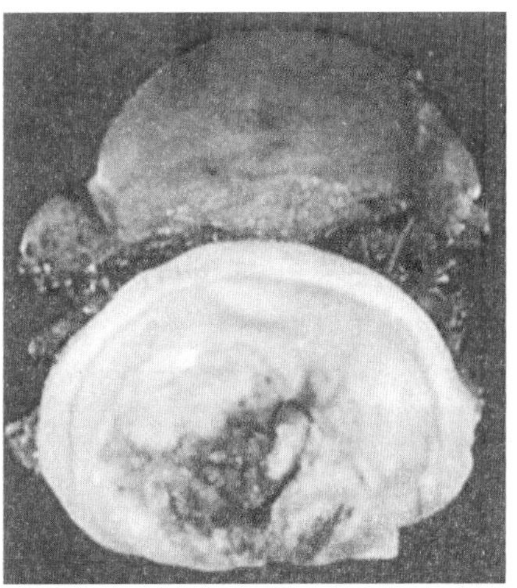

图16-4　子宫颈癌

子宫颈外口处肿物呈菜花状突起

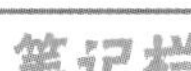
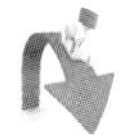

4. 溃疡型　癌组织在向深部浸润的同时，表面大块坏死脱落，形成溃疡，溃疡边缘隆起似火山口状。

镜下观，子宫颈癌大多发生于子宫颈外口鳞状上皮和柱状上皮交界处，也可发生于子宫颈阴道部或子宫颈管的黏膜柱状上皮，以鳞状细胞癌居多，其次为腺癌，其他类型的癌少见。

还记得高分化鳞癌的标志性结构吗？角化珠。

1. 子宫颈鳞状细胞癌　占宫颈癌的80% ~95%。子宫颈鳞状细胞癌来源于子宫颈鳞状上皮，或宫颈内膜化生的鳞状上皮。根据其发展过程分为早期浸润癌和浸润癌。病变突破基底膜浸润到间质，形成不规则的癌细胞巢，但浸润深度不超过基底膜下5 mm，且没有血管及淋巴管转移者，称为早期浸润癌，只有在镜下才能确诊；如果癌细胞突破基底膜且浸润超过基底膜下5 mm者，称为浸润癌，按细胞分化程度可分为高分化（图16-5）、中分化和低分化。

2. 子宫颈腺癌　发生率较鳞癌低，占宫颈癌的10% ~15%，但近年有上升趋势。子宫颈腺癌来源于子宫颈管内膜（图16-6），对放疗、化疗均不敏感，预后较差。

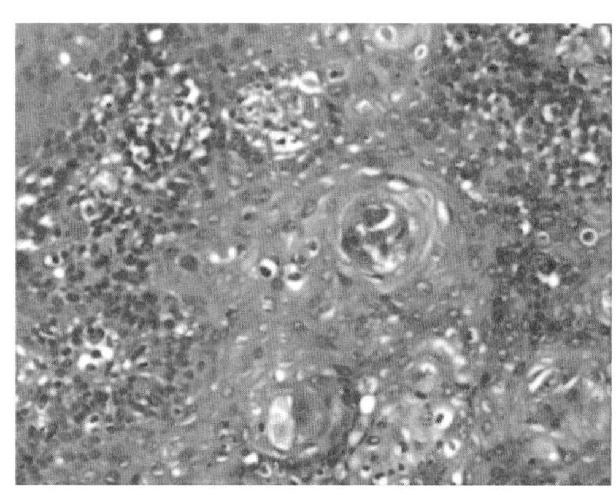

图16-5　子宫颈鳞状上皮细胞癌（高分化）

镜下可见癌巢和角化珠

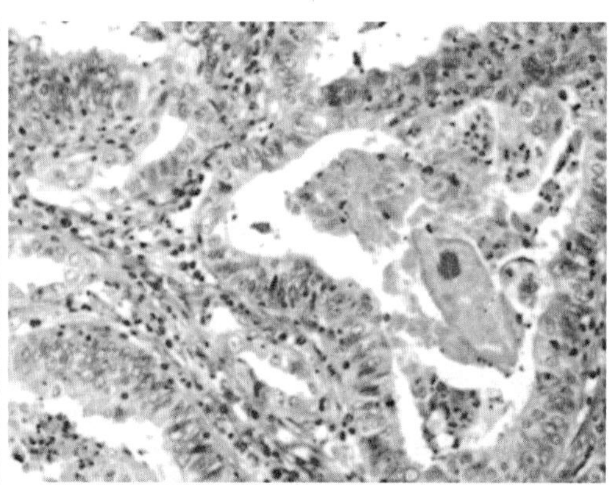

图16-6　子宫颈腺癌

癌细胞呈腺管状排列，并可见坏死物。细胞异型性明显，核浆比例增大

（三）扩散和转移

1. 直接蔓延　癌组织向上浸润子宫颈，向下可侵及阴道，向两侧侵及宫旁和盆壁组织，向前侵及膀胱，向后侵及直肠。较少侵及子宫体。

2. 淋巴道转移　子宫颈癌最主要的转移途径。癌组织依次转移到子宫颈旁、闭孔、髂内、髂外、髂总、腹股沟及骶前等淋巴结，晚期可转移至锁骨上淋巴结。

3. 血道转移　较少见。晚期可转移至肺、骨、肝等器官。

（四）临床病理联系

早期子宫颈癌患者一般无自觉症状。中、晚期子宫颈癌由于癌组织浸润破坏血管，出现不规则阴道流血、接触性出血；癌组织坏死继发感染时白带增多，有腥臭味；癌组织浸润压迫盆腔神经，出现下腹及腰骶部疼痛；癌组织侵及膀胱、直肠时，可引起尿路阻塞、子宫膀胱瘘或子宫直肠瘘。

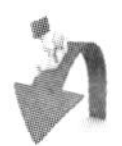
笔记栏

第二节 子宫体疾病

一、子宫内膜增生症

子宫内膜增生症是由于内源性或外源性雌激素增高引起的以子宫内膜腺体或间质过度增生为特征的无排卵性功能失调性子宫出血性疾病。临床主要表现为月经过多、不规则子宫出血、月经期延长和绝经后出血等。育龄期和更年期妇女均可发病。

（一）病因及发病机制

子宫内膜增生症的发病与忧虑、精神过度紧张、代谢紊乱、贫血等因素导致的卵巢雌激素持续性或间断性分泌过多，而孕激素分泌不足有关。

（二）病理变化

肉眼观，子宫内膜普遍增厚，表面光滑，可有皱襞或息肉形成。

镜下观，根据细胞形态和腺体结构增生和分化程度的不同，可将子宫内膜增生症分为三种类型：

1. 单纯性增生　腺体数量增加，大小不一，某些腺体扩张成小囊。衬覆腺体的上皮呈柱状，一般为单层或假复层，无异型性，细胞形态和排列似增生期子宫内膜（图16-7）。据统计，约1%的单纯性子宫内膜增生可进展为子宫内膜腺癌。

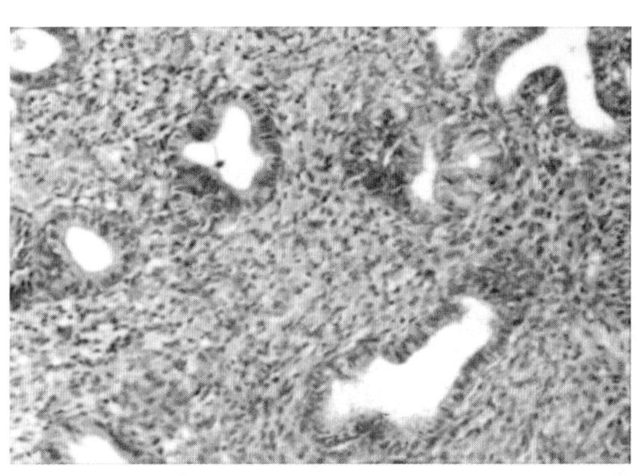

图16-7　子宫内膜单纯性增生

子宫内膜腺体数量增加，部分腺体扩张成小囊状，但细胞无异型性

2. 复杂性增生　腺体明显增生，排列密集，结构复杂且不规则，间质明显减少，腺上皮向腺腔内呈乳头状或向间质内呈出芽状生长，但无细胞异型性（图16-8）。约3%的子宫内膜复杂性增生可发展为腺癌。

3. 非典型增生　腺体显著拥挤，出现“背靠背”现象。在复杂性增生的基础上，伴有上皮细胞异型性，细胞极向紊乱，体积增大，核浆比例增加，核染色质聚集、浓染，核仁醒目，可见多少不等的核分裂象（图16-9）。根据程度不同可分为轻、中、重度，重度

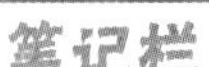
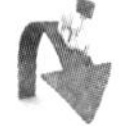

非典型增生有时和子宫内膜癌很难鉴别，往往需子宫切除后全面检查，若有间质浸润，则归属为癌。约1/3的异型增生患者在5年内可发展为腺癌。

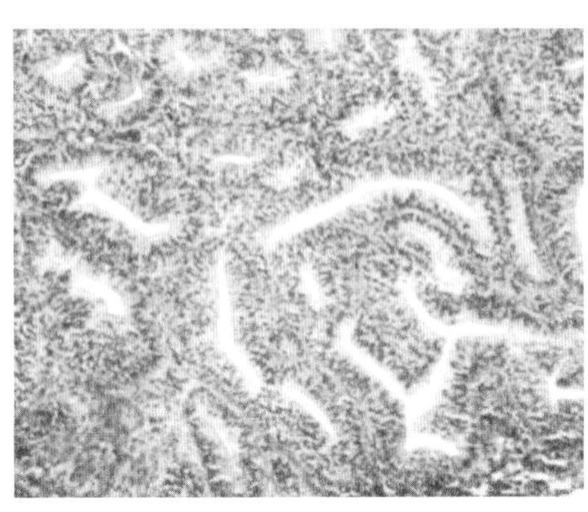

图16-8 子宫内膜复杂性增生

子宫内膜腺体明显增生，排列密集，间质明显减少，腺上皮向腺腔内呈乳头状生长

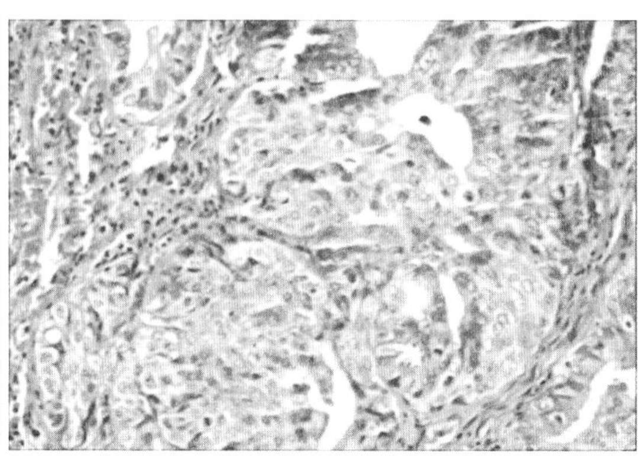

图16-9 子宫内膜非典型增生

腺体显著拥挤，细胞极向紊乱，体积增大，核浆比例增大

二、子宫内膜异位

子宫内膜异位是指子宫内膜组织出现在子宫内膜以外的部位，如子宫肌壁、卵巢、腹壁等。

（一）子宫腺肌病

子宫腺肌病与子宫平滑肌瘤如何鉴别？

子宫腺肌病是指子宫肌壁内出现子宫内膜的腺体和间质成分。肉眼可见子宫弥漫或局灶性增大，切面见散在的蓝紫色瘀斑（图16-10）。镜下见在距离子宫内膜基底层至少一个低倍视野的子宫肌层内出现子宫内膜腺体和间质成分（图16-11）。

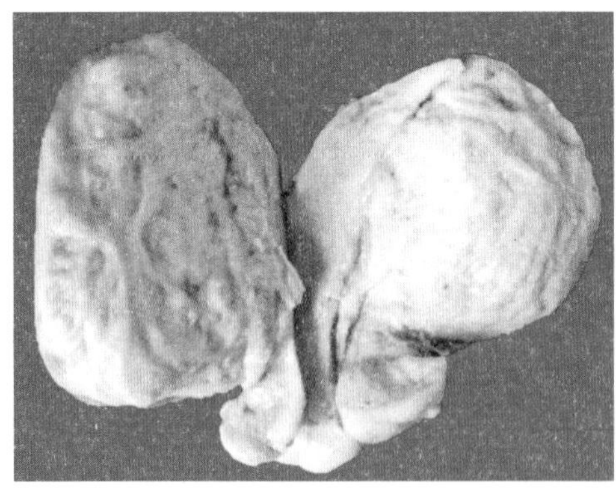

图16-10 子宫腺肌病（大体）

子宫弥漫性增大，肌壁增厚，切面见散在的蓝紫色瘀斑

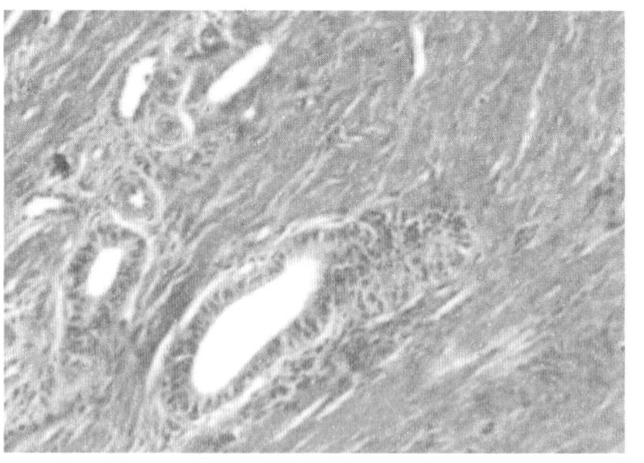

图16-11 子宫腺肌病（镜下）

子宫肌层内出现子宫内膜腺体成分

（二）子宫外子宫内膜异位症

子宫外子宫内膜异位症是指在子宫以外的部位，如卵巢、输卵管、宫旁组织、腹壁

笔记栏

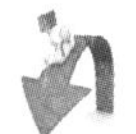

等部位，出现子宫内膜腺体或间质成分。出现在卵巢时，可受卵巢分泌的激素影响而发生周期性出血，并积聚在局部形成囊肿，囊内常可见陈旧性出血，称为巧克力囊肿。

三、子宫肿瘤

（一）子宫内膜癌

子宫内膜癌是源于子宫内膜上皮细胞的恶性肿瘤，多见于绝经期和绝经期后的女性，以 55～65 岁为发病高峰。近年来，子宫内膜癌发病率呈上升趋势，其原因可能与雌激素长期持续作用、肥胖、糖尿病、不孕和吸烟等高危因素有关。

1. 病理变化　子宫内膜癌绝大多数为子宫内膜样腺癌。肉眼观，子宫内膜癌分为弥漫型和局限型。如果子宫内膜弥漫性增厚，表面粗糙不平，灰白质脆，部分区域有出血、坏死或溃疡形成，癌组织向下浸润子宫肌层，称为弥漫型子宫内膜癌（图 16-12）。如果癌组织局限于子宫底或子宫角，呈息肉或乳头状突向宫腔，向下浸润子宫肌层，称为局限型子宫内膜癌。如果癌组织小而表浅，可在诊断性刮宫时全部刮出，故在切除的子宫内找不到癌组织。

镜下观，癌组织可呈高、中、低分化，以高分化腺癌居多。

（1）高分化腺癌　腺体排列拥挤、紊乱，细胞轻度异型，结构似增生的内膜腺体。

（2）中分化腺癌　腺体排列不规则、紊乱（图 16-13），细胞突向腺腔内生长，形成乳头状或筛孔状结构，并见实性癌灶。癌细胞异型性明显，核分裂象易见。

（3）低分化腺癌　癌细胞分化差，多呈实体片状排列，核异型性明显，核分裂象多见，可伴有鳞状细胞分化。

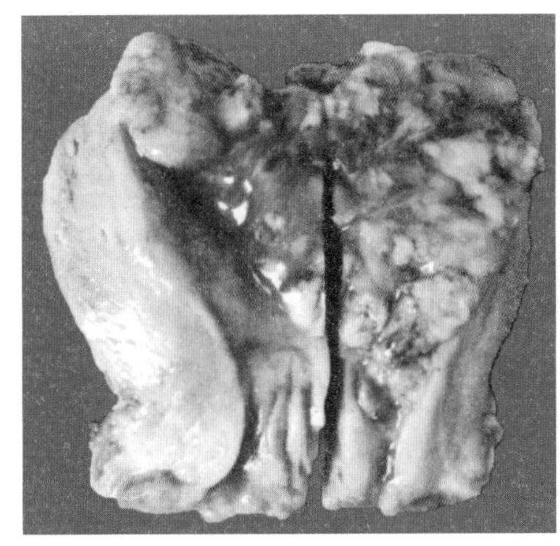

图 16-12　子宫内膜癌（大体）

子宫内膜弥漫性增厚，表面粗糙不平，灰白色，质脆，部分区域有出血、坏死

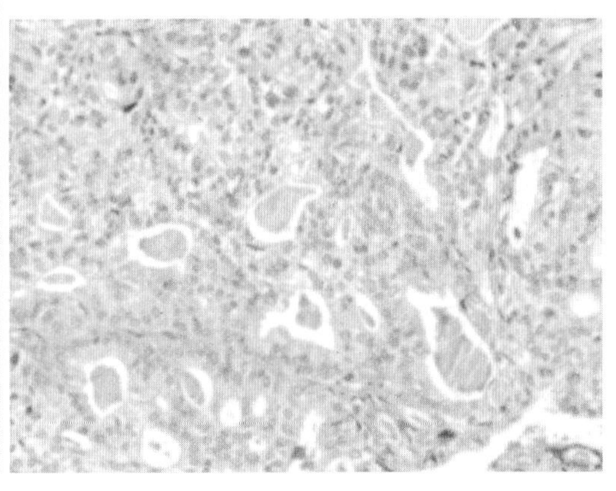

图 16-13　子宫内膜癌（镜下）

2. 扩散　子宫内膜癌一般生长缓慢，转移较晚。扩散途径以直接蔓延为主，晚期可经淋巴道转移，血道转移比较少见。

（1）直接蔓延　向上可达子宫角，相继至输卵管、卵巢等盆腔器官；向下蔓延至宫颈管和阴道；向外可浸透肌层达浆膜，并累及腹膜和大网膜。

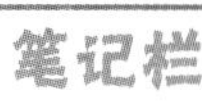
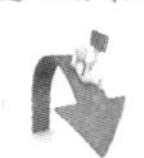

(2)淋巴道转移　宫底部的癌多转移至腹主动脉旁淋巴结;子宫角部的癌经圆韧带的淋巴管转移至腹股沟淋巴结;累及宫颈管的癌可转移至子宫旁、髂内、髂外和髂总淋巴结。

(3)血行转移　子宫内膜癌晚期可经血道转移至肺、肝及骨骼。

3. 临床病理联系　早期患者可无任何症状。最常见的临床表现是阴道不规则流血,部分患者可有阴道分泌物增多,呈淡红色。如继发感染,则呈脓性,有腥臭味。晚期因癌组织侵犯盆腔神经,患者出现下腹部及腰骶部疼痛等症状。

(二)子宫平滑肌瘤

子宫平滑肌瘤是女性生殖系统最常见的肿瘤,多见于 30～50 岁女性。多数肿瘤在绝经期后可逐渐萎缩。发病有一定的遗传倾向,与过度的雌激素刺激有关。

1. 病理变化　肉眼观,肿瘤可位于黏膜下、浆膜下或肌壁间,也可脱出于宫颈口。肌瘤小者,仅镜下可见,大者直径超过 30 cm。单发或多发,多者达数十个,称多发性子宫平滑肌瘤。肿瘤表面光滑,边界清楚,无包膜或有假包膜。切面呈编织状或旋涡状,灰白色,质韧(图 16-14)。当肿瘤生长较快或供血不足时,可出现黏液变性、钙化、坏死、出血等继发改变。

子宫肌瘤

镜下观,肿瘤与周围正常平滑肌界限清楚。瘤细胞与正常平滑肌细胞相似,梭形,排列成束状或旋涡状,胞质红染,核呈长杆状,两端钝圆,核分裂少见,细胞无异型性(图 16-15)。

如肿瘤组织出现坏死,边界不清,细胞异型,核分裂象增多,应考虑为平滑肌肉瘤。

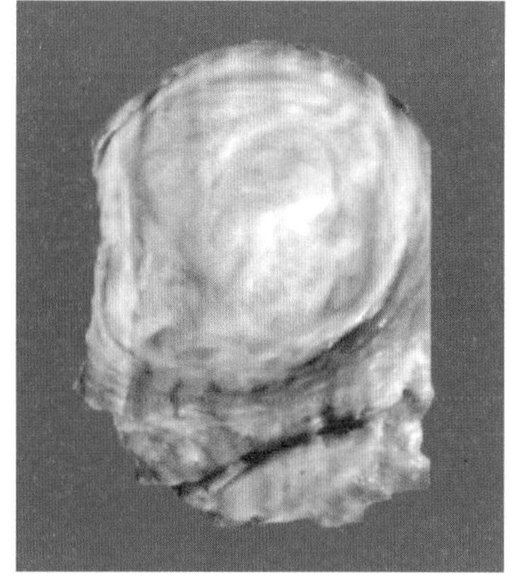

图 16-14　子宫平滑肌瘤(大体)

肿瘤位于浆膜下,边界清楚,切面呈编织状,色灰白

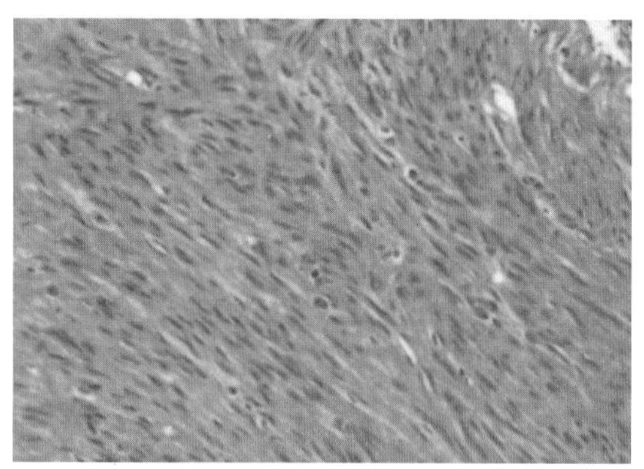

图 16-15　子宫平滑肌瘤(镜下)

瘤细胞呈梭形,排列成束状,胞质红染,核呈长杆状

2. 临床病理联系　平滑肌瘤一般没有症状。主要的临床表现是由黏膜下平滑肌瘤引起的出血,肿瘤压迫膀胱引起的尿频。血流阻断可引起突发性疼痛和不孕。此外,平滑肌瘤可导致自然流产,胎儿先露异常和绝经后流血。

平滑肌瘤极少恶变,多数子宫平滑肌肉瘤从开始即为恶性。平滑肌肉瘤手术后复发率高,可通过血流转移至肺、骨、脑等远隔器官,或在腹腔内播散。

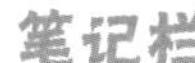
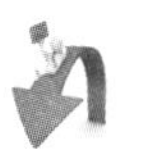

第三节　滋养层细胞疾病

（一）水泡状胎块

水泡状胎块又称葡萄胎，是胎盘绒毛的一种良性病变，20 岁以下和 40 岁以上女性多见。其病因尚不明确，可能与卵巢功能不足或衰退、无胚胎性妊娠、染色体异常等因素有关。

1. 病理变化　肉眼观，病变局限于子宫腔内，呈多数大小不一，透明的薄壁水泡，内含清亮液体，其间有细蒂相连，状如葡萄，故称葡萄胎（图 16-16）。若所有绒毛均呈葡萄状，称为完全性葡萄胎；若部分绒毛呈葡萄状，部分绒毛正常，伴有或不伴有胎儿或其附属器官，称为部分性葡萄胎。病变不向肌层浸润，但个别病例可发生在子宫外异位妊娠所在部位。镜下观，绒毛因间质高度水肿而增大（图 16-17），绒毛间质内血管闭合、消失，绒毛滋养层细胞不同程度增生，并有轻度异型性。

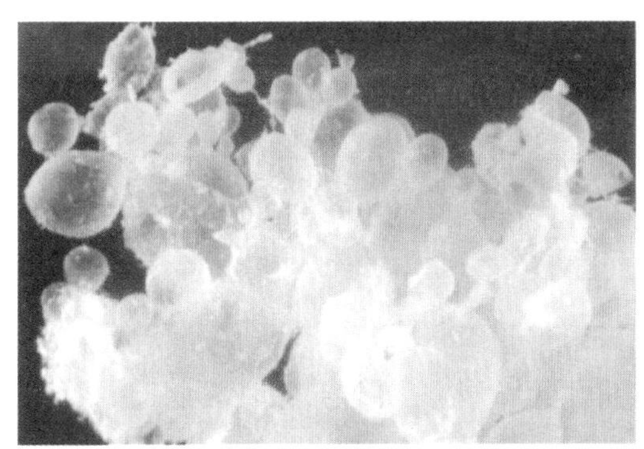

图 16-16　葡萄胎（大体）

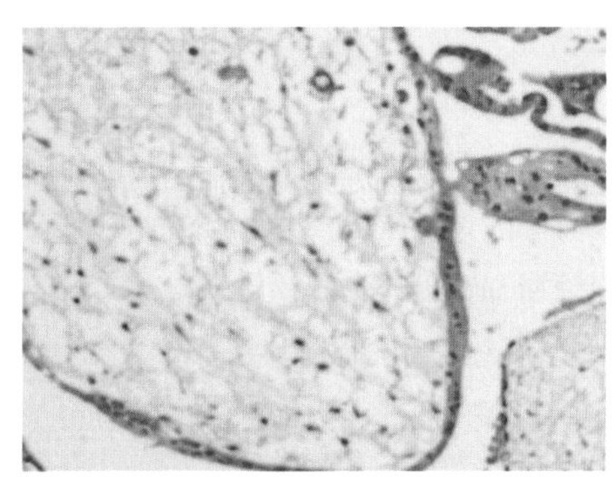

图 16-17　葡萄胎（镜下）

2. 临床病理联系　患者多半在妊娠 4 ~5 个月出现症状，子宫体积明显增大，远超过妊娠同月份的正常子宫大小，无胎心及胎动，反复子宫无痛性不规则流血，患者血液、尿液中 HCG 浓度明显增高，可经超声检查进一步确诊。

多数葡萄胎患者经彻底刮宫后可痊愈，约 10% 患者可转变为侵袭性葡萄胎，极少数发展为绒毛膜上皮癌。

葡萄胎形成机制

（二）侵袭性水泡状胎块

侵袭性水泡状胎块又称恶性葡萄胎，是介于葡萄胎和绒毛膜上皮癌之间的交界性肿瘤。

1. 病理变化　肉眼观，可见水泡状绒毛侵入子宫壁肌层内，形成紫蓝色的出血坏死结节，子宫腔内可见多少不等的水泡状物。镜下观，可见子宫肌层内水泡状绒毛或坏死绒毛，滋养层细胞增生程度及异型性比良性葡萄胎显著。

2. 临床病理联系　恶性葡萄胎可局部浸润到阔韧带，可破坏局部子宫壁肌层，发生大出血及继发感染，甚至可向阴道、肺、脑等远处转移。大多数恶性葡萄胎对化疗敏感，临床预后好。

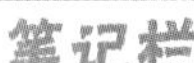

笔记栏

注意绒毛膜上皮癌与葡萄胎之间的联系。

（三）绒毛膜上皮癌

绒毛膜上皮癌是来源于绒毛膜滋养层细胞的高度恶性肿瘤，简称“绒癌”。绝大多数与妊娠有关，以30岁左右青年女性多见，主要发生于葡萄胎后，也可发生于流产后、正常分娩后、异位妊娠后等。

1. 病理变化　肉眼观，在子宫内可见单个或多个癌结节，暗红色、质地较脆，出血坏死明显。镜下可见，绒癌组织由细胞滋养层细胞和合体细胞滋养层细胞来源的癌细胞组成，细胞排列紊乱，异型性大，缺乏间质，与侵袭性葡萄胎不同的是，绒癌组织不形成绒毛状结构。

2. 扩散和转移　绒癌侵袭破坏血管能力很强，易经血道转移到肺、阴道、肝、脑、肾、脾等处，以肺和阴道壁转移最常见。

3. 临床病理联系　临床主要表现为葡萄胎、流产和妊娠数月甚至数年后，患者出现阴道持续不规则出血，子宫增大，血或尿中HCG持续升高。如有肺转移，可出现咯血、胸痛等症状。

第四节　卵巢上皮性肿瘤

卵巢上皮性肿瘤是最常见的卵巢肿瘤，绝大多数上皮肿瘤来源于覆盖在卵巢表面的腹膜间皮细胞，根据上皮类型可分为卵巢浆液性肿瘤、卵巢黏液性肿瘤及子宫内膜样肿瘤，前两者多见。

（一）卵巢浆液性肿瘤

卵巢浆液性肿瘤根据病变特点分为浆液性囊腺瘤、交界性浆液性囊腺瘤、浆液性囊腺癌。

1. 浆液性囊腺瘤　浆液性囊腺瘤是最常见的一种卵巢肿瘤，多见于30～40岁女性。肉眼观：肿瘤为单侧或双侧，大小不一，呈圆形或卵圆形，表面光滑，切面为单房或多房，囊壁薄，囊内含有清亮液体，偶混有黏液，内壁光滑（图16-18），部分伴有乳头状突起。镜下见：囊壁被覆单层立方上皮或柱状上皮，细胞排列整齐，细胞核位于中央，无核分裂象（图16-19），囊壁和乳头间质由含有血管的纤维结缔组织构成。临床上，患者早期可无明显症状，肿瘤体积较大时，可有腹胀，下腹部触及囊性包块，若发生蒂扭转，引起肿瘤出血性坏死，患者可出现急腹症表现。

浆液性囊腺瘤（良性）大多内壁光滑，交界性和腺癌内壁不光滑。

2. 交界性浆液性囊腺瘤　交界性浆液性囊腺瘤是介于良性和恶性之间的肿瘤。肉眼观，与浆液性乳头状囊腺瘤类似，但乳头多而致密，几乎布满整个囊壁。镜下可见浆液性交界性囊腺瘤上皮细胞的异型性比良性浆液性肿瘤明显，核分裂象易见，但无间质浸润。

3. 浆液性囊腺癌　浆液性囊腺癌是卵巢恶性肿瘤中最常见的类型，常见于双侧卵巢，也可能是肿瘤通过种植性转移扩散至对侧卵巢。肉眼观，囊内呈实性或囊实性，乳头分支多而细，常伴有出血、坏死。镜下观，乳头分支多而复杂，或呈实心团块，常可见砂粒体。囊壁及乳头被覆上皮超过3层，细胞异型性明显，核分裂象多见，间质有浸润。

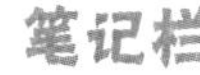
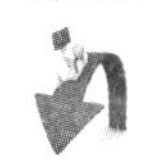

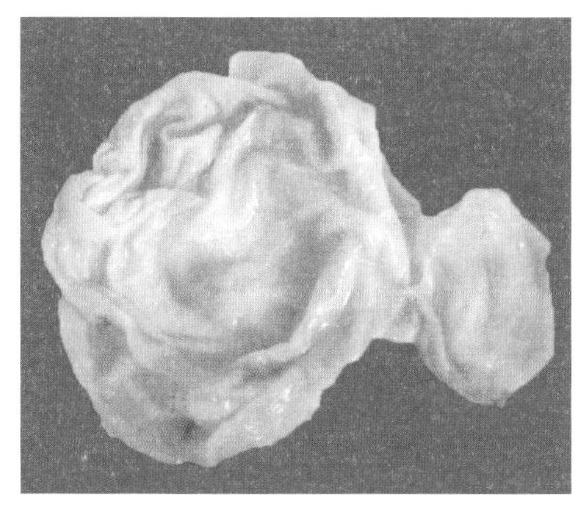

图 16-18　浆液性囊腺瘤(大体)

切开的浆液性囊腺瘤可见内壁光滑,灰白色

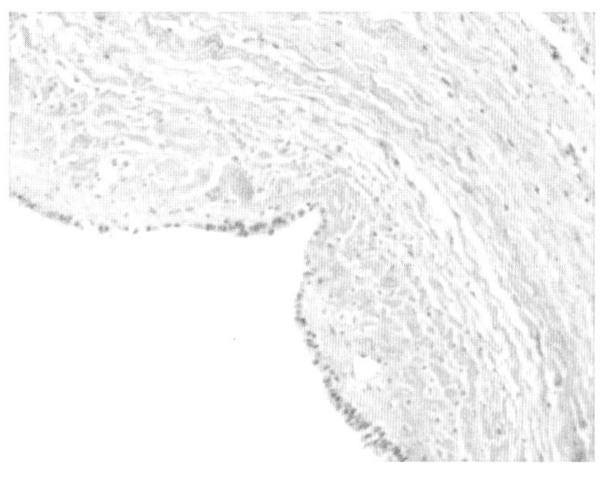

图 16-19　浆液性囊腺瘤(镜下)

镜下可见浆液性囊腺瘤囊壁被覆单层立方上皮,细胞排列整齐,无核分裂象

临床上,患者下腹部可触及包块,肿瘤常发生种植性转移,引起血性腹水,癌组织可侵及子宫、直肠、膀胱;发生淋巴道转移,引起腹股沟淋巴结、纵隔淋巴结和锁骨上淋巴结肿大;晚期经血道转移到肝、胰、肺、骨等处,此型肿瘤恶性程度高,预后较差。

(二)卵巢黏液性肿瘤

卵巢黏液性肿瘤较浆液性肿瘤少见,大多是良性,发病年龄与浆液性肿瘤相同。根据病变特点可分为黏液性囊腺瘤、交界性黏液性囊腺瘤及黏液性囊腺癌。

1. 黏液性囊腺瘤　黏液性囊腺瘤来源于卵巢表面上皮,好发于 30 ~ 40 岁女性。肉眼观,肿瘤多为单侧性,大小不一,圆形或卵圆形,表面光滑,由多个大小不一的囊腔组成,囊腔内充满灰白色或淡黄色胶冻状液体,囊壁内面光滑,较少形成乳头。镜下观,囊壁内被覆单层高柱状上皮,核位于基底部,核上部充满黏液,无核分裂象,间质为纤维结缔组织。肿瘤生长缓慢,早期无明显症状,晚期下腹部可触及包块,带有蒂,若发生蒂扭转可引起坏死、出血,部分可恶变为黏液性囊腺癌。

2. 交界性黏液性囊腺瘤　肉眼观,肿瘤多为多房性、囊性,可见短而粗的乳头,肿瘤体积大者可达几十千克,见灶状出血和坏死。镜下观,被覆上皮为 2 ~ 3 层,腺体密集,细胞异型性明显,但核分裂象少见,且无间质浸润。

3. 黏液性囊腺癌　好发于 40 ~ 60 岁妇女。肉眼观,肿瘤较大,表面光滑,常为多房,与周围组织粘连,呈实性或囊性,常有出血、坏死,囊内含有黏稠血性混浊液体。镜下观,腺体密集,形成复杂的乳头状结构,囊壁及乳头被覆上皮超过 3 层,细胞明显异型,核分裂象多见,间质有浸润。临床表现与浆液性囊腺癌相似。

笔记栏

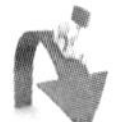

第五节　乳腺疾病

一、乳腺增生性疾病

乳腺增生性疾病，以乳腺腺体和（或）间质增生为特征，又称乳腺结构不良，是女性乳腺疾病中最常见类型，好发于中年女性，以往较少出现在青春期前，但近几年青春期前患者有增加趋势。

（一）乳腺纤维囊性病

乳腺纤维囊性病又称乳腺囊肿病、囊性增生症等，是最常见的乳腺疾病。以末梢导管和腺泡扩张、间质纤维组织和上皮不同程度的增生为特点。本病多见于25～45岁女性，绝经期前达发病高峰，发病多与卵巢内分泌失调、孕激素减少而雌激素分泌过多有关。根据病变可分为非增生型和增生型。

1. 非增生型纤维囊性病　肉眼观，常双侧发病，多灶、小结节状分布，囊肿大小不一，小的囊肿只有在显微镜下才能看见，大的囊肿因含有半透明混浊液体呈蓝色，故称蓝顶囊肿。切开内容物为淡黄色清亮或血性液体。镜下观，囊肿的被覆上皮多为扁平上皮，也可为柱状上皮或立方上皮，有时仅见纤维性囊壁而无上皮，囊腔内偶见钙化。囊肿上皮可见大汗腺化生。如囊肿破裂，内容物外溢进入周围间质，可出现炎症反应和间质纤维组织增生，进一步发生玻璃样变性。此型病变无继发浸润性癌的危险。

乳腺增生型纤维囊性病是癌前病变。

2. 增生型纤维囊性病　除了囊肿形成和间质纤维增生外，本型常伴有末梢导管和腺泡上皮增生。镜下可见上皮增生形成乳头突入囊内，乳头顶部相互吻合，形成筛孔状结构。

乳腺纤维囊性变无论是临床、放射线影像，还是病理变化均与乳腺癌都存在相似之处，是否发展为乳腺癌则取决于导管和腺泡上皮增生的程度和有无异型增生。

（二）腺病

腺病主要影响乳腺实质的小叶成分，多发生于中年女性，通常无肿块形成，常伴有周期性疼痛。一般不属于癌前病变。

1. 单纯性腺病　镜下表现为小叶增多（≥5个/低倍视野）或是小叶因终末导管增生和腺管增生而增大。

2. 硬化性腺病　主要特征为小叶末梢导管上皮、肌上皮和间质纤维组织增生，小叶中央或小叶间的纤维组织增生使小叶腺泡受压而扭曲变形、管腔消失。肌上皮增生，有时聚集成片，腺腔内可见微小钙化。纤维间质常见玻璃样变性。一般无囊肿形成。

（三）乳腺纤维腺瘤

纤维腺瘤是乳腺最常见的良性肿瘤，可发生于青春期后的任何年龄，以20～35岁多见。常为单发，偶有多发，乳腺外上象限多见。肉眼观，肿瘤呈圆形或卵圆形结节状，包膜完整，表面光滑，质地硬韧，切面呈灰白色，可见散在细小裂隙。镜下观，肿瘤由增生的纤维间质和腺体组成，表面被覆纤维性包膜，腺体圆形或卵圆形，或腺管被周

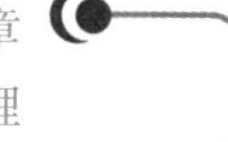
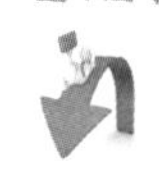

围增生的纤维组织挤压，呈裂隙状（图 16-20）。间质通常较疏松，可见玻璃样变或钙化。临床上，主要表现为乳房肿块，须手术切除。

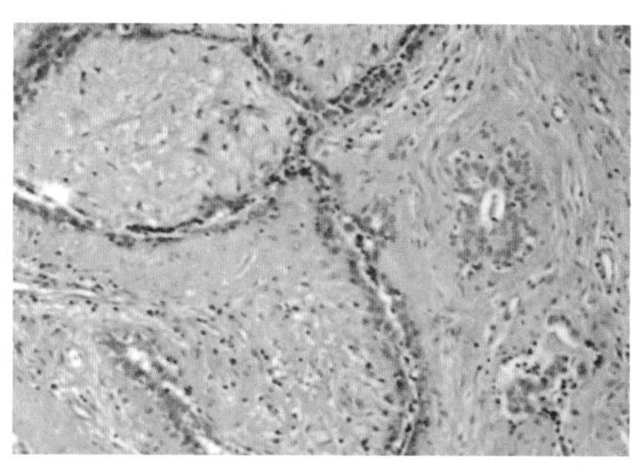

图 16-20　乳腺纤维腺瘤

瘤组织由乳腺导管和纤维组织构成，导管被挤压呈裂隙状

二、乳腺癌

乳腺癌是来自于乳腺终末导管和小叶上皮的恶性肿瘤。其发病率逐年上升，居女性恶性肿瘤首位，多见于 40～60 岁女性，男性罕见。癌肿最常见于乳腺外上象限，其次为乳腺中央区和其他象限。

（一）病因及发病机制

乳腺癌病因及发病机制尚未完全阐明，可能与雌激素长期作用、家族遗传倾向、环境因素、长时间大剂量接触放射线、生育方式及饮食等有关。

乳腺癌好发于乳腺外上象限，早期为无痛性肿块，晚期易经淋巴道转移至同侧腋窝淋巴结。

（二）病理变化及类型

乳腺癌组织形态复杂，大致上分为非浸润性癌和浸润性癌。

1. 非浸润性癌　病变局限于基底膜以内，未向间质、淋巴管或血管浸润，但其具有发展为浸润癌的趋势。分为导管内原位癌和小叶原位癌。

（1）导管内原位癌　发生于乳腺小叶的终末导管。癌细胞局限于扩张的导管内，导管基膜完整。病变局部可触及大小不等肿块，边界相对清楚，多位于乳头下乳晕周围。切面扩张的导管内可见灰白色或灰黄色的条索状或小结节状的癌组织。

（2）小叶原位癌　少见，起源于小叶的终末导管或腺泡，双侧或单侧发病，体积小。镜下观，扩张的乳腺小叶末梢导管和腺泡内充满呈实体排列的癌细胞，癌细胞大小形态较一致，体积较导管内癌的癌细胞小，细胞核呈圆形或椭圆形，一般不出现癌细胞的坏死。细胞未突破基底膜，亦无周围间质炎症反应和纤维增生。

2. 浸润性癌　是指癌细胞穿破乳腺导管或腺泡基底膜向间质浸润，占乳腺癌的 85% 以上，可分为浸润性导管癌、浸润性小叶癌和特殊类型癌。

（1）浸润性导管癌　由导管内癌发展而来，约占乳腺癌的 70%。肉眼观，肿瘤多呈单个结节，灰白色，质硬，无包膜，常呈树根状侵入周围组织。如果癌组织侵及乳头又伴有大量纤维组织增生时，由于纤维组织收缩，可致乳头回缩下陷；如果癌组织阻塞

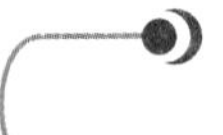
笔记栏
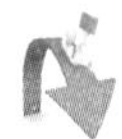

真皮内淋巴管,可致皮肤水肿,而毛囊、汗腺处皮肤相对下陷,呈橘皮样外观。晚期可侵及深筋膜和胸壁肌肉,形成巨大肿块及多个卫星结节,甚至穿破皮肤形成溃疡。镜下观,癌细胞排列成巢状、条索状、岛屿状或伴有少量腺样结构,并被纤维组织所分隔(图 16-21)。癌细胞异型性明显,核分裂象多见,局部肿瘤细胞常有坏死。

乳腺癌

(2)浸润性小叶癌　由小叶原位癌发展而来,占乳腺癌的 5% ~10%。肉眼观,肿瘤大小不等,圆形或不规则形,质地较硬,切面如橡皮样,与周围组织分界不清。镜下观,癌细胞呈单行条索状或串珠状,弥漫浸润性生长,细胞小而均匀,异型性不明显,核分裂象少(图 16-22)。

(3)特殊类型癌　种类很多,主要有髓样癌、小管癌、黏液癌及佩吉特病等。

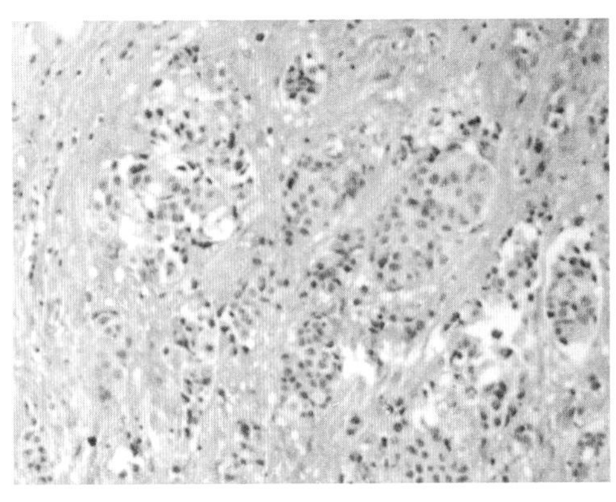

图 16-21　乳腺浸润性导管癌

镜下观,癌细胞排列成巢状、条索状、岛屿状或伴有少量腺样结构,并被纤维组织所分隔

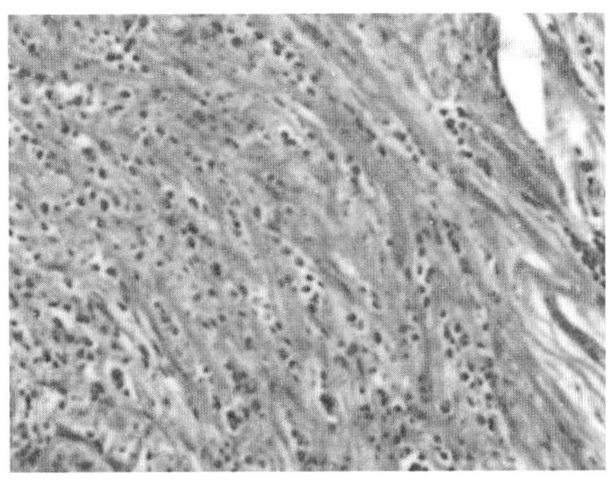

图 16-22　乳腺浸润性小叶癌

镜下观,癌细胞呈单行条索状或串珠状,弥漫浸润性生长,细胞小而均匀

(三)扩散途径

1. 直接蔓延　癌细胞可沿乳腺导管直接蔓延,累及相应的乳腺小叶,向周围扩散至脂肪组织、乳头、皮肤、筋膜及胸壁等。

2. 淋巴道转移　淋巴道转移是乳腺癌最常见的转移途径。最常转移到同侧腋窝淋巴结,继之锁骨下淋巴结、锁骨上淋巴结。位于乳腺内上象限的乳腺癌可转移至乳内动脉旁淋巴结、纵隔淋巴结。偶尔可转移至对侧腋窝淋巴结。

3. 血道转移　晚期可经血道转移到肺、骨、肝和脑等组织器官。

(四)临床病理联系

病变早期为无痛性肿块,不易被发现,部分患者是由于发现转移病灶才就诊,肿块活动度小,与周围组织分界不清。侵及皮肤、乳头时可出现相应部位下陷。

小　结

女性生殖系统病理主要讲述子宫颈疾病、子宫体疾病、滋养层细胞疾病、卵巢上皮性肿瘤和乳腺疾病五个方面。

子宫颈疾病中,慢性宫颈炎包括子宫颈糜烂、子宫颈腺囊肿、子宫颈息肉、子宫颈肥大四种病理类型,临床上可同时存在。子宫颈上皮内肿瘤(CIN)是宫颈上皮非典型

笔记栏

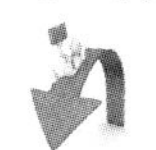

增生至原位癌的一系列病变过程的统称，属癌前病变。子宫颈癌是发生于子宫颈，肉眼观分为四种类型：糜烂型、内生浸润型、外生菜花型、溃疡型，组织学类型以鳞状细胞癌居多，其次为腺癌。

子宫体疾病包括子宫内膜增生症、子宫内膜异位和子宫肿瘤。子宫内膜增生症是子宫内膜腺体或间质过度增生为特征的无排卵性功能失调性子宫出血性疾病。临床主要表现为月经过多、不规则子宫出血、月经延长和绝经后流血等，分为单纯性增生、复杂性增生和非典型增生。子宫内膜异位是指子宫内膜组织出现在子宫内膜以外的部位。子宫肿瘤主要讲述子宫内膜癌和子宫平滑肌瘤。

滋养层细胞疾病包括水泡状胎块、侵袭性水泡状胎块和绒毛膜上皮癌。水泡状胎块又称葡萄胎，是良性病变。多数葡萄胎患者经彻底刮宫后可痊愈，少数患者可转变为侵袭性葡萄胎，极少数发展为绒毛膜上皮癌。绒癌易经血道转移，以肺和阴道壁转移最常见。

卵巢上皮性肿瘤是最常见的卵巢肿瘤，绝大多数上皮肿瘤来源于覆盖在卵巢表面的腹膜间皮细胞，主要为浆液性肿瘤和黏液性肿瘤，两者均可分为卵巢良性、交界性和恶性上皮性肿瘤，应注意三者的区分。

乳腺疾病包括乳腺增生性疾病和乳腺癌。乳腺增生性疾病，以乳腺腺体和（或）间质增生为特征，好发于中年女性。乳腺癌是来自于乳腺终末导管和小叶上皮的恶性肿瘤，多见于中老年女性。癌肿最常见于乳腺外上象限，病变早期为无痛性肿块，不易被发现，晚期可发生转移，最常转移至同侧腋窝淋巴结。

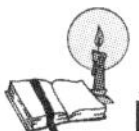

问题分析与能力提升

病例摘要1 患者，女，58岁，阴道分泌物增加、不规则流血3个月，慢性宫颈炎20余年。体格检查腹股沟淋巴结肿大，阴道镜检查发现子宫颈部分区域黏膜色红、糜烂状，质脆，触之易出血。阴道壁未见异常。子宫及双侧附件未见异常。子宫颈活检，细胞多边形，明显异型，胞质嗜酸，可见细胞内角化及角化珠形成。

讨论：①请问该患者的诊断是什么？②慢性宫颈炎与子宫颈癌有何关系？患者腹股沟淋巴结肿大的可能原因是什么？

病例摘要2 患者，女，48岁，发现右侧乳房肿块4个月。肿块位于右侧外上象限，圆形，界限清楚，体积约1 cm×1 cm，可推动，手术取之，送病理科活检，肉眼可见肿物有完整包膜，切面灰白色，质韧，实性，可见裂隙，镜下可见乳腺导管增生，管腔呈裂隙状，周围纤维结缔组织增生。

讨论：请问该患者的诊断是什么？

（魏　严）

笔记栏
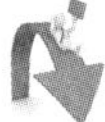

第十七章 内分泌系统疾病

学习目标

1. 掌握甲状腺肿、甲状腺腺瘤、甲状腺癌的病理变化及临床病理联系。
2. 熟悉甲状腺肿的病因与分类、糖尿病的病理变化与临床病理联系。
3. 了解甲状腺炎、肾上腺疾病的病因和分类。

内分泌系统(endocrine system)包括内分泌腺、内分泌组织(如胰岛)和分散于全身各系统或组织中的内分泌细胞。内分泌系统与神经系统共同调节机体的生长发育和代谢,维持机体内环境平衡与稳定。内分泌系统的组织或细胞发生增生、炎症、肿瘤、血液循环障碍等病变均可引起激素分泌异常,导致内分泌功能的亢进或减退,使相应靶细胞、靶组织增生、肥大或萎缩。本章仅叙述最常见的甲状腺疾病、肾上腺疾病和糖尿病。

第一节　甲状腺疾病

甲状腺疾病主要包括甲状腺肿、甲状腺炎、甲状腺腺瘤和甲状腺癌,临床表现为功能亢进或功能减退。

一、甲状腺肿

甲状腺肿(goiter)是由于缺碘或某些致甲状腺肿因子等所引起的甲状腺增生性疾病。根据是否伴有甲状腺功能亢进,分为弥漫性非毒性甲状腺肿和弥漫性毒性甲状腺肿两种。

(一)弥漫性非毒性甲状腺肿

单纯性甲状腺肿多因缺碘引起。

弥漫性非毒性甲状腺肿(diffuse nontoxic goiter),又称单纯性甲状腺肿。流行病学可将其分为地方性和散发性两种。地方性甲状腺肿多见于远离海岸的内陆山区和半山区,因缺碘引起;散发者可见于全国各地,女性多于男性。

1. 病因及发病机制

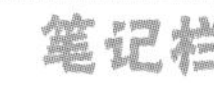
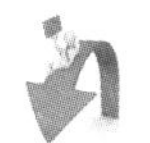

（1）缺碘　因饮水、土壤、食物中碘缺乏或机体处在青春期、妊娠和哺乳期等对碘需求量增加而造成相对性缺碘，甲状腺素合成减少，对垂体的负反馈抑制力降低，垂体分泌促甲状腺素（TSH）增多，刺激甲状腺滤泡上皮肥大、增生，使甲状腺肿大。

（2）致甲状腺肿因子的作用　①水中大量钙和氟可影响肠道对碘的吸收，可引起甲状腺肿；②某些食物（如卷心菜、木薯、菜花、大头菜等）可致甲状腺肿；③硫氰酸盐及过氯酸盐妨碍碘向甲状腺聚集；④药物（如硫脲类药、磺胺类药，锂、钴及高氯酸盐等）可抑制碘离子的浓集或碘离子有机化。

（3）高碘　因碘摄入过多，过氧化物酶的功能基团被过多占用，影响酪氨酸氧化，使碘的有机化过程受阻，甲状腺呈代偿性肿大。

2. 病理变化

（1）增生期　又称弥漫性增生性甲状腺肿（diffuse hyperplastic goiter）。肉眼，甲状腺呈对称性弥漫性肿大，表面光滑，重量一般不超过 150 g（正常 20～40 g）；切面棕红色，质较软。镜下，滤泡上皮细胞呈立方形或低柱状，伴有小滤泡和假乳头形成，胶质量少。

（2）胶质贮积期　又称弥漫性胶样甲状腺肿（diffuse colloid goiter）。肉眼，甲状腺对称性弥漫性显著增大，表面光滑，重达 200～300 g，甚至 500 g 以上；切面呈淡褐色或棕褐色，半透明胶冻状。镜下，部分上皮增生，可有小滤泡或假乳头形成，大部分滤泡上皮复旧变扁平，滤泡腔高度扩大，大量胶质贮积（图 17-1）。

（3）结节期　又称结节性甲状腺肿（nodular goiter），滤泡上皮局灶性增生、复旧或萎缩不一致，分布不均，形成结节。肉眼，甲状腺肿大呈不规则的结节状，大小不等，结节周围无包膜或包膜不完整，可继发出血、坏死、囊性变、钙化等（图 17-2）。镜下，滤泡大小差别较大，扩张的滤泡充满胶质，增生的小滤泡内含少量胶质；上皮细胞扁平或低立方形，部分上皮增生呈乳头状；可见出血、囊性变、钙化或骨化；间质纤维组织增生，不完全包绕增生的甲状腺滤泡，形成大小不一的结节。

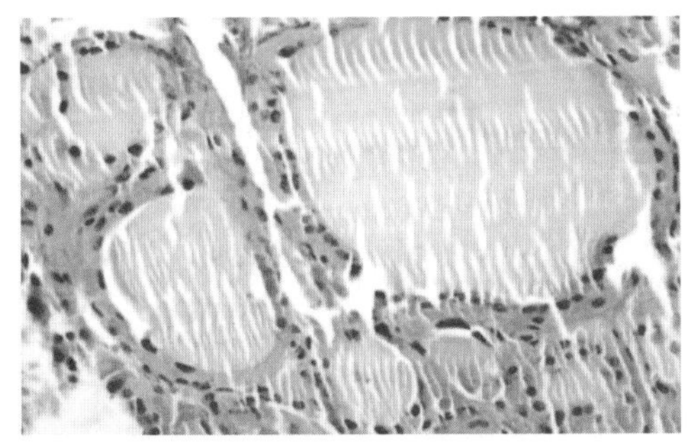

图 17-1　非毒性甲状腺肿胶质贮积期

甲状腺滤泡显著扩大，腔内充满胶质，上皮细胞变扁平

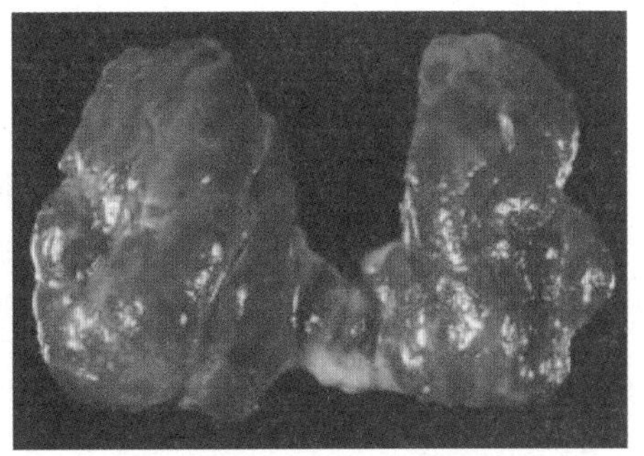

图 17-2　非毒性甲状腺肿结节期（大体）

表面可见大小不一的结节

3. 临床病理联系　患者主要症状为甲状腺肿大造成的局部压迫作用，如压迫气管引起呼吸困难、压迫喉返神经引起声音嘶哑。一般不伴有甲状腺功能亢进，1%～2%的患者可发生癌变。

笔记栏

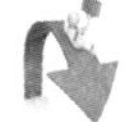

(二)弥漫性毒性甲状腺肿

弥漫性毒性甲状腺肿(diffuse toxic goiter)是指血中甲状腺素过多所引起的临床综合征,临床统称为甲状腺功能亢进症,简称"甲亢"。约有1/3患者伴有突眼,又称为突眼性甲状腺肿,也称为Graves病或Basedow病。主要表现为甲状腺肿大、基础代谢率升高、神经兴奋性升高所引发的症状,如心悸、烦热、震颤、多食、多汗、消瘦、乏力、突眼等。本病以20~40岁女性高发,男女发病比例约为1∶5。

1.病因及发病机制　目前认为本病可能与下列因素有关:一是与自身免疫有关,患者血中存在能与TSH受体结合的抗体,具有类似TSH的作用;二是与遗传因素有关,部分患者亲属也罹患有本病或其他自身免疫性疾病;三是与精神创伤有关。

弥漫性毒性甲状腺肿,临床上以 T_3、T_4 分泌过多引起甲状腺功能亢进为特征,简称"甲亢"。

2.病理变化　肉眼,双侧甲状腺弥漫性肿大,体积可达正常甲状腺的2~4倍,质较软;切面呈红褐色,分叶状,质地如肌肉。镜下,以小滤泡增生为主,滤泡上皮细胞呈柱状,部分呈乳头状增生;滤泡腔内胶质少而稀薄,见较多吸收空泡;间质充血,大量淋巴细胞浸润甚至有淋巴滤泡形成(图17-3)。

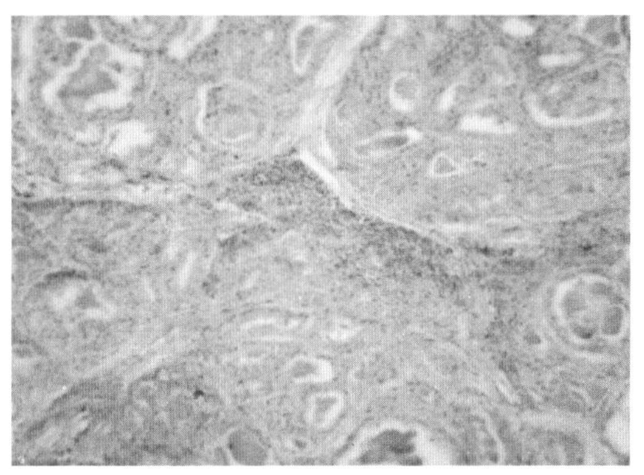

图17-3　弥漫性毒性甲状腺肿

滤泡增生,上皮细胞呈立方或高柱状,见大小不等的吸收空泡,中心见淋巴滤泡

"甲亢"临床以基础代谢率升高而引起的症状为突出表现。

3.临床病理联系　除甲状腺肿大外,由于血中 T_3、T_4 升高导致基础代谢增加,多食、多汗、消瘦,中枢神经兴奋性增加,易激动,手震颤,脉搏加快。可伴有淋巴组织增生、胸腺和脾增大,心脏肥大,心肌和肝细胞可有变性、坏死及纤维化。眼球突出是因眼球外肌水肿、球后纤维脂肪组织增生、淋巴细胞浸润和黏液水肿。

二、甲状腺炎

(一)亚急性甲状腺炎

1.病因　又称巨细胞性或肉芽肿性甲状腺炎,常与病毒感染有关。多数患者在发作前有上呼吸道感染史。

亚急性甲状腺炎多因病毒感染后引起的变态反应所致。

2.病理变化　肉眼,甲状腺呈不均匀结节状轻中度增大,质实,橡皮样;切面病变呈灰白或淡黄色,可见坏死或瘢痕,常与周围组织有粘连。镜下,病变呈灶性分布,大小不一,部分滤泡破坏,胶质外溢,引起类似结核结节的肉芽肿形成,并有较多中性粒

笔记栏

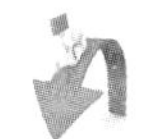

细胞及不等量嗜酸性粒细胞、淋巴细胞和浆细胞浸润;可形成微小脓肿,伴异物巨细胞反应,但无干酪样坏死。愈复期巨噬细胞消失,滤泡上皮细胞再生或萎缩,间质纤维化、瘢痕形成。

3. 临床病理联系　好发于20~50岁的女性。起病时患者常有上呼吸道感染,表现为发热、甲状腺肿大、压痛,伴轻度甲状腺功能减退,病程从6周到半年,可自行缓解。

(二)慢性甲状腺炎

1. 慢性淋巴细胞性甲状腺炎　是一种自身免疫性疾病,又称桥本甲状腺炎,患者多数血中可检出抗体,95%的患者甲状腺微粒体抗体增多,50%~60%的患者抗甲状腺球蛋白抗体增多。

桥本甲状腺炎为自身免疫性疾病,患者血清中含有多种抗甲状腺抗体。

(1)病理变化　肉眼,双侧甲状腺对称性弥漫性肿大,重量一般60~80 g,表面光滑或细结节状,质地坚硬,很少与周围组织粘连;切面呈灰白色或灰黄色。镜下见甲状腺滤泡广泛的萎缩、消失,间质大量淋巴细胞及不等量嗜酸性粒细胞浸润,有淋巴滤泡形成,伴纤维组织增生。

(2)临床病理联系　患者以中年女性居多,男女比为1∶20。起病缓慢,表现为甲状腺无痛性肿大,发病早期可出现一过性甲状腺功能亢进,最后因甲状腺组织破坏而出现功能减退。

2. 纤维性甲状腺炎　又称Riedel甲状腺肿或慢性木样甲状腺炎,原因不明,罕见。淋巴细胞性甲状腺炎与纤维性甲状腺炎的区别见表17-1。

纤维性甲状腺炎常合并身体其他部位的特发性纤维化。

(1)病理变化　肉眼,病变累及一侧甲状腺或甲状腺的一部分,表面呈结节状,质地坚韧,与周围组织粘连;切面致密,呈灰白色,易误诊为甲状腺癌。镜下,甲状腺滤泡萎缩、消失,间质大量纤维组织增生和玻璃样变,有少量淋巴细胞浸润。

(2)临床病理联系　多见于30~60岁,男女比例为1∶3。早期症状不明显,甲状腺功能正常;晚期肿大的甲状腺挤压周围组织,产生压迫症状,如压迫食管、气管及喉返神经等,则引起吞咽困难、呼吸困难和声音嘶哑,常伴有甲状腺功能低下。

表17-1　淋巴细胞性甲状腺炎与纤维性甲状腺炎的主要区别

	淋巴细胞性甲状腺炎	纤维性甲状腺炎
周围组织浸润	不浸润周围组织,仅限于甲状腺内	浸润周围组织,引起粘连
淋巴滤泡形成	淋巴细胞浸润明显,有淋巴滤泡形成	有淋巴细胞浸润,不形成淋巴滤泡
间质纤维化	纤维组织增生	纤维组织显著增生并伴玻璃样变

三、甲状腺功能低下

甲状腺功能低下(hypothyroidism)是甲状腺素分泌减少或缺乏而引起的综合征。原因包括:①甲状腺实质性病变,如炎症、手术及放射性同位素治疗等造成的甲状腺组织破坏过多;②甲状腺素合成障碍,如长期缺碘、长期抗甲状腺药物治疗、先天性甲状腺素合成障碍等;③垂体或下丘脑病变;④自身免疫性疾病。

笔记栏

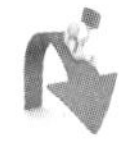

1. 克汀病　又称呆小症，多见于地方性甲状腺肿流行区。主要因胎儿或婴儿时期缺碘，从母体获得或自身合成的甲状腺素不足或缺乏，导致生长发育障碍，表现为：智力低下、愚钝面貌、四肢短小。

克汀病患者大脑发育不全，智能低下；四肢骨化中心延迟，四肢短小。

2. 黏液性水肿　少年或成年人甲状腺功能低下，组织间质内大量类黏液聚积，形成黏液性水肿。镜下可见间质内胶原纤维分解、断裂，H-E 染色呈淡蓝色、疏松网状。患者表现为怕冷、嗜睡、月经紊乱，动作、说话及思维均缓慢，皮肤发凉、粗糙、颜色苍白和非凹陷性水肿。

四、甲状腺肿瘤

成人甲状腺功能低下表现为低基础代谢率与黏液性水肿。

（一）甲状腺腺瘤

甲状腺腺瘤（thyroid adenoma）是甲状腺常见的良性肿瘤，好发生于青中年女性，临床上表现为颈前区无痛性肿块，随吞咽活动而上下移动。肿瘤多为单个，圆形或椭圆形，直径 3 ~5 cm，边界清楚，常有完整包膜；切面多为实性，色暗红或棕黄，可继发出血、坏死、囊性变、纤维化、钙化等改变（图 17-4）。甲状腺腺瘤与结节性甲状腺肿的鉴别见表 17-2。组织学分类如下：

甲状腺单发结节常为肿瘤。多发结节（3 个以上）常为结节性甲状腺肿。

1. 胚胎型腺瘤　又称梁状或实性腺瘤，瘤细胞小，大小较一致，排列成条索状或小片状，很少形成完整的滤泡，无胶质，间质结缔组织疏松。

2. 胎儿型腺瘤　又称小滤泡性腺瘤，由许多含有少量胶质的小滤泡组成，上皮细胞呈立方形，较一致，形似胎儿甲状腺组织（图 17-5），间质疏松、水肿、黏液样变性，易出血和囊性变。

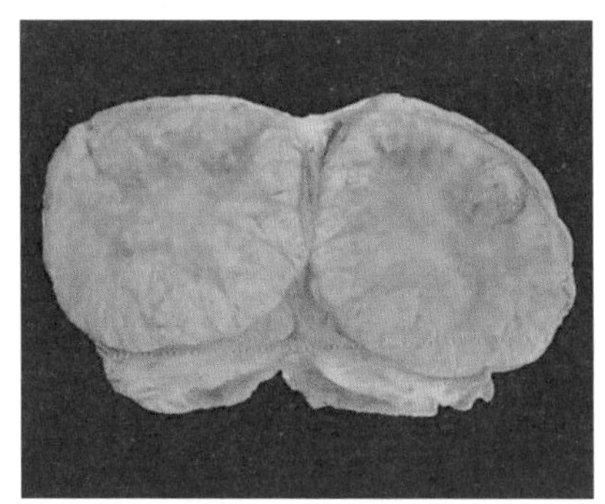

图 17-4　甲状腺腺瘤（大体）

瘤结节呈圆形，有包膜，继发有坏死

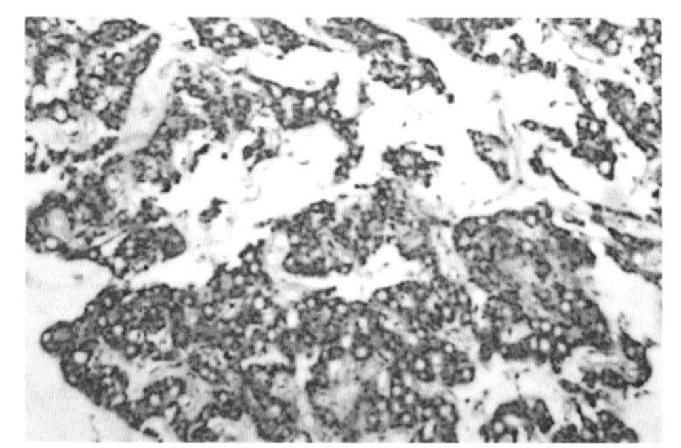

图 17-5　甲状腺胎儿型腺瘤

瘤组织由含少量胶质的小滤泡组成，形似胎儿甲状腺组织

甲状腺腺瘤虽然组织形态多样，但本质是良性肿瘤，手术切除后不复发。

3. 单纯型腺瘤　又称正常大小滤泡性腺瘤，肿瘤组织似正常甲状腺滤泡，滤泡大小较一致，腔内有胶质贮积，间质少；肿瘤包膜完整。

4. 胶样型腺瘤　又称巨滤泡型腺瘤，由含较多胶质的大滤泡构成，上皮细胞扁平，但有些滤泡较小；肿瘤间质少。

5. 嗜酸性细胞腺瘤　又称 Hürthle（许特莱）细胞腺瘤，较少见。瘤细胞大多边形，细胞核小，胞质丰富，含嗜酸性颗粒，瘤细胞大小不一，排列成索状或巢状，很少形成完

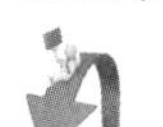

整的滤泡结构。

6. 非典型腺瘤　瘤细胞丰富，有轻度的异型增生，可见核分裂象，瘤细胞排列成索状或巢状，很少形成滤泡，间质少，无包膜和血管侵犯。本瘤应与甲状腺髓样癌和转移癌相鉴别，可以做降钙素、上皮膜抗原和角蛋白等免疫组织化学检查，髓样癌降钙素阳性，转移癌上皮膜抗原、角蛋白等阳性。

表 17-2　甲状腺腺瘤与结节性甲状腺肿鉴别表

比较	甲状腺瘤	结节性甲状腺肿
包膜	完整	不完整
组织结构	滤泡大小较为一致，有各种类型	滤泡大小不均匀，滤泡间常有纤维间隔
结节数量	多为单个	常为多个
周围甲状腺组织	有压迫现象	无压迫现象

（二）甲状腺腺癌

甲状腺癌（thyroid carcinoma）是一种较常见的恶性肿瘤，约占甲状腺原发性上皮性肿瘤的1/3，男女之比约2∶3，以40～50岁多见。甲状腺癌的生长规律有很大差异，有的生长缓慢似腺瘤；有的原发灶很小，而转移灶较大，首发颈部淋巴结肿大而就诊；有的短期内快速生长，浸润周围组织引起临床症状。

1. 乳头状腺癌　是最常见的甲状腺癌类型，约占60%，青少年女性多见，约为男性的3倍。肉眼，肿瘤常单发，呈圆形，直径一般为2～3 cm，无完整包膜，与周围组织界限不清；切面呈灰白色或灰棕色，质地软硬不一，常伴有出血、坏死、纤维化、钙化、囊性变等。镜下，癌细胞排列成乳头状结构，可有滤泡形成，乳头轴心为纤维血管间质（图17-6）；癌细胞呈立方形或柱状，核呈透明或毛玻璃样；间质中常见有呈同心层状的钙化小体，称砂粒体，此结构对乳头状腺癌具有诊断意义。乳头状腺癌生长缓慢，恶性度低，但淋巴结转移率高，约50%的患者发现时已有颈部淋巴结转移或以转移灶为首发症状。

乳头状癌以乳头状结构、细胞核呈透明或毛玻璃样为特点，乳头间质可见砂粒体。

2. 滤泡性腺癌　仅次于甲状腺乳头状癌而居第二位，占甲状腺癌的15%～20%。多见于40岁以上的女性，一般比乳头状癌恶性程度高，预后差。肉眼，肿瘤多为单个，质软，一般无包膜，或有不完整包膜；切面灰白色。镜下，癌组织由不同分化程度的滤泡构成，高分化者癌细胞异型性小，滤泡内可见有胶质，与腺瘤不易区别，需根据包膜、血管和神经是否浸润来确定诊断（图17-7）。低分化者滤泡少而小，有的呈实性癌细胞巢，细胞异型性明显，核分裂象多见。此型腺癌早期即可发生血道转移，以骨、肺多见。

分化良好的滤泡性腺癌不易与腺瘤相区分。

3. 髓样癌　为来源于滤泡旁细胞（即C细胞）的恶性肿瘤，是APUD肿瘤的一种，较少见，占甲状腺癌的5%～10%。多发生于50岁以上，女性略高于男性。瘤细胞可分泌降钙素，产生严重腹泻和低血钙症，有的还同时分泌其他多种激素和物质，如前列腺素、血清素和ACTH等，并引起异位内分泌综合征。肉眼，肿瘤为实性，质软，灰白色，直径多为2～3 cm，与周围组织分界尚清。镜下，瘤细胞排列成条索状或巢状，偶

颈部肿块和副肿瘤综合征是髓样癌的主要临床表现。

笔记栏

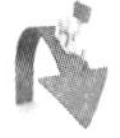

见小滤泡形成，间质内有大量淀粉样物质沉积，为本癌的特征性病变。此型癌恶性程度不一，一般比滤泡性腺癌恶性度高。多由淋巴道转移，也可经血道转移到肝、肺、肾上腺和骨髓等处。

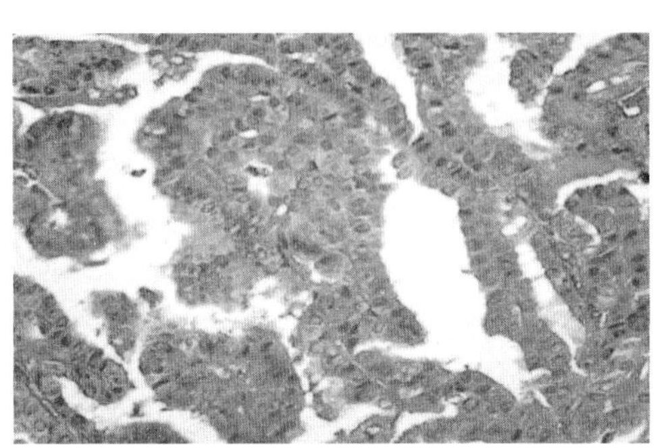

图 17-6　甲状腺乳头状腺癌

癌细胞排列成乳头状，细胞核呈毛玻璃样，细胞异型明显

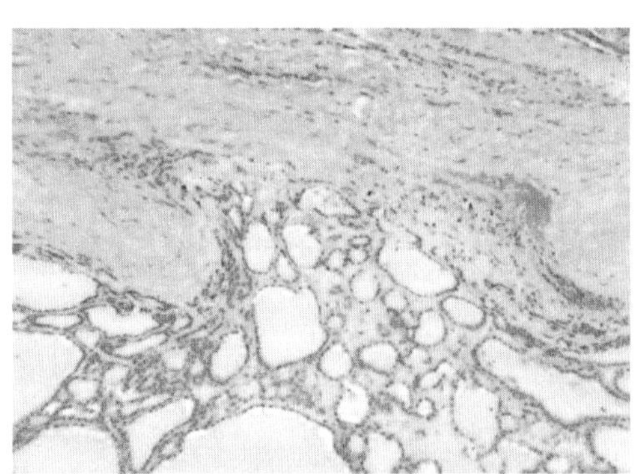

图 17-7　甲状腺滤泡性腺癌

癌细胞异型性小，滤泡内可见有胶质，见包膜浸润

4. 未分化癌　又称间变性癌或肉瘤样癌，较少见，多发生在 50 岁以上，女性较多见，生长快，因分化程度极差而得名。肉眼，肿瘤体积较大，灰白色，质硬，与周围组织界限不清，常伴有出血、坏死，并浸润至周围组织或累及对侧甲状腺。镜下，癌细胞形态多样化，呈弥漫性或条索状排列，易误诊为恶性淋巴瘤，称为小细胞型癌；有些癌细胞呈巨核或多核瘤巨细胞，核分裂象多，称为巨细胞型癌；还可见梭形细胞型和混合细胞型。此类癌恶性程度极高，发展迅速，早期可发生浸润和转移，预后差。

第二节　肾上腺疾病

（一）肾上腺皮质功能亢进

肾上腺皮质分泌三大类激素，即盐皮质激素、糖皮质激素和肾上腺性激素。每种激素分泌过多时均可引起相应的临床综合征，常见的有皮质醇增多症（Cushing 综合征）和醛固酮增多症。

1. Cushing 综合征　Cushing 综合征是由于糖皮质激素长期分泌过多，促进蛋白质异化、脂肪沉积，临床表现为满月脸、向心性肥胖、高血压、皮肤紫纹、多毛、糖耐量降低、月经失调、性欲减退、骨质疏松、肌肉乏力等。常见于 20～40 岁，女性多于男性，约 2.5∶1。

Cushing 综合征的主要原因是垂体性、肾上腺性和异位性等因素。

（1）垂体性　由于垂体肿瘤或下丘脑功能紊乱，分泌过多的 ACTH 或下丘脑分泌皮质激素释放因子过多，血清中 ACTH 增高。双侧肾上腺呈弥漫性中度肥大，重量可达 20 g（正常 8 g 左右），切面皮质厚度超过 2 mm，呈脑回状。镜下主要是网状带及束状带细胞增生，又称垂体性 Cushing 综合征。

（2）肾上腺性　原因不明，部分呈家族性。双侧肾上腺明显增生肥大，重量可超

笔记栏

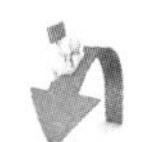

过 50 g,在弥漫增生的基础上,可见大小不等的结节,直径从数毫米至 2.5 cm。镜下,弥漫增生者主要为网状带及束状带细胞,而结节状增生多为束状带细胞,常见多量脂褐素,结节呈棕褐色。患者血清 ACTH 水平下降。

(3)异位性　为异位分泌的 ACTH 引起。最常见的为小细胞性肺癌,其他有胸腺瘤、胰岛细胞瘤等可分泌异位 ACTH,血中 ACTH 增高致肾上腺皮质增生。

(4)医源性　长期大量使用糖皮质激素引起,由于反馈抑制垂体前叶释放 ACTH,故血清中 ACTH 等减少,双侧肾上腺皮质萎缩。

2. 醛固酮增多症

(1)原发性醛固酮增多症　是肾上腺皮质细胞增生分泌过多醛固酮所致,引起高钠血症、低钾血症及高血压。患者由于钠潴留使血容量增多,抑制了肾素的释放,引起血清中肾素降低。本病 80% 是由于功能性肾上腺肿瘤引起,其余为原因不明的两侧肾上腺皮质增生,镜下主要为球状带细胞增生,有时也混杂些束状带细胞。

原发性醛固酮增多症的原因主要是肾上腺皮质腺瘤,少数为肾上腺皮质球状带增生引起。

(2)继发性醛固酮增多症　是由于各种肾上腺皮质以外的疾病,造成肾素分泌增多所致,肾素可使血浆中的血管紧张素原转变为血管紧张素,后者刺激球状带细胞增生使醛固酮的分泌增多。

(二)肾上腺皮质功能低下

1. 急性肾上腺皮质功能低下　主要病因是败血症引起的肾上腺皮质大片出血或坏死、双侧肾上腺静脉血栓形成、重症感染应激反应和长期皮质激素治疗后突然停药等。临床表现为血压下降、休克、昏迷等症状,少数严重者可致死亡。

急性肾上腺皮质功能低下多为败血症的并发症或由 DIC 引起,慢性肾上腺皮质功能低下多因肾上腺皮质结核和自身免疫性肾上腺炎引起。

2. 慢性肾上腺皮质功能低下　又称 Addison 病,少见。主要病因为双侧肾上腺结核和特发性肾上腺萎缩,极少数为肿瘤转移和其他原因引起。双肾上腺皮质严重破坏(90% 以上),主要临床表现为皮肤、黏膜、瘢痕等处黑色素沉着增多、低血糖、低血压、食欲缺乏、肌力低下、易疲劳、体重减轻等。黑色素沉着增多是由于肾上腺皮质激素减少,促使垂体分泌具有黑色素细胞刺激活性的 ACTH 及 LPH 增加,黑色素细胞合成黑色素增多。

3. 特发性肾上腺萎缩　又称自身免疫性肾上腺炎,是一种自身免疫性疾病,多见于青年女性,患者血中常有抗肾上腺皮质细胞线粒体和微粒体抗体,常和其他自身免疫性疾病并存。双肾上腺高度萎缩、皮质菲薄,内有大量淋巴细胞和浆细胞浸润。

第三节　糖尿病

糖尿病(diabetes mellitus)是由于胰岛素相对或绝对不足引起的一种慢性代谢性疾病。多见于中老年人,以持续性血糖升高并出现糖尿为主要特征,临床上表现为多饮、多食、多尿和消瘦,即“三多一少”。可引起一些组织或器官发生形态结构改变和功能障碍,并发酮症酸中毒、肢体坏疽、多发性神经炎、失明和肾功能衰竭等。本病发生率日益增高,已成为世界性的常见病、多发病。

遗传和环境因素互相作用、胰岛素分泌相对或绝对不足、靶细胞对胰岛素敏感性降低构成了糖尿病的发病基础。

(一)分类、病因及发病机制

糖尿病的病因及发病机制尚不十分清楚,目前已明确遗传因素对于糖尿病的发生

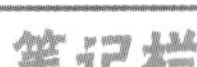
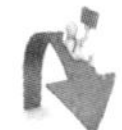

具有重要作用。糖尿病依据病因分为原发性和继发性两大类。继发性糖尿病是因胰腺病变(如炎症、肿瘤)累及胰岛或其他内分泌腺病变(如垂体嗜酸性细胞瘤)引起。原发性糖尿病又称特发性糖尿病,即俗称的糖尿病,最常见又分为胰岛素依赖型糖尿病和非胰岛素依赖型糖尿病两种。

1. 胰岛素依赖型糖尿病　又称Ⅰ型糖尿病或幼年型糖尿病,约占糖尿病的10%,多见于青少年。目前认为本型是在遗传易感性的基础上由病毒感染等诱发的针对B细胞的一种自身免疫性疾病。

2. 非胰岛素依赖型糖尿病　又称Ⅱ型糖尿病或成年型糖尿病,约占糖尿病的90%,多见于中老年人。一般认为与肥胖、缺乏运动、营养过剩、手术、感染、精神刺激等因素有关。

(二)病理变化

1型糖尿病表现为胰岛炎;2型糖尿病的胰岛变化较轻。

1. 胰岛病变　主要为胰岛的退行性改变。1型,胰岛细胞呈进行性破坏、消失,B细胞明显减少,胰岛纤维组织增生、玻璃样变性。2型,早期病变不明显,后期B细胞减少,常见胰岛淀粉样变,致使胰岛萎缩,进而纤维化、玻璃样变性。

2. 血管病变　从毛细血管到大中动脉均可有不同程度的病变。大中动脉粥样硬化,病变发展快而严重;细动脉玻璃样变性,管壁增厚、管腔狭窄;有的血管壁发生纤维素样坏死和脂肪变性。

毛细血管基底膜增厚、细动脉玻璃样变加速动脉粥样硬化进程。

3. 肾病变　①肾小球硬化,入球和出球细动脉硬化,肾小球基底膜普遍增厚,最终导致肾小球缺血和玻璃样变;②肾小管上皮细胞内糖原沉积,细胞出现颗粒样和空泡样变性(属退行性变);③肾乳头缺血性坏死,常见于糖尿病合并急性肾盂肾炎时。

4. 视网膜病变　视网膜毛细血管基底膜增厚、玻璃样变性,管腔内可形成微血栓,造成渗出、出血和纤维化,甚至视网膜剥离导致失明。另外,糖尿病易合并白内障。

5. 神经系统病变　以外周神经为主,包括运动神经、感觉神经和自主神经等,引起下肢对称性感觉或运动障碍,如肢体疼痛、麻木、感觉丧失、肌肉麻痹等。

6. 其他组织或器官病变　可出现皮肤黄色瘤、肝脂肪变和糖原沉积、骨质疏松、糖尿病性外阴炎及化脓性和真菌性感染等。

(三)临床病理联系

多饮、多食、多尿和消瘦是糖尿病的典型临床表现。

典型患者症状为多饮、多食、多尿和消瘦。多尿是因血糖过高引起渗透性利尿;多饮是血浆渗透压增高,刺激下丘脑消渴中枢引起;多食是因机体不能充分利用糖,加之血糖过高刺激胰岛素分泌,使患者产生饥饿感和食欲亢进;由于糖代谢障碍使ATP减少及负氮平衡、脂库减少导致消瘦。胰岛素严重缺乏时,导致酮症酸中毒,发生糖尿病性昏迷。晚期患者常因心肌梗死、肾功能衰竭、脑血管病变及合并感染而死亡。

小　结

1. 甲状腺肿　分为非毒性和毒性两种。其中非毒性甲状腺肿与机体碘缺乏有关,又称单纯性或地方性甲状腺肿,其病变可分为增生期(又称弥漫性增生性甲状腺肿)、胶质贮存期(又称弥漫性胶样甲状腺肿)、结节期(又称结节性甲状腺肿)。毒性甲状腺肿与自身免疫有关,常伴有甲状腺功能亢进,表现为眼球前突和基础代谢率升高的

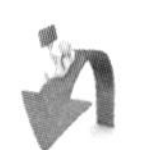

表现，病理变化为甲状腺肿大，以滤泡增生为主要特征，伴有滤泡腔内的吸收空泡和间质淋巴细胞浸润及淋巴滤泡形成。

2. 甲状腺炎　亚急性甲状腺炎又称巨细胞性或肉芽肿性甲状腺炎，与病毒感染有关。慢性甲状腺炎又分为慢性淋巴细胞性甲状腺炎和纤维性甲状腺炎，应注意两者的主要区别。

3. 甲状腺腺瘤　多为无功能性，分为胚胎型腺瘤、胎儿型腺瘤、单纯型腺瘤、胶样型腺瘤、嗜酸性细胞腺瘤、非典型腺瘤。甲状腺腺瘤应注意与结节性甲状腺肿相鉴别。

4. 甲状腺癌　包括乳头状癌、滤泡性腺癌、髓样癌和未分化癌。乳头状癌最多见，恶性度较低。未分化癌恶性度最高，转移早，预后差。

5. 肾上腺疾病　肾上腺皮质功能亢进，常见的为皮质醇增多症（Cushing 综合征）和醛固酮增多症。肾上腺皮质功能减退，原发性由肾上腺本身的病变引起（慢性原发性又称为 Addison 病）。继发性由 ACTH 分泌不足引起，多见于下丘脑和垂体的病变。

6. 糖尿病　分为 1 型和 2 型，胰岛素分泌相对或绝对不足、靶细胞对胰岛素敏感性降低是发病基础，糖、脂肪、蛋白质、水和电解质代谢紊乱是中心环节，高血糖是主要指标，“三多一少”是突出的临床表现，动脉粥样硬化引起的冠心病、脑血管病和下肢坏疽、糖尿病肾病、眼疾病和神经系统疾病等并发症是引起患者病残和死亡的主要原因。

问题分析与能力提升

病例摘要　女性，26 岁，因“心悸、多汗、怕热、食欲增强、消瘦、双眼球前突”入院。

体格检查：T 37.2 ℃，P 102 次/min，R 20 次/min，BP 60/70 mmHg。双眼球向前突起，掌心潮湿，伴明显的手震颤。双侧甲状腺弥漫性对称性肿大，可闻及血管杂音。心尖区第一心音亢进，可闻及Ⅱ级收缩期杂音，或闻及期前收缩。胸片未见异常。腹平软，肝脾未触及。

化验结果：FT_3 35 pmol/L（正常 9～25 pmol/L），FT_4 16 pmol/L（正常 3～9 pmol/L），TRH 兴奋试验无反应。

讨论题：①该患者患何种疾病？诊断依据是什么？②简要解释临床症状产生的机制。

（赵建龙）

笔记栏

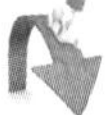

第十八章 传染病和寄生虫病

学习目标

1. 掌握结核结节、原发综合征、结核球、伤寒肉芽肿、梅毒树胶肿的概念；结核病的基本病变及其转化规律，原发性肺结核病和继发性肺结核病的病理特点；伤寒病、细菌性菌痢疾、肠阿米巴病、流行性脑脊髓膜炎、流行性乙型脑炎的病理变化及临床病理联系。

2. 熟悉肺外结核、淋病、尖锐湿疣、梅毒、艾滋病、血吸虫病的主要病变特点及临床病理联系。

3. 了解各种传染病的传播途径、发病机制。

传染病(infectious disease)是一类由生物性病原体侵入人体后所引起的具有传染性的炎症性疾病。传染病的病原体包括细菌、病毒、真菌、立克次体、支原体、螺旋体、寄生虫等。传染病在人群中发生或流行必须同时具备传染源、传播途径和易感人群三个基本环节。传染源是指在体内有病原体，并可将病原体排出体外的人和动物；传播途径是指病原体从传染源排出后，感染另一个机体所经过的途径；易感人群是指对传染病的病原体缺乏特异性免疫力，易受感染的人群。常见的传播途径有：①消化道传播；②呼吸道传播；③接触传播，其中以性接触为主要传播途径的传染病称为性传播疾病(STD)；④血液传播；⑤母婴垂直传播；⑥虫媒传播。对传染病的防控要从造成其流行的三个基本环节入手，即“消灭”传染源、切断传播途径、保护易感人群，从而控制传染病的蔓延、扩散。

传染病流行于世界各地，严重威胁人类健康。我国历来重视传染病的防治工作，已经取得显著成绩，但仍有不少传染病在威胁着人类健康。本章主要介绍结核病、伤寒、细菌性痢疾、流行性脑脊髓膜炎、流行性乙型脑炎、性传播疾病、阿米巴病、血吸虫病。

第一节　结核病

结核病(tuberculosis)是由结核杆菌引起的一种慢性传染病。可发生于全身各个

笔记栏

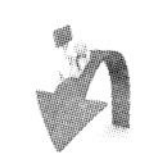

器官，以肺结核病最常见。特征性病变为结核结节形成和不同程度的干酪样坏死。临床上多呈慢性过程，常有低热、盗汗、食欲缺乏、消瘦等中毒症状。近十几年来由于结核杆菌耐药菌株的出现、环境污染加重和艾滋病的传播，结核病的发病率又呈明显升高趋势。结核病仍是我国重点防范的传染病之一。

结核病是由单一致病菌引起患者死亡的最主要疾病，是当前全球最紧迫的公共卫生问题之一，我国结核病的防治任务艰巨。

一、概述

(一)病因及发病机制

结核病的病原菌是结核杆菌，属分枝杆菌属，有人型、牛型、鼠型和鸟型四种类型，其中对人体致病的主要是人型和牛型。结核杆菌主要经呼吸道传播，也可通过食入带菌的食物(如含菌牛奶)经消化道感染，少数经皮肤黏膜伤口直接感染。结核病的发生、发展取决于很多因素，其中感染细菌的数量、毒力和机体的反应性最为重要。

结核杆菌致病作用主要与菌体成分有关。①脂质：糖脂的衍生物梭状因子与肉芽肿形成有关；蜡质D可增强结核杆菌菌体蛋白的抗原性，引起强烈的变态反应，导致干酪样坏死和全身中毒症状；磷脂还能使炎症病灶中的巨噬细胞转变为上皮样细胞，构成结核结节的主要成分；脂质还可以保护菌体不易被巨噬细胞溶解消化，延长细菌在巨噬细胞内的生存时间。②蛋白质：结核杆菌的蛋白质成分具有抗原性，与蜡质D结合后能引起变态反应，造成组织坏死和全身中毒症状；结核杆菌中的核糖核酸蛋白复合物可使机体产生免疫反应，增强机体对结核杆菌的抵抗力，促进结核结节形成。③多糖类：可作为半抗原参与免疫反应，也可引起中性粒细胞浸润。

结核病时发生的超敏反应属于迟发性超敏反应(Ⅳ型超敏反应)。免疫反应和超敏反应两者相伴出现，贯穿在结核病病程的始终。

结核杆菌致病机制非常复杂，到目前为止尚未完全清楚。一般认为，结核病的免疫反应是以细胞免疫为主。结核杆菌到达肺泡后，被巨噬细胞所吞噬，在建立有效细胞免疫之前，巨噬细胞杀灭结核菌的能力有限，结核杆菌可以在细胞内生存和繁殖，一方面可引起局部的炎症反应，另一方面可发生全身血源性播散，成为引起肺外结核病发生的根源。机体初次感染结核杆菌，可使T细胞被致敏，致敏的T细胞再次与结核杆菌相遇时，迅速分裂、增殖，并释放出各种淋巴因子，使巨噬细胞移向结核杆菌并被激活，吞噬、杀灭结核杆菌的能力增强。在上述保护性免疫反应发生的同时，机体对结核杆菌及其产物也发生变态反应。结核病的免疫反应和变态反应(Ⅳ型)常同时或相继发生，变态反应为主时常造成干酪样坏死和急性渗出性反应；免疫反应为主时，结核杆菌被杀灭，病灶局限，肉芽肿形成。其基本病变与机体免疫状态之间的关系见表18-1。

表18-1　结核病基本病变与机体免疫状态的关系

病理变化	机体状态		结核杆菌		病理特征
	免疫力	变态反应	菌量	毒力	
渗出为主	低	较强	多	强	浆液性或浆液纤维素性炎
增生为主	较强	较弱	少	较低	结核结节
坏死为主	低	强	多	强	干酪样坏死

笔记栏

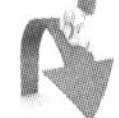

(二)基本病理变化

1. 以渗出为主的病变　多发生于结核病的早期或机体抵抗力低下,细菌量多,毒力较强或变态反应较强时,主要表现为浆液性炎或浆液纤维素性炎。早期局部病灶有中性粒细胞浸润,但很快被巨噬细胞取代,在渗出液和病灶局部巨噬细胞中有结核杆菌存在。此型病变好发于浆膜、脑膜、滑膜和肺等各种膜性组织和疏松组织。渗出物可完全吸收,或转变成以增生为主,或坏死为主的病变。

结核病病变可表现为渗出、坏死和增生病变。

2. 以增生为主的病变　发生于细菌量少,毒力较弱或机体免疫反应较强时,表现为以增生为主的病变,形成具有诊断价值的结核结节(tubercle)(图 18-1)。典型的结核结节中央为干酪样坏死,周围由上皮样细胞、朗格汉斯细胞和外周少量的淋巴细胞、成纤维细胞构成。上皮样细胞呈梭形或多角形,胞质嗜伊红色,境界不清,细胞核圆形或卵圆形,染色质少,核内有 1 ~2 个核仁。多个上皮样细胞可相互融合或者一个细胞核分裂而胞质不分裂,形成朗格汉斯细胞,其直径可达 300 μm,胞质丰富,细胞核有十几个到几十个不等,甚至超过一百个,细胞核排列在胞质周边呈花环状、马蹄铁形或密集在胞体的一端。单个结核结节很小,直径约 0.1 mm,肉眼和 X 射线片不易发现,3 ~4 个结核结节融合为粟粒大小时才易看到,灰白或灰黄色,半透明状,境界清楚,可微隆起于器官表面。

3. 以坏死为主的病变　当感染的结核杆菌数量多、毒力强、机体抵抗力低下或变态反应强烈时,上述以渗出性或增生性病变可发展为干酪样坏死。坏死灶内因含较多脂质成分而呈淡黄色,均匀细腻,质地较实,状似奶酪,故称为干酪样坏死(图 18-2)。镜下为红染无结构的颗粒状物质。干酪样坏死的肉眼形态特点对结核病有一定的病理学诊断意义。

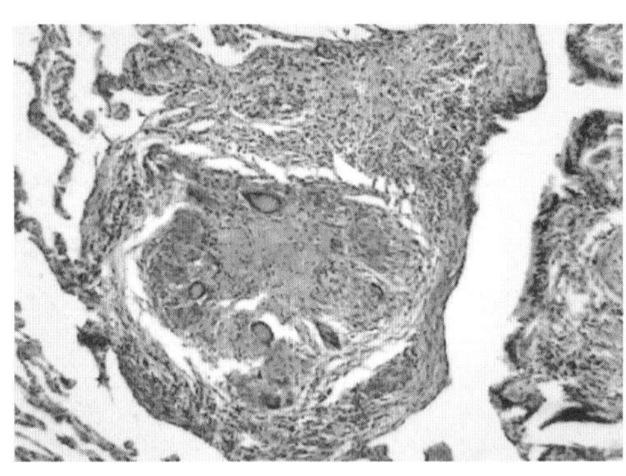

图 18-1　结核结节

结节主要由上皮样细胞和朗格汉斯细胞构成,中心为干酪样坏死物

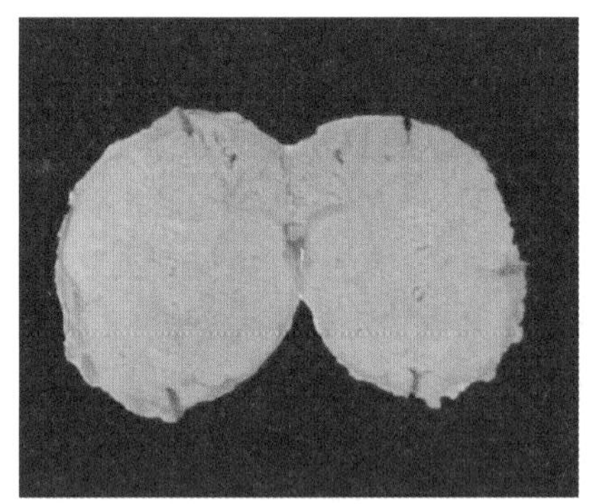

图 18-2　淋巴结结核

灰白色区域为干酪样坏死物

结核病的三种基本病理变化往往同时存在而以某一种改变为主,伴随着机体状况的不同和变化而互相转化,渗出和坏死标志着病变活动,增生标志着病变好转或相对静止。

上述渗出、增生和坏死三种变化常同时存在,而以某一种病变为主。在一定条件下,三种病变可互相转化。

(三)基本病理变化的转化规律

结核病的发展和结局取决于机体抵抗力和结核杆菌致病力的对比关系。当机体抵抗力增强时,结核杆菌被抑制、杀灭,病变转向愈合;当细菌数量多,毒力强,而机体

笔记栏

抵抗力下降时，病变转向恶化。

1. 转向愈合

(1)吸收、消散　渗出性病变可以通过吸收、消散而愈合，渗出物经病灶附近的淋巴管、血管吸收，病灶缩小或消失。X 射线检查：病灶边缘原来模糊不清、密度不均的云絮状阴影，病变吸收时，阴影逐渐缩小或被分割成小片，最后完全消失，临床上称为吸收好转期。小的干酪样坏死灶及增生性病灶在适当的治疗下也可逐渐吸收消散。

(2)纤维化、纤维包裹及钙化　增生性病变转向愈合时，结节周围的成纤维细胞长入结核结节，使其纤维化，最后形成瘢痕而愈合。小的干酪样坏死灶也可纤维化，再转化为小瘢痕。较大的干酪样坏死灶难以完全纤维化，由坏死灶周围纤维组织增生将其包绕，继而坏死物干燥浓缩，钙盐沉着。X 射线检查：纤维化病灶为边界清楚的条索状密度增高影；钙化病灶为密度更高的不规则阴影。完全纤维化和钙化的病灶内，无结核杆菌存活，部分钙化的结核病灶内常有少量结核杆菌存活。临床上称为硬结钙化期，视为临床痊愈，但当机体抵抗力降低时病变仍可复发进展。

2. 转向恶化

(1)浸润进展　疾病恶化进展时，病灶周围出现渗出性病变，范围不断扩大，并继发干酪样坏死。X 射线显示在原病灶周围出现边缘模糊的云絮状阴影，临床上称为浸润进展期。

结核病变可向愈合和恶化两个方向发展，前者包括吸收消散、纤维化、纤维包裹和钙化，后者表现为病灶扩大或溶解消散。

(2)溶解播散　干酪样坏死灶可溶解液化，经体内自然管道（如支气管、输尿管等）播散到其他部位，形成新的结核病灶，并在局部形成空洞。液化的干酪样坏死物内含大量结核杆菌。X 射线示病灶阴影密度不一，并出现透亮区及大小不等的新播散病灶阴影，临床上称溶解播散期。结核杆菌也可循淋巴道播散至局部和远处淋巴结，如原发性肺结核常伴有肺门和纵隔淋巴结结核，即是淋巴道播散的结果。结核杆菌从原发病灶或经胸导管入血后，可引起血源播散性结核病和肺外结核病。

二、肺结核病

结核病最常经呼吸道播散，故肺结核病发病率最高。因为初次感染和再次感染结核杆菌时机体反应性不同，将肺结核病分为原发性和继发性两大类。

肺结核

原发性肺结核病是指机体第一次感染结核杆菌所引起的肺结核病，多发于儿童，故也称儿童型肺结核。偶尔未感染过结核杆菌的青少年和成年也可发生原发性肺结核病。

继发性肺结核病是指机体再次感染结核杆菌所引起的肺结核病，多见于成年人。大多在初次感染后数年或十几年后因机体免疫功能损伤，抵抗力下降，静止的原发病灶再次活动而发病，也可在原发性肺结核病后短期内发生。

（一）原发性肺结核病

原发性肺结核病以形成原发综合征（primary complex）为病变特征。结核杆菌入肺后，多在通气较好的上叶下部或下叶上部靠近肺膜处形成直径 1.0～1.5 cm 的灰白色实变病灶，即为原发灶。原发灶以右肺较多见，中央可见干酪样坏死，周围为渗出性病变。结核杆菌很快从原发灶侵入淋巴管，随着淋巴液播散到肺门淋巴结，引起结核性淋巴管炎和肺门淋巴结结核，表现为肺门淋巴结肿大和干酪样坏死。肺的原发病

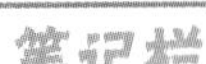
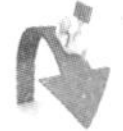

灶、结核性淋巴管炎和肺门淋巴结结核三者合称肺原发综合征（图 18-3）。X 射线示哑铃状阴影。原发性肺结核病的临床症状多不明显，患儿多在不知不觉中度过，但结核菌素试验为阳性。少数病情较重者可出现疲倦、食欲低下、潮热、盗汗等症状。

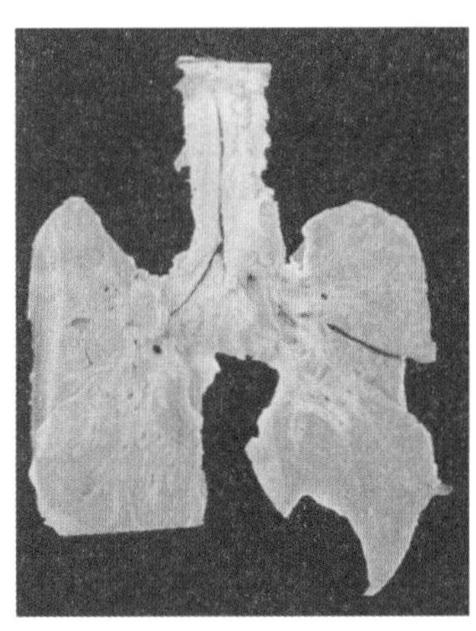

图 18-3　肺原发综合征（伴粟粒性肺结核病）

左侧灰白色部位为原发病灶，肺门淋巴结肿大灰白，两肺满布粟粒性病灶

初次感染结核杆菌而发生的原发性肺结核病多见于儿童。特征性病变是由肺原发病灶、结核性淋巴管炎和肺门淋巴结结核三者构成的原发综合征。

在原发综合征形成的最初几周内，虽有结核杆菌通过血道或淋巴道播散至全身其他器官，但由于细胞免疫的逐步建立，并不发病。绝大多数（约 95%）原发综合征不再进展，病灶逐渐纤维化和钙化。少数肺门淋巴结病变继续发展，形成支气管淋巴结结核。部分营养不良或同时患有其他传染病的患儿，病灶扩大、干酪样坏死或形成空洞，甚至播散形成粟粒性肺结核病或全身播散形成全身粟粒性结核病。

（二）继发性肺结核病

继发性肺结核病的病理变化和临床表现比较复杂，原发性肺结核病与继发性肺结核病的鉴别见表 18-2。根据其病变特点和临床经过可分为以下六种类型：

表 18-2　原发性肺结核与继发性肺结核比较表

比较	原发性肺结核病	继发性肺结核病
结核杆菌感染	初次	再次
发患者群	儿童	成年人
免疫力或变态反应	开始时无，后逐渐发生	有
起始病灶	上叶下部，下叶上部近胸膜处	肺尖部
病理特征	原发综合征	病变多样，新旧并存
病变性质	渗出和坏死为主	增生和坏死为主
主要播散途径	淋巴道或血道	支气管
病程及预后	短，大多自愈	长，波动性，需治疗

笔记栏

1. 局灶型肺结核　属于非活动性结核病,是继发性肺结核病的早期病变。病灶多位于肺尖下 2 ~4 cm 处,直径 0.5 ~1 cm,病灶边缘清楚,有纤维包裹。镜下所见以增生性病变为主,中央见有干酪样坏死。X 射线示肺尖部有单个或多个结节状病灶。当患者抵抗力降低时,可发展为浸润型肺结核。

2. 浸润型肺结核　属于活动性肺结核病,是最常见的类型。大多数由局灶型肺结核发展而来,少数以浸润型肺结核开始。病变中央有干酪样坏死,病灶周围为渗出性病变(病灶周围炎)包绕。X 射线显示锁骨下实变病灶边缘模糊的云絮状阴影。患者常伴有低热、疲乏、盗汗、咳嗽和咯血等症状。本型如及时发现,合理治疗,渗出性病变可被吸收;增生、坏死性病变可通过纤维化、包裹、钙化而愈合,进入硬结钙化期;如病情恶化,可向周围浸润进展,干酪样坏死不断扩大,坏死物液化经支气管排出,在病灶局部形成急性空洞(图 18-4)。空洞壁坏死层内所含结核杆菌可经支气管播散,引起干酪性肺炎。急性空洞经适当治疗,洞壁肉芽组织增生,使洞腔逐渐缩小闭合,最后形成条索状瘢痕组织而愈合。如果急性空洞经久不愈,可发展为慢性纤维空洞型肺结核。

3. 慢性纤维空洞型肺结核　是成年人肺结核病中病变最复杂的一种类型,一般是在浸润型肺结核形成急性空洞的基础上发展而来的。病变特点:①肺内形成一个或多个厚壁空洞,多位于肺上叶,大小不一,形状不规则,壁厚可达 1 cm 以上(图 18-5)。镜下,洞壁可分为三层,内层是干酪样坏死物,内含大量结核杆菌;中层是结核性肉芽组织;外层是纤维结缔组织。②在空洞的同侧或对侧肺组织,尤其是下叶肺组织,可见由支气管播散形成的大小不等、新旧并存、病变性质不同的支气管播散灶,越往下病变越新鲜。③晚期肺组织弥漫性纤维化,胸膜增厚并与胸壁粘连,肺体积缩小变形变硬,肺功能受损严重甚至丧失功能。

慢性纤维空洞型肺结核以原壁空洞、上重下轻、新旧不一的结核病变为病理特征,其中慢性空洞是最重要的改变。

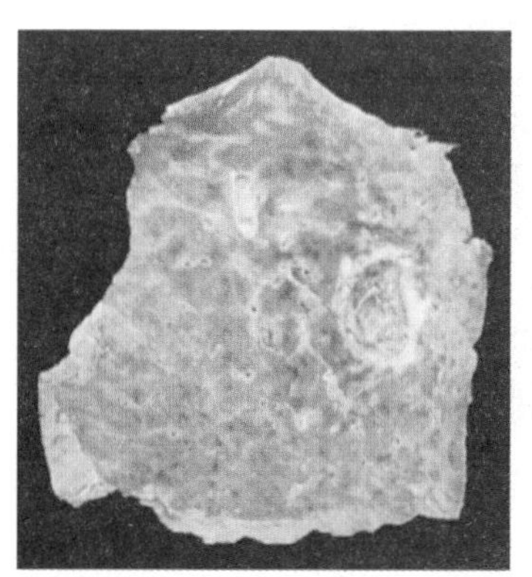

图 18-4　浸润型肺结核(急性空洞)

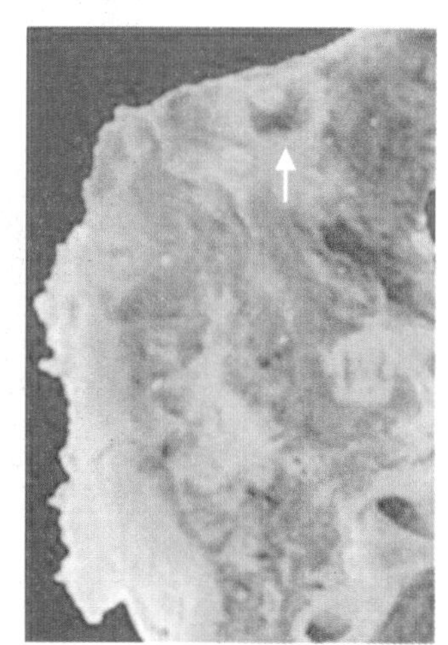

图 18-5　慢性纤维空洞型肺结核(厚壁空洞)

空洞与支气管相通,可成为结核病的重要传染源,故又称为开放型肺结核。空洞壁的干酪样坏死如侵蚀较大血管,可引起大咯血,导致窒息而死亡;空洞突破胸膜可引起气胸或脓气胸;咳出的带菌痰液可引起喉结核;如咽下含菌痰液可引起肠结核等。

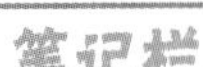
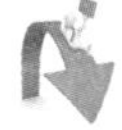

晚期因肺广泛纤维化、肺动脉高压而导致肺源性心脏病。

近年来，由于广泛采用多药联合抗结核治疗及增加抵抗力等措施，较小的空洞多可机化、收缩而闭合，形成瘢痕组织。较大空洞的坏死组织脱落，肉芽组织逐渐形成瘢痕组织，表面再由支气管上皮增生覆盖，此时空洞虽然存在但已无结核杆菌，又称为开放性愈合。

4. 干酪性肺炎　是一种病情危重的肺结核病，可由浸润型肺结核恶化而来，也可因急性或慢性空洞内带菌坏死物经支气管播散所致。病变以干酪样坏死为主，按病变累及的范围分为小叶性和大叶性干酪性肺炎。X 射线显示范围不等的实变阴影。镜下见广泛干酪样坏死，周围肺泡腔内充满大量浆液纤维素性渗出物和炎细胞。常有严重的全身中毒症状，病情凶险，死亡率较高。

以上三种类型的肺结核病患者在咳嗽、咳痰时均可能将结核杆菌随痰咳出，造成细菌的播散。在护理过程中要遵照呼吸系统传染病的要求，防止结核杆菌的空气传播。

结核球是相对静止的病变，在适当条件下可恶化，甚至扩散。

5. 结核球（也称结核瘤）　结核球是指由纤维包裹的孤立的境界清楚的干酪样坏死灶，直径 2 ~5 cm（图 18-6）。一般为单发，也可多个，常位于肺上叶。结核球可来源于：①结核性空洞因引流支气管阻塞，空洞由干酪样坏死物填充；②浸润型肺结核的干酪样坏死灶被纤维组织包裹；③多个小干酪样坏死灶融合并被纤维组织包裹。由于纤维包裹的存在，抗结核药不易发挥作用，因而有再次恶化进展的可能。X 射线上易与周围型肺癌或炎性假瘤相混淆，须加以鉴别。临床上多采取诊断性手术切除。

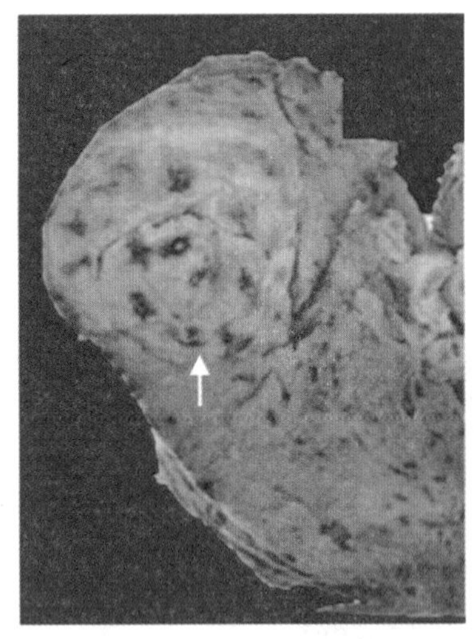

图 18-6　肺结核球

肺切面见一个球形结节，周围有纤维包裹，界限清楚

6. 结核性胸膜炎　按病变性质可分为增生性（干性）和渗出性（湿性）两种，以渗出性结核性胸膜炎比较常见。

增生性结核性胸膜炎，又称为干性结核性胸膜炎，由胸膜下结核病灶直接蔓延至胸膜所致，常发生于肺尖。病变多为局限性，以增生性改变为主，很少有胸腔积液，一

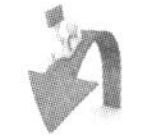
笔记栏

般通过纤维化而愈合。

渗出性结核性胸膜炎，又称为湿性结核性胸膜炎，多由肺内原发病灶或肺门淋巴结病灶中结核杆菌播散至胸膜引起，多见于青年人。病变主要表现为浆液纤维素性炎，可造成胸腔积液，有时呈血性。经适当治疗后渗出液可被吸收。如渗出物中纤维素较多，不易吸收，可发生机化而使胸膜增厚粘连。

AIDS 患者中结核病发病率明显增高，有以下特点：①继发性肺结核病，病灶往往不在肺尖部，以下叶较多见；②结核病的病变往往不够典型，空洞不常见，浸润性病变和粟粒性结核较多见；③肺外结核较多见，常见有纵隔淋巴结结核；④肺结核病进展较快，预后较差。

（三）血行播散型结核病

原发性和继发性肺结核除通过上述淋巴道和支气管播散外也可通过血道播散引起粟粒性结核和肺外结核病。由于肺内原发病灶或肺门干酪样坏死灶及肺外结核病灶内的结核杆菌侵入血流或经淋巴管由胸导管入血，可引起血源播散性结核病。

1. 急性全身粟粒性结核病　大量结核杆菌由肺静脉入血，经左心进入体循环，播散至肺、肝、脾和脑膜等处，引起急性全身粟粒性结核病（图 18-7）。肉眼观，各脏器内均匀密布灰白色或灰黄色、粟粒大小的小结节病灶。镜下，病变以增生为主，也可见坏死性和渗出性病变。X 射线可发现两肺均匀密布、粟粒大小的细点状阴影。临床上病情险恶，出现高热、衰竭、烦躁不安等中毒症状，若及时治疗，预后仍属良好。少数病例可因结核性脑膜炎而死亡。

肺结核结节

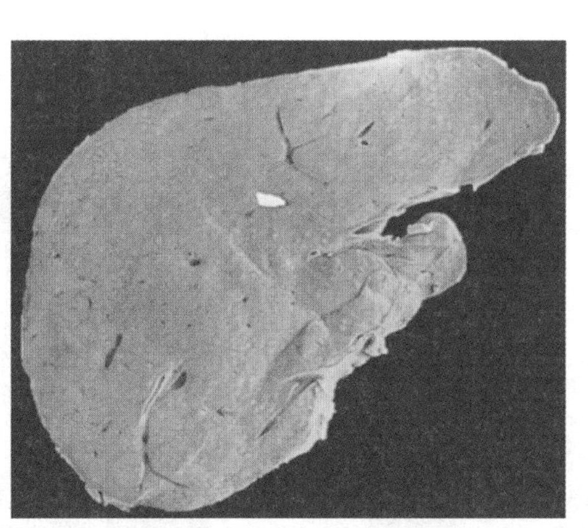
图 18-7　粟粒性肝结核病
肝内满布灰黄色粟粒性结核病灶

2. 慢性全身粟粒性结核病　如急性期病情不能及时控制而使病程迁延 3 周以上，或结核杆菌反复、多次、少量不规则地进入血液，则形成慢性全身粟粒性结核病。病灶大小、病变性质和病灶分布均不一致。

3. 急性肺粟粒性结核病　是急性全身粟粒性结核病的一部分，或因肺门、纵隔、支气管旁淋巴结干酪样坏死破入邻近大静脉，或因含有结核杆菌的淋巴液经胸导管回流经大静脉入右心，均可沿肺动脉播散于两肺而引起急性粟粒性肺结核。肉眼观，肺表面和切面可见灰黄或灰白色粟粒大小结节状病灶。

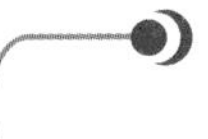

笔记栏

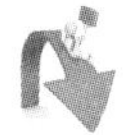

4. 慢性肺粟粒性结核病　患者原发灶已痊愈，由肺外器官结核病灶的结核杆菌间歇入血而致病。病程长，病变新旧并存，大小不一，以增生性改变为主。

5. 肺外结核病　除淋巴结结核、消化道结核和皮肤结核外，多由原发性肺结核病经血源播散形成的潜伏灶进一步发展所致。

三、肺外结核病

（一）肠结核病

肠结核病可分为原发性和继发性两型。原发性少见，主要发生于小儿，多因饮用含有结核杆菌的牛奶或乳制品而感染。绝大多数肠结核是因咽下含结核杆菌的痰液所引起，故常继发于活动性肺结核病。肠结核可发生于任何肠段，但以回盲部最常见（约占 85%）。按病变特点不同分为增生型和溃疡型。

大多数肠结核病继发于有空洞病变的肺结核病，好发部位为回盲部，分为溃疡型和增生型两种。

1. 增生型　少见。病变特点是肠壁大量结核性肉芽组织形成和纤维组织显著增生，使肠壁高度肥厚，肠腔狭窄，而黏膜面可有慢性溃疡或炎性息肉形成（图 18-8）。临床上表现为慢性不完全性低位肠梗阻。右下腹可触及包块，需与大肠癌鉴别。

2. 溃疡型　多见。肠道的病变可表现为肠原发综合征，即由肠的原发性结核性溃疡、结核性淋巴管炎、肠系膜淋巴结结核组成。结核杆菌首先侵入肠壁淋巴组织形成结核结节，继而结节相互融合并发生干酪样坏死，病变处黏膜破溃后形成溃疡。溃疡边缘参差不齐，一般较浅，底部是干酪样坏死物，下方是结核性肉芽组织。因病变沿肠壁淋巴管环形播散，故典型的肠结核溃疡多呈环形，其长轴与肠腔长轴垂直（图 18-9）。溃疡愈合后可因瘢痕形成并收缩导致肠腔狭窄。临床表现为腹痛、腹泻，或腹泻与便秘交替，营养不良和结核杆菌中毒症状。

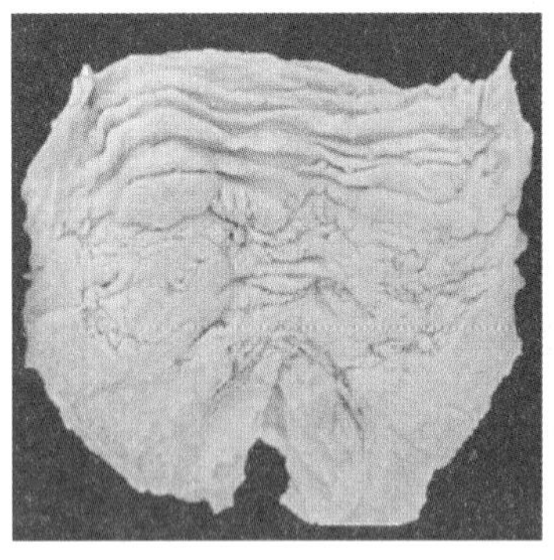

图 18-8　增生型肠结核

肠壁增厚，肠腔狭窄，见有息肉

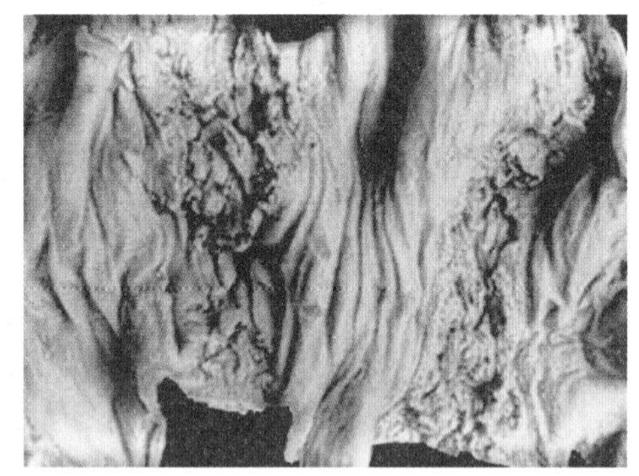

图 18-9　溃疡型肠结核

肠黏膜可见两个横置长椭圆形溃疡

（二）结核性腹膜炎

本病多见于青少年。主要感染途径是腹腔内结核灶的直接蔓延，最常见的腹内原发灶是溃疡型肠结核病，其次是肠系膜淋巴结结核或结核性输卵管炎，经血行播散至腹膜者少见。根据病变特点分为干性和湿性两型，以混合型多见。其共同病变特征是腹膜上密布无数小结核结节。湿性结核性腹膜炎可出现大量腹水；干性结核性腹膜炎时，因大量纤维素性渗出物机化而引起腹腔内脏器广泛粘连。

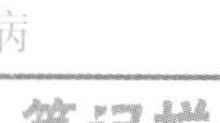

（三）结核性脑膜炎

儿童多见，主要由结核杆菌经血道播散所致，常是全身性粟粒性结核病的一部分。结核杆菌的来源包括儿童的肺原发综合征、成人的肺结核病、骨关节结核和泌尿生殖系统结核病的血源性播散。部分病例也可因脑实质内结核球液化破溃致使大量结核杆菌进入蛛网膜下腔所致。

病变以脑底部脑膜最明显。肉眼观，在脑桥、脚间池、视神经交叉及大脑外侧裂等处的蛛网膜下腔内，可见多量灰黄色混浊的胶冻样渗出物（图 18-10）。在脑室脉络丛及室管膜处偶见结核结节。病变严重者可累及脑实质而引发结核性脑膜脑炎。病程迁延的病例，蛛网膜下腔渗出物发生机化使蛛网膜粘连，导致第四脑室正中孔和外侧孔堵塞而发生脑积水，患者出现颅内高压的症状和体征。

结核性脑膜炎典型病变为脑底部珠网膜下腔大量渗出物积聚，主要成分为浆液、纤维蛋白、巨噬细胞和淋巴细胞、进展期可见结核结节。

（四）泌尿系统结核病

肾结核病最常见于青壮年男性，多为单侧性，结核杆菌来自原发性肺结核病的血道播散。病变起始于肾皮质与髓质交界处或肾锥体乳头。局部病变不断扩大，并发生干酪样坏死，破坏肾乳头溃入肾盂而形成结核性空洞（图 18-11）。随着病变的扩展，空洞不断增多并相互融合，使肾仅剩一空壳，肾功能丧失。干酪样坏死物随尿液下行，累及输尿管和膀胱等。受累的输尿管黏膜发生溃疡并形成结核性肉芽肿，管壁增厚，管腔狭窄，甚至阻塞，引起肾盂积水或积脓。

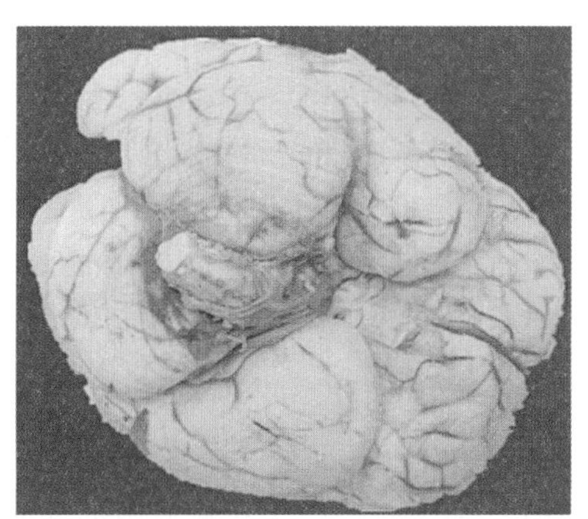

图 18-10 结核性脑膜炎

显示病变主要位于脑底部脑膜

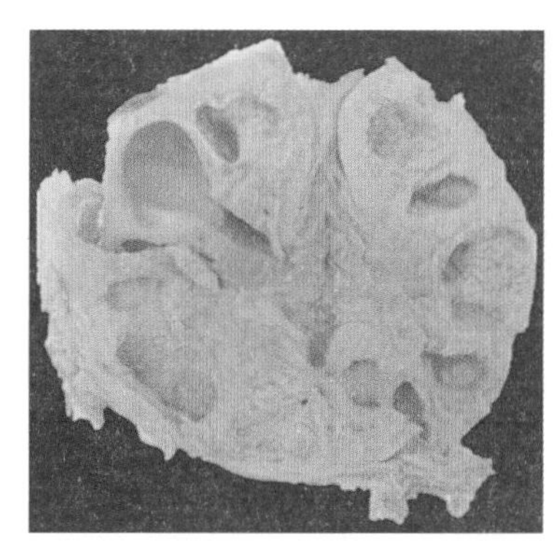

图 18-11 肾结核

肾切面可见多个结核性空洞

膀胱结核最先累及膀胱三角区，然后波及整个膀胱。膀胱黏膜面有溃疡形成、膀胱壁纤维化及肌层被破坏，可使膀胱容积缩小。这些病变可影响健侧的输尿管口，使其狭窄或失去正常的括约肌功能，造成健侧肾输尿管阻塞，最后可引起健侧肾盂积水使肾功能受损。

（五）生殖系统结核病

男性生殖系统结核病主要见于附睾，与泌尿系统结核密切相关。结核杆菌可感染前列腺和精囊，再蔓延至输精管、附睾等处。病变表现为结核结节形成和干酪样坏死。附睾结核最常见，是男性不育的重要原因之一。

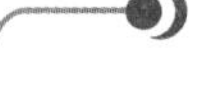
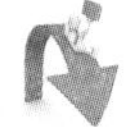

女性生殖系统结核以输卵管结核最常见,可导致女性不孕;其次是子宫内膜和卵巢结核,多因血道或淋巴道播散所致,也可由邻近器官的病变蔓延而来。镜下可见结核结节和干酪样坏死,常不够典型。

(六)骨与关节结核病

骨与关节结核以儿童和青少年多见,主要由血源播散所致。

骨结核最常见于脊椎骨,又以第10胸椎至第2腰椎为多见。

1. 骨结核　骨结核主要侵犯脊椎骨、指骨及长骨骨骺等部位,常由松质骨内的结核病灶发展而来。病变可分为干酪样坏死型和增生型。

(1)干酪样坏死型　可见明显的干酪样坏死和死骨形成。当松质骨内的病变破坏骨皮质并累及周围软组织时,坏死组织液化后可在骨旁形成结核性“脓肿”,因局部无红、热、痛,故称“冷脓肿”。病变穿破皮肤后可形成经久不愈的窦道。

(2)增生型　较少见,病变以形成结核性肉芽组织为主,无明显的干酪样坏死和死骨形成。

脊椎结核在骨结核中最常见,多发生于第10胸椎至第2腰椎。病变起自椎体,并破坏邻近的椎间盘,因重力作用使病变的椎体塌陷,造成脊椎后突畸形(“驼背”),严重者可压迫脊髓引起截瘫。当病变穿破骨皮质,则在脊椎两侧形成“冷脓肿”。如坏死物沿筋膜间隙向下流,则在远隔部位形成“冷脓肿”。

2. 关节结核　多继发于骨结核,以髋、膝、踝、肘等关节多见。当骨骺或干骺端内的病灶侵入关节软骨和滑膜时则形成关节结核。关节结核痊愈后,关节腔常被大量纤维组织填充,造成关节强直,失去运动功能。

(七)淋巴结核病

淋巴结结核病多见于儿童和青年,常累及颈部、支气管和肠系膜淋巴结,以颈部淋巴结结核最常见。结核杆菌多来自肺门淋巴结结核,也可来自口腔、咽喉部结核病灶。淋巴结常成群受累,最初受累淋巴结尚能分离,后期淋巴结彼此粘连形成较大的包块。病灶内可见结核结节形成和干酪样坏死。当局部病灶干酪样坏死物液化并穿破局部皮肤,可形成窦道。

第二节　伤寒

伤寒(typhoid fever)是由伤寒杆菌引起的急性传染病。多经消化道传播,常见于儿童和青壮年。病变特征是全身单核巨噬细胞系统的巨噬细胞增生,可形成伤寒肉芽肿,以回肠末端淋巴组织的病变最显著,故有肠伤寒之称。临床主要表现为持续高热、表情淡漠、相对缓脉、脾大、皮肤玫瑰疹及外周血中性粒细胞和嗜酸性粒细胞减少等。全年均可发病,以夏、秋两季发病率最高。患病后可获得比较牢固的免疫力,再感染的可能性很小。

(一)病因及发病机制

伤寒杆菌属沙门菌属,革兰氏阴性杆菌。菌体“O”抗原、鞭毛“H”抗原和表面“Vi”抗原都能使机体产生相应的抗体,其中以“O”及“H”抗原性较强,可用于血清凝集试验,即肥达反应(Widal reaction),通过测定血清中相应抗体的水平,作为临床诊断

笔记栏

伤寒的依据之一。检测 Vi 抗体可发现慢性带菌者。伤寒杆菌释放的内毒素是主要的致病因素。

伤寒患者和带菌者是本病的传染源。伤寒杆菌通过污染食物、饮用水和牛奶等，经口感染。伤寒杆菌入胃后大部分被胃酸破坏，当感染细菌数量较多或胃液被稀释时，未被杀灭的细菌进入小肠，穿过小肠黏膜上皮细胞侵入肠壁淋巴组织，特别是回肠末段的集合淋巴小结和孤立淋巴小结。进入淋巴组织的伤寒杆菌被巨噬细胞吞噬，并在其中生长繁殖，沿淋巴管到达肠系膜淋巴结，后经胸导管进入血液引起菌血症。伤寒杆菌随血液进入肝、脾、骨髓和淋巴结，被单核吞噬细胞吞噬，并在其中大量繁殖，致使肝、脾、淋巴结肿大。这一段时间，虽然有单核吞噬细胞系统的增生反应，但无明显临床症状，称为潜伏期，一般 10 d 左右。此后，在全身单核吞噬细胞系统内繁殖的病菌及其释放的内毒素再次大量进入血液，播散至全身各脏器和皮肤等处，引起败血症和毒血症，呈现全身中毒性症状和病理改变。病变主要发生于回肠末段，其肠壁的淋巴组织出现明显的增生肿胀，此时相当于疾病的第 1 周，血培养常为阳性。随着病程的发展，在发病后的第 2 ~ 3 周，伤寒杆菌在胆囊内繁殖到一定数量，大量病菌随胆汁再度进入小肠，又可穿过肠黏膜再次侵入肠道淋巴组织，使已致敏的肠壁淋巴组织发生强烈的过敏反应，导致坏死、脱落和溃疡形成。伤寒杆菌随脱落的坏死组织和粪便排出体外，故此段时间粪便培养易获阳性结果。与此同时，人体的免疫力逐渐增加，血中的抗体不断上升，肥达反应在病程第 2 周以后开始出现阳性。

伤寒杆菌裂解时释放的内毒素是主要的致病因素，传染源为伤寒患者和慢性带菌者，传染途径为粪-口传播，主要传播媒介为苍蝇。

(二)病理变化和临床病理联系

伤寒杆菌引起的炎症属以巨噬细胞增生为主的急性增生性炎症。主要累及全身单核吞噬细胞系统，特别是回肠末端淋巴组织，主要表现为单核吞噬细胞增生，并吞噬有伤寒杆菌、红细胞和细胞碎片，称为伤寒细胞。伤寒细胞聚集成团，形成小结节状病灶，称为伤寒性肉芽肿或伤寒小结(typhoid nodule)(图 18-12)，具有病理诊断价值。

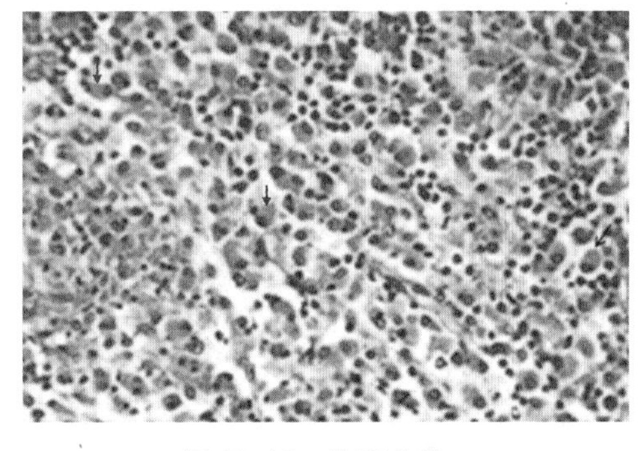

图 18-12　伤寒小结

见大量伤寒细胞，细胞体积较大，胞质中间有吞噬物

1. 肠道病变　肠伤寒主要累及回肠下段集合淋巴小结和孤立淋巴小结，按病程分为四期，每期大约持续 1 周。

(1)髓样肿胀期　发病第 1 周，回肠下段淋巴组织充血肿胀，突起于黏膜表面，质软，灰红色，表面形似脑的沟回，以集合淋巴小结的变化最典型。肠黏膜有充血、水肿、黏液分泌增多等变化。

(2)坏死期　发病第 2 周，肿胀的淋巴组织在中心多发小灶性坏死，并逐步融合扩大，累及黏膜表层。坏死组织失去正常光泽，色灰白或被胆汁染成黄绿色。

(3)溃疡期　发病第 3 周，坏死的肠黏膜脱落在局部形成溃疡。集合淋巴小结发生的溃疡长轴与肠管的长轴平行，孤立淋巴小结的溃疡小而圆。溃疡的边缘稍隆起，底部高低不平，深度一般达黏膜下层，严重者可达肌层和浆膜层，甚至引起穿孔。如累及小动脉，可引起严重出血。

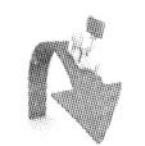

(4)愈合期　发病第4周。肉芽组织增生修复溃疡缺损，溃疡边缘上皮再生覆盖于表面，使溃疡愈合。

上述肠道的病变可致患者食欲减退，腹部不适，腹泻或便秘，右下腹有轻度压痛。患者在溃疡期可能并发肠出血、肠穿孔，护理时应予注意。患者的粪便细菌培养在病程第2周起阳性率逐渐增高，第3～5周阳性率可达85%；肥达反应（发病第3～4周阳性率最高）、骨髓及血液培养（发病第1～2周阳性率高达90%）具有诊断意义。在护理伤寒患者时可发现患者的体温曲线很有特征性，患者体温逐渐升高，在第2和第3周呈稽留高热，第4周波动下降。结合较低的脉搏曲线（相对缓脉），也有助于诊断。由于临床的积极治疗，早期应用有效抗生素如氯霉素，上述典型的四期病变已很少见。

2. 其他病变　由于巨噬细胞的活跃增生，可使肠系膜淋巴结和肝、脾等器官肿大，镜下可见伤寒小结形成和小灶性坏死。骨髓因巨噬细胞增生和内毒素作用，造血功能障碍，致使外周血液中性粒细胞减少。

部分患者发生中毒性心肌炎，可发生心肌细胞水肿、坏死，临床上出现相对缓脉。皮肤血管可因细菌栓塞，出现淡红色小丘疹，称为玫瑰疹。腹直肌、膈肌等可发生凝固性坏死（称"蜡样变"），临床上出现肌肉疼痛和皮肤知觉过敏。胆囊多无明显病变，但伤寒杆菌可在胆汁中大量繁殖，患者痊愈后细菌仍可在胆汁中生存（健康带菌者），并通过胆汁由肠道排出，是重要的传染源。

伤寒患者可出现肠出血、肠穿孔、支气管肺炎等并发症。肠穿孔和肠出血常发生于溃疡期，发生率为1%～5%。肠出血严重者可引起出血性休克；肠穿孔是伤寒最严重的并发症，穿孔多为一个，有时也可多个，穿孔后常引起弥漫性腹膜炎。支气管肺炎以小儿患者多见，常因抵抗力下降，继发肺炎球菌或其他呼吸道细菌感染所致，极少数病例也可由伤寒杆菌直接引起。

在无并发症的情况下，一般经过4～5周就可痊愈，病后可获得较强的免疫力。败血症、肠出血和肠穿孔是本病重要的死亡原因。自从使用抗生素治疗伤寒以来，病程显著缩短，临床症状也大为减轻，典型的伤寒肠道各期的病变及全身病变已属少见，但复发率却有一定的增加。

第三节　细菌性痢疾

细菌性痢疾（bacillary dysentery）简称菌痢，是由痢疾杆菌引起的一种常见肠道传染病。病变主要局限于结肠，以大量纤维素渗出并形成假膜为特征，属假膜性炎，假膜脱落后形成浅表溃疡。临床主要表现为全身毒血症症状、腹痛、腹泻、里急后重和黏液脓血便。

（一）病因及发病机制

痢疾杆菌是革兰氏阴性短杆菌，可分福氏、宋内、鲍氏和志贺四群，均可产生内毒素，志贺菌还可产生强烈外毒素。

> 菌痢常由福氏菌引起，其次为宋内，再次为鲍氏，志贺菌引起者少见。

菌痢患者和带菌者是本病的传染源。痢疾杆菌随粪便排出后可直接或间接经口传染给健康人。污染的食物和饮用水可引起菌痢的暴发流行。全年均可发病，夏秋季多见。好发于儿童，其次是青壮年，老年患者少见。

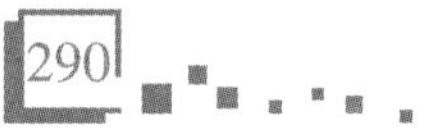

笔记栏

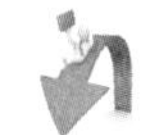

大部分痢疾杆菌在胃内被胃酸杀灭,仅少部分可进入肠道,从上皮细胞直接侵入肠黏膜,并在黏膜固有层内繁殖。细菌释放内毒素使肠黏膜发生炎症反应并形成溃疡,内毒素被吸收入血则引起毒血症。志贺菌释放的外毒素是引起水样腹泻的主要原因。

(二)病理变化和临床病理联系

菌痢主要累及大肠,以乙状结肠和直肠为重,严重时可波及整个结肠甚至回肠下段。肠道以外的组织一般不受累及。根据肠道病变表现及临床经过的不同,将菌痢分为三种类型。

1. 急性细菌性痢疾　典型的病变过程依次是:①急性卡他性炎;②假膜性炎;③溃疡形成;④溃疡愈合。

病变早期,肠黏膜黏液分泌亢进,伴黏膜充血、水肿、中性粒细胞和巨噬细胞浸润,并出现点状出血。然后黏膜发生浅表坏死,并与渗出的纤维素、炎症细胞、红细胞及细菌一起形成特征性的假膜(图 18-13),假膜呈糠皮状,并可融合成片,首先出现于黏膜皱襞的顶部;假膜一般呈灰白色,亦可被血液污染呈暗红色或被胆汁污染呈灰绿色(图 18-14)。经 1 周左右,假膜脱落,形成大小不等、形状不规则的浅表溃疡。适当治疗后,周围健康组织再生,修复溃疡,病变愈合。

假膜性炎指的是发生在黏膜表面,以形成假膜为特点的渗出性炎。

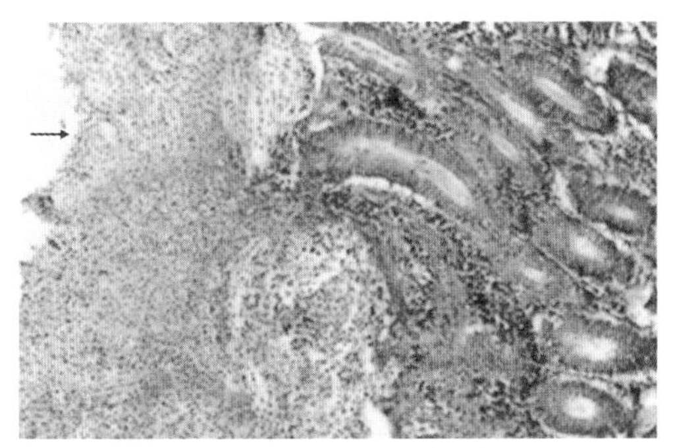

图 18-13　细菌性痢疾(镜下)

假膜由渗出的纤维素、炎症细胞、脱落的上皮细胞组成

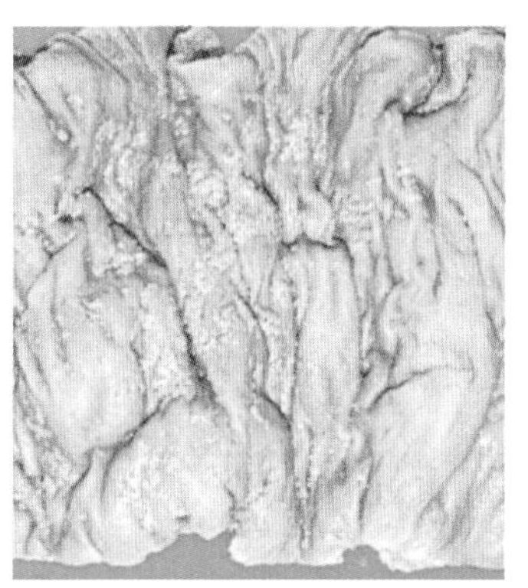

图 18-14　细菌性痢疾(大体)

假膜附着于黏膜表面,糠皮样,易脱落

临床上,病变肠管蠕动增强、痉挛,引起阵发性腹痛、腹泻等症状。炎症刺激直肠壁的神经末梢及肛门括约肌,引发里急后重和排便次数增多。随着肠道病变的进展,患者的粪便最初为混有黏液的稀便,肠内容物排尽后转为黏液脓血便,偶尔排出片状假膜。病程一般持续 1 ~2 周,适当治疗后大多痊愈,少数病例可转为慢性。

2. 慢性细菌性痢疾　病程 2 个月以上者称为慢性菌痢。一般是由急性菌痢转变而来,部分病例病程可长达数月或数年。病变不稳定,时好时坏,原有溃疡尚未愈合,新的溃疡又形成,新旧病灶同时存在。肠黏膜面的慢性溃疡边缘不规则,腺体过度增生可形成炎性息肉。肠壁各层均有慢性炎症细胞浸润、纤维组织增生甚至瘢痕形成,使肠壁不规则增厚、变硬,严重者可致肠腔狭窄。

临床表现与肠道病变有关。当炎症加重时,患者出现腹痛、腹胀、腹泻等症状。少数慢性菌痢患者无明显症状和体征,但大便培养持续阳性,成为慢性带菌者及传染源。

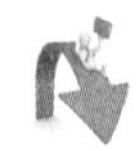

3. 中毒型细菌性痢疾　多见于2～3岁儿童，起病急骤，全身中毒症状严重，而肠道病变轻微，发病数小时即可能出现中毒性休克或呼吸衰竭而死亡。致病菌通常是毒力较弱的福氏或宋氏痢疾杆菌，发病机制尚不明确，与内毒素血症有关，急性微循环障碍是病理基础。

肠道病变一般示卡他性炎改变，有时肠壁集合和孤立淋巴小结滤泡增生肿大呈滤泡性肠炎改变。多数器官微血管痉挛和通透性增加；大脑和脑干水肿、神经细胞变性和点状出血；肾小管上皮细胞变性坏死；肾上腺皮质出血和萎缩。

对急性菌痢患者，应注意高热和腹泻的护理，对中毒型菌痢则应密切注意生命体征的变化。应注意肠结核、肠伤寒和菌痢所引起肠道溃疡的区别（表18-3）。

表18-3　肠结核、肠伤寒和细菌性痢疾所引起的肠道溃疡病的区别

比较	肠结核	肠伤寒	细菌性痢疾
病原体	结核杆菌	伤寒杆菌	痢疾杆菌
好发部位	回盲部	回肠下段	乙状结肠和直肠
病变性质	慢性肉芽肿性炎	急性增生性炎	弥漫性假膜性炎
溃疡特点	多呈环形，长轴与肠腔的长轴相垂直	圆形或椭圆形，长轴与肠腔的长轴相平行	大小不等，形状不一的地图状浅表溃疡
全身症状	结核毒血症	重，持续发热	重，常发热
肠道症状	右下腹痛，腹泻与便秘交替，不伴有里急后重	右下腹轻度压痛，便秘，可有腹泻	左下腹痛，腹泻，常伴有里急后重
粪便检查	糊样或水样，不含黏液或脓血	大便呈黄绿色或棕黄色，伴腥臭味	粪质少，黏液脓血便，镜检脓细胞多

第四节　流行性脑脊髓膜炎

化脓性炎分为表面化脓和积脓，蜂窝织性炎和脓肿，此病属于典型的表面化脓积脓。

流行性脑脊髓膜炎（epidemic cerebrospinal meningitis）是由脑膜炎双球菌感染引起脑脊髓膜的急性化脓性炎，简称流脑。临床主要表现为突发高热、头痛、喷射状呕吐、皮肤黏膜瘀点或瘀斑及脑膜刺激症状，少数患者可发生中毒性休克。本病传染源为患者和带菌者，多为散发性，冬春季可引起流行，在儿童及青少年中比较多见。

（一）病因及发病机制

流脑致病菌为脑膜炎双球菌，奈瑟菌属，革兰氏阴性，有夹膜，专属需氧菌。该菌存在于患者和带菌者的鼻咽部，借飞沫经呼吸道传播。细菌被吸入上呼吸道后，一般只引起局部炎症，当机体抵抗力正常而细菌毒力较弱、数量较少时细菌被消灭；当机体免疫功能较弱时，细菌可在鼻咽部繁殖而成为无症状带菌者；只有当机体免疫功能低下或细菌毒力较强时，细菌可经鼻咽部黏膜侵入血流，引起菌血症或败血症。脑膜炎双球菌定位于软脑膜，到达脑脊髓膜后可在蛛网膜下腔的脑脊液循环中迅速繁殖、播

笔记栏

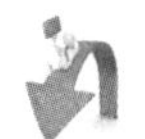

散,引起化脓性脑脊髓膜炎。脑膜炎双球菌的荚膜,能抵抗白细胞的吞噬作用,细菌裂解产生内毒素,引起小血管或毛细血管的出血、坏死,致使皮肤、黏膜现瘀点或瘀斑。

(二)病理变化

流行性脑脊髓膜炎的病情复杂多变,轻重不一,潜伏期一般为 2 ~3 d。按发展过程可分为上呼吸道感染期、败血症期及脑膜炎症期三个阶段。

1. 上呼吸道感染期　大多数患者无症状,部分患者有咽喉疼痛,分泌物增多等上呼吸道症状。病理变化主要为局部黏膜充血、水肿,少量中性粒细胞渗出。鼻咽拭子培养可发现病原菌,1 ~2 d 后,部分患者进入败血症期。

2. 败血症期　病理变化主要为血管内皮细胞损伤,血管壁炎症、坏死和血栓形成以及血管周围出血,细动脉、毛细血管细菌栓塞。患者突发高热、畏寒、寒战,伴头痛、食欲减退及神志淡漠等中毒症状,70% 的患者皮肤黏膜出现瘀点、瘀斑,外周血中性粒细胞升高。多数患者于 1 ~2 d 内发展为脑膜炎。

3. 脑膜炎症期　患者高热及毒血症持续,全身仍有瘀点、瘀斑,而中枢神经系统症状加重。病变特征是脑脊髓膜的急性化脓性炎症。肉眼可见脑膜血管有不同程度的扩张、充血,蛛网膜下腔充满灰黄色脓性渗出物,病变以脑顶部脑膜为重(图 18-15);病变较轻的区域,可见脓性渗出物沿血管分布,渗出物较少处软脑膜仅略带混浊。光镜下蛛网膜下腔增宽,血管高度扩张充血,大量中性粒细胞或脓细胞、亦可见少量单核细胞、淋巴细胞及纤维素(图 18-16)。脑实质一般不受累,邻近脑皮质可有轻度水肿,严重者血管受累可发生脉管炎和血栓形成,引起脑实质的缺血性梗死。

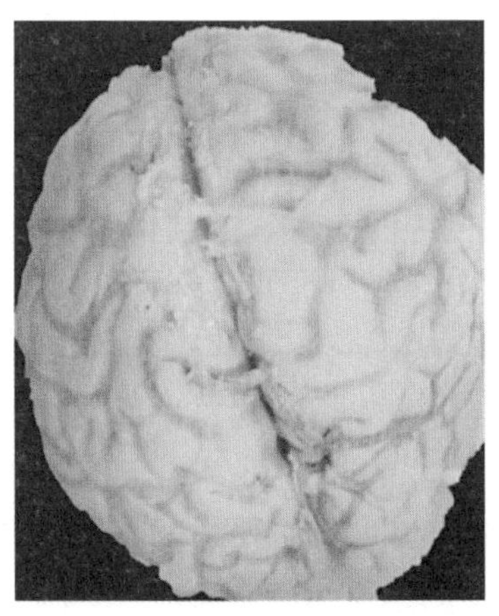

图 18-15　流行性脑脊髓膜炎(大体)

脓性渗出物覆盖脑沟、脑回致大脑表面结构模糊不清

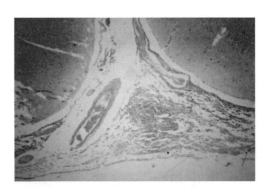

图 18-16　流行性脑脊髓膜炎(镜下)

蛛网膜下腔变宽,见充血及大量中性粒细胞渗出

(三)临床病理联系

1. 全身性感染症状　因脑膜炎双球菌入血大量繁殖释放毒素引起败血症,临床上有寒战、发热及皮肤黏膜瘀点、瘀斑等。

2. 颅内压升高症状　由于脑膜血管充血,蛛网膜下腔积脓,蛛网膜颗粒因脓性渗

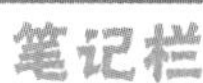
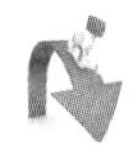

出物阻塞而影响脑脊液吸收等导致颅内压升高，患者出现头痛、喷射性呕吐、视盘水肿，婴幼儿前囟饱满突出。

3. 脑膜刺激症状　炎症累及脊髓神经根周围的脑脊膜，使神经根在通过椎间孔处受压，当颈部或背部肌肉运动时引起疼痛。颈部肌肉发生保护性痉挛引起颈项强直；婴幼儿腰背肌肉发生保护性痉挛引起角弓反张的体征；腰骶节段神经后根受到炎症刺激和压迫，坐骨神经受到牵拉，表现为屈髋伸膝征（Kernig 征）阳性。

4. 脑神经麻痹　脑膜炎累及脑底部的Ⅲ、Ⅳ、Ⅴ、Ⅵ和Ⅶ对脑神经时，引起相应的神经麻痹症状，如面神经瘫痪、耳聋、视力障碍、斜视等。

5. 脑脊液的变化　脑脊液检查是诊断本病的重要证据。脑脊液压力升高，外观混浊，脑脊液内含大量脓细胞，蛋白质含量增多而糖含量减少，涂片和培养检查可找到病原菌。

（四）结局和并发症

及时有效应用抗生素治疗可使大多数患者痊愈，病死率已降低到 10% 以下。如治疗不及时或治疗不当，病变可转为慢性，或出现以下并发症：①脑积水，由于脑脊液循环障碍所致；②脑神经麻痹，如耳聋、斜视、视力障碍、面神经麻痹等；③脑缺血和脑梗死，因脑底脉管炎所致。

暴发性脑膜炎败血症，是流脑的一种类型，已很少见，多发于儿童，病情凶险，死亡率很高。由细菌释放大量内毒素引起 DIC 所致，患者以周围循环衰竭、休克和皮肤大片紫癜、双侧肾上腺严重出血伴肾上腺功能衰竭为主要表现，又称沃-弗（Waterhouse-Friderichsen）综合征。

第五节　流行性乙型脑炎

乙脑属于典型的变质性炎。

流行性乙型脑炎（epidemic encephalitis B），简称乙脑，是乙型脑炎病毒经蚊虫叮咬感染引起的急性传染病。多在夏秋季节流行，多见于 10 岁以下儿童。以脑实质变质性炎为主要病变。临床表现为高热、嗜睡、抽搐、昏迷等。

（一）病因及发病机制

流行性乙型脑炎的病理变化

乙型脑炎病毒是一种嗜神经的 RNA 病毒，以蚊子（在我国主要为三节吻库蚊）为传播媒介。在猪、牛、马等家畜中主要为隐性感染，一般仅出现病毒血症，但却是人类疾病的传染源。带病毒的蚊子叮咬人时，将病毒侵入人体，先在局部血管内皮细胞及全身单核吞噬细胞系统中繁殖，然后病毒进入血液引起病毒血症。在机体免疫力低下、血-脑屏障不健全时，乙型脑炎病毒侵入中枢神经系统，感染神经细胞而发病。

（二）病理变化

病变广泛累及中枢神经系统灰质，以大脑皮质、基底核、视丘最为严重，小脑皮质、延髓和脑桥次之，脊髓病变最轻，常仅限于颈段脊髓。

软化灶指发生于脑组织的液化性坏死。

肉眼，脑膜充血、水肿，脑回变宽，脑沟狭窄；切面，在脑皮质深层、基底核、视丘等处可见粟粒或针尖大小的半透明软化灶，境界清楚，弥散或成群分布。

镜下，病变以神经细胞变性、坏死为主，也有较为特征的渗出和增生性病变。

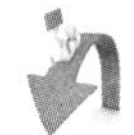
笔记栏

1. 血管变化和炎症反应　脑实质血管高度扩张充血，血流淤滞，血管周围间隙增宽，以淋巴细胞为主的炎症细胞浸润常围绕在血管周围，形成淋巴细胞血管套（图 18-17）。

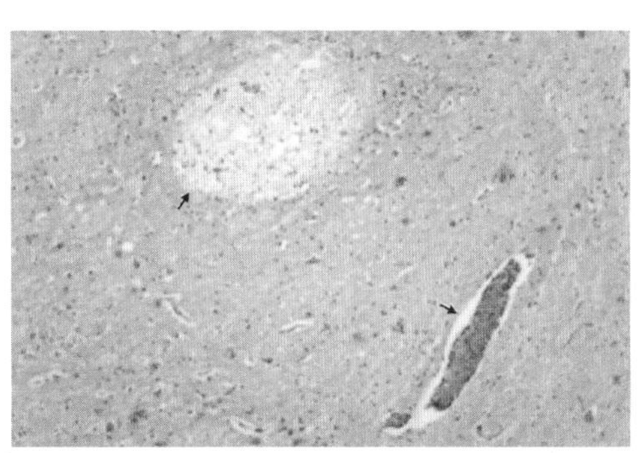

图 18-17　淋巴细胞血管套及筛状软化灶

右下为淋巴细胞血管套，左上为椭圆形软化灶

2. 神经细胞变性、坏死　神经细胞的轻度损伤，表现为细胞肿胀，尼氏小体消失，胞质内形成空泡，细胞核偏位等，严重者神经细胞可发生核固缩、核碎裂、核溶解。少突胶质细胞增生，围绕变性、坏死的神经细胞，称为卫星现象；小胶质细胞增生，吞噬变质的神经元，称为噬神经细胞现象（图 18-18）。

3. 软化灶形成　神经组织的灶性坏死、液化，形成筛网状软化灶（图 18-17）。病灶呈圆形或卵圆形，边界清楚，分布广泛，常见于大脑顶叶、额叶和海马、丘脑、中脑等处。

4. 胶质细胞增生　神经细胞没有再生能力，坏死后由间质的胶质细胞增生修复。小胶质细胞明显增生，聚集成簇，形成小胶质细胞结节，多位于小血管旁或坏死的神经细胞附近（图 18-19）。

神经元属于永久性细胞，没有再生能力。

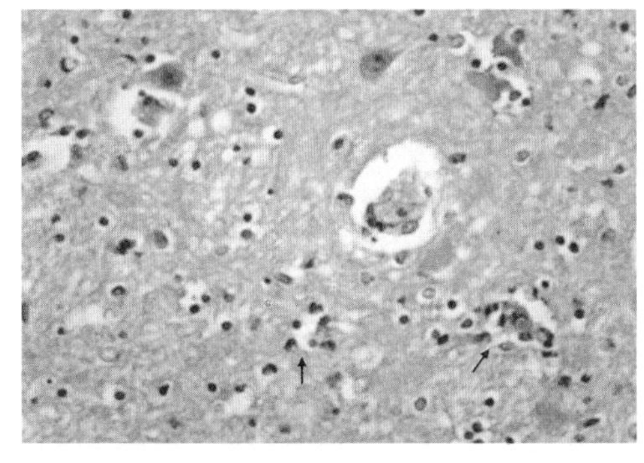

图 18-18　神经细胞变质

箭头所示为卫星现象（中下）和噬神经细胞现象（右下）

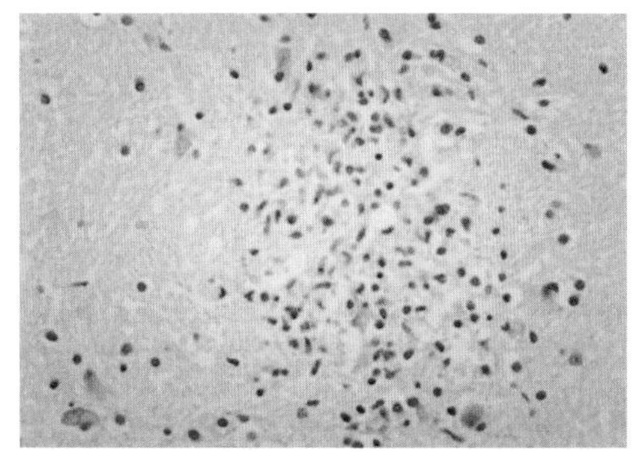

图 18-19　胶质细胞小结

图中见增生的胶质细胞聚集成结节状

（三）临床病理联系

1. 全身表现　起病急骤，寒战高热，嗜睡和昏迷，因神经细胞广泛受累变质所致。

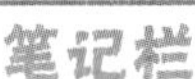

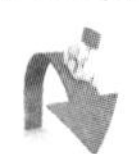

病变较重者可有痴呆、语言障碍、肢体瘫痪及脑神经麻痹引起的中枢神经性面瘫、吞咽困难、眼球运动障碍等症状。

2. 颅内压升高　由于脑内血管扩张充血，脑组织水肿，引起颅内压升高。患者出现头痛，呕吐等，严重的可诱发脑疝，其中小脑扁桃体疝导致延髓呼吸中枢受压，引起呼吸骤停而死亡。

3. 脑膜刺激症状　因脑膜不同程度的炎症反应，临床上可出现脑膜刺激症状，脑脊液检查见其压力升高，细胞数增多，以淋巴细胞为主。脑炎合并脑膜炎时称为脑膜脑炎。

经过积极治疗，多数患者可痊愈，少数因神经组织广泛损伤，难以完全恢复而留下后遗症。流行性脑脊髓膜炎与流行性乙型脑炎的区别见表 18-4。

表 18-4　流行性脑脊髓膜炎与流行性乙型脑炎的区别

比较	流行性脑脊髓膜炎	流行性乙型脑炎
病因	脑膜炎双球菌	乙型脑炎病毒
传播途径	呼吸道	蚊虫叮咬
流行季节	冬春季节	夏秋季节
病变部位	脑脊髓膜	脑实质
病变性质	化脓性炎症	变质性炎症
病理变化	蛛网膜下腔血管高度扩张充血，大量中性粒细胞渗出，脑实质一般不受累	淋巴细胞血管套、卫星现象、噬神经细胞现象、软化灶、小胶质细胞结节
临床表现	颅内压升高症状与脑膜刺激症状	昏迷、嗜睡及颅内压升高症状
脑脊液	混浊不清或呈脓性，涂片和细菌培养可找到脑膜炎双球菌	清亮，涂片和细菌培养找不到脑膜炎双球菌

第六节　性传播性疾病

性传播性疾病（sexually transmitted diseases，STD）是指通过性接触而传播的一类传染病。经典性病包括梅毒、淋病、软下疳、性病性淋巴肉芽肿。近年来，不但 STD 发病率上升，范围也有所扩大，目前已多达 20 余种。本节主要介绍淋病、尖锐湿疣、梅毒和获得性免疫缺陷综合征（AIDS，艾滋病）四种。

一、淋病

淋病（gonorrhea）是由淋球菌感染引起的急性化脓性炎症，是最常见的性传播性疾病。病变主要累及泌尿生殖系统，男女均可发病，多发于 15～30 岁。成人几乎全部通过性直接接触传染，儿童可通过接触被污染的生活用品间接感染。

淋球菌属奈瑟菌属，革兰氏染色阴性，是嗜二氧化碳的需氧菌，最适宜在潮湿环境

笔记栏

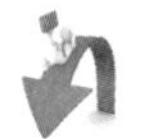

中生长，对外界理化因素的抵抗力差。淋球菌对柱状上皮和移行上皮具有特别的亲和力，故主要侵犯泌尿生殖系统。淋球菌侵入泌尿生殖道上皮包括黏附和侵入两个步骤。

男性，病变一般从前尿道开始，逆行蔓延到后尿道、前列腺、精囊和附睾等。临床主要表现为尿道口充血、水肿、脓性分泌物溢出。

女性，病变主要累及外阴和阴道腺体、子宫颈内膜、输卵管和尿道等部位。少数病例经血道播散引起其他部位的病变，如关节炎、皮炎、直肠炎、咽炎、淋球菌性败血症。

淋病患者急性期经及时正确治疗可完全治愈。治疗不彻底，可产生并发症，甚至不育、宫外孕、盆腔炎、尿道狭窄或失明及播散性淋病。

二、尖锐湿疣

尖锐湿疣（condyloma acuminatum）是由人乳头状瘤病毒（HPV，主要是6型和11型）感染引起的性传播疾病。主要通过性直接接触感染，少数可经间接途径感染。属增生性炎症，以形成良性疣状物为病变特征，又称性病疣。患者多见于20～40岁的性活跃人群。潜伏期平均3个月左右。常无自觉症状，部分患者可出现异物感、痛痒感或性交痛。临床经过较长，易复发，妊娠期病变发展较快。一般预后良好。

病变好发于温暖潮湿的黏膜和皮肤交界处。男性主要见于阴茎冠状沟、包皮系带、龟头、尿道口和肛门附近。女性多见于小阴唇、阴蒂、会阴和肛门周围。偶可见于阴部及肛周以外的部位，如腋窝、脐窝、口腔、乳房和趾间等。

病变早期为散在分布的小而尖的突起，逐渐扩大，淡红或暗红色，质软，表面凹凸不平，呈疣状颗粒，较大呈菜花状。镜下见鳞状细胞乳头状增生，角质层轻度增厚，角化不全，棘层增厚，表皮钉突增粗延长。棘细胞层出现细胞体积较大，胞质空泡状，核圆形或椭圆形，居中，凹空细胞，有助于诊断（图18-20）。真皮层毛细血管及淋巴管扩张，大量慢性炎症细胞浸润。应用免疫组织化学法检测HPV抗原、核酸杂交试验和PCR技术检测HPV的DNA，有助于诊断。

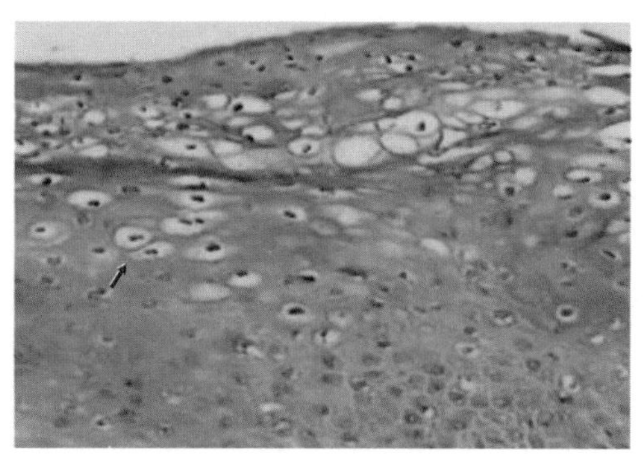

图18-20　尖锐湿疣

上皮棘细胞层增生，箭头所示为凹空细胞

三、梅毒

梅毒（syphilis）是由梅毒螺旋体感染引起的慢性传染病。该病在全世界流行，据

笔记栏

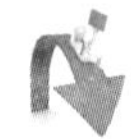

世界卫生组织估计，全球每年约有 1 200 万新发病例，主要集中在南亚、东南亚和非洲撒哈拉地区，近年来发病呈现逐渐增高趋势。

（一）病因和传播途径

梅毒的病原体是梅毒螺旋体，又称苍白螺旋体，体外存活能力差，对理化因素的抵抗力极低，对四环素、青霉素、汞剂、砷剂等敏感。梅毒是人类独有的疾病，显性和隐性梅毒患者是传染源。梅毒可分为后天性和先天性两种。后天性梅毒主要通过性接触途径感染，少数通过接亲吻、输血、污染的衣物等感染。先天性梅毒主要经母婴间垂直感染。

早期梅毒的“自愈”并不是真正的愈合。

感染后第 6 周，感染者血清出现特异性抗体，具有血清学诊断价值。随着体内抗体逐渐增多，病变部位的螺旋体数量逐渐减少，所以早期梅毒病变有“自愈”倾向。播散于全身的螺旋体难以完全消灭，是造成复发梅毒、晚期梅毒的主要原因。少数人感染梅毒螺旋体后，螺旋体在体内可终身隐伏，感染者血清反应阳性，但无症状和体征，或在二、三期梅毒治疗后局部病变消失而血清反应仍为阳性，均称为隐性梅毒。

（二）基本病理变化

1. 闭塞性动脉内膜炎及血管周围炎　闭塞性动脉内膜炎是指小动脉内皮细胞及纤维细胞增生，使管壁增厚、管腔狭窄闭塞。血管周围炎是指单核细胞、淋巴细胞和浆细胞的血管周围浸润，浆细胞的恒定出现是本病特征之一。

2. 树胶肿　树胶肿（gumma）又称梅毒瘤（syphiloma），为细胞介导的迟发型变态反应引起。病灶灰白色，大小不一，质韧而富有弹性，状如树胶。镜下结构类似结核结节，中央为凝固性坏死，类似干酪样坏死，但不如干酪样坏死分解的那么彻底，弹力纤维尚保存。坏死灶周围有大量淋巴细胞和浆细胞浸润，而上皮样细胞和朗格汉斯细胞较少，常伴有闭塞性动脉内膜炎和血管周围炎，此有别于典型结核结节的形态特征。树胶肿后期可被吸收、纤维化，最后导致器官变形，但绝少钙化。树胶肿是梅毒的特征性病变，可发生于身体的任何器官，最常发生于皮肤、黏膜、肝、骨和睾丸，仅见于第三期梅毒。

典型的结核结节是由大量上皮样细胞和朗格汉斯细胞构成的。

（三）类型及临床特征

1. 后天性梅毒　病程经过分为三期。一期、二期梅毒称早期梅毒，传染性较强；三期梅毒又称晚期梅毒，因常累及内脏，故又称内脏梅毒。

（1）一期梅毒　梅毒螺旋体侵入机体后，经 3 周左右的潜伏期，在侵入部位发生炎症反应，形成下疳。下疳通常为单个，直径约 1 cm，表面可发生糜烂或溃疡，溃疡底部和边缘质硬，无痛无痒，故称硬性下疳。病变多见于阴茎冠状沟、龟头、子宫颈或阴唇，也可见于口唇、舌、肛门周围等处。镜下表现为溃疡底部闭塞性动脉内膜炎和血管周围炎。在下疳发生 1～2 周后，局部淋巴结肿大，呈非化脓性增生性反应。1 个月左右下疳和肿大淋巴结可自然消退。临床上处于静止状态，但体内的螺旋体仍继续繁殖。

（2）二期梅毒　下疳发生 7～8 周后，梅毒螺旋体在体内大量繁殖并进入血液循环，引起全身皮肤、黏膜广泛的梅毒疹及淋巴结肿大。梅毒疹在镜下呈典型的闭塞性动脉内膜炎和血管周围炎。病灶内可找到梅毒螺旋体，此期梅毒传染性强，梅毒疹可自行消退。

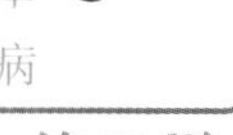

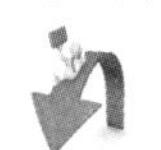

（3）三期梅毒　常在感染螺旋体4～5年后发生，病变累及内脏器官，尤其是心血管和中枢神经系统。特征性病变为树胶肿形成和纤维化、瘢痕形成，可造成器官的结构破坏、变形和功能障碍。

当病变累及主动脉时，可引起梅毒性主动脉炎，继而发生主动脉瓣关闭不全和主动脉瘤等，患者常死于梅毒性主动脉瘤破裂。当中枢神经和脑脊髓膜受累时，可引起麻痹性痴呆和脊髓痨（脊髓后根及后索的退行性变，有感觉异常、共济失调等多种病征）。肝病变主要表现为树胶肿形成，使肝呈结节性肿大，继而发生纤维化、瘢痕收缩，致肝脏呈分叶状，称分叶肝。骨和关节也常受累，鼻骨被破坏后形成马鞍鼻。

何为主动脉瘤？

2. 先天性梅毒　指梅毒螺旋体通过母婴垂直感染胎儿及新生儿引起的梅毒。可分为早发性和晚发性两种先天性梅毒。

（1）早发性先天性梅毒　指发生于2岁以内的胎儿或婴幼儿期的先天性梅毒。因螺旋体在胎儿组织和胎盘中大量繁殖，可造成流产、早产或死胎；皮肤黏膜出现大疱、大片剥脱性皮炎和多种梅毒疹；内脏病变表现为淋巴细胞和浆细胞浸润，动脉内膜炎，间质纤维组织弥漫性增生和发育不良等。肺组织弥漫性纤维化，间质血管减少，呈灰白色，称白色肺炎。

（2）晚发性先天性梅毒　指发生于2岁以上幼儿的先天性梅毒。患儿发育不良、智力低下，可发生间质性角膜炎、神经性耳聋及楔形门齿（构成晚发先天性梅毒三联征），亦可有马鞍鼻、骨膜炎等体征。皮肤黏膜的病变与成人类似，但不发生下疳；内脏的病变可类似后天性梅毒第三期的表现。

四、获得性免疫缺陷综合征

获得性免疫缺陷综合征（acquired immunodeficiency syndrome，AIDS）简称艾滋病，是由人类免疫缺陷病毒（HIV）感染所引起的以全身性严重免疫缺陷为主要病变特征的致命性传染病。主要病变为全身淋巴细胞减少，继发机会性感染和恶性肿瘤。本病传播迅速、发病缓慢、病死率近100%。AIDS的潜伏期较长，从感染HIV到出现AIDS症状需5年或甚至更长的时间，而发病后的生存期通常只有1～2年。目前近一半的新增HIV感染者是15～24岁的年轻人，他们的感染和发病将对家庭和社会造成严重影响。

（一）病因及发病机制

HIV是一种反转录病毒，分为HIV-1和HIV-2两种类型。在欧美及中非地区，HIV-1是常见类型，现已传播至全世界。在西非，HIV-2是主要类型。两型HIV所引起的病变相似，但HIV-2致病作用较弱，病程较长。

艾滋病（AIDS）是人HIV引起的以T淋巴细胞免疫缺陷为主要临床病理特点的传染病，患者常因机会性感染、继发性肿瘤和神经系统疾病而死亡。

AIDS的传染源是AIDS患者及HIV携带者。HIV存在于人体血液、精液、唾液、尿液、泪液、乳汁、脑脊液和宫颈阴道分物中，通过以下途径进行传播：①性接触传播，流行病学资料提示，在世界范围内，约70%的HIV感染者是通过性交途径传播，包括同性间和异性间传播。②通过输血或血液制品传播，输入HIV感染者的血液或使用被HIV污染的血制品感染HIV的危险性最大，一次输入即可能被感染。③垂直传播，儿童AIDS中约70%是经母婴垂直传播感染的，包括母体内感染HIV的淋巴细胞或单核细胞经胎盘传给胎儿、分娩过程中或产后哺乳过程中，感染HIV的孕妇中约1/3可

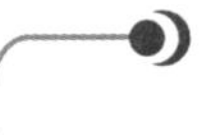

笔记栏

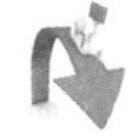

将 HIV 传播给后代。

HIV 进入人体血液后，与 CD_4^+ T 细胞表面的 CD_4 分子及辅助受体（$CXCR_4$）结合，病毒的外壳蛋白留在 CD_4^+ T 细胞膜上，核心部分进入细胞；进入细胞后，在反转录酶的作用下，HIV 的 RNA 反转录成前病毒 DNA，然后整合到宿主的基因组中，产生新的病毒颗粒。新的病毒颗粒以出芽方式逸出 CD_4^+ T 细胞，同时造成 CD_4^+ T 细胞的溶解和死亡。逸出的病毒再感染其他 CD_4^+ T 细胞，重复上述过程，使大量 CD_4^+ T 细胞受到破坏。因 CD_4^+ T 细胞在免疫系统中具有负责细胞免疫和调节体液免疫的重要作用，CD_4^+T 细胞被大量破坏后，而发生免疫缺陷。单核巨噬细胞具有抗原递呈作用和吞噬作用，因其表面也携带 CD_4 分子和辅助受体（CCR5），也可受到 HIV 的侵袭。HIV 侵入单核巨噬细胞并在其中复制，随之游走，导致 HIV 在体内的扩散，同时也造成单核巨噬细胞的功能缺陷，使感染者的免疫防御功能进一步削弱，因而容易发生机会性感染和恶性肿瘤。

（二）病理变化

HIV 主要损伤人体的免疫系统，造成淋巴组织的破坏。在免疫功能损伤达到一定程度后，即可发生机会性感染和恶性肿瘤。艾滋病的基本病理变化包括三个方面：

1. 淋巴组织的变化　淋巴结病变，早期表现为淋巴滤泡明显增生，生发中心扩大，致使淋巴结肿大。随着 HIV 的大量复制，CD_4^+ T 淋巴细胞减少，浆细胞浸润，血管增生，淋巴结构逐渐被破坏。晚期 T 细胞和 B 细胞明显减少，淋巴结结构完全消失，而代之以巨噬细胞和浆细胞，此时患者外周血中的 CD_4^+ T 淋巴细胞明显减少，常低于 $0.2\times10^9/L$，CD_4/CD_8 阳性细胞比例倒置，表明患者已进入发病阶段。

2. 机会性感染　AIDS 患者对各种病原体都非常敏感，可发生多种机会性感染。其特点有：①病原体种类繁多，继发于艾滋病的机会性感染都是条件致病性病原体，其中最常见的是卡氏肺孢子菌，其他的如巨细胞病毒、白念珠菌、分枝杆菌、弓形虫等。②常发生混合性感染，在 AIDS 患者的同一器官中常有多种病原体混合感染，最常见于肺部。③常发生播散性感染，一种病原体可同时累及多个器官，形成播散性或全身性感染。④机会性感染多来自内源性感染，即原有的潜伏感染在机体抵抗力低下时再次复活所致，也可是新的获得性感染。⑤治疗比较困难，这是因为有些真菌、寄生虫或病毒还缺乏有效的药物，并且患者免疫力极为衰弱。

多种病原体机会性感染是艾滋病的主要致死原因，约80%的患者死于机会性感染。

3. 恶性肿瘤　艾滋病患者可并发各种恶性肿瘤，约 30% 发生卡波西肉瘤（Kaposi sarcoma）。Kaposi 肉瘤是来源于血管内皮细胞的恶性肿瘤，病变可局限于皮肤和黏膜，也可累及内脏，常呈多发性；肉眼观察，皮肤黏膜的 Kaposi 肉瘤呈暗红色或紫红色的斑块或结节；显微镜下肿瘤主要由梭形细胞和血管样裂隙构成，亦常见红细胞漏出、含铁血黄素沉积、玻璃样小体等表现。艾滋病患者非霍奇金淋巴瘤、子宫颈癌的发病率也明显高于常人。

（三）临床病理联系

AIDS 的临床表现复杂，完整的自然病程包括四个阶段：

1. 急性感染期　HIV 感染初期。病毒在体内大量复制，引起病毒血症，患者出现类似上呼吸道感染的临床表现，如发热、咽喉肿痛、全身不适等。

2. 潜伏期　指从感染 HIV 开始到出现艾滋病临床症状和体征的时间，平均 10 年左右，患者没有任何临床症状，但病毒已在体内持续繁殖。

3. 艾滋病前期　指潜伏期后，自开始出现艾滋病相关症状和体征到发展为典型艾滋病的一段时间。患者免疫力已经遭到严重破坏，常出现全身浅表淋巴结肿大、非特异性全身症状和一些非致命性感染。

4. 艾滋病期　是艾滋病病毒感染的最终阶段。机体免疫功能严重缺陷，CD_4^+T 淋巴细胞显著减少（常低于 0.2×10^9/L，CD_4/CD_8 阳性细胞比例倒置），各种机会性感染或恶性肿瘤等相继出现。多数患者死于严重的机会性感染。

第七节　寄生虫病

一、阿米巴病

阿米巴病（amoebiasis）是由阿米巴原虫感染人体引起的一种寄生虫病。阿米巴原虫主要寄生于结肠，属于变质性炎症，结肠黏膜坏死形成溃疡，导致腹痛、腹泻等痢疾症状，又称为阿米巴痢疾。少数病例可经血液或直接侵袭方式累及肝、肺、脑等处组织液化性坏死，形成脓肿样病灶。

本病遍及世界各地，但以热带和亚热带地区多见。我国多见于南方地区，但夏季时北方也可发生。以乡村男性为高发人群。

（一）肠阿米巴病

1. 病因及发病机制　阿米巴原虫是阿米巴病的病原体。阿米巴原虫的生活史分为包囊期和滋养体期。滋养体对外环境的抵抗力很弱，其中溶组织内滋养体（大滋养体）是阿米巴病的致病体，但无传染性。包囊见于阿米巴病患者或携带者的成形大便中，四核包囊是阿米巴病的感染体。包囊随大便排出后，可污染水和食物，经消化道进行传播。包囊能耐受胃酸的溶解作用而进入小肠，在小肠下段的碱性环境中脱囊，发育成小滋养体。小滋养体（肠腔内滋养体）分裂繁殖，随粪便下行至结肠。当机体抵抗力下降，肠功能紊乱时，小滋养体进入转变为大滋养体，进入肠黏膜层，并大量繁殖，吞噬红细胞、破坏宿主组织，引起肠黏膜的溃疡性病变。大滋养体胞质内含有糖原、被吞噬的红细胞和细胞碎片。

2. 病理变化和分期　肠阿米巴病主要累及盲肠、升结肠，其次是乙状结肠和直肠，严重者累及整个结肠及回肠下段。基本病理变化为以组织液化坏死为主的变质性炎症，分急性和慢性两期病变。

液化性坏死造成局部组织结构完全被破坏。

（1）急性期病变　溶组织内阿米巴滋养体侵入肠黏膜后，在肠腺隐窝内繁殖，先破坏黏膜层，后进入疏松的黏膜下层组织。肉眼，早期在黏膜表面形成散在多发的、略凸于黏膜表面的灰黄色针头大小的点状坏死或浅溃疡（图 18-21），随后进入黏膜下层，造成组织明显液化性坏死，形成口小底大的烧瓶状溃疡，具有诊断价值。溃疡边缘不规则，溃疡间黏膜组织尚属正常。溃疡继续扩展，黏膜下层组织坏死相互贯通，形成隧道样病变，或融合形成边缘潜行的巨大溃疡，其直径可达 8～12 cm。少数溃疡严重者可深及肌层、浆膜层造成肠穿孔，引起局限性腹膜炎。

笔记栏

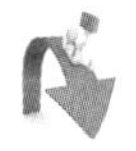

何为烧瓶状溃疡?

光镜下见溃疡处为大片液化性坏死,表现为无结构淡红染物,溃疡边缘和附近的组织充血、出血,伴少量淋巴细胞、浆细胞和巨噬细胞浸润。在坏死组织与正常组织交界处和肠壁小静脉内常可见阿米巴大滋养体,滋养体一般呈圆形,直径为 20 ~ 60 μm,其核小而圆,胞质略嗜碱性、内含糖原空泡或吞噬有红细胞、淋巴细胞和组织碎片(图 18-22)。

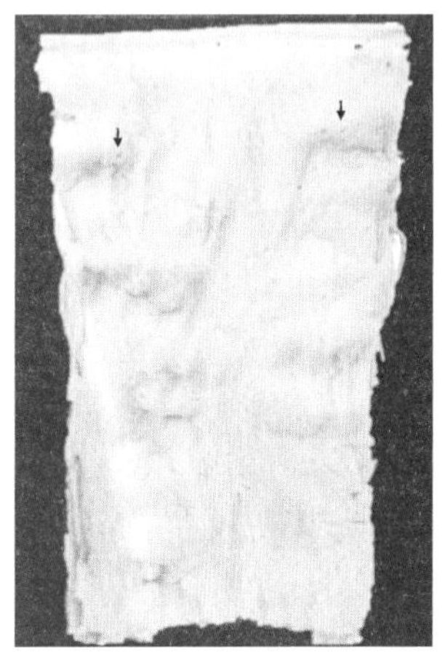

图 18-21　肠阿米巴病(大体)

肠黏膜表面见较多边缘略隆起针头大小的溃疡开口

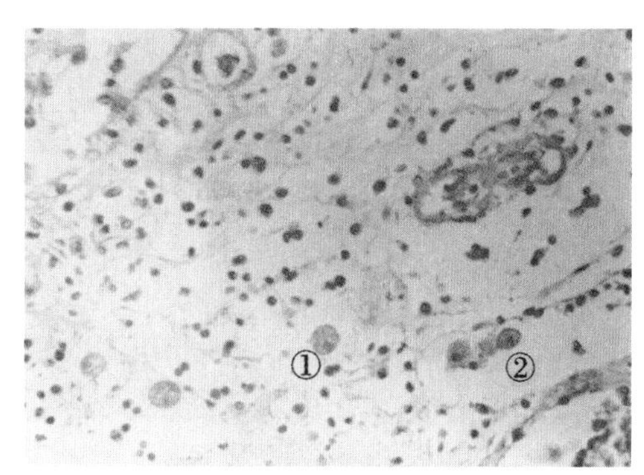

图 18-22　肠阿米巴病(镜下)

在肠壁间质①及小血管内②有阿米巴滋养体

临床主要表现为腹痛、腹泻和大便次数增加,里急后重较轻,无明显全身中毒表现。粪检易查找到阿米巴滋养体。由于粪便内含大量黏液、血液与溶解坏死的组织,大便多呈暗红色果酱样,有腥臭味。肠阿米巴病与细菌性痢疾的区别见表 18-5。

两种病变都引起肠道溃疡,但溃疡的部位和形态特点不同。

表 18-5　肠阿米巴病肠与细菌性痢疾的比较表

比较	肠阿米巴病	细菌性痢疾
病原体	溶组织内阿米巴	痢疾杆菌
好发部位	盲肠、升结肠	乙状结肠、直肠
病变性质	局限性坏死性炎	弥漫性假膜性炎
溃疡特点	一般较深,烧瓶状	较表浅,地图状
溃疡间肠黏膜	基本正常	炎性反应
中毒症状	轻、少发热	重、常发热
肠道症状	腹泻、里急后重较轻	腹泻、里急后重较重
粪便检查	腥臭味,血色暗红果酱样,红细胞多,阿米巴滋养体阳性	量少,黏液脓血便,脓细胞多,痢疾杆菌阳性

(2)慢性期病变　肠道病变比较复杂。肠黏膜坏死、溃疡形成、肉芽组织增生和瘢痕形成等病变反复交错发生,新旧病变同时存在,使肠黏膜及肠壁组织逐渐失去正

笔记栏

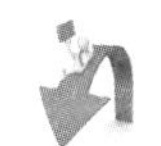

常的结构。肠壁组织因反复坏死及修复作用而发生瘢痕性狭窄、肠息肉或肉芽肿等病变。少数患者因肠壁肉芽组织过度增生，形成局限性包块，称为阿米巴肿(amoeboma)，多发生于盲肠，可引起肠梗阻，临床上应与结肠癌相鉴别。慢性患者和包囊携带者是阿米巴病的主要传染源。

临床表现为轻度腹泻、腹痛、腹胀、腹部不适等肠道功能紊乱症状。可并发肠穿孔、肠出血、肠腔狭窄、阑尾炎、阿米巴肠瘘等，其中以肠穿孔和肠出血较多见。少数患者还可出现肝、肺、脑等肠外器官的病变。

3. 肠外阿米巴病　肠外阿米巴病主要累及肝、肺和脑，也可累及脑膜、皮肤或泌尿生殖系统等。

(1)阿米巴肝脓肿　多继发于肠阿米巴病，常在肠阿米巴病发生1～3个月内发病。阿米巴滋养体侵入肠壁小静脉，随血流播散至肝，也可直接由肠壁波及肝。肉眼观察，“脓肿”多位于肝右叶，大小不等，内含棕褐色液化坏死物质，与细菌引起的脓肿不同。“脓肿”壁上可见残留的纤维结缔组织，形成破棉絮样的外观，具有特征性。显微镜下可于坏死边缘区找到阿米巴滋养体。患者常有右上腹痛，肝大，肝区压痛和黄疸等临床表现。

(2)阿米巴肺脓肿　常由阿米巴肝脓肿侵蚀和穿破膈肌直接蔓延所致。脓肿多见于右肺下叶，常在膈肌下与肝脓肿相通。脓肿可溃破进入支气管，坏死物从支气管排出后可形成空洞。常有咳嗽、咳痰的症状，痰呈棕褐色脓样，痰中可检出阿米巴滋养体。

(3)阿米巴脑脓肿　在肠、肝或肺阿米巴病的基础上，阿米巴滋养体可能经血道进入脑组织，常在大脑半球引起神经组织液化性坏死，形成脓肿样病灶。临床上常有发热、头痛、昏迷等表现。

二、血吸虫病

血吸虫病(schistosomiasis)是由血吸虫寄生于人体所引起的地方性寄生虫病。我国长江流域以及长江以南十三个省市的水稻种植区是血吸虫病的主要流行区。本病主要发生在直肠、乙状结肠和降结肠，亦常累及肝、脾和肺部。病理变化与血吸虫的发育阶段有关。

(一)病因和感染途径

我国多由日本血吸虫引起。日本血吸虫历经虫卵、毛蚴、母胞蚴、子胞蚴、尾蚴、童虫和成虫等发育阶段，以人和一些哺乳动物为终末宿主，以钉螺为中间宿主。成虫雌雄异体合抱，寄生在人体门静脉-肠系膜静脉系统内。雌虫在肠黏膜下层的末梢静脉内产卵，虫卵随破溃的黏膜组织进入肠腔，然后排出体外，入水孵化为毛蚴，侵入钉螺，在钉螺体内发育成尾蚴，尾蚴离开钉螺再次入水，污染水源。当人体接触含有尾蚴的疫水时，尾蚴可钻入人体皮肤或黏膜内并引起尾蚴性皮炎。然后尾蚴脱去尾部发育为童虫，进入小静脉，再经过右心、肺循环、体循环到达全身，引起多个器官的病变。

(二)病变和发病机制

日本血吸虫的生活史比较复杂，其尾蚴、童虫、成虫和虫卵等阶段均可对人体产生不同程度的损伤和复杂的免疫反应。一般来说，尾蚴、成虫、童虫所致的损伤，多为一

笔记栏

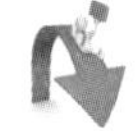

过性或较轻微，而虫卵沉积于肝、肠等组织内诱发的虫卵肉芽肿及随之发生纤维化是血吸虫病的主要病理基础。

1. 尾蚴引起的病变　尾蚴侵入皮肤引起尾蚴性皮炎是由血吸虫尾蚴钻入人体皮肤时所造成的，也称游泳者皮炎。尾蚴借其头器伸缩的探查作用，口、腹吸盘的附着作用，全身肌肉运动的机械作用以及穿刺腺分泌物的酶促作用而钻入宿主皮肤，引起尾蚴性皮炎。病理变化为皮下毛细血管扩张、充血，伴有出血、水肿，嗜酸性粒细胞和巨噬细胞浸润。入侵局部表现为红色丘疹或荨麻疹样皮疹，伴有奇痒。持续数日后可自然消退。

2. 童虫引起的病变　童虫在血管内移行，可引起所经过脏器的病变。根据动物实验观察，24 h 的童虫即可到达肺部，多数是在感染后 3～4 d 到肺。童虫到达肺部以后，穿破肺泡壁毛细血管进入肺组织内，其代谢产物或虫体死亡后蛋白分解产物导致变态反应，引起局部组织充血、水肿、出血及嗜酸性粒细胞和巨噬细胞浸润、血管炎及血管周围炎。临床表现为发热、一过性咳嗽、痰中带血等。幼龄童虫表面有特殊抗原表达，在抗体依赖性细胞毒性反应下，嗜酸性粒细胞和巨噬细胞对童虫具有杀伤作用，当宿主再次感染尾蚴时有一定免疫力。

尾蚴、童虫、成虫、虫卵分别会引起机体变态反应性损伤。

3. 成虫引起的病变　成虫对机体的损害较轻，成虫在静脉内寄生，摄取营养和吞食红细胞，其代谢产物可引起局部的静脉内膜炎和静脉周围炎，致使血管内膜增厚，炎症细胞浸润，并可形成血栓。此外，还可引起宿主嗜酸性粒细胞增多及贫血、肝大等。肝、脾内单核巨噬系统细胞增生并吞噬血吸虫色素（成虫摄取红细胞并降解红细胞形成的黑褐色的血红蛋白色素）。死亡成虫虫体周围可形成嗜酸性脓肿。

4. 虫卵所致的损害　虫卵在肠、肝和肺组织等沉积所致的损害是本病的主要病变。未成熟的虫卵因其中毛蚴不成熟，无毒性分泌物，引起的病变轻微。成熟虫卵中成熟毛蚴头腺分泌物中的抗原可引起虫卵结节形成。虫卵肉芽肿在宿主体内一般经过 4 个阶段：急性期肉芽肿、过渡期肉芽肿、慢性期肉芽肿和瘢痕期肉芽肿。在组织内多为急性期肉芽肿和慢性期肉芽肿。

（1）急性虫卵结节　肉眼所见为灰黄色粟粒至黄豆大小的结节。镜下见结节中央有一至数个成熟虫卵，虫卵表面可附有放射状嗜酸性均质棒状物（Hoeppli 现象），其实质为抗原-抗体复合物；在其周围是大量变性、坏死的嗜酸性粒细胞聚集，故又称为嗜酸性脓肿（图 18－23）；其间可见菱形或多面形、折光性强的蛋白性 Charcot－Leyden 结晶，系嗜酸性粒细胞中嗜酸性颗粒互相融合而成。随病程发展，急性虫卵肉芽肿逐渐演变为慢性虫卵肉芽肿。

（2）慢性虫卵结节　急性虫卵结节形成 10 d 后，其中的毛蚴死亡，虫卵及坏死物质被消除、吸收和钙化。病灶内的巨噬细胞演变为上皮样细胞和异物多核巨细胞，形成类似结核肉芽肿，称为假结核结节（图 18-24）。该结节最后可发生纤维化和玻璃样变性，但卵壳碎片或钙化的虫卵可长期存留。肉芽肿的形成一方面有利于隔离与中和虫卵释放的抗原和毒性物质，起到局部免疫屏障作用；另一方面，肉芽肿的纤维化能导致相应器官纤维化。

5. 循环抗原引起的免疫损害　血吸虫童虫、成虫和虫卵的代谢物、分泌物和排泄物，以及虫体表面更新的脱落物，可随血液运行成为循环抗原，这些抗原与相应抗体结合形成循环免疫复合物，当免疫复合物在血管、关节、肾中沉积，激活补体，引起相应部

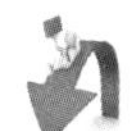
笔记栏

位组织的炎症性损伤。

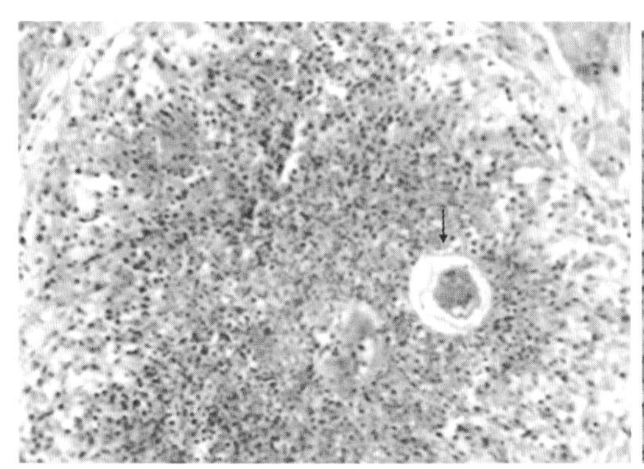
图 18-23　急性虫卵结节(嗜酸性脓肿)
结节中央见成熟虫卵,周围为大量嗜酸性粒细胞浸润

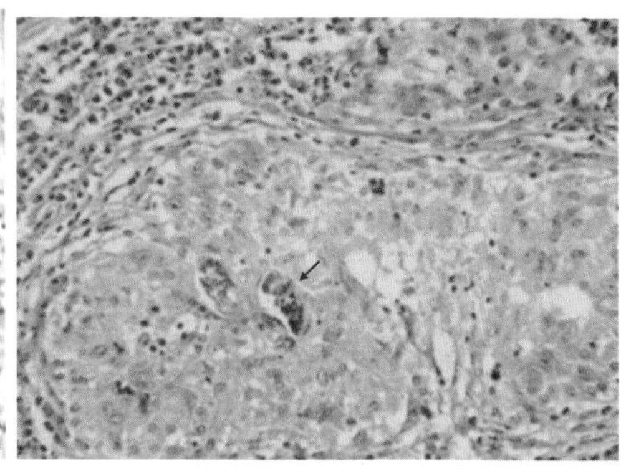
图 18-24　慢性虫卵结节
结节中央见死亡钙化的虫卵,周围是增生的类上皮细胞和成纤维细胞

（三）主要脏器的病变及其后果

1. 肠道　病变主要累及直肠、乙状结肠和降结肠,小肠病变仅见于重度感染者。虫卵在肠黏膜和黏膜下层内沉积(图 18-25),虫卵多排列成堆使局部隆起,早期变化为黏膜充血水肿,严重者局部组织坏死脱落形成溃疡。临床主要表现是腹痛、腹泻和脓血便,大便中易查到虫卵。慢性期因为虫卵反复沉积,黏膜反复发生溃疡和修复,肠壁因纤维组织增生而使肠壁增厚变硬、肠腔狭窄,患者可出现机械性肠梗阻;有的慢性病例可形成息肉、腺瘤甚至腺癌。

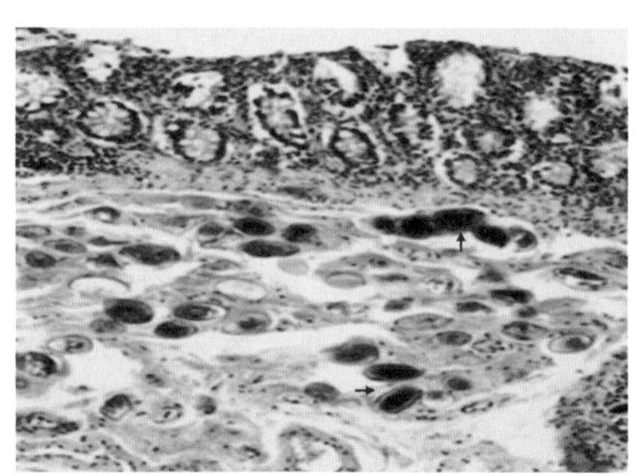
图 18-25　肠道血吸虫病变
血吸虫虫卵在肠壁黏膜下层沉积,部分虫卵发生钙化

2. 肝　虫卵随门静脉血流到达肝脏,急性期肝轻度肿大,表面及切面可见灰黄色粟粒大小的结节。镜下见汇管区附近有较多急性虫卵结节形成,伴有肝窦充血,肝细胞水肿、小灶性坏死或肝细胞萎缩,Kupffer 细胞内含有吞噬的血吸虫色素。慢性病例可见慢性虫卵结节,纤维组织增生,晚期可导致血吸虫性肝硬化。肝小叶本身破坏不明显,而汇管区的纤维化显著,切面上可见门静脉分支周围纤维组织增生呈树枝状分

血吸虫性肝硬化临床表现以门静脉高压为主,肝功能损伤相对轻。

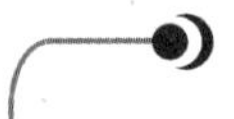
笔记栏

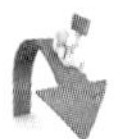

何为窦前性、窦性和窦后性门静脉高压?

布,故又称为干线型或管道型肝硬化。虫卵结节主要位于汇管区,由于增生的纤维组织及虫卵本身压迫、阻塞肝内门静脉分支,造成窦前性门静脉高压,临床上患者出现腹水、脾大和食管下段静脉曲张等体征。

3. 脾　早期轻度肿大,晚期因门脉高压致脾淤血、结缔组织增生,脾体积显著增大,重量甚至可达4 000 g以上。切面脾呈暗红色,质地坚韧,脾小梁增粗,脾小体萎缩以至消失,并可见由陈旧性出血、纤维化、钙盐和铁盐沉积于胶原纤维,形成含铁结节。临床上表现为脾功能亢进、贫血、白细胞和血小板减少等症状。

4. 肺　大量虫卵在肺内沉积,形成急性虫卵结节,周围有炎性渗出物。X射线改变与支气管肺炎或粟粒性肺结核相似。临床可出现咳嗽、气促、哮喘等症状。通常病变较轻微,一般不产生严重后果。

此外血吸虫病也可累及神经系统、肾等器官,引起相应的病变和症状。

小　结

1. 结核病基本病变包括渗出为主的病变、增生为主的病变及坏死为主的病变,三种病变,依据机体免疫力的高低和变态反应的强弱情况变化,可以互相转化。

原发性肺结核病病理特征是肺原发综合征,由肺的原发灶、结核性淋巴管炎和肺门淋巴结结核组成。

继发性肺结核病病变和临床表现复杂。有以下类型:①局灶性肺结核,属非活动性结核病,常无自觉症状。②浸润性肺结核,最常见的成人型肺结核,属活动性肺结核,多由局灶型肺结核发展而来,可形成急性空洞和干酪性肺炎。③慢性纤维空洞型肺结核,是成人慢性肺结核类型,属活动性肺结核,病变特点:一是肺内有厚壁空洞形成(洞壁分三层,内层为干酪样坏死,中层为结核性肉芽肿,外层为增生的纤维组织);二是形成新旧不一、大小不等、病变类型不同的支气管播散灶;三是弥漫性肺纤维化。④干酪性肺炎,由急、慢性空洞中的结核杆菌经支气管播散引起,属活动性肺结核,分为小叶性和大叶性干酪性肺炎,其中大叶性病情危重,有"百日痨"或"奔马痨"之称。⑤结核球或结核瘤,直径2~5 cm,孤立的有纤维包裹的境界分明的干酪样坏死灶,应与周围型肺癌相鉴别。⑥结核性胸膜炎,分为渗出性和增生性两种。

2. 伤寒是由伤寒杆菌引起的急性传染病。病变特点是全身单核巨噬细胞系统的巨噬细胞增生,以回肠末端孤立和集合淋巴小结病变最为明显,又称肠伤寒。临床上主要表现为持续性高热,神志淡漠,相对缓脉,脾大,皮肤玫瑰疹及血中白细胞减少等。肠道病变:以回肠下段集合和孤立淋巴小结最明显,病变过程:髓样肿胀期→坏死期→溃疡期→愈合期。肠道溃疡呈椭圆形,边缘稍隆起,底部高低不平,其长轴与肠的长轴平行与肠结核溃疡形态不同。

3. 细菌性痢疾是由痢疾杆菌引起的假膜性肠炎。病变多局限于结肠,以直肠和乙状结肠为最重,以大量纤维素渗出形成假膜为特征,假膜脱落形成"地图状"不规则浅表溃疡。临床主要表现为腹痛、腹泻、里急后重、黏液脓血便。急性细菌性痢疾肠道病变过程为:急性卡他性炎(浆液性、黏液性)→假膜性炎→溃疡形成→愈合形成浅表瘢痕。

4. 流行性脑脊髓膜炎是由脑膜炎双球菌感染引起的急性化脓性脑脊髓膜炎。临

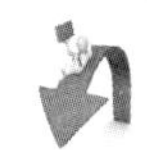

床主要表现为突发高热、头痛、喷射性呕吐、皮肤黏膜瘀点、瘀斑以及脑膜刺激症状，少数患者可发生中毒性休克。特征性病变是脑脊髓膜的急性化脓性炎症。病变常定位于软脑膜，表现为蛛网膜下腔积脓。

5. 流行性乙型脑炎是乙型脑炎病毒感染所致的急性传染病。临床主要表现为高热、嗜睡、抽搐、昏迷等。以神经细胞变性、坏死为主，属于变质性炎症。病变包括血管袖套现象、神经细胞变性、坏死（卫星现象、噬神经现象）、筛状软化灶形成和胶质细胞增生及胶质小结形成。

6. 淋病是由淋球菌感染引起的最常见的性传播疾病。主要经性直接接触感染。主要累及泌尿生殖道的移形上皮和柱状上皮，属急性化脓性炎症。

7. 尖锐湿疣是由 HPV 感染引起的常见性传播疾病。主要经性直接接触感染。以男女外生殖器及肛门周围形成良性疣状物为病变特征，又称性病疣。属增生性炎症。

8. 梅毒是由梅毒螺旋体感染引起的经典性病之一。经性接触途径、血液途径和母婴垂直途径感染。分后天性梅毒和先天性梅毒。基本病变为闭塞性动脉炎及周围炎和梅毒树胶样肿（梅毒瘤）。后天性梅毒可分为三期，第一期（下疳期）；第二期（梅毒疹期）称早期梅毒，传染性强；第三期（内脏病变期），又称晚期梅毒，传染性小。先天性梅毒又分早发性和晚发性两种，发生于2岁以内的胎儿或婴幼儿期的为早发性先天性梅毒，可造成流产、早产或死胎，皮肤黏膜出现大疱、大片剥脱性皮炎和多种梅毒疹；发生于2岁以上幼儿的为晚发性先天性梅毒，可形成晚发先天性梅毒三联征（间质性角膜炎、神经性耳聋及楔形门齿）。

9. 艾滋病是由 HIV 感染引起的以全身性严重免疫缺陷为主要病变特征的致死性传播疾病。主要经性接触途径感染，也可经血液途径和垂直感染途径传播。艾滋病的基本病理变化包括淋巴组织的变化、机会性感染、恶性肿瘤。致死原因主要是严重的机会感染（卡氏肺孢子菌感染最常见）和恶性肿瘤（卡波西肉瘤最常见）。

10. 阿米巴病由溶组织原虫感染引起的一种寄生虫病。阿米巴四核包囊为感染体，溶组织内滋养体（大滋养体）为致病体。病变主要累及结肠，以盲肠和升结肠最重（阿米巴痢疾），也可形成肠外阿米巴病（阿米巴肝脓肿最常见）。以局部组织液化坏死为主要病变，属变质性炎。肠道的烧瓶状溃疡具有诊断价值。

11. 血吸虫病由血吸虫寄生于人体所引起的寄生虫病。病变主要发生在直肠、乙状结肠和降结肠，亦常累及肝、脾和肺部。尾蚴、成虫、童虫所致的损伤，多为一过性或较轻微，虫卵沉积于肝、肠等组织内诱发的虫卵肉芽肿及纤维化是血吸虫病的主要病理基础。尾蚴侵入皮肤引起尾蚴性皮炎；成虫可引起局部的静脉内膜炎和静脉周围炎，死亡成虫虫体周围可形成嗜酸性脓肿；虫卵在组织内可形成急性虫卵结节和慢性虫卵结节；循环抗原与相应抗体结合形成循环免疫复合物，在组织中沉积引起局部免疫损害。

问题分析与能力提升

病例摘要　患儿，女性，6岁，因“发热伴畏寒、呕吐、抽搐、两侧肋部疼痛3天，于1956年8月13日”入院。体格检查：急性重病容，颈项强直，瞳孔对光反射迟缓，肺呼吸音粗糙、心率快，腹壁反射、膝腱反射、凯尔尼格征（+），左肘部和左膝部有创伤、已结痂。实验室检查：外周血白细胞

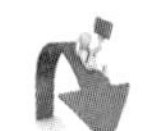

20.3×10^9/L，嗜中性粒细胞0.89，淋巴细胞0.07，嗜酸粒细胞0.01，单核细胞0.03。脑脊液：蛋白(+)，糖(++)，细胞575×10^6/L、嗜中性粒细胞0.96。尿液检查：红细胞(++)，上皮细胞(+)，脓细胞(+)。X射线检查示双肺纹理增强。临床诊断：乙型脑炎？脓毒血症？入院后经抗感染、对症和支持治疗等。死亡前昏迷，呕吐6～7次，发绀，治疗无效于入院后18 h死亡。

尸检摘要：死者身高103 cm，右肺230 g，左肺190 g，双肺散在暗红色、实变区，约0.2 cm×0.3 cm～2 cm×2 cm，光镜下见此区肺组织结构的轮廓保存，但细胞核呈固缩、碎裂或溶解，大量红细胞充填于肺泡腔和支气管腔内。这种病变区的中央或边缘见直径0.1 cm、呈灰白色或黄白色区、光镜见组织结构破坏、代之以大量嗜中性粒细胞浸润，并查见革兰氏阳性球菌；心脏90 g，右心室前壁脏层心包增厚，约2 cm×2 cm大，呈灰白色；肝620 g，表面和切面呈暗红色与淡黄色相间，亦见多个直径0.1～0.3 cm的黄白色、圆形或卵圆形病变，镜下见大部分肝细胞胞质呈空泡变，卵圆形病变区肝组织结构消失，为大量嗜中性粒细胞和细胞碎片所代替；脑1 470 g，蛛网膜下腔有黄白色渗出物，镜下见由大量嗜中性粒细胞和细胞碎片等构成，脑组织内散在有大小不等的软化灶，血管内并查见细菌性（革兰氏阳性球菌）栓子；左膝局部皮肤急性炎症、急性脾炎、急性扁桃体炎、肾上腺充血和出血、局限性慢性心包炎、陈旧性肺结核。

讨论：①患者的死亡原因是什么？②死者所患疾病是怎样发生发展的？

（刘小莉）

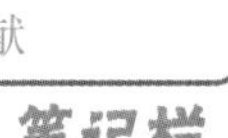

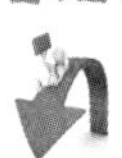

参考文献

[1]崔静,赵建龙.临床病理解剖学[M].北京:人民卫生出版社,2016.
[2]唐建武.病理学[M].3版.北京:人民卫生出版社,2013.
[3]李玉林.病理学[M].8版.北京:人民卫生出版社,2013.
[4]孙银平.临床病理生理学[M].北京:人民卫生出版社,2016.
[5]吴和平,王化修.病理学与病理生理学[M].3版.北京:北京大学医学出版社,2015.
[6]孙保存.病理学应试习题集[M].北京:北京大学医学出版社,2014.
[7]陈命家,丁运良.病理学与病理生理学[M].3版.北京:人民卫生出版社,2014.
[8]肖献忠.病理生理学[M].北京:高等教育出版社,2013.
[9]吴立玲.病理生理学[M].2版.北京:北京大学医学出版社,2011.
[10]易慧智,王占欣.病理学基础[M].郑州:郑州大学出版社,2014.
[11]赵卫星.病理解剖学[M].郑州:郑州大学出版社,2017.

练习题

小事拾遗：

学习感想：

学习的过程是知识积累的过程，也是提升能力、稳步成长的阶梯，大家的小注释、理解汇集成无限的缘分、友情和牵挂，请简单手记这一过程中的某些“小事”，再回首时定会有所发现、有所感悟！

学习的记忆

姓名：______________

本人于20____年____月至20____年____月参加了本课程的学习

此处粘贴照片

任课老师：_________ _________ 班主任：____________

班长或学生干部：___________ ___________ ___________

我的教室（请手写同学的名字，标记我的座位以及前后左右相邻同学的座位）